Q&Aでわかる
Muscle Wins! の矯正歯科臨床

近藤悦子 著

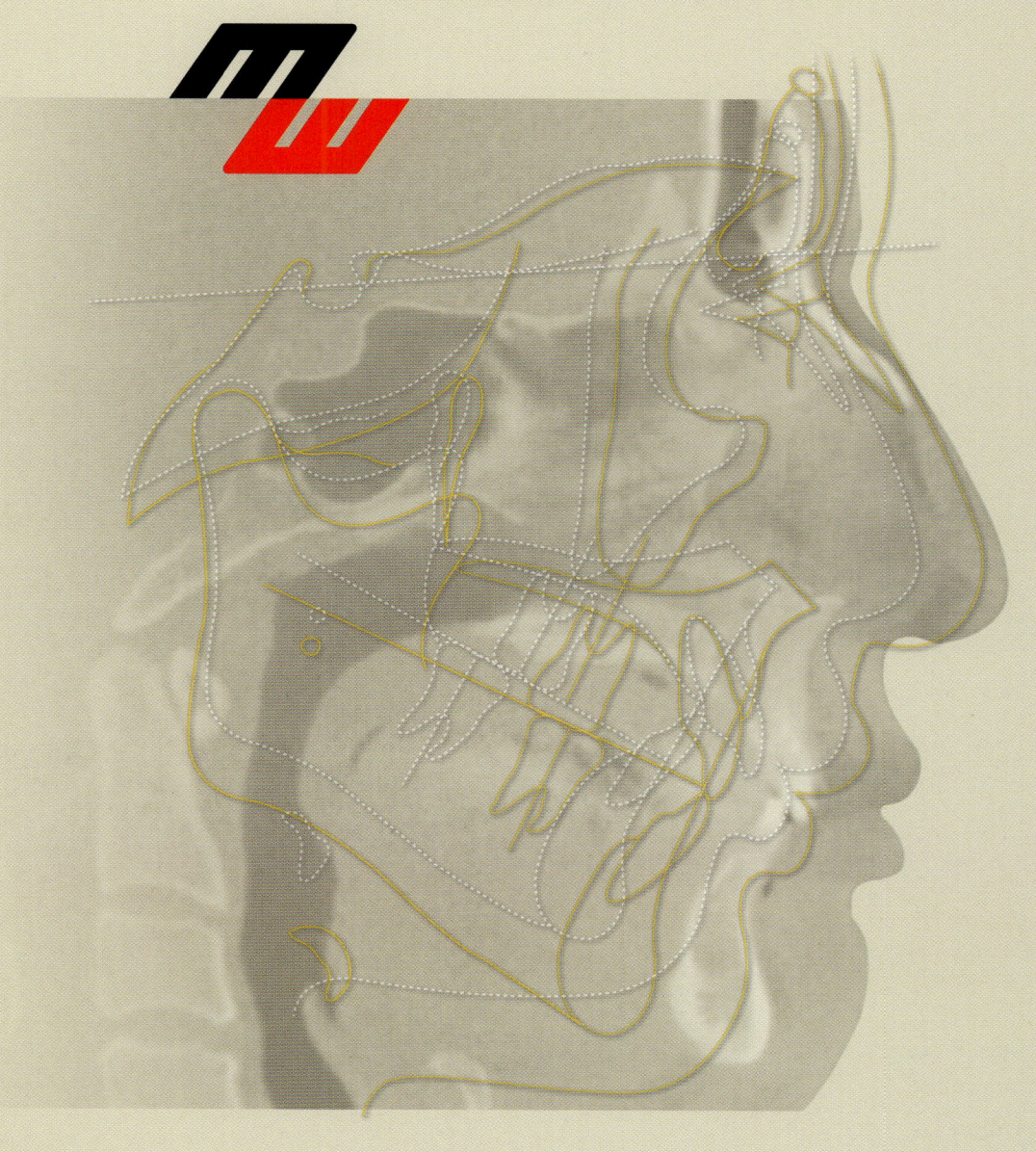

医歯薬出版株式会社

This book was originally published in Japanese
under the title of :

Kʏᴜ ᴀɴᴅ Eɪ ᴅᴇ ᴡᴀᴋᴀʀᴜ
Mᴀssᴜʀᴜ ᴜɪɴᴢᴜ-ɴo Kʏoᴜsᴇɪsʜɪᴋᴀʀɪɴsʏoᴜ
(Questions and Answers : "Muscle Wins !" treatment in Orthodontics)

Kᴏɴᴅᴏ, Etsuko
 Kondo Dental Office, Limited to Orthodontics

© 2017   1st ed.

ISHIYAKU PUBLISHERS, INC.
 7-10, Honkomagome 1 chome, Bunkyo-ku,
 Tokyo 113-8612, Japan

推薦の言葉

かねて，本学の卒業生のうちで，大学などのバックをもたず，一個人で研究・臨床に抜きんでた業績を上げている方々がいる．大学という大樹の下にいる私は，彼らの熱意と力量にひそかに敬服している．そのなかのお一人に，Private Practice of Orthodontics 近藤悦子先生がおられる．

先生は，日本歯科大学在学中の榎 恵教授にはじまり，私の知りうるところ，アデレード大学の Dr. P.R.Begg，イリノイ大学の Dr. T.M.Graber，T・J 青葉教授，日本歯科大学の中原リザ子教授等々の恩師・同志を得て，従来の歯科矯正学分野を越えた広範におよぶ新しい領域を開拓された．

先生は，解剖学者 Dr. H.Sicher が提唱した，筋肉による形態と機能の調和に着目し，舌や口腔・顔面・頸部の筋の形態，筋力と筋機能の臨床知見を次々に明らかにされた．それは，単に理論だけにとどまらず，矯正治療後 50 年にわたる長期の経過観察やフォローアップに基づく 120 症例もの臨床成果を提示し，その高度なエビデンスを通して国際的な発表を続け，海外でも驚きをもって注目された．

> ライフワーク
> "Etsuko テクニック"

先生は，舌と舌骨位が呼吸機能，嚥下機能に関連し，咬合を含む顎顔面骨格と頸部を含む側貌の形態にいかに関与しているかを探り，矯正歯科医の立場から，それらの複合作用が不正咬合の治療に密接に寄与するとし，独自の治療法を確立された．そして，そのことを症例によって実証された斬新でシンプルな治療法は，矯正歯科臨床のイメージを一新したといえる．

本書は，2007 年に出版された『Muscle Wins ! の矯正歯科臨床』に続く玉著である．このたびの書は，質問形式により読者の疑問に回答する構成をとっている．たとえば，Q1 では，なぜ舌骨位を重視するのか，Q2 では，抜歯，非抜歯は何をみて決めるのか，Q4 では，頸部筋の異常は顎顔面骨格にどのような影響を及ぼすのか，などである．いずれも目を見張る症例が提示され，症例を通してわかりやすく的確に解説されている．

私は，近藤先生のライフワークの集大成として，榎教授が本邦に導入した Begg テクニックに因んで，本法を "Etsuko テクニック" と名付けたい．

私事になるが，私は 1995 年にギリシアのアテネで開かれたヨーロッパ顎顔面学会において，「アボリジニにみる永久歯列の経年的変化」を発表した．その折，先の高名な Dr. Graber が特別講演をされ，「Gentlmen, keep it simple !」という言葉で締めくくった．失礼ながら私は，欧米人もシンプルを理解するのか，とたいへん印象深かった．

その Dr. Graber に近藤先生は早くから認められ，その Work を愛された人なのである．

2017 年 8 月　日本歯科大学理事長・学長　中原　泉

近藤先生のご著書に接して思うこと

　本書『Q & A でわかる Muscle Wins！の矯正歯科臨床』は，近藤悦子先生の矯正歯科治療における理論を，数十年に及ぶご自身の治療結果の裏付けによって導き出されたところにその素晴らしさがある．

　1人の患者さんを何十年もの長期にわたって同じ研究者が追跡することは，実は大学などの研究機関でもなかなか困難なことだからである．

　また本書は，歯学生に対し，いかに臨床において解剖学が役立つのかを教授するのにも大変役に立つ，ありがたい書でもある．

　本書では，すべての症例分析において解剖学，特に筋との関連性が述べられており，咀嚼筋はもちろんのこと，一見，咬合にあまり関係がないように思われる頭蓋骨の基準線，表情筋，舌骨上筋群や下筋群，後頭部の筋群や胸鎖乳突筋などの側頸筋，また，舌や嚥下の運動機能に及ぶ領域について，矯正治療上，大切な意義が述べられている．

　本書は設問形式にまとめられているため大変理解しやすい構成となっており，将来，歯科医療人を目指す学生にも是非一読してもらいたい1冊である．

2017年8月
東京歯科大学理事長・学長　井 出 吉 信

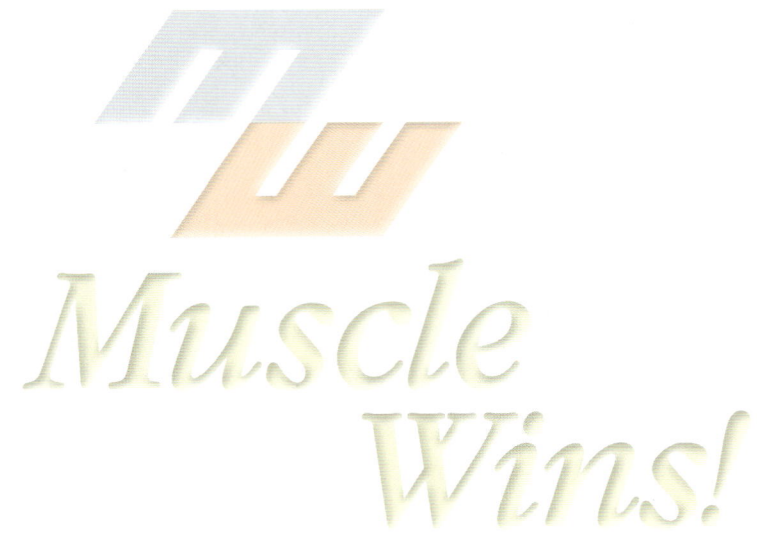

この度，近藤悦子先生が前著を踏まえて，設問形式で構成した『Q & A でわかる Muscle Wins ! の矯正歯科臨床』を発刊された．ご努力に敬意を払いつつ，再び推薦の言葉を寄せたい．

"機能は形態をつくる"といわれているが，異常な機能は成長発育と相まって咬合や顎顔面の形成に影響する．ハイアングルケースは咬合高径が大きい，下顎角が大きい，下顎が後退しているなどの顎骨形態を呈し，随伴症状として弱い咀嚼筋，低位舌，異常嚥下癖，口呼吸などの異常な筋活動や呼吸様式を伴うことが多い．矯正治療は，形態と機能の両者を改善し，協調をはかることを目標としているが，ハイアングルケースではこのような目標を達成することは至難の業である．

矯正歯科医の診断基準は，個人の知識，経験，技術により異なるが，近藤悦子先生は外科矯正が必要と思われるようなハイアングルケースであっても，外科手術を行うことなく，時に抜歯もせずに治してしまう．そのような症例は，まるで"近藤マジック"のようにみえるが，そこには確かな分析に基づいたアプローチがあり，それこそが"Muscle Wins ! の矯正歯科臨床"なのである．

> 機能と形態の協調で
> 全身の健康をつくる
> テクニック

「Muscle & Respiration Wins」の考え方は，たとえばハイアングルケースを，①臼歯の整直や圧下により咬合高径を減少させたり，②歯列拡大により舌房を広くして口呼吸を鼻呼吸に変えたり，③患者さんに舌挙上訓練，ガムトレーニング，噛みしめ運動などを指導することにより口腔機能を改善し，咬合や顎骨形態を積極的に変えながら，機能と形態を協調させて全身の健康づくりに繋げていく，素晴らしいテクニックである．

細かい手法は本書を読んでいただくとするが，形態の変化と口腔機能の順応を，側面頭部X線規格写真の重ね合わせ，CT，EMGなどで治療前後を比較し，具体的な舌位や舌骨位の変化，気道の拡大，筋活動の活性化などで示している．

新しい矯正治療の技術は，多くの矯正歯科医に使われてこそイノベーションに繋がる．成人の骨格性の下顎前突，睡眠時無呼吸症候群などのハイアングルケースを矯正歯科治療単独で治し，正常な機能が発揮できるように顎骨形態を変えてしまう．近藤悦子先生の考え方とテクニックはまさに圧巻であり，難症例の解決に役立てられる．とりわけ睡眠時無呼吸症候群の治療法は，医科方面からも注目されるであろう．

近藤悦子先生は，長期にわたる治療結果を分析，検証，評価し，診断や治療方法にフィードバックされている．このような矯正治療に対する探究心と絶え間ない努力が，本書を完成させたといえる．この素晴らしい理論とテクニックが世界に情報発信され，多くの矯正歯科医の参考になることを期待している．

2017 年 8 月　大野矯正クリニック　**大 野 粛 英**

近藤悦子先生を，1996年，2001年，2008年，そして2017年，台湾に招待し，講演していただいたことは，私にとって大変名誉なことと考えています．

実に難しい症例を，最高レベルに治療しているというだけでなく，彼女ほど長期の経過記録を残している人を，私は見たことがないからです．それら多くの記録には，セファログラム，パノラマX線写真，EMGはもちろんのこと，コーンビームCTスキャンも含まれています．さらに，模型は咬合を舌側から確認できるようにカットしてあります．

極端に難しいⅢ級開咬症例も，抜歯せず，TAD（暫間固定装置）も使わず，そして外科処置もせずに治療できることに驚かされますが，彼女の特別なメカノセラピーが素晴らしい治療結果の大事な要因であることに間違いはありません．

『Muscle Wins!の矯正歯科臨床』"第2巻"を強く推薦いたします

さらに大事なことといえば，長期に安定した咬合が得られるということでしょう．偉大なDr. TM Graberが近藤先生の治療を高く評価し，解剖学者のDr. Harry Sicherの言う「筋肉と骨が戦えば骨が負ける」という考えを紹介してくれました．そこから，近藤先生の治療法を表す「Muscle Wins！」が生まれたのです．

多くの歯列矯正の患者を30年以上もフォローし，記録に残すということも驚きです．近藤先生はMuscle Wins！の"第1巻"を2007年に出版していますが，この本の出版記念パーティーで私は，患者さんの一人を紹介され，会うことができました．近藤先生の治療によって得られている長期咬合の安定性こそが，近藤先生のMuscle Wins！Philosophyの臨床的証明であることを，その会場で強く感じたことは言うまでもありません．

およそ22年前，近藤先生が治療した難しいⅢ級症例の結果を見せていただく機会があり，治療法を学びたいと，私の心は浮き立ちました．でもダメでした．それはその時に近藤先生が使っていた材料のほとんどが，自分の知らないBeggのものだったからです．その後7年ほど経ち，近藤先生がBegg以外のLow Force & Low Frictionの装置も使い始め，ほぼ同時期に私も同じ装置に変えていたため，それ以降は，近藤先生のMuscle Wins！の治療概念とメカ

ニックスを取り入れることができるようになりました.

　もし,近藤先生の講演をこれまで聞く機会のなかった方々がおられれば,この"第2巻"『Q&AでわかるMuscle Wins！の矯正歯科臨床』を"第1巻"とともにお読みになることを強く薦めます.本書には,"第1巻"同様,素晴らしい症例の数々があるだけでなく,動的治療終了後の理想的,安定的長期咬合のために近藤先生がどんな工夫を凝らしているのか,それがわかりやすく設問形式で構成されています.

　この本もまた,歯科矯正界のベストセラーとなることを確信しています.

2017年8月
台北医科大学 臨床教授　元 台湾矯正学会会長
John Jin-Jong Lin

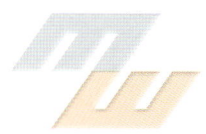

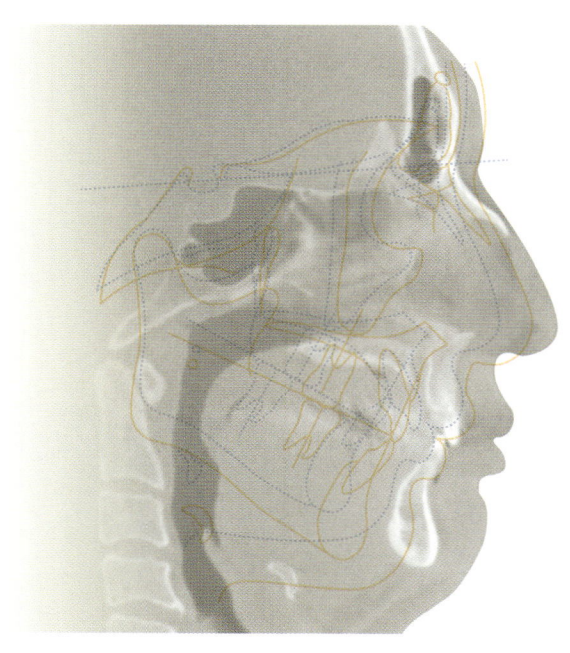

本書の発刊にあたって

　矯正歯科の医局に残り，はじめて患者さんを担当させてもらってから52年が経ちました．医局時代に，恩師である故・榎　恵教授に機能の大切さを教わり，Beggテクニックを習得された大野粛英先生，杉村英雄先生の講習会を受け，その当時治療した患者さんや，開院後はじめて治療した患者さんから多くのことを学びました．そしてその後，米国歯科矯正界の重鎮であった故・T.M.Graver教授に絶大な支援をいただきながら，Muscle Wins！という治療法を広く世界に知っていただけたことは大変光栄なことであり，Graver先生から送られた「Proud of you！」という言葉に私はずっと励まされ，いまでも宝物にしています．

　多くの臨床例のうち私が，120症例から得た分析結果や，そこから導き出された診断基準や治療手順とともに，厳選した33症例の治療方法を『Muscle Wins！の矯正歯科臨床』としてまとめたのは，いまからちょうど10年前になります．

　その序文に私は，「咬合は術後の成長発育や顎運動，舌と口腔周囲筋，咀嚼筋および頸部筋活動と呼吸様式により変化する」と記しました．これだけを読むと，「だから矯正歯科治療は成長が終わってからすべきである」と考える矯正歯科医もいるかもしれません．実際，成長発育期に訪れる患者さんを，成長終了後に治療しましょう，と帰してしまう矯正歯科医がいると聞いたことがあります．

　しかし，成長終了を待ってから治療を開始していては，たとえ歯列不正を改善できても，望ましい咬合形態や顎機能の健全化は望めません．不正咬合の患者さんの多くは，下顎が偏位していたり，顎機能に問題があったり，頸部筋の左右差，下顎枝・下顎頭の形成不全を有していることがあるためです．したがって，成長発育の早期の段階で機能の回復をはかりながら咬合の改善を行うことが大変重要であり，健全化された機能が術後の成長発育に好影響を与え，機能的，審美的に調和のとれた顎顔面骨格が形成され，長期にわたって安定した咬合状態を維持できることを，私はあらためて強調したいと思います．

　『Muscle Wins！の矯正歯科臨床』は出版後まもなく，英語，韓国語，中国語に翻訳され，世界の矯正歯科医からお便りやメールをいただきましたが，その中には，「Muscle Wins！についてもっと知りたい」「抜歯の基準やタイミングについて知りたい」「顎関節の健全な育成のためには，いつ治療を開始したらよいのでしょうか」などという声もありました．そこで，『Q＆AでわかるMuscle Wins！の矯正歯科臨床』を執筆することにしたのです．

序　文

　10年の間には,「舌骨位をみることの重要性」に気づかされ,それを取り入れてさらにわかりやすくまとめたつもりです.掲載症例は1冊目と重複しないよう配慮したため,Q12の長期安定症例といっても術後5年までの患者さんが多いのですが,中には術後23年という症例もありますので,ぜひご覧ください.

　幸いなことに私には,20～30年以上お付き合いしている患者さんが多く,親子2代,あるいは3代にわたって治療している患者さんもいます.「自分の子どもにやりたくない治療は絶対にやらない」「患者さんを自分の子どもと思って治療する」,それらを信条として臨床を行ってきたからこそ,術後も長く患者さんが医院を訪れ,経過を見せてくれるものと思っており,本当にありがたい限りです.私は,患者さんから学んだことを患者さんに治療を通してお返しする,そのことがとても大切であると感じています.

　今回,私の母校:日本歯科大学の理事長・学長である中原　泉先生,東京歯科大学の理事長・学長である井出吉信先生,大学の先輩である大野粛英先生,さらには,親友である台湾の元矯正学会会長 Dr. John Jin-Jong Lin から推薦の言葉を頂戴することができ,心より感謝しています.

　最後に,元オームコジャパンの中澤孝夫氏,編集を担当してくれた医歯薬出版の石飛あかね氏,歯科医師の小野美代子,荒井志保,資料分析をサポートしてくれた医師の近藤義宣,多くの患者さんの資料整理と管理に尽力してくれたスタッフの野田純子,鈴木澄江,佐々木三千代,高田郁子,大野菊枝,坂本幸江,神田　静各氏に,この場を借りてお礼を言いたいと思います.

　ありがとうございました.

2017年8月　近藤悦子

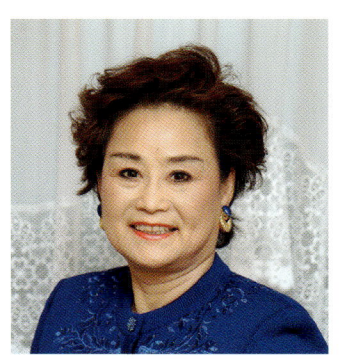

Etsuko Kondo

Muscle Wins! の

1 ─ 前後的・垂直的問題の解決

上下顎臼歯の整直, 圧下により, ヘッドギアやインプラントアンカーを併用せずに咬合が改善できる

Ⅱ級開咬症例

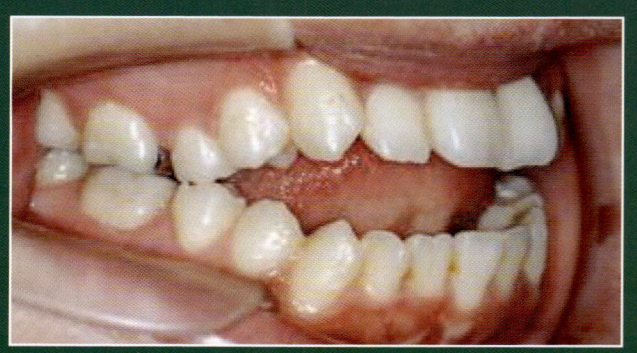
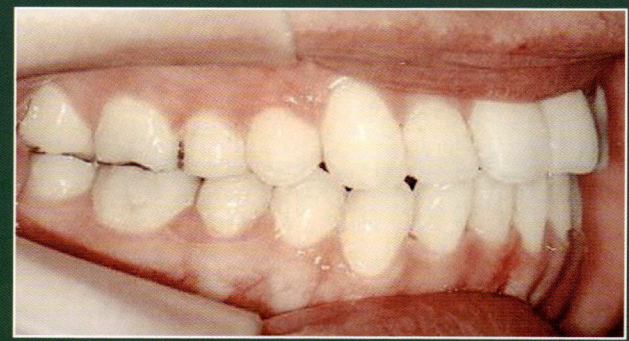

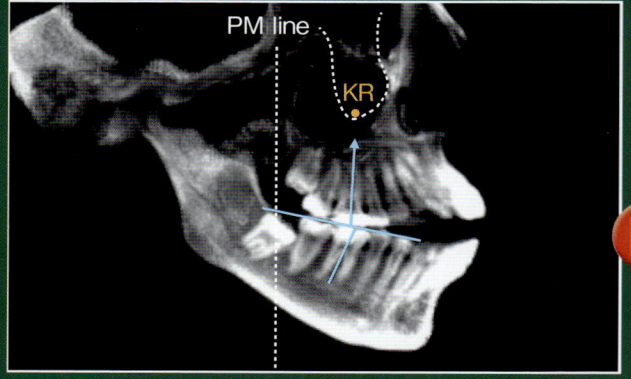
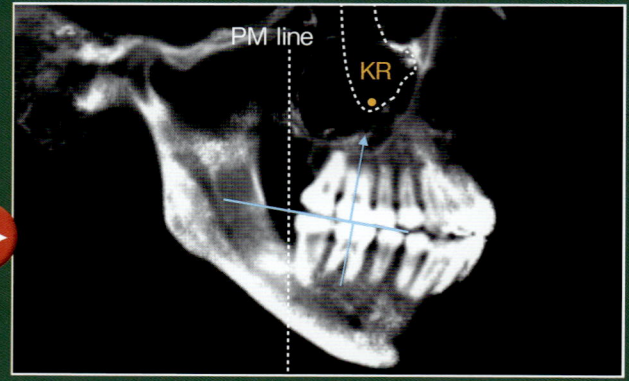

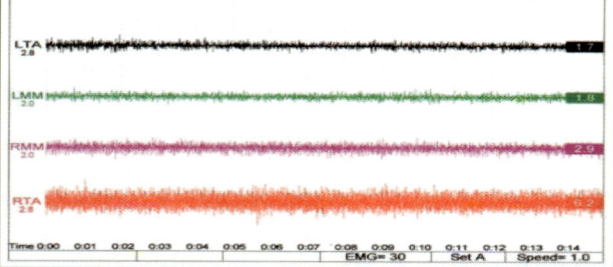
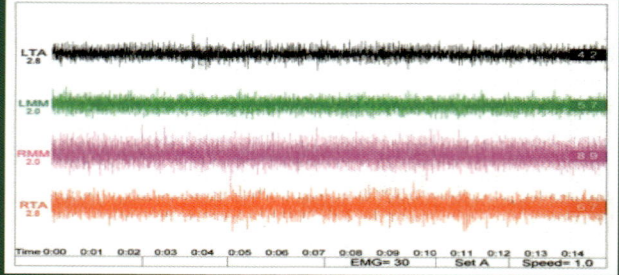

初診時（19歳11カ月） 術後2年0カ月（24歳0カ月）

▶ p.92：Q8-Case 1 参照

特徴的な治療結果

Ⅲ級開咬症例

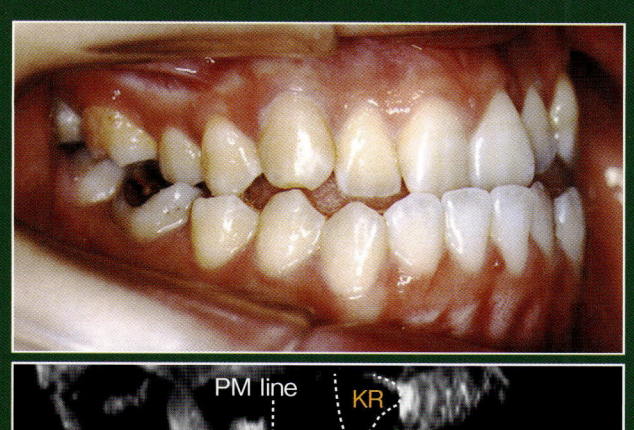
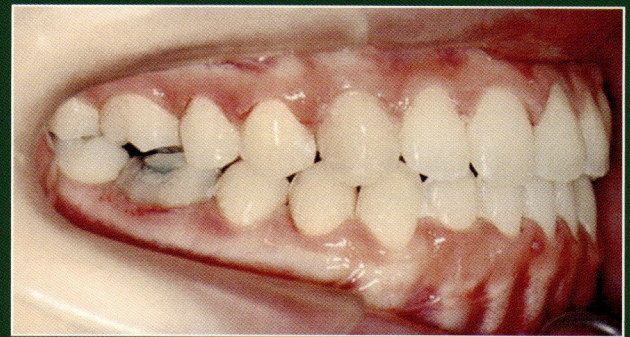
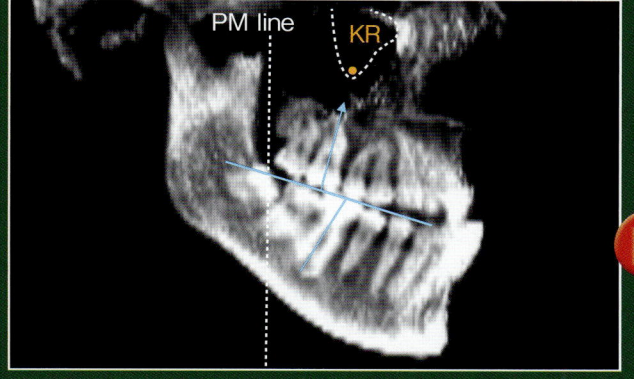
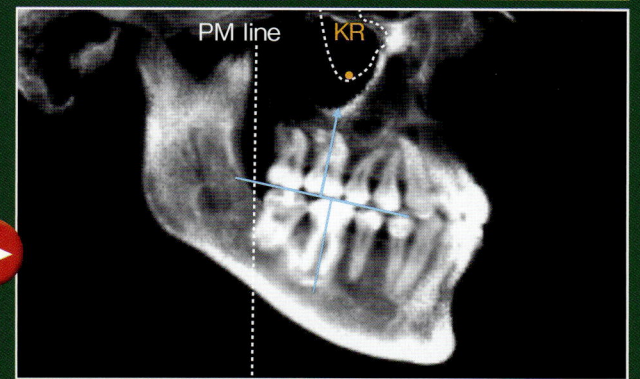
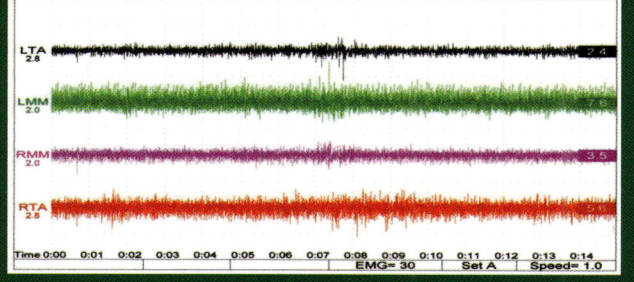
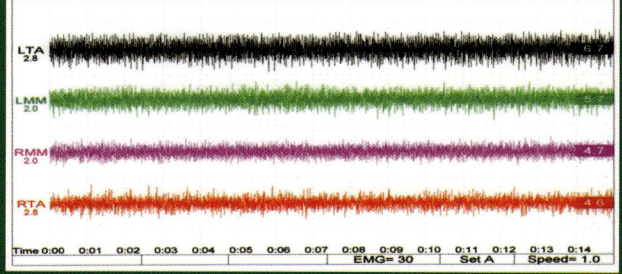

初診時（19歳11ヵ月）　　　　　　　　　動的治療終了時（21歳11ヵ月）

　上顎第一大臼歯の歯軸の延長線はすべて key ridge を通過するが，Ⅱ級症例の多くは近心傾斜し，Ⅲ級症例の多くは遠心傾斜し，それぞれⅡ級症状，Ⅲ級症状を悪化させている．アンカレッジベンドとゴムの作用により臼歯の歯軸が整直され，上顎歯列弓がⅡ級症例では後方移動し，Ⅲ級症例では前方移動し，Ⅰ級関係に改善される．
　なお，Ⅲ級症例では下顎の第一大臼歯が近心傾斜しているため，アンカレッジベンドとゴムの作用で臼歯が整直され，下顎歯列弓が後方移動される．
　また，開咬症例では，Ⅱ級，Ⅲ級にかかわらず，アンカレッジベンドと短いゴムの作用により臼歯が整直，圧下され，臼歯の咬合高径が減少し，開咬症状が改善する．

▶ p.114：Q9-Case 4 参照

臼歯の整直，圧下により，咬合平面を再構築できる

Ⅲ級開咬症例

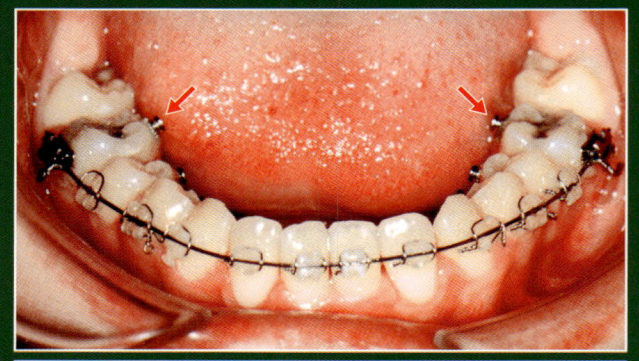

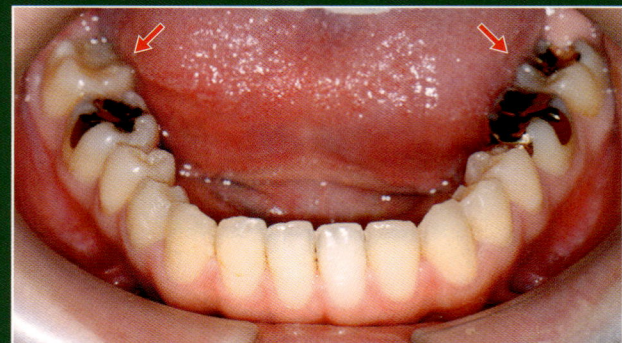

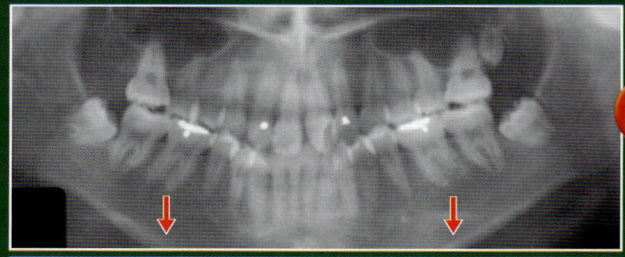

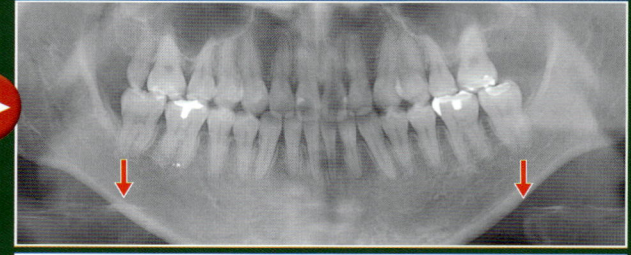

動的治療開始後11カ月（18歳1カ月）　　　　　　　術後6年7カ月（26歳3カ月）

SNA	76.0°	77.0°
SNB	80.0°	76.5°
ANB	−4.0°	0.5°
GoA	134.5°	131.0°
F.Occp-AB	65.0°	90.0°
U1 to SN	99.0°	108.0°
L1 to Dc-L1i	105.0°	99.0°

初診時（17歳2カ月）
術後6年7カ月（26歳3カ月）

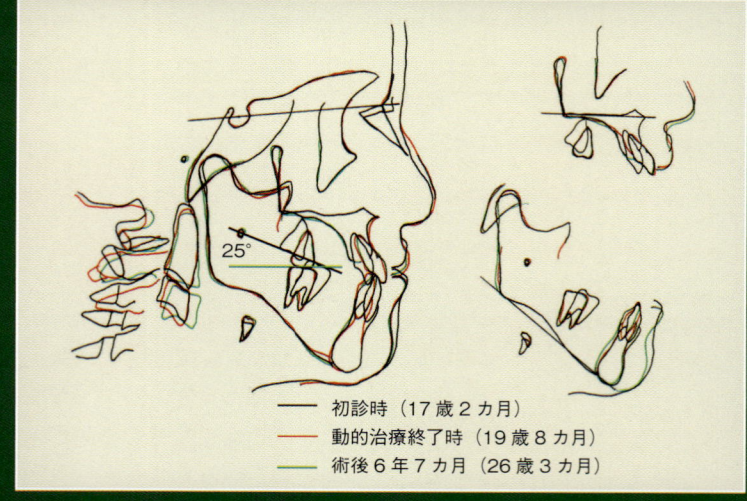

――― 初診時（17歳2カ月）
――― 動的治療終了時（19歳8カ月）
――― 術後6年7カ月（26歳3カ月）

　下顎第一大臼歯は器械的治療により整直，圧下を行うことができるが，下顎第二大臼歯は咬合力の強化（咬筋，側頭筋の活性化）によって整直，圧下を行う．
　本症例では，咬合干渉により過活動となっている側頭筋を弱め，咬筋を活性化させることにより下顎第二大臼歯が圧下され，その結果，咬合平面が 25°も変化した．

▶ p.104：Q9-Case 1 参照

生理的な下顎の後方回転を利用して，短期間でⅢ級をⅠ級に改善できる

Ⅲ級過蓋咬合症例

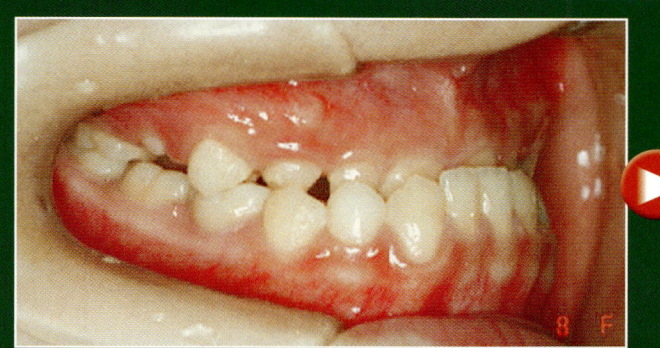

初診時（12歳1カ月）

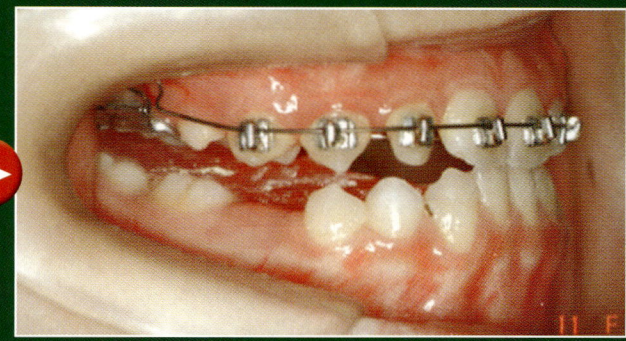

動的治療開始後3カ月（12歳4カ月）
下顎に咬合挙上板を装着し，下顎を後方回転．

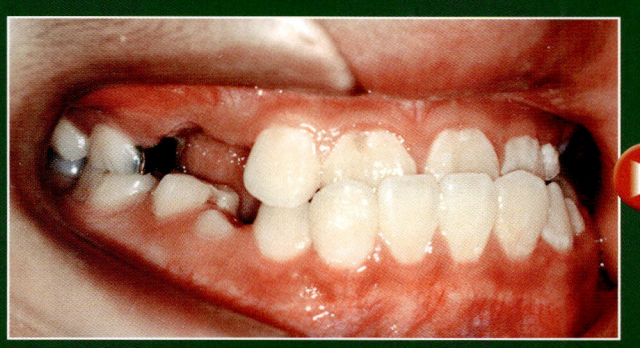

初診時（12歳4カ月）

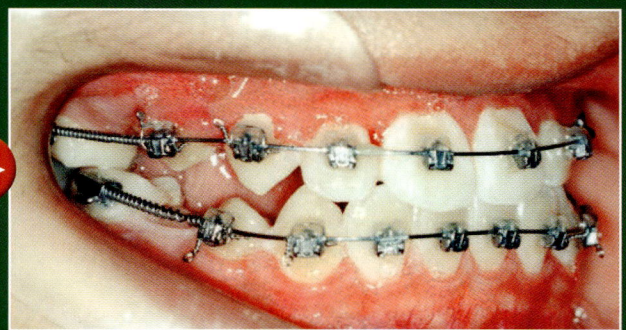

動的治療開始後5カ月（12歳10カ月）　▶ p.140：Q11-Case 1参照

Ⅲ級開咬症例

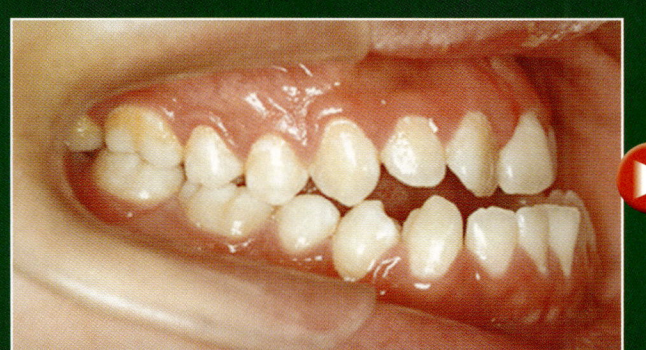

初診時（18歳9カ月）

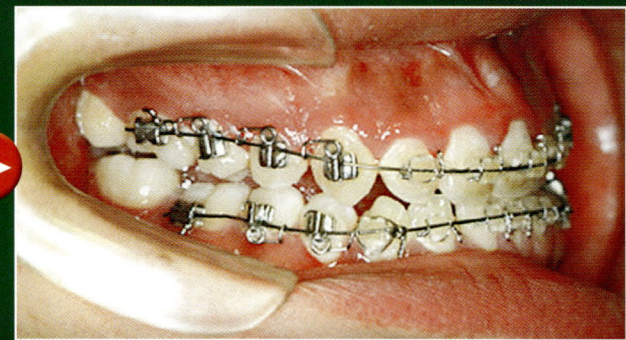

動的治療開始後4カ月（19歳1カ月）　▶ p.112：Q9-Case 3参照

　Ⅲ級症例の多くは，下顎を後方回転（生理的な許容範囲の開口運動）させることで，外科矯正などを併用することなく，早期に被蓋を改善することができる．

2—垂直的・水平的問題の解決
咬合力の緩和で歯列弓, 歯槽堤の形態修正, 咬合挙上ができる

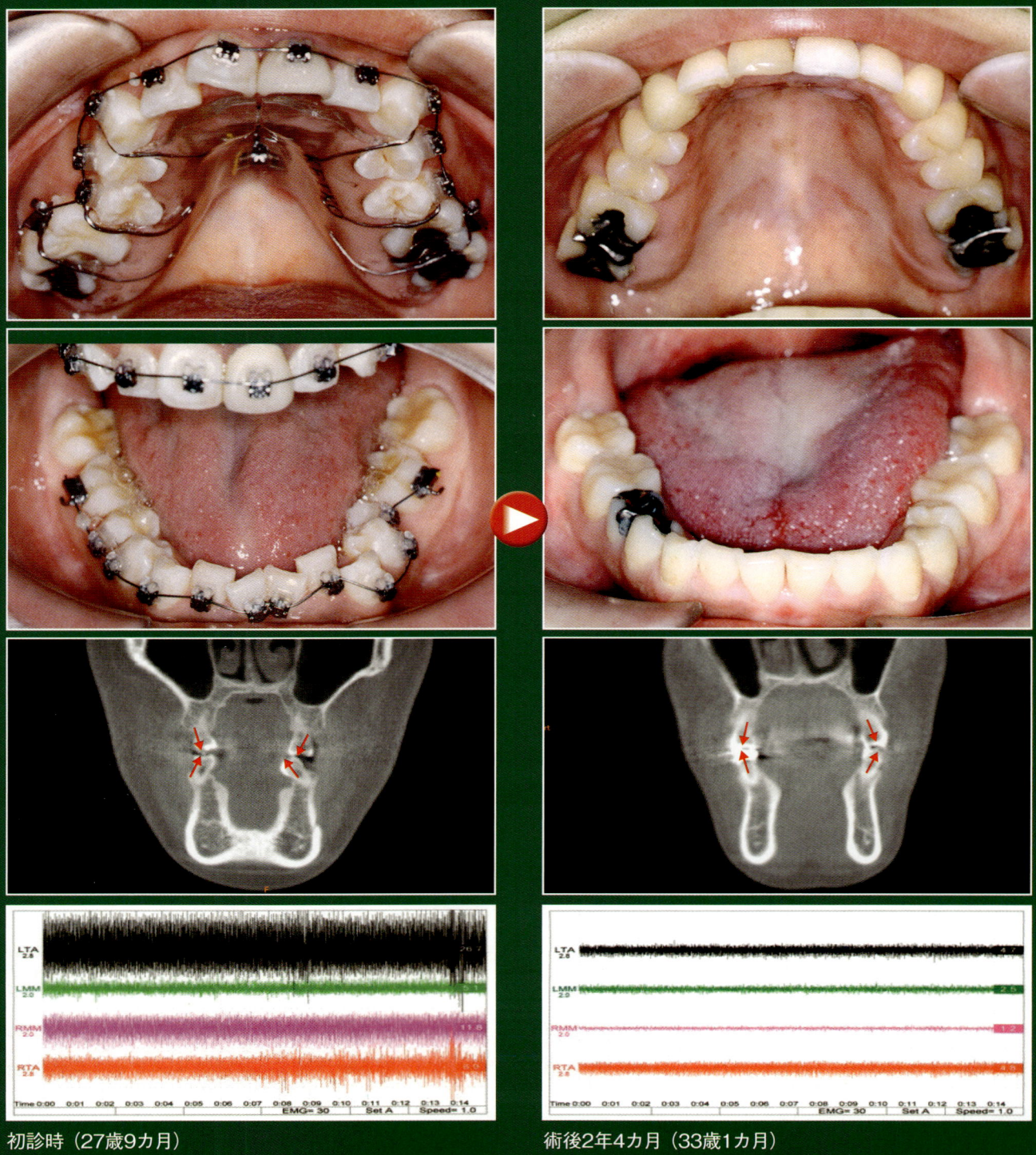

初診時（27歳9カ月）　　　　　　　　　　　術後2年4カ月（33歳1カ月）

　強い咬合力で臼歯が舌側傾斜し, 歯列弓, 歯槽堤の狭窄と低い咬合高径が惹起されている症例では, 開閉口運動で咬合力を緩和させるとともに, 可撤式拡大床と舌の挙上訓練で臼歯を頬舌的に整直させると, 咬合高径が増加し, 正常被蓋に改善されるとともに, 狭窄していた歯列弓, 歯槽堤がダイナミックに形態修整され, 舌房が拡大される.

▶ p.122：Q10-Case 1 参照

正中口蓋縫合を離開せずに歯列弓，歯槽堤の形態修正ができ，すべての歯は歯槽堤の海綿骨内に排列できる

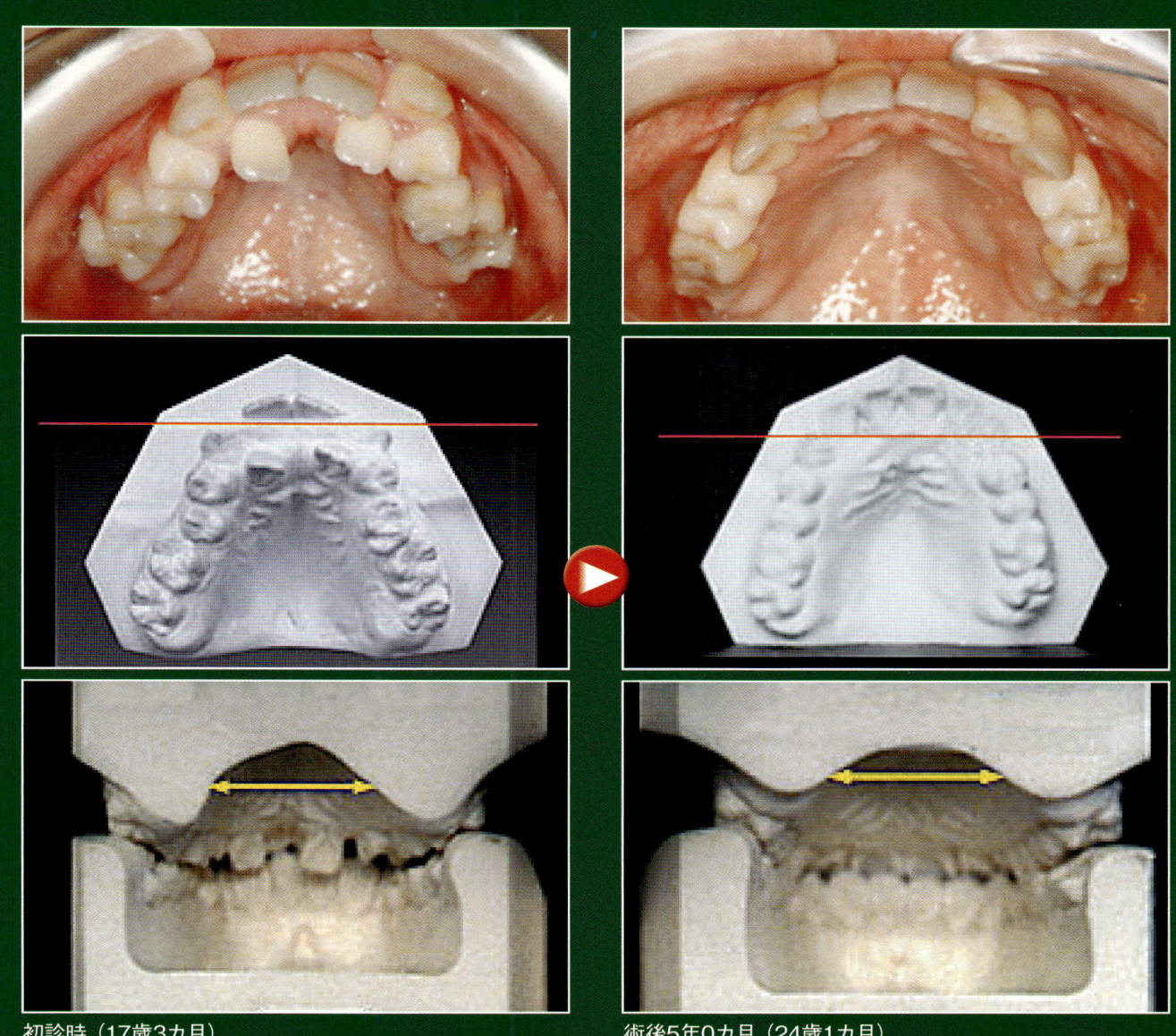

初診時（17歳3カ月）　　　　　　　　　術後5年0カ月（24歳1カ月）

　アーチディスクレパンシーからすると抜歯症例であっても，可撤式拡大床の装着と舌の挙上訓練，嚥下運動などにより，狭窄していた歯列弓，歯槽堤はダイナミックに形態修正され，舌房が拡大する．正中口蓋縫合を離開することなく，すべての歯は歯槽堤の海綿骨内に排列されるため，歯列弓は長期にわたり，きわめて安定する．

2―垂直的・水平的問題の解決（つづき）

舌の挙上訓練により気道が開大し，鼻呼吸，正常嚥下が習得され，咬合力が強化される

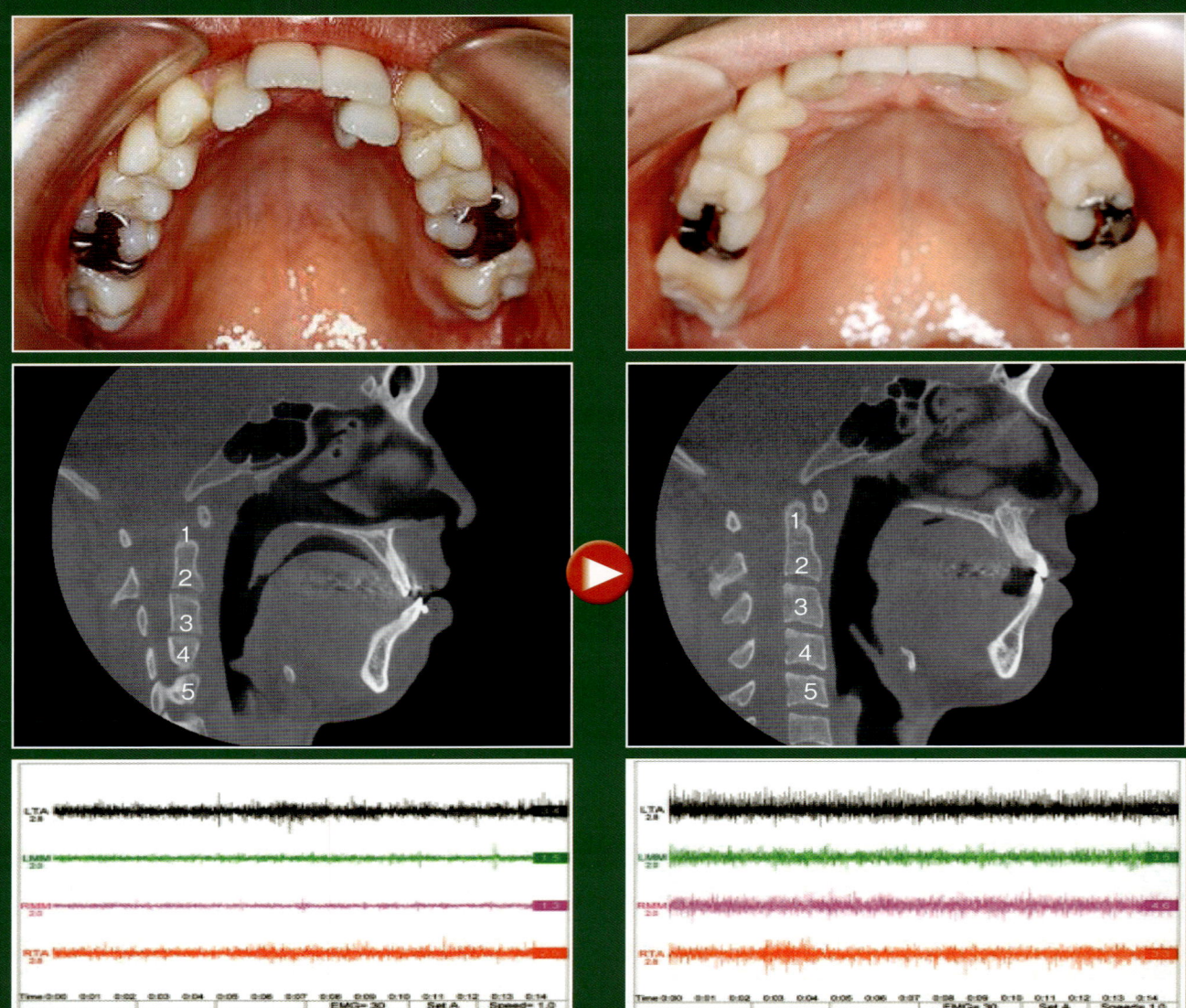

初診時（20歳7カ月）　　　　　　　　　　　　術後2年0カ月（24歳1カ月）

　開咬症例の多くは，舌骨下筋群の緊張で舌骨，舌が下方に引き下げられ，舌が口蓋に達していない．そのため，気道が狭窄され，口呼吸や異常嚥下癖が誘発され，咬合力は弱い（咬筋は低活動）．器械的矯正治療とともに機能回復治療を行う Muscle Wins! の矯正治療であれば，舌が口蓋に達するほど挙上され，気道が開大し，鼻呼吸，正常嚥下が習得され，歯列弓，歯槽堤の形態も修正され，咬合力も強化され，咬合高径が減少し，開咬が改善される．

3─審美的問題の解決

咬合と側貌が劇的に変化する

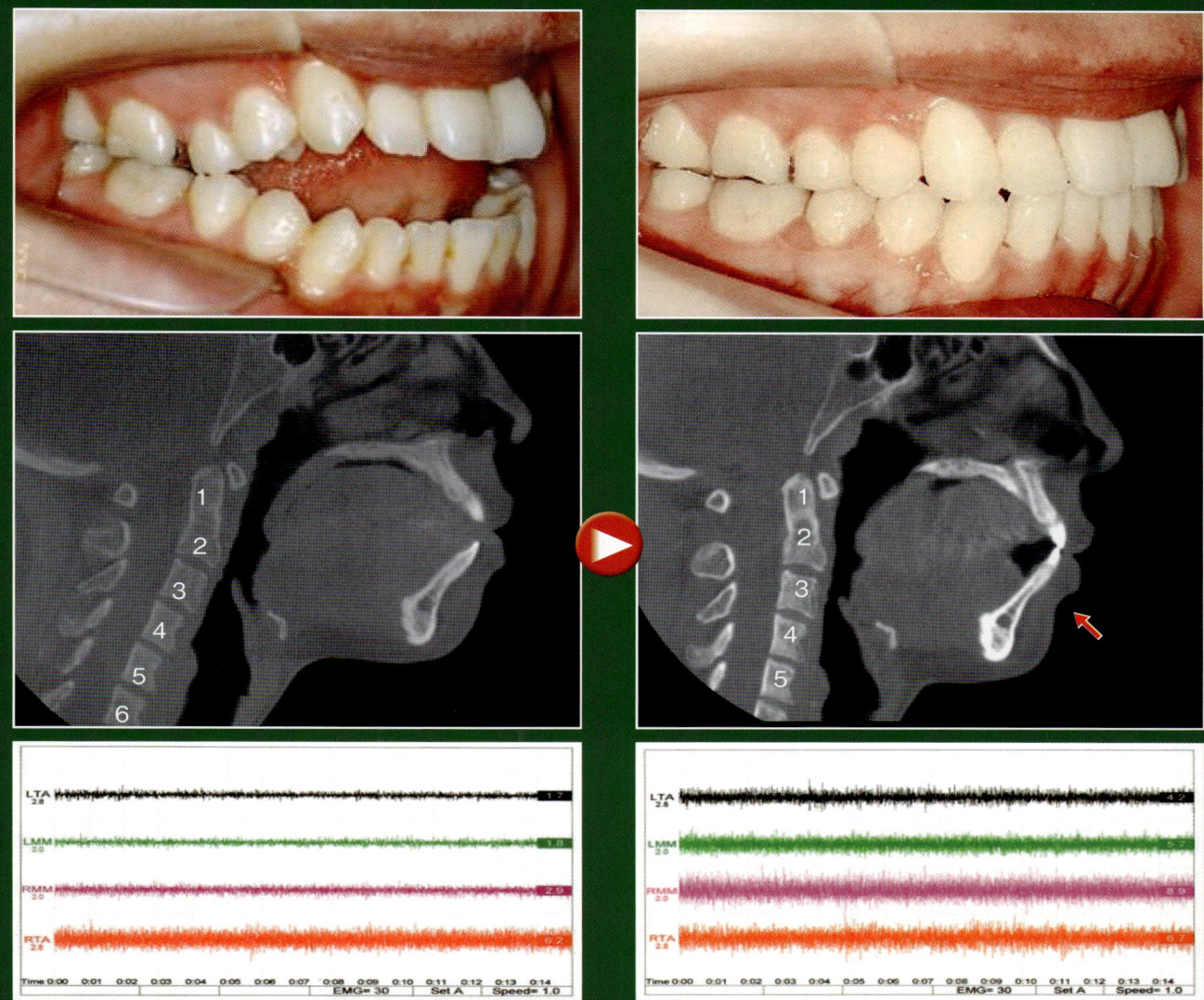

初診時（19歳11カ月） 　　　　　　　　　　　　　　術後2年0カ月（24歳0カ月）

　開咬症例において，舌骨が挙上され，鼻呼吸，正常嚥下が習得されると，咬筋は活性化し，咬合力が高まり，咬合高径が減少し，開咬が改善され，美しいメンターリスサルカス（矢印）が形成される．　▶ p.92：Q8-Case 1 参照

4―左右差の是正

胸鎖乳突筋の左右差の是正で頸椎の彎曲が改善され，下顎枝，下顎頭の左右差が是正される

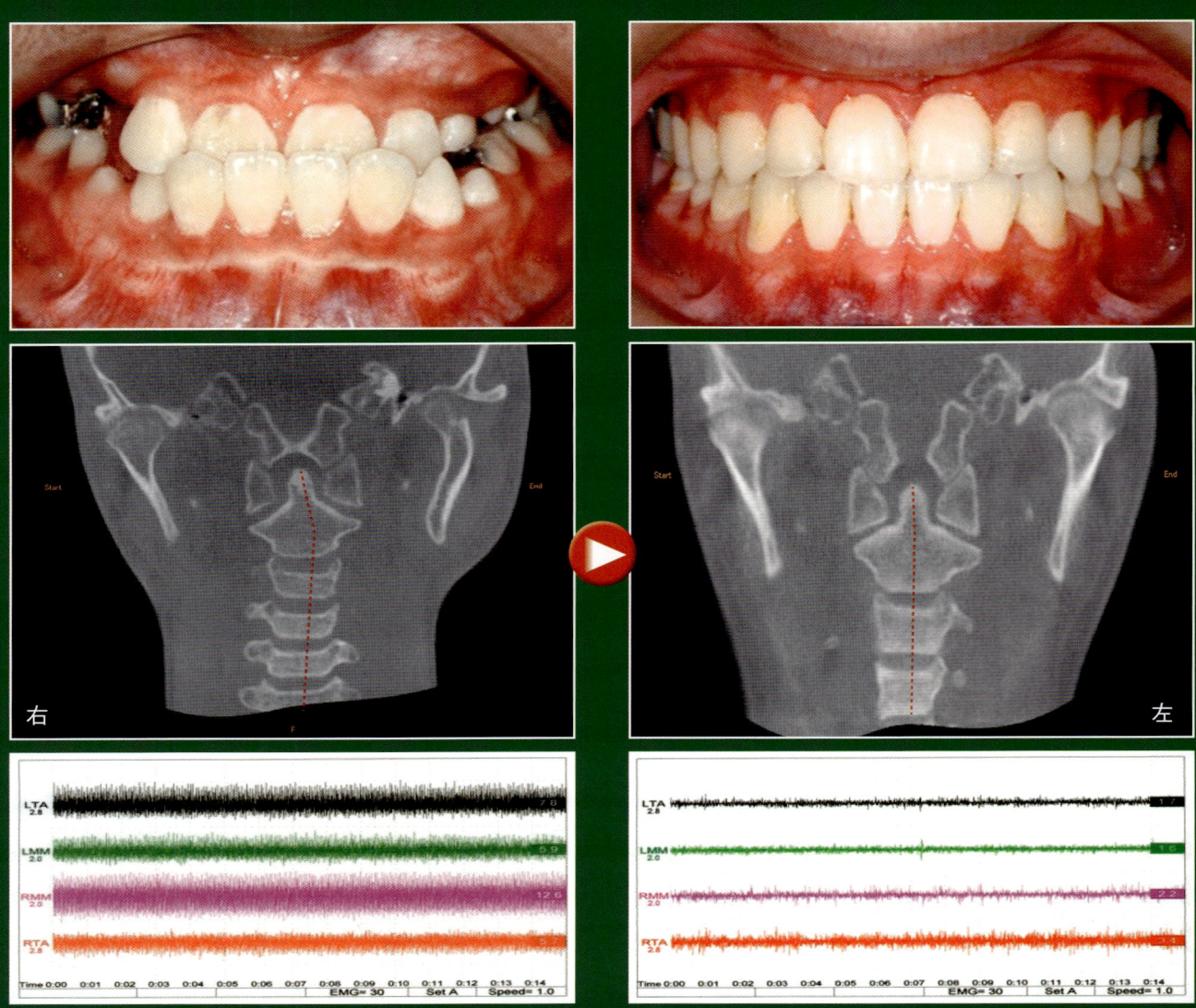

初診時（12歳4カ月）　　　　　　　　　　　　術後3年10カ月（18歳4カ月）

　胸鎖乳突筋に左右差のある症例では，頸椎の彎曲，下顎枝，下顎頭の左右差，下顎の側方偏位が惹起されていることが多い．成長発育の早期の段階で，器械的矯正治療とともに筋機能（頸部筋，咬筋，側頭筋）の左右差を是正することで，頸椎の彎曲が改善され，下顎枝，下顎頭は左右対称に形成される．　▶ p.140：Q11-Case 1 参照

5―術後の安定性

動的治療終了時の咬合形態は，オーバーコレクションしておくことで術後，機能的咬合形態が自然に確立する

Ⅱ級過蓋咬合症例

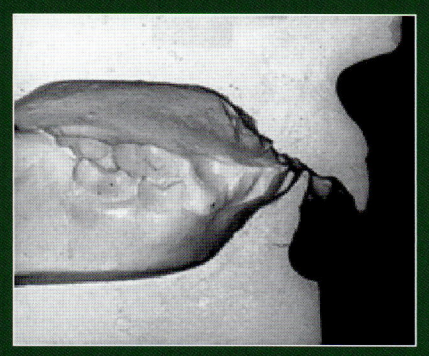

初診時（9歳9カ月）
咬合力が強く，低い臼歯部咬合高径が形成され過蓋咬合が惹起．上顎切歯軸は著しく唇側傾斜．

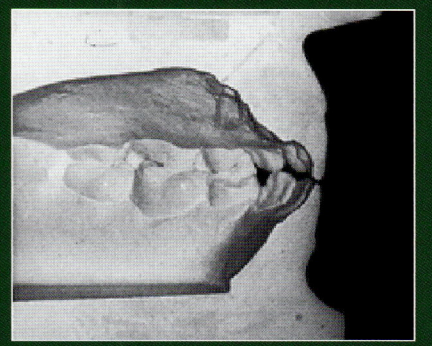

動的治療終了時（12歳4カ月）
被蓋は切端咬合に，上顎切歯軸は舌側傾斜気味にオーバーコレクションし，動的治療を終了．

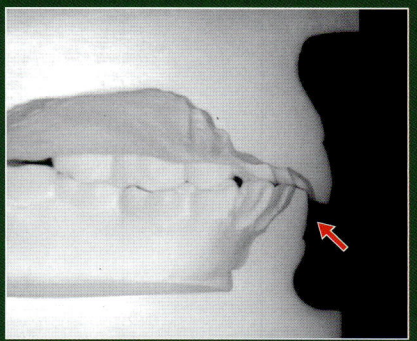

術後45年2カ月（57歳6カ月）
正常被蓋と良好な上下顎切歯軸に改善され，アンテリアガイダンスが形成された機能的咬合形態が形成．

Ⅱ級開咬症例

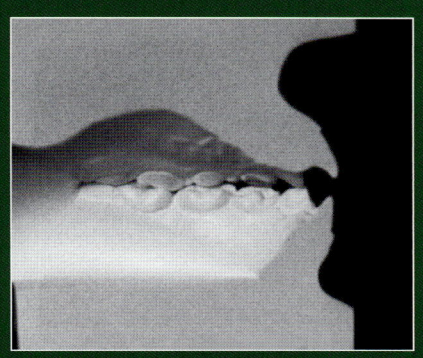

初診時（9歳7カ月）
口呼吸，異常嚥下癖で咬合力が弱く，高い臼歯部咬合高径が形成されると共に舌癖で開咬が惹起．上下顎切歯軸は著しく唇側傾斜．

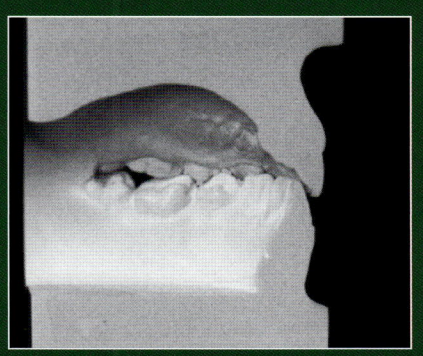

動的治療終了時（14歳9カ月）
被蓋は深く，上下顎切歯軸は舌側傾斜気味にオーバーコレクションし，動的治療を終了．

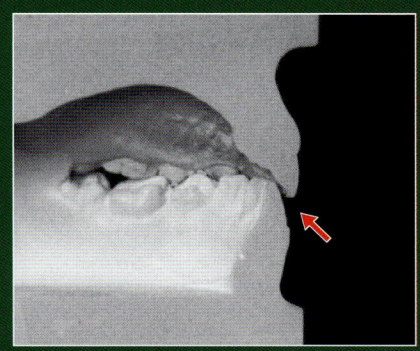

術後15年0カ月（29歳9カ月）
正常被蓋と良好な上下顎切歯軸に改善され，アンテリアガイダンスが形成された機能的咬合形態が形成．

　成長発育期間中に治療を終える場合は，その後の成長発育を考慮し，オーバーコレクションで動的治療を終了させることが多い．機能が健全化された状態であれば，術後の成長発育によって機能的な咬合形態が自然に確立される．

推薦の言葉 ……………… 中原　泉 iii, 井出吉信 iv, 大野粛英 v, John Jin-Jong Lin vi
序文／本書の発刊にあたって ……………………………………………………………………… viii

Muscle Wins! の特徴的な治療結果 …………………………………………………………… x
側面頭部 X 線規格写真のトレースにおける重要な計測項目 ………………………………… xxii

Q1 なぜ舌骨位を重視するのですか？ …………………………………………………………… 1
1. 舌骨位をみる際の基準と望ましい舌骨位 ………………………………………………… 2
2. Ⅱ級症例，Ⅲ級症例にみる舌骨位と舌骨筋活動，呼吸，嚥下様式，咬筋活動の関係 ……… 4

Q2 抜歯，非抜歯は何をみて決めるのですか？ ………………………………………………… 8
1. PM line と上下顎第二大臼歯との位置関係 ……………………………………………… 8
2. 上下顎第一大臼歯の歯軸 …………………………………………………………………… 9
3. 下顎切歯軸（L1）と DC-L1i line とのなす角度：L1 to DC-L1i ……………………… 11
4. 歯列弓，歯槽堤の形態修正の可能性 ……………………………………………………… 11
5. 臼歯部咬合高径の高低や左右差の有無 …………………………………………………… 13
6. 口唇側貌（ナゾラビアルアングル，メンターリスサルカス） ………………………… 14

Q3 抜歯のタイミングと抜歯部位はどのように考えたらよいのでしょうか？ ………………… 16
1. 抜歯のタイミングの基本的な考え方 ……………………………………………………… 17
2. 抜歯の順番と抜歯部位 ……………………………………………………………………… 17
3. 動的治療終了時の咬合形態 ………………………………………………………………… 17

　Case 1 ガミースマイルを伴う成長発育期の上顎過成長・下顎後退
　　　　Ⅱ級過蓋咬合症例〔抜歯部位：4|4, 5|5〕 ………………………………………… 18

　Case 2 著しい叢生を伴う成人下顎後退
　　　　Ⅱ級開咬症例〔抜歯部位：4|4, 4|4〕 ……………………………………………… 24

　Case 3 下顎3切歯の成人下顎後退
　　　　Ⅱ級過蓋咬合症例〔抜歯部位：4|4, |4〕 ………………………………………… 30

　Case 4 3 2|の不完全萌出を伴う成長発育期の
　　　　Ⅰ級開咬症例〔抜歯部位：4|4, 4|4〕 ……………………………………………… 36

　Case 5 ディッシュフェイスの防止をはかった成長発育期の上顎劣成長・下顎過成長
　　　　Ⅲ級過蓋咬合症例〔抜歯部位：5|5, 5|5〕 ………………………………………… 42

　Case 6 叢生を伴う成人上顎劣成長Ⅲ級開咬症例〔抜歯部位：|7〕 ……………………… 48

Case 7 著しい叢生を伴う下顎3切歯の成人上顎劣成長
Ⅲ級開咬症例〔抜歯部位：$\overline{6|6}$（失活歯）〕……54

Case 8 両側性唇顎口蓋裂を伴う成長発育期の上顎劣成長
Ⅲ級開咬症例〔抜歯部位：$\underline{2|}$（埋伏），$\overline{5|5}$（埋状）〕……60

Q4 頸部筋の異常は顎顔面骨格にどのような影響を及ぼすのでしょうか？……66

1. 胸鎖乳突筋や上部僧帽筋に緊張や拘縮がある場合……67
2. Ⅱ級症例にみられる影響……68
3. Ⅲ級症例にみられる影響……69

Q5 顎関節の健全な育成のためには，いつ治療を開始したらよいのでしょうか？……71

Case 1 成長発育早期に治療を開始した，右側胸鎖乳突筋の拘縮を伴う下顎後退
Ⅱ級開咬症例……72

Case 2 永久歯列完成期に治療を開始した，下顎枝，下顎頭の形成不全を伴う下顎後退
Ⅱ級過蓋咬合症例……73

Case 3 永久歯列完成後に治療を開始した，下顎枝，下顎頭の左右差を伴う上顎過成長
Ⅱ級過蓋咬合叢生症例……74

Case 4 永久歯列完成期に治療を開始した，下顎枝，下顎頭の著しい左右差を伴う下顎過成長
Ⅲ級過蓋咬合症例……75

Case 5 永久歯列完成後に治療を開始した，右側胸鎖乳突筋の緊張を伴う下顎過成長
Ⅲ級開咬，叢生症例……76

Case 6 混合歯列前期に治療を開始した，右側胸鎖乳突筋の緊張を伴う下顎過成長
Ⅲ級開咬症例……77

Q6 MWにおけるフォースシステムはどのようなものですか？……78

1. 使用するワイヤー……79
2. 使用するゴムとゴムのかけ方……79
3. アンカレッジベンドを付与する位置と量（大きさ）……80
4. アンカレッジベンド付与時の注意点……81
5. アンカレッジベンドを付与したライトワイヤーとゴムを使用する理由……82
6. その他……83
7. 症例別のフォースシステム……84

Q7 開咬症例と過蓋咬合症例の違いをどのように考えたらよいのでしょうか？……88

1. それぞれのおもな特徴……88
2. それぞれの治療の相違点……88

Q8 Ⅱ級開咬症例はどのように治すのですか? ……… 91
- Case 1 成人の下顎後退Ⅱ級開咬症例〔非抜歯〕……… 92
- Case 2 成人の下顎後退Ⅱ級開咬症例〔抜歯部位：4|4, 4|4〕……… 98
- Case 3 成人の上顎過成長・下顎後退Ⅱ級開咬症例〔抜歯部位：4|4, 4|4〕……… 100

Q9 Ⅲ級開咬症例はどのように治すのですか? ……… 103
- Case 1 上下顎切歯が著しく舌側傾斜している成人の上顎劣成長・下顎過成長 Ⅲ級開咬傾向症例〔非抜歯〕……… 104
- Case 2 成人の上顎劣成長フルクラスⅢ開咬症例〔非抜歯〕……… 110
- Case 3 巨大舌を伴う成人の下顎過成長Ⅲ級開咬症例〔非抜歯〕……… 112
- Case 4 著しい舌小帯短縮を伴う成人の下顎過成長Ⅲ級開咬症例〔非抜歯〕……… 114
- Case 5 頸部筋の左右差と著しい舌小帯短縮を伴う成人の下顎過成長 Ⅲ級開咬症例〔非抜歯〕……… 116
- Case 6 頸部筋の左右差と|3の埋伏を伴う永久歯列完成後の下顎過成長 Ⅲ級開咬症例〔非抜歯〕……… 118

Q10 Ⅱ級過蓋咬合症例はどのように治すのですか? ……… 121
- Case 1 ガミースマイルを伴う成人の下顎後退Ⅱ級過蓋咬合症例〔非抜歯〕……… 122
- Case 2 成長発育期の上顎過成長Ⅱ級過蓋咬合症例〔非抜歯〕……… 128
- Case 3 成長発育期の下顎後退Ⅱ級過蓋咬合症例〔非抜歯〕……… 130
- Case 4 成長発育期の下顎後退Ⅱ級過蓋咬合症例〔抜歯部位：4|4, 4|4〕……… 132
- Case 5 補綴医との協力により咬合の改善を行った成人の上顎過成長 Ⅱ級過蓋咬合症例〔非抜歯〕……… 134
- Case 6 ガミースマイルを伴う成人の上下顎前突Ⅰ級症例〔抜歯部位：4|4, 4|4〕……… 136

Q11 Ⅲ級過蓋咬合症例はどのように治すのですか? ……… 139
- Case 1 下顎枝，下顎頭の著しい左右差を伴う成長発育期の上顎劣成長・下顎過成長 Ⅲ級過蓋咬合症例〔非抜歯〕……… 140
- Case 2 前歯部の叢生を伴う成長発育期の上顎劣成長・下顎過成長の Ⅲ級過蓋咬合症例〔非抜歯〕……… 146

Q12 長期咬合の安定症例にはどのような共通点がありますか? ……… 148
1. 動的治療終了時，顔貌，対顎関係，咬合形態と機能にみられた共通点 ……… 148
2. 術後，顔貌，対顎関係，咬合形態と機能にみられた共通点 ……… 152
- Case 1 動的治療終了時が成長発育期間中の下顎後退Ⅱ級過蓋咬合症例〔非抜歯〕……… 158

- **Case 2** 動的治療終了時が成長発育期間中の下顎過成長
  Ⅲ級・過蓋咬合症例〔非抜歯〕··162
- **Case 3** 動的治療終了時が成長発育期間中の下顎後退
  Ⅱ級開咬症例〔抜歯部位：4|4, 4|4〕·····································166
- **Case 4** 動的治療終了時が成長発育終期の上顎劣成長・下顎過成長
  Ⅲ級開咬症例〔抜歯部位：4|4, 4|4〕·····································170
- **Case 5** 動的治療終了時が成長発育期間中のⅠ級叢生症例〔抜歯部位：4|4, 4|4〕·········174
- **Case 6** 動的治療開始時が成長発育終了後の下顎後退Ⅱ級開咬症例〔非抜歯〕··············178
- **Case 7** 動的治療開始時が成長発育終了後の下顎過成長
  Ⅲ級開咬症例〔抜歯部位：4|4, 4|4〕·····································182

Q13 睡眠時無呼吸症候群の改善にMWの矯正治療は効果があるのでしょうか？·······187

1. 睡眠時無呼吸症候群とは ··188
2. 舌骨位の把握 ···188
3. 矯正歯科治療によるOSASの改善 ··188
   - **Case 1** OSASを発症していた巨大舌を伴う上顎劣成長・下顎過成長
     Ⅲ級開咬抜歯症例···190
   - **Case 2** OSASを発症していた下顎後退Ⅱ級開咬抜歯症例················191

コラム
歯科矯正患者には先天性欠如歯が多い	35
智歯の抜歯についての考え方	35
ブラケット装置の撤去について	65
保定装置について	65
アップライティングスプリングとトーキングオギジリアリーワイヤー	102
咬筋，側頭筋活動を緩和させるトレーニングの例	122
舌小帯切除のタイミング	138
舌挙上訓練	138

文献··········192　索引··········195

デザイン：ラスコー　西澤　明／エムズ　杉山光章

● 側面頭部X線規格写真のトレースにおける重要な計測項目

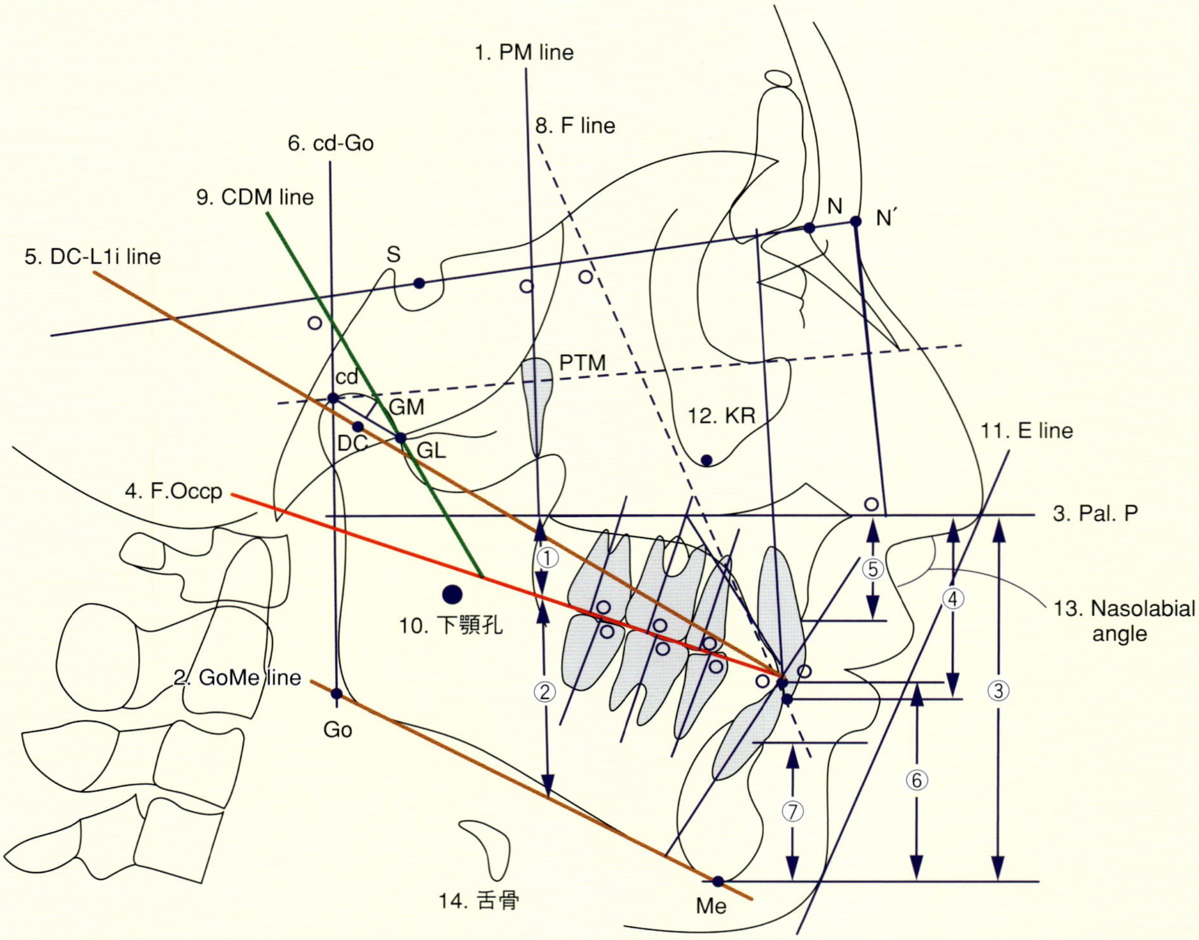

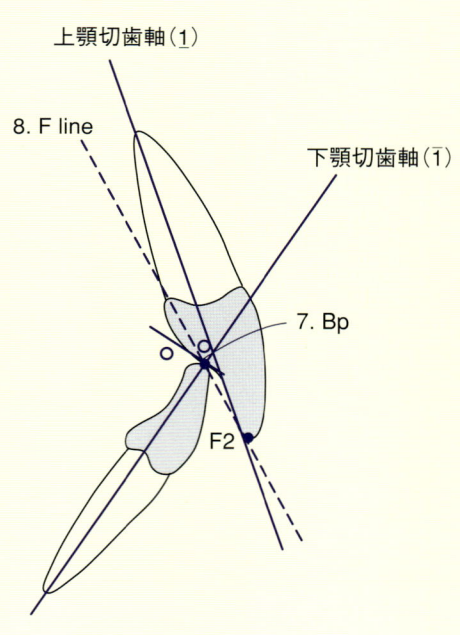

咬合の長期安定症例を分析した結果，重要性をあらためて認識した項目を，一般的な計測項目に追加している．

1. PM line	PTM（翼口蓋窩）の頂点と最下点を結んだ線．頭蓋のなかで基本となる重要な解剖学上の基準線の一つ．海綿骨は常に PM line より前方に位置するため，PM line と $\frac{7|7}{7|7}$ との位置関係は抜歯基準の一つに利用できる（p.2 参照）．
2. GoMe line (mandibular plane : Mand.P)	下顎下縁平面．Go と Me を結んだ線．
3. Pal.P (palatal plane)	口蓋平面．ANS と PNS を結んだ線．
4. F.Occp 1) Pal.P を通る PM line 上で①，②の距離をみることができる． 2) Pal.P から引いた垂直線によって③～⑤の高さをみることができる． 3) Me から引いた Pal.P との平行線から⑥，⑦の高さをみることができる．	機能的咬合平面．上下顎第一大臼歯，小臼歯の各咬頭嵌合点を結んだ線．F.Occp から小臼歯，大臼歯の歯軸を引き，それぞれの傾斜角度をみる． ① Pal.P-F.Occp：上顎臼歯部の咬合高径を表す． ② Pal.P-GoMe：下顎臼歯部の咬合高径を表す． 〔①＋②の距離＝臼歯部咬合高径を表す〕 ③ Pal.P-Me：下顔面高を表す． ④ $\overline{1}$-Pal.P：上顎切歯切端から Pal.P までの垂直的高さを表す． ⑤ $\overline{1}$-Pr（上顎歯槽突起の最下前方点）：上顎前歯部歯槽突起の垂直的高さを表す． ⑥ $\overline{1}$-Me：下顎切歯切端から Me までの垂直的高さを表す． ⑦ Me-Id（下顎歯槽骨の最上前方点）：symphysis の垂直的高さを表す．
5. DC-L1i line	下顎頭の中点（DC）と下顎切歯切端とを結んだ線．下顎の切歯軸の傾斜をみる．
6. cd-Go	下顎頭の最高点（cd）と Go を結んだ線．下顎枝の垂直的高さ（下顎枝長）を表す．
7. inflection point (Bp)	上顎切歯舌面の基底結節部．前歯部被蓋が改善され，アンテリアガイダンスが確立されると，下顎切歯切端は Bp と接する．
8. F line	上顎切歯切端の舌面部の最下点（F2）と inflection point（Bp）を結んだ線．上顎切歯舌面にある下顎切歯の誘導路（アンテリアガイダンス）を表す．
9. CDM line	下顎窩の最高点（cd とほぼ一致）と下顎窩前面壁の最下点（GL）とを結んだ線の中点からの垂線が下顎窩前面壁と交わる点を下顎窩前面壁の中点（GM）とし，この中点（GM）と最下点（GL）とを結んだ線．下顎頭の誘導路（コンディラーガイダンス）を表す（F line と CDM line が平行であれば，アンテリアガイダンスとコンディラーガイダンスが同調していることを示すこととなり，調和した顎運動が達成されていることが示される）．
10. 下顎孔	F.Occp の延長線と下顎孔との関係を調べるときに利用する点．Xi point に一致する．
11. E line	鼻尖とオトガイの最突出点を結んだ線．上下口唇の位置を診断するときに利用する線．
12. key ridge : KR〔頬骨隆線（基底部）〕	頬骨の外形線の最下点で，咬合圧が集中する頬骨隆線上にある．Atkinson によれば $\underline{6|6}$ の頬側近心根を連ねた線上に投影され，Angle の上顎第一大臼歯の不動説を裏づけるものとされている（筆者の 120 症例の分析結果では，頬側近心根と遠心根の分岐部と対応していることが多い）．
13. Nasolabial angle	鼻尖と鼻下点を結ぶ線と，鼻下点と上唇最突出点を結ぶ線のなす角．
14. 舌骨	舌骨の位置によって呼吸・嚥下様式，不正咬合の状態をみることができる．

Muscle Wins!

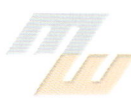
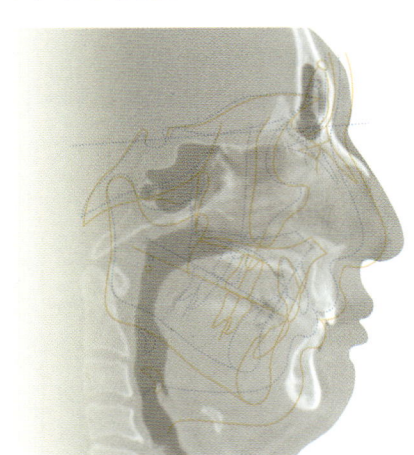

QUESTION 1

なぜ舌骨位を重視するのですか？

Keyword
- 舌骨上筋群
- 舌骨下筋群

長期にわたり安定した咬合を維持している120症例を分析した結果，舌骨位と舌骨筋群，呼吸，嚥下様式と不正咬合とは密接な関係があることがわかったため，矯正治療に際し，舌骨位を重視している．

図1からもわかるとおり，舌骨は舌骨上筋群および舌骨下筋群によって位置づけられている．舌骨の水平位には舌骨上筋群が関与し，舌骨上筋群が緊張すると下顎の前方発育が抑制され，下顎後退のⅡ級症例となる．

また，舌骨の垂直位には舌骨下筋群が関与し，舌骨下筋群が緊張すると，舌，舌骨，喉頭蓋が下方に引き下げられ，気道が狭窄し，口呼吸，異常嚥下癖が誘発され，その結果，咬合力が低下し，咬筋が低活動となり，高い咬合高径が形成され，Ⅱ級，Ⅲ級を問わず開咬となる．

したがって，舌骨位は不正咬合と密接な関係があり，特に下顎位をみる際に有用である．

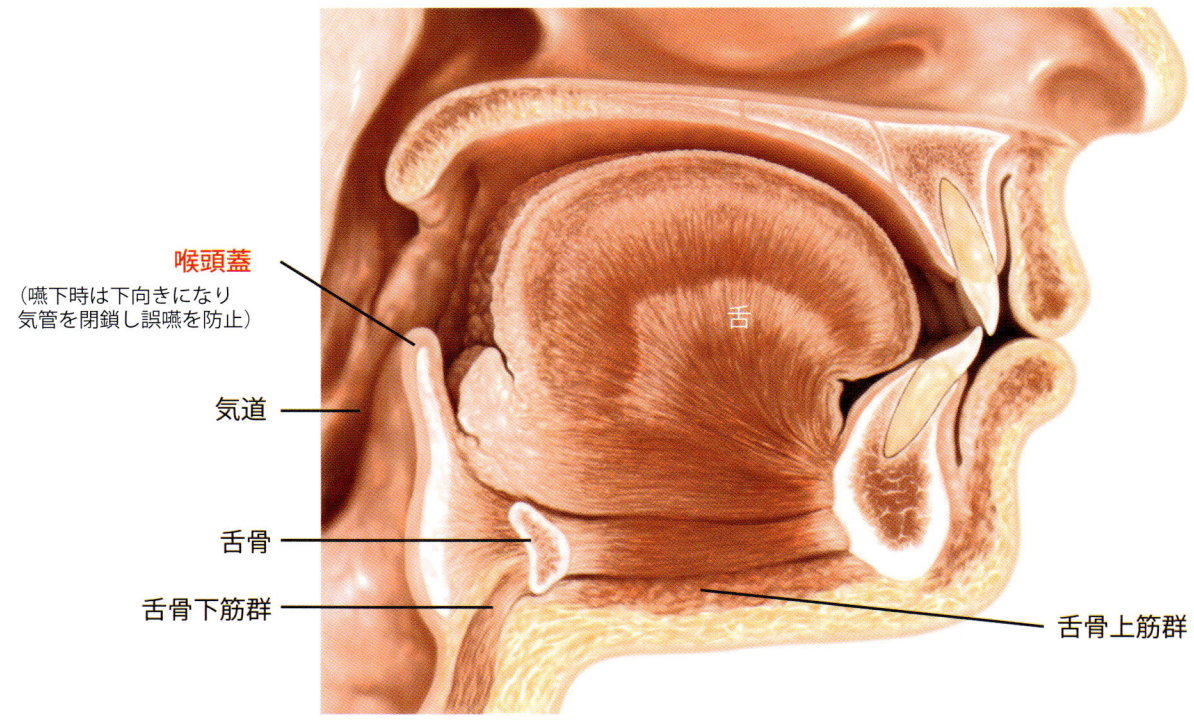

図1　舌と舌骨と舌骨筋群

QUESTION 1 なぜ舌骨位を重視するのですか？

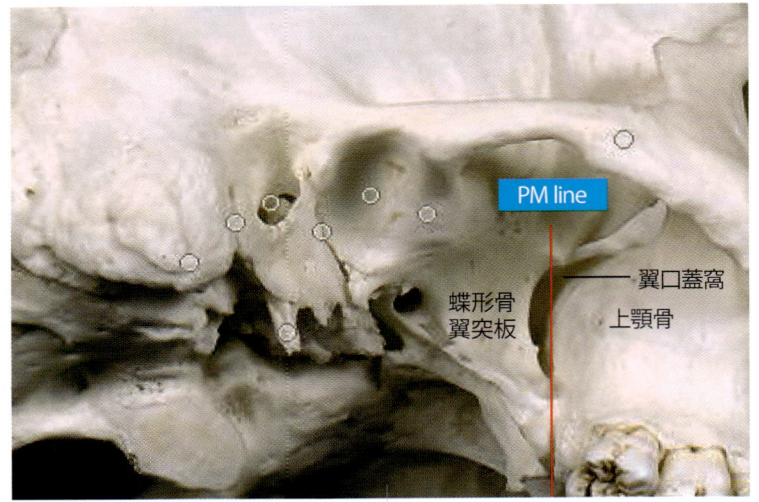

図2 PM line
上顎骨と蝶形骨翼突板との間にある翼口蓋窩の頂点と最下点を結んだ線で，海綿骨が存在する後方限界を示す基準線である．したがって，この線の前方の海綿骨内にすべての第二大臼歯が排列されることが重要で，抜歯，非抜歯の診断時にも利用される．

（井出吉信監修：人体解剖学1 骨学（頭蓋）．わかば出版，東京，2000）

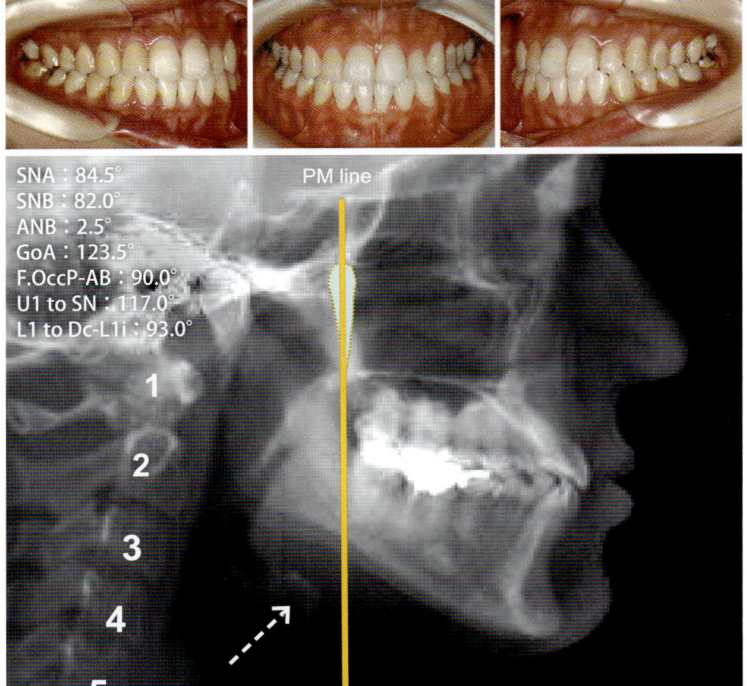

図3 望ましい舌骨位（術後16年5カ月：33歳3カ月の口腔内写真と側面頭部X線規格写真）
舌骨の望ましい水平位は，PM lineのやや後方で，望ましい垂直位は，舌骨が第三から第四頸椎部，あるいは下顎下縁のやや下方である．

1．舌骨位をみる際の基準と望ましい舌骨位

舌骨の水平位はPM lineを基準にしてみる（図2）．

望ましい水平位は，PM lineのやや後方（図3）で，かなり後方にある場合は，Ⅱ級症例の中でも「下顎後退」と診断できる．

また，PM lineに近接，またはPM line上（時にPM lineの前方）にある場合は，Ⅲ級症例の中でも「下顎過成長」と診断できる．

垂直位は頸椎や下顎下縁を基準にみるが，Ⅱ級，Ⅲ級を問わず，第三から第四頸椎部，または下顎下縁のやや下方が望ましい舌骨位である．したがって，それより下方にある場合は，気道が狭窄され，口呼吸，異常嚥下癖が誘発され，開咬が惹起されていることが多い．

なお，過蓋咬合の多くは，舌骨が望ましい垂直位にある．

表1 Ⅱ級症例にみる舌骨位と舌骨筋群活動，呼吸様式，咬筋活動と不正咬合との関係

| 骨格形態 | 被蓋 | 舌骨位（下顎位をみる際に有効) | | | 舌骨上筋群活動 | 舌骨下筋群活動 | 呼吸・嚥下様式 | 咬筋活動 | 咬合高径 | メンタリスサルカス | 掲載症例 |
		舌位	水平位（PM line を基準にする)	垂直位（頸椎および下顎下縁との関係)							
下顎後退	適正				緊張：下顎前方発育抑制	異常なし	気道開大 鼻呼吸，正常嚥下	適正	適正	適正	
下顎後退	過蓋	後方	後方	望ましい位置	緊張：下顎前方発育抑制	異常なし	気道開大 鼻呼吸，正常嚥下	高活動	低い	深い	Q10-Case1, 3, 4 など
下顎後退	開咬	後下方	後方	下方	緊張：下顎前方発育抑制	異常なし	口呼吸，異常嚥下，誤飲しやすい，風邪をよく引く	低活動	高い	浅い	Q8-Case1, 2 など
上顎過成長	適正					異常なし	鼻呼吸，正常嚥下	適正	適正	適正	
上顎過成長	過蓋	後方	望ましい位置	望ましい位置		異常なし	鼻呼吸，正常嚥下	高活動	低い	深い	Q10-Case2, 5
上顎過成長	開咬	後下方	望ましい位置	下方		異常なし	口呼吸，異常嚥下，誤飲しやすい，風邪をよく引く	低活動	高い	浅い	
上顎過成長・下顎後退	適正					異常なし	鼻呼吸，正常嚥下	適正	適正	適正	
上顎過成長・下顎後退	過蓋	後方	後方	望ましい位置		異常なし	気道開大 鼻呼吸，正常嚥下	高活動	低い	深い	Q3-Case1
上顎過成長・下顎後退	開咬	後下方	後方	下方		異常なし	口呼吸，異常嚥下，誤飲しやすい，風邪をよく引く	低活動	高い	浅い	Q8-Case3

表2 Ⅲ級症例にみる舌骨位と舌骨筋群活動，呼吸様式，咬筋活動と不正咬合との関係

| 骨格形態 | 被蓋 | 舌骨位（下顎位をみる際に有効) | | | 舌骨上筋群活動 | 舌骨下筋群活動 | 呼吸・嚥下様式 | 咬筋活動 | 咬合高径 | メンタリスサルカス | 掲載症例 |
		舌位	水平位（PM line を基準にする)	垂直位（下顎下縁と頸椎との関係)							
下顎過成長	適正	前方低位	近接かPM line 上（時に前方)	望ましい位置	弛緩：下顎前方発育促進	異常なし	気道開大 鼻呼吸，正常嚥下	適正	適正	適正	
下顎過成長	過蓋	前方低位	近接かPM line 上（時に前方)	望ましい位置	弛緩：下顎前方発育促進	異常なし	気道開大 鼻呼吸，正常嚥下	高活動	低い	深い	Q5-Case4
下顎過成長	開咬	低位	近接かPM line 上（時に前方)	下方	弛緩：下顎前方発育促進	緊張：舌挙上困難 気道狭窄	口呼吸，異常嚥下，誤飲しやすい，風邪をよく引く	低活動	高い	浅い	Q9-Case3〜6
上顎劣成長	適正		望ましい位置	望ましい位置		異常なし	鼻呼吸，正常嚥下	高活動	低い	深い	
上顎劣成長	過蓋	低位	望ましい位置	望ましい位置		異常なし	鼻呼吸，正常嚥下	高活動	低い	深い	
上顎劣成長	開咬	低位	望ましい位置	下方		異常なし	口呼吸，異常嚥下，誤飲しやすい，風邪をよく引く	低活動	高い	浅い	Q3-Case6〜8 Q9-Case2
上顎劣成長・下顎過成長	適正			望ましい位置	弛緩：下顎前方発育促進	異常なし	鼻呼吸，正常嚥下	適正	適正	適正	
上顎劣成長・下顎過成長	過蓋	低位	近接かPM line 上（時に前方)	望ましい位置	弛緩：下顎前方発育促進	異常なし	鼻呼吸，正常嚥下	高活動	低い	深い	Q11-Case1, 2
上顎劣成長・下顎過成長	開咬	低位	近接かPM line 上（時に前方)	下方	弛緩：下顎前方発育促進	緊張：舌挙上困難 気道狭窄	口呼吸，異常嚥下，誤飲しやすい，風邪をよく引く	低活動	高い	浅い	Q9-Case1

QUESTION 1 なぜ舌骨位を重視するのですか？

Case1
下顎後退・Ⅱ級開咬

初診時（19歳11カ月）

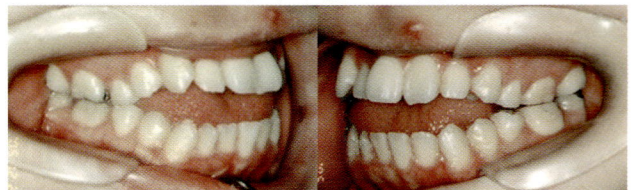

高い臼歯部咬合高径で，開咬．

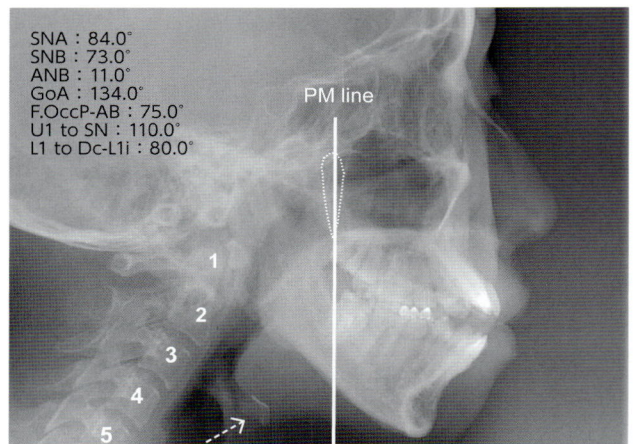

SNA：84.0°
SNB：73.0°
ANB：11.0°
GoA：134.0°
F.OccP-AB：75.0°
U1 to SN：110.0°
L1 to Dc-L1i：80.0°

舌骨の水平位はPM lineのかなり後方で，舌骨上筋群が緊張し，下顎の前方発育が抑制され下顎後退．垂直位は第四頸椎より下方で，気道は狭窄し，口呼吸，異常嚥下癖が誘発され，開咬を惹起．

動的治療終了時（22歳0カ月）

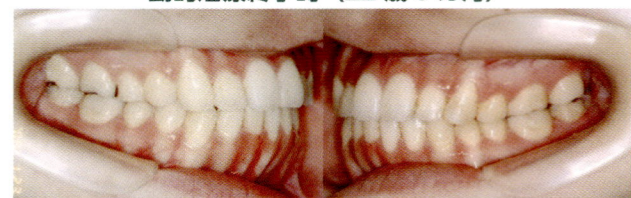

犬歯，大臼歯関係がⅠ級の正常被蓋．

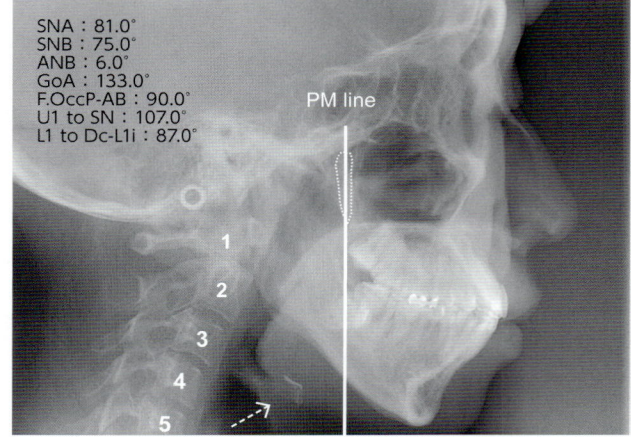

SNA：81.0°
SNB：75.0°
ANB：6.0°
GoA：133.0°
F.OccP-AB：90.0°
U1 to SN：107.0°
L1 to Dc-L1i：87.0°

舌骨の水平位は前方に移動し，垂直位は望ましい位置に挙上され，気道が開大し，鼻呼吸，正常嚥下が確立し，開咬が改善．
➡ Q8-Case1 参照

2．Ⅱ級症例，Ⅲ級症例にみる舌骨位と舌骨筋活動，呼吸，嚥下様式，咬筋活動の関係

Ⅱ級症例およびⅢ級症例にみる舌骨位と舌骨筋活動，呼吸，嚥下様式，咬筋活動の関係は，およそ**表1，2**に集約される．

舌骨位が呼吸，嚥下様式，咬合形態と密接な関係があること，器械的矯正治療とともに舌骨上筋・下筋群の活動が是正されると舌骨が望ましい位置に移動し，咬合が改善されることを症例によって提示する．

1）舌骨位でみるⅡ級症例

Ⅱ級症例においては，舌骨がPM lineより後方にある場合，舌骨上筋群の緊張により下顎の前方発育が抑制され，その結果，下顎後退が惹起されていると診断できるが，舌骨が望ましい水平位にある場合は，下顎後退ではなく上顎過成長によりⅡ級症状を呈していることがわかる．

Case1〜3は，すべてⅡ級症例の初診時と動的治療終了時の口腔内写真および側面頭部X線規格写真と分析値である．

Case1は上下顎前突気味の症例にみえるが，舌骨位でみると下顎後退のⅡ級開咬症例であることがわかる．

また，Case2，3は類似した上顎過成長のⅡ級過蓋咬合症例にみえるが，舌骨位でみるとCase2は下顎後退を伴っていたことがわかる．

Case2
上顎過成長・下顎後退・Ⅱ級過蓋咬合

初診時（9歳0カ月）

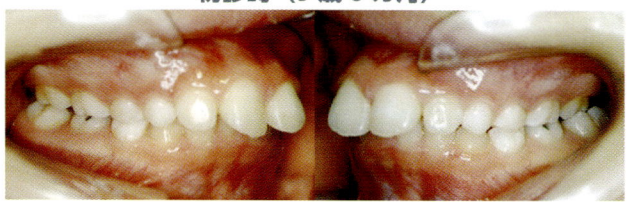

下顎後方位，深い前歯部被蓋．

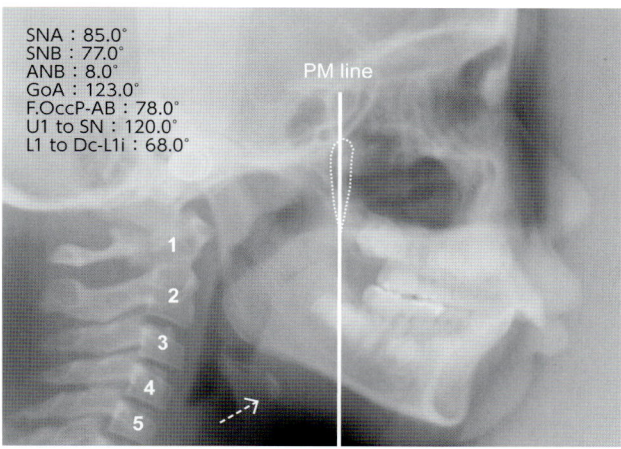

SNA : 85.0°
SNB : 77.0°
ANB : 8.0°
GoA : 123.0°
F.OccP-AB : 78.0°
U1 to SN : 120.0°
L1 to Dc-L1i : 68.0°

舌骨の水平位はPM lineのかなり後方で，舌骨上筋群が緊張し，下顎の前方発育が抑制され，下顎後退．垂直位は第三，第四頸椎間（望ましい位置）にあり，気道は開大し，鼻呼吸，正常嚥下．

動的治療終了時（15歳2カ月）

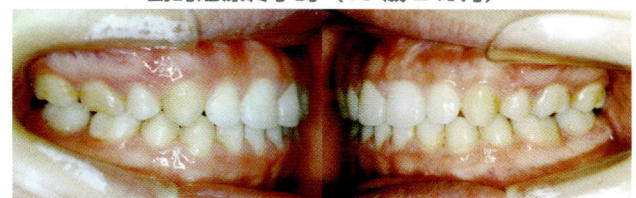

犬歯，大臼歯関係がⅠ級の正常被蓋．

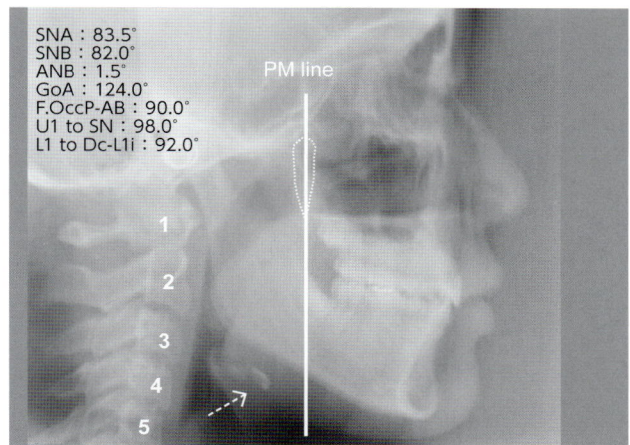

SNA : 83.5°
SNB : 82.0°
ANB : 1.5°
GoA : 124.0°
F.OccP-AB : 90.0°
U1 to SN : 98.0°
L1 to Dc-L1i : 92.0°

舌骨の水平位，垂直位とも望ましい位置に移動し，ANBは1.5°で良好な対顎，対咬関係に改善され，下顎第二大臼歯はPM lineの前方の海綿骨内に排列．
➡ Q3-Case1 参照

Case3
上顎過成長・Ⅱ級過蓋咬合

初診時（15歳10カ月）

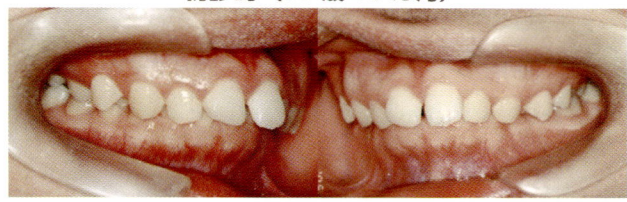

低い臼歯部咬合高径で，深い前歯部被蓋．

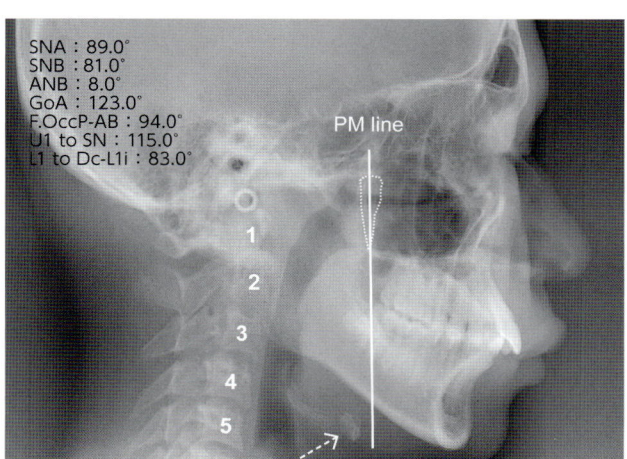

SNA : 89.0°
SNB : 81.0°
ANB : 8.0°
GoA : 123.0°
F.OccP-AB : 94.0°
U1 to SN : 115.0°
L1 to Dc-L1i : 83.0°

舌骨の水平位はPM lineに近接しているが，垂直位は下顎下縁のやや下方で異常がなく，気道は開大し，鼻呼吸，正常嚥下．

動的治療終了時（18歳6カ月）

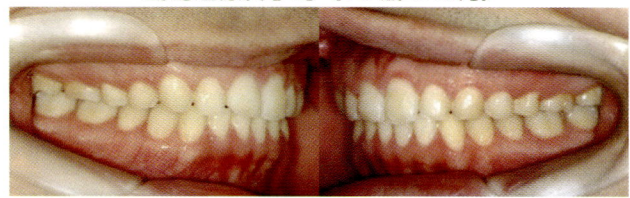

犬歯，大臼歯関係がⅠ級の正常被蓋．

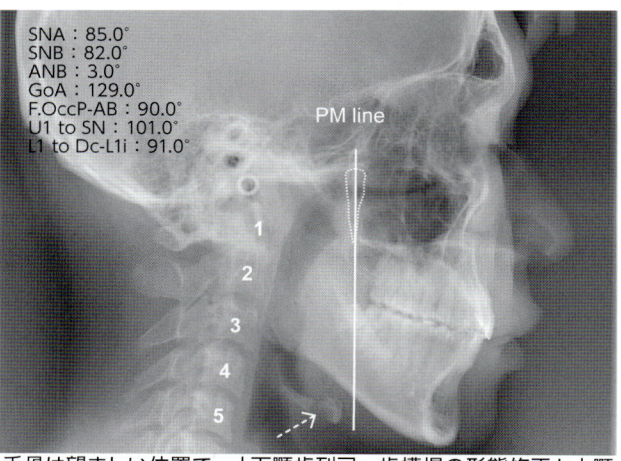

SNA : 85.0°
SNB : 82.0°
ANB : 3.0°
GoA : 129.0°
F.OccP-AB : 90.0°
U1 to SN : 101.0°
L1 to Dc-L1i : 91.0°

舌骨は望ましい位置で，上下顎歯列弓，歯槽堤の形態修正と上顎歯列弓の後方移動により良好な対顎，対咬関係に改善．
➡ Q10-Case2 参照

QUESTION 1 なぜ舌骨位を重視するのですか？

Case4
上顎劣成長・下顎過成長・Ⅲ級過蓋咬合

初診時（8歳4カ月）

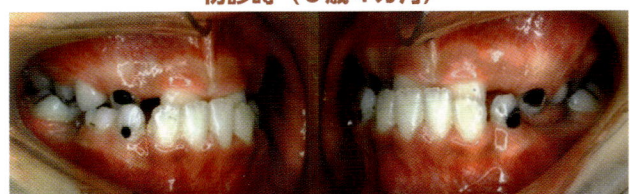

低い臼歯部咬合高径で，深い前歯部被蓋．

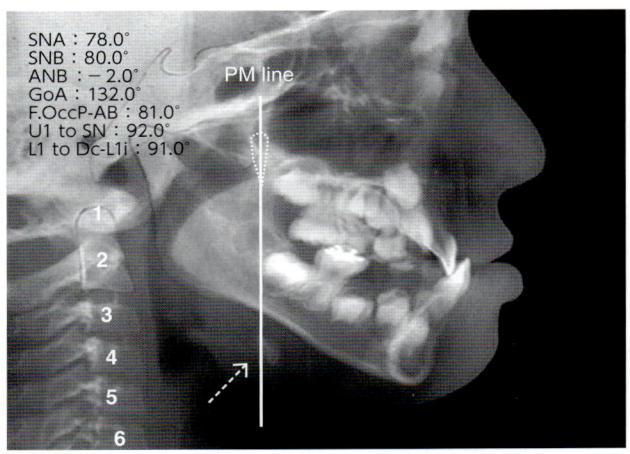

SNA : 78.0°
SNB : 80.0°
ANB : −2.0°
GoA : 132.0°
F.OccP-AB : 81.0°
U1 to SN : 92.0°
L1 to Dc-L1i : 91.0°

舌骨の水平位はPM lineより前方で，舌骨上筋群が弛緩し，下顎過成長．垂直位は第三，第四頸椎間（望ましい位置）にあり，気道が開大し，鼻呼吸，正常嚥下．

動的治療終了時（12歳4カ月）

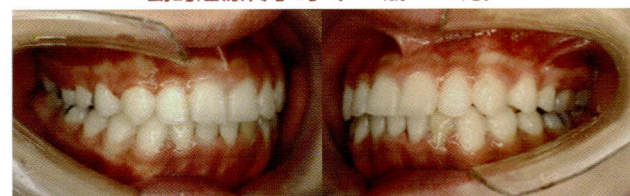

犬歯，大臼歯関係がⅠ級の正常被蓋．

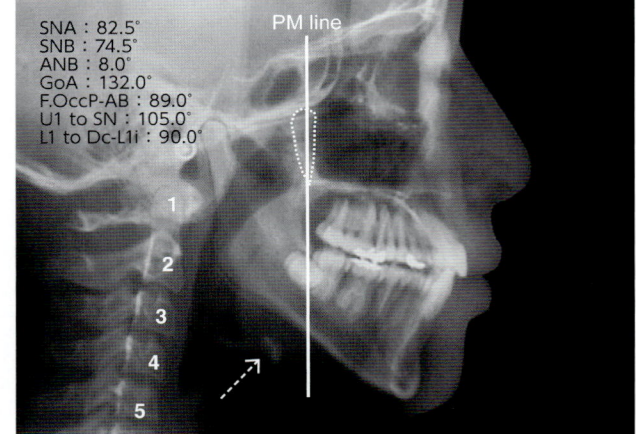

SNA : 82.5°
SNB : 74.5°
ANB : 8.0°
GoA : 132.0°
F.OccP-AB : 89.0°
U1 to SN : 105.0°
L1 to Dc-L1i : 90.0°

舌骨の水平位が望ましい位置に移動し，下顎第二大臼歯はPM lineの前方の海綿骨内に排列．

2）舌骨位でみるⅢ級症例

　Ⅲ級症例においては，舌骨がPM lineに近接するか前方にある場合，舌骨上筋群の弛緩により下顎の前方発育が促進され，その結果，下顎過成長が惹起されていると診断できるが，舌骨が望ましい水平位にある場合，下顎過成長ではなく上顎劣成長によりⅢ級症状を呈していることがわかる．

　Case4〜6は，すべてⅢ級症例の初診時と動的治療終了時の口腔内写真および側面頭部X線規格写真と分析値である．

　Case4は上顎劣成長であるが，舌骨位でみると下顎過成長を伴ったⅢ級過蓋咬合症例である．

　また，Case5は舌骨位でみると下顎過成長で，Case6は著しい叢生を伴っているものの，舌骨位でみると下顎の位置は正常な上顎劣成長のⅢ級開咬症例であることがわかる．

　なお，舌骨が望ましい垂直位（第三から第四頸椎部，または下顎下縁のやや下方）より著しく下方にある場合，舌骨下筋群の緊張により舌が下方に引き下げられ，気道が狭窄し，口呼吸や異常嚥下癖が誘発され，Ⅱ級，Ⅲ級症例を問わず開咬症状が惹起されることがわかる（頸椎が癒着している症例の場合，垂直位が望ましい位置にみえることがあるため注意を要する）．

　一方，舌骨の垂直位が望ましい位置にある場合，呼吸様式は正常すなわち鼻呼吸で，正常嚥下の状態にある．

Case5
下顎過成長・Ⅲ級開咬

初診時（19歳11カ月）

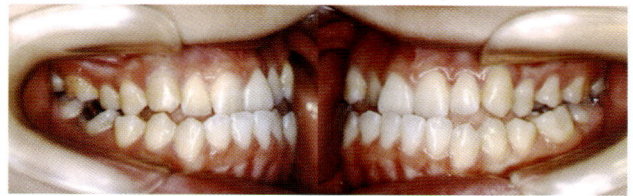

高い臼歯部咬合高径，開咬．

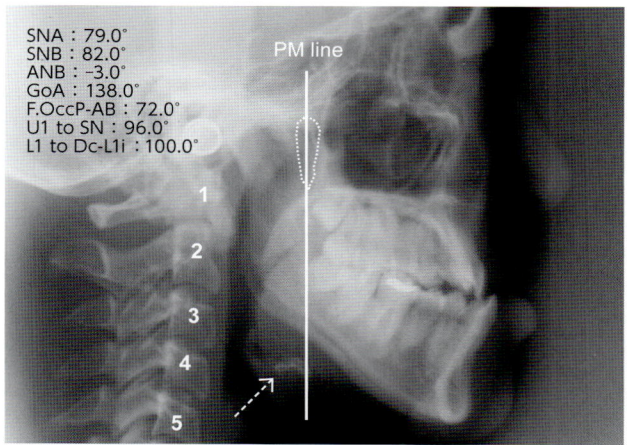

SNA : 79.0°
SNB : 82.0°
ANB : -3.0°
GoA : 138.0°
F.OccP-AB : 72.0°
U1 to SN : 96.0°
L1 to Dc-L1i : 100.0°

舌骨の水平位はPM lineに近接し，下顎の前方発育が促進され，下顎過成長．垂直位は第四頸椎よりやや下方で，気道は狭窄し，口呼吸，異常嚥下癖が誘発され，開咬を惹起．

動的治療終了時（21歳11カ月）

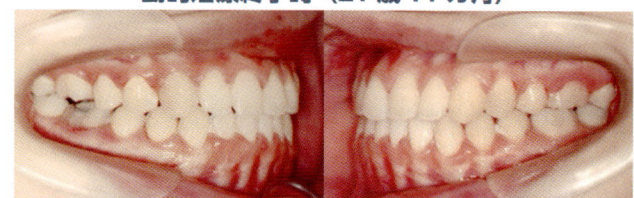

犬歯，大臼歯関係がⅠ級の正常被蓋．

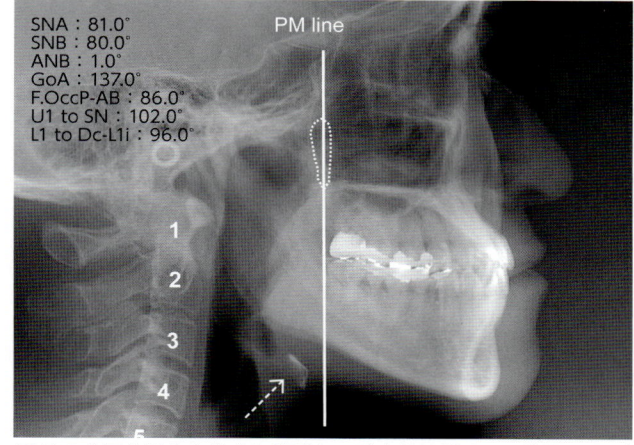

SNA : 81.0°
SNB : 80.0°
ANB : 1.0°
GoA : 137.0°
F.OccP-AB : 86.0°
U1 to SN : 102.0°
L1 to Dc-L1i : 96.0°

舌骨の水平位はやや後方に移動し，垂直位は望ましい位置に上がり，気道は開大し，鼻呼吸，正常嚥下が確立し，開咬が改善．

➡ Q9-Case4 参照

Case6
上顎劣成長・Ⅲ級開咬

初診時（25歳7カ月）

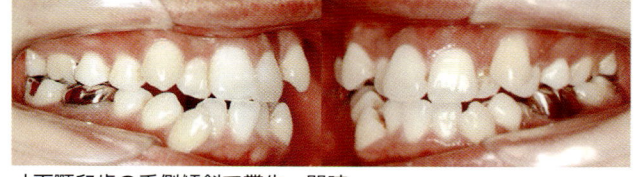

上下顎臼歯の舌側傾斜で叢生，開咬．

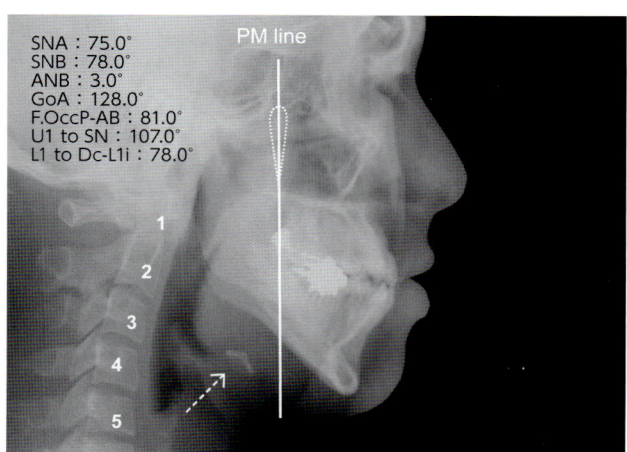

SNA : 75.0°
SNB : 78.0°
ANB : -3.0°
GoA : 128.0°
F.OccP-AB : 81.0°
U1 to SN : 107.0°
L1 to Dc-L1i : 78.0°

舌骨の水平位は望ましい位置で，舌骨上筋群には異常がない．垂直位は第四頸椎よりやや下方で，気道は狭窄し，口呼吸，異常嚥下癖が誘発され，開咬を惹起．

動的治療終了時（29歳4カ月）

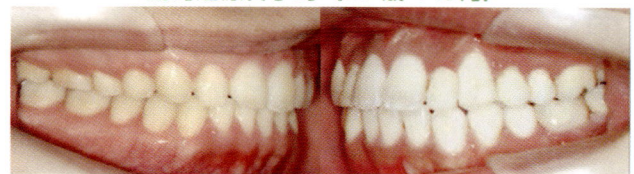

犬歯，大臼歯関係がⅠ級の正常被蓋．

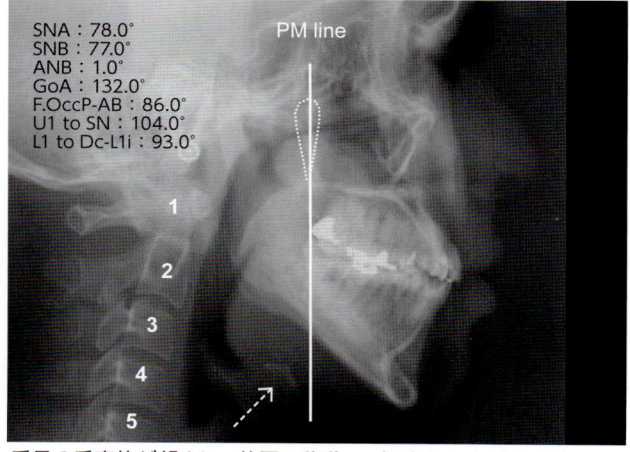

SNA : 78.0°
SNB : 77.0°
ANB : 1.0°
GoA : 132.0°
F.OccP-AB : 86.0°
U1 to SN : 104.0°
L1 to Dc-L1i : 93.0°

舌骨の垂直位が望ましい位置に移動し，鼻呼吸，正常嚥下が確立し，ANB：1.0°の良好な対顎，対咬関係に改善．

➡ Q3-Case7 参照

QUESTION 2

抜歯，非抜歯は何をみて決めるのですか？

Keyword
- PM line
- 歯列弓，歯槽堤
- 下顎切歯軸
- 咬合高径
- ナゾラビアルアングル，メンターリスサルカス

抜歯，非抜歯を決めるポイントはいくつかあるが，初診時にアーチディスクレパンシーを計測するだけで診断することはない．成長発育や治療の可能性を考慮し，診断する．

抜歯，非抜歯を決める際，筆者が重視している6つのポイントについて解説したい．

1. PM line（図1）と上下顎第二大臼歯との位置関係．
2. 上下顎第一大臼歯の歯軸．
3. 下顎切歯軸（L1）とDC-L1i lineとのなす角度：L1 to DC-L1i.
4. 歯列弓，歯槽堤の形態修正の可能性．
5. 臼歯部咬合高径の高低や左右差の有無．
6. 口唇側貌（ナゾラビアルアングル，メンターリスサルカス）．

1. PM lineと上下顎第二大臼歯との位置関係

図1，2で示したとおり，PM lineとは歯槽堤に海綿骨がある後方限界を示す線で，抜歯，非抜歯を決める際の基準線であり，PM lineより前方にすべての歯を並べることが咬合の安定には不可欠である．言うまでもなく，海綿骨と歯根との間には歯根膜線維が存在し，歯の位置や，咬合時および咀嚼時の歯の生理的動揺に対応し，歯周組織の健康を維持しているためである．

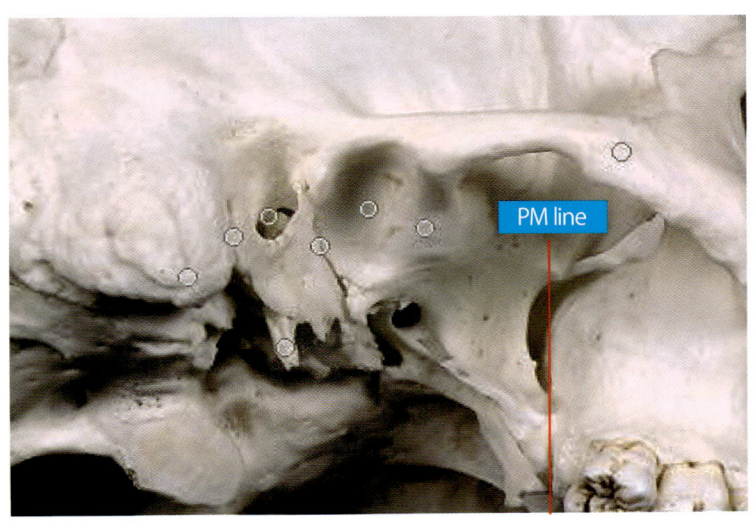

図1 PM line（翼口蓋窩の頂点と最下点を結んだ線）：抜歯，非抜歯を決める際に有益な基準線
PM lineは歯槽堤に海綿骨がある後方限界を示す線で，それより前方にすべての歯を並べることが咬合の安定には不可欠である．
（井出吉信監修：人体解剖学1　骨学（頭蓋）．わかば出版，東京，2000）

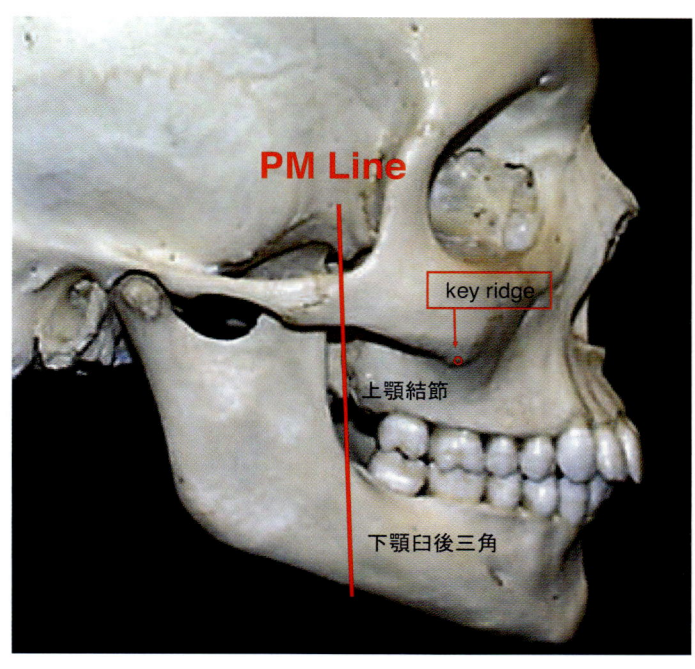

図2 PM line と上顎結節，下顎臼後三角の関係を示した図

（井出吉信監修：人体解剖学1　骨学（頭蓋）．わかば出版，東京，2000）

1）上下顎第二大臼歯が PM line の前方にある場合
非抜歯で治療できる可能性が高い．

2）上下顎第二大臼歯が PM line の後方にある場合
治療開始時が成長発育期であれば，下顎の前方発育に伴って PM line の前方に歯の萌出余地ができるため，経過をみて判断する（➡ **Case10 − Case3 参照**）．治療開始時が成人期であれば，抜歯の可能性が高い（➡ **Case8 − Case2 参照**）．

PM line と上下顎歯列弓の後方移動の可能性

下顎後退のⅡ級症例の場合
下顎第二大臼歯の歯冠の一部は PM line の後方にあることが多く，非抜歯で治療するには下顎の前方発育が必要である．上顎第二大臼歯の多くは PM line の前方にあるので，上顎歯列弓の後方移動が可能か否かを診断できる．

下顎過成長のⅢ級症例の場合
下顎第二大臼歯は PM line の前方にあり，下顎歯列弓の後方移動が可能なことがある．

---

2. 上下顎第一大臼歯の歯軸

上顎第一大臼歯の歯軸は，歯冠中央と頬側根の分岐部を結んだ線である．
下顎第一大臼歯の歯軸は，歯冠中央と歯根の分岐部を結んだ線である．

1）Ⅱ級症例における上顎第一大臼歯の歯軸
上顎第一大臼歯の歯軸の多くは咬合平面に対して近心傾斜し，Ⅱ級関係を悪化させている（**図3**：この症例は下顎第一大臼歯の歯軸もやや近心傾斜している）．

2）Ⅲ級症例における上下顎第一大臼歯の歯軸
上顎第一大臼歯の歯軸の多くは咬合平面に対して遠心傾斜し，下顎第一大臼歯の歯軸は近心傾斜し，Ⅲ級関係を悪化させている（**図4**）．

QUESTION 2 抜歯，非抜歯は何をみて決めるのですか？

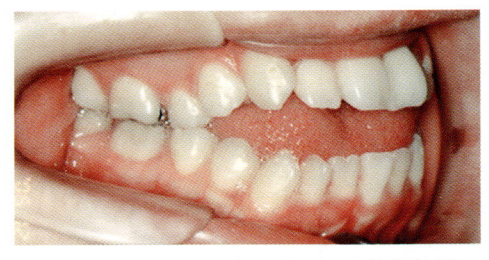
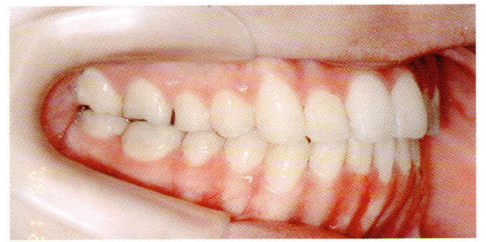
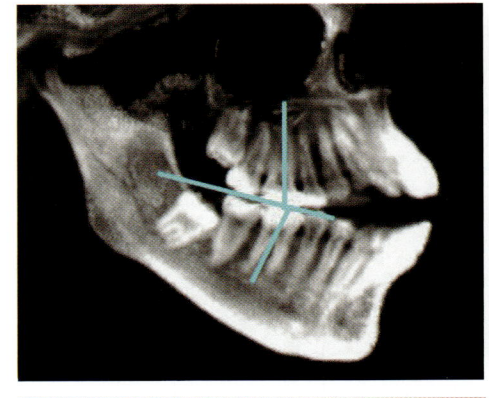
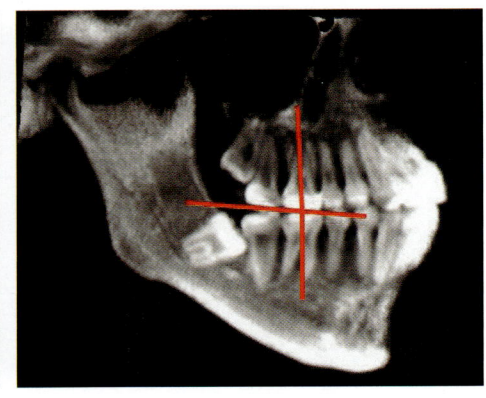

| 初診時（19歳11カ月） | 動的治療終了時（22歳0カ月） |

図3　Ⅱ級開咬非抜歯症例における治療前後の上下顎第一大臼歯の歯軸の変化

初　診　時：咬合平面に対して上下顎第一大臼歯の歯軸は近心傾斜し，Ⅱ級関係を悪化させていた．また，咬合力が垂直に加わらず，分散しやすい不安定な咬合形態であった．

動的治療終了時：上下顎臼歯の整直により上下顎歯列弓は後方移動し，非抜歯により犬歯，大臼歯関係がⅠ級で，上下顎第一大臼歯の歯軸は咬合平面と垂直となり，ポステリアサポートが確立された咬合形態に改善された．

➡ **Q8-Case1 参照**

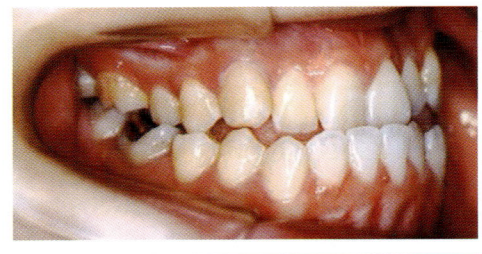
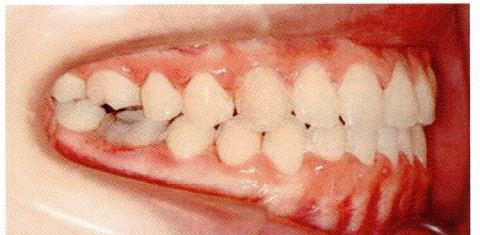
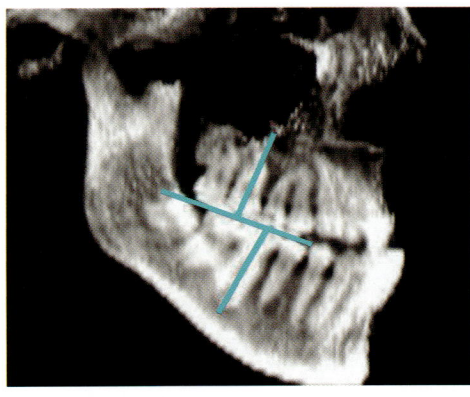
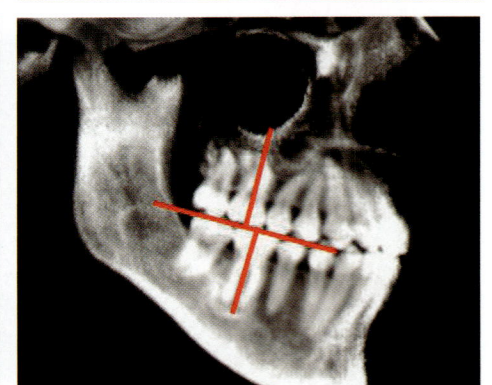

| 初診時（19歳11カ月） | 動的治療終了時（21歳11カ月） |

図4　Ⅲ級過蓋咬合非抜歯症例における治療前後の上下顎第一大臼歯の歯軸の変化

初　診　時：咬合平面に対して上顎第一大臼歯の歯軸は遠心傾斜，下顎第一大臼歯の歯軸は近心傾斜し，Ⅲ級関係を悪化させていた．また，咬合力が垂直に加わらず，分散しやすい不安定な咬合形態であった．

動的治療終了時：上下顎臼歯の整直により上顎歯列弓は前方移動，下顎歯列弓は後方移動し，犬歯，大臼歯関係がⅠ級で，上下顎第一大臼歯の歯軸は咬合平面と垂直となり、ポステリアサポートが確立された咬合形態に改善された．

➡ **Q9-Case4 参照**

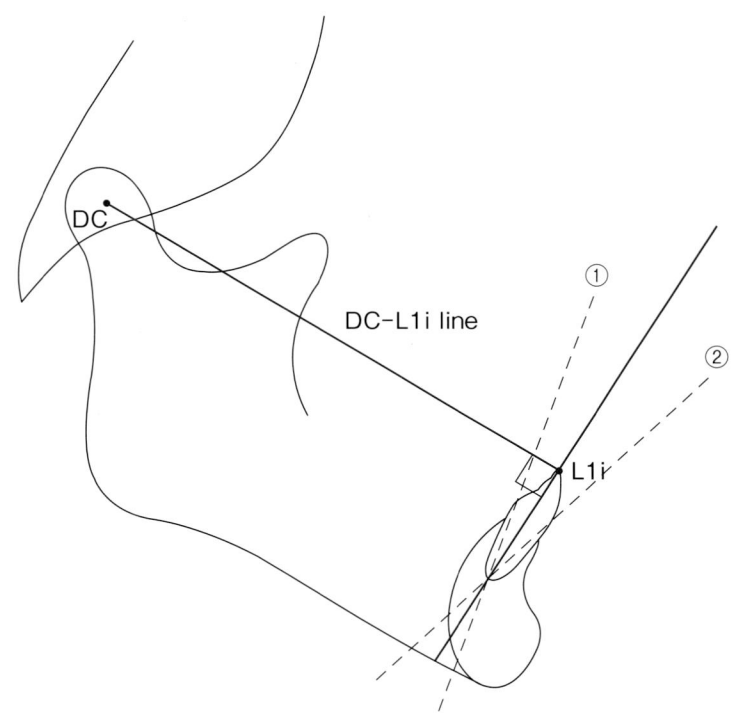

図5　DC-L1i line と下顎切歯軸とのなす角を示す模式図

　また，Ⅱ級，Ⅲ級症例とも咬合力が強いと下顎第一大臼歯の歯軸の傾斜度は増す．
　したがって，咬合の改善にあたって，上下顎第一大臼歯の歯軸の整直により，Ⅱ級症例では上顎歯列弓の後方移動，Ⅲ級症例では上顎歯列弓の前方移動，下顎歯列弓の後方移動が可能となり，PM line の前方にすべての第二大臼歯が排列されれば非抜歯で対咬関係が改善できることがある．

3. 下顎切歯軸（L1）と DC-L1i line とのなす角度：L1 to DC-L1i

　DC-L1i line とは，下顎頭の中点（DC）と下顎切歯切端（L1i）とを結んだ線である（図5）．この線と下顎切歯軸とのなす角度が，できる限り直角になるように咬合の改善ができるか否かで，抜歯，非抜歯を決める．
①下顎切歯が舌側傾斜していて，この角度が大きいときは，できる限り非抜歯で治療する（図5①➡Q9-Case2 参照）．
②下顎切歯が唇側傾斜していて，この角度が小さいときは，抜歯して治療することがある（図5②➡Q8-Case3 参照）．

4. 歯列弓，歯槽堤の形態修正の可能性

　歯列弓，歯槽堤が狭窄されている症例の多くは，舌の挙上が不十分で，口腔内外の力のアンバランスがみられたり，強い咬合力で臼歯が舌側傾斜していることが多い．
　したがって，舌の挙上や咬合力の緩和によって臼歯の頬舌的整直で歯列弓，歯槽堤の形態修整が可能となれば，正中口蓋縫合を離開させることなく，機能の回復により抜歯せずに咬合を改善することができる（図6）．
　なお，歯列弓，歯槽堤の形態修正ができずに抜歯となった症例は，筆者の患者にはほとんどいない．

QUESTION 2 抜歯,非抜歯は何をみて決めるのですか?

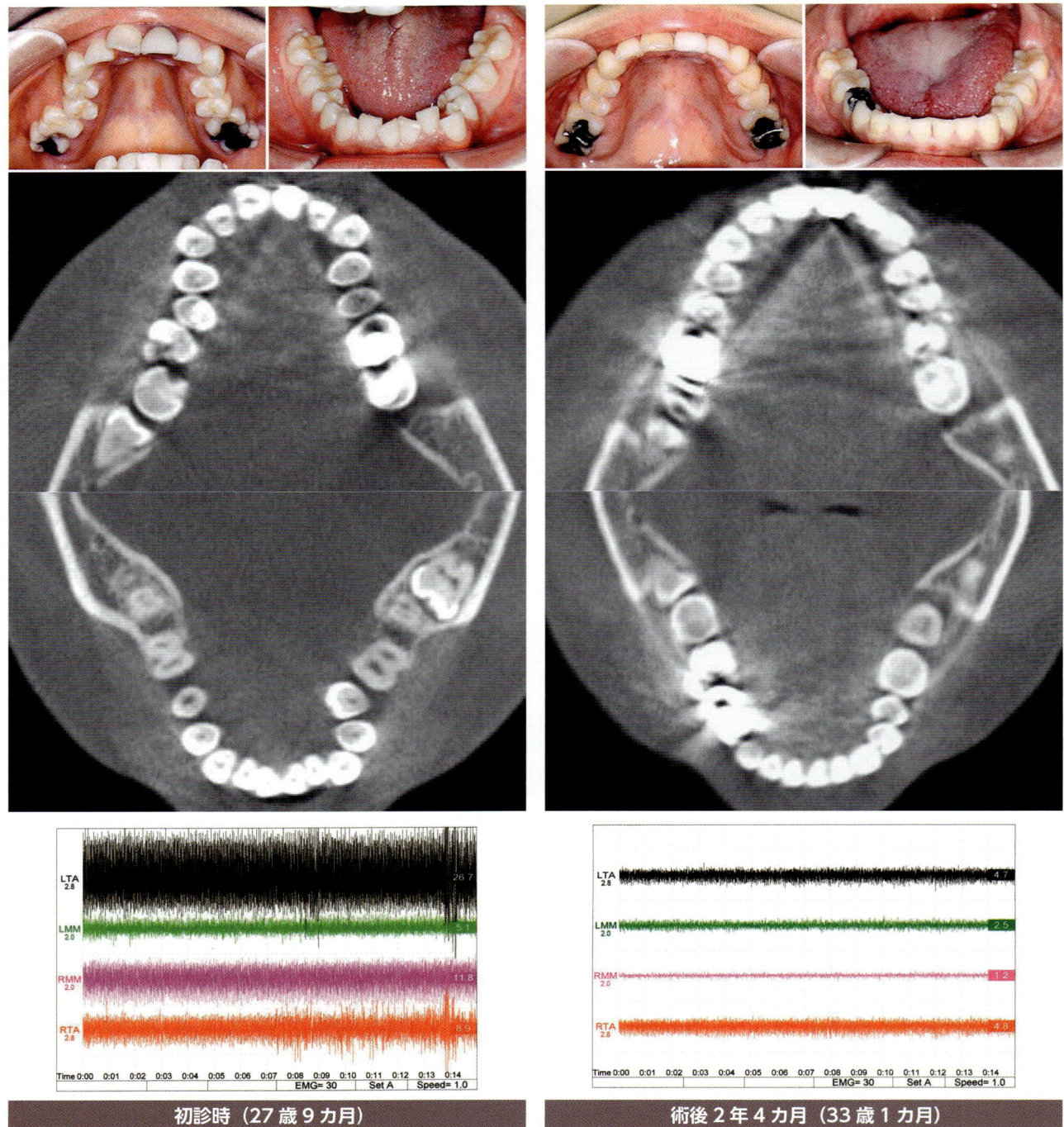

図6 Ⅱ級過蓋咬合非抜歯症例における初診時と術後2年4カ月の歯列弓,歯槽堤の形態変化と咬筋,側頭筋活動の変化

初診時:強い咬合力で,臼歯が舌側傾斜し,上下顎歯列弓,歯槽堤は狭窄されているが,臼歯の歯軸の頬舌的整直で,歯列弓,歯槽堤の形態修整が可能と診断した.

術後2年4カ月:咬合力の緩和で,舌側傾斜していた臼歯が頬舌的に整直され,抜歯することなく良好な歯列弓,歯槽堤に形態修整され,術後も安定している.

➡ **Q10-Case1 参照**

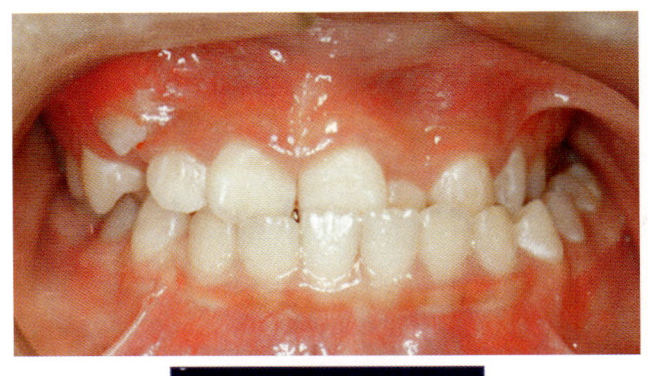 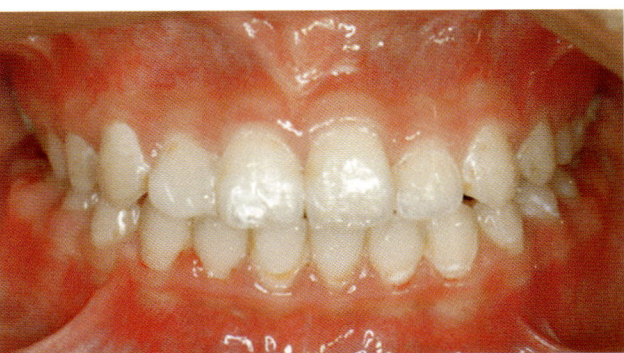

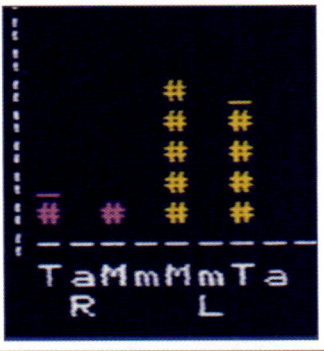 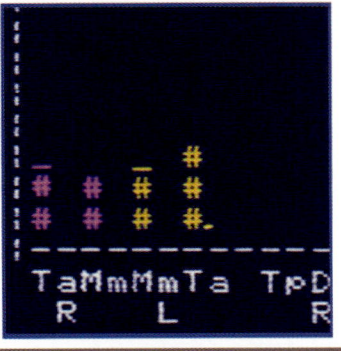

| 初診時（10歳11カ月） | 動的治療終了時（14歳6カ月） |

図7 臼歯部咬合高径，咬筋，側頭筋活動に左右差のあるⅢ級過蓋咬合，非抜歯症例における治療前後の咬合と咬筋，側頭筋活動の変化

初　診　時：臼歯部咬合高径に著しい左右差が存在し，大臼歯は右側がⅢ級，左側がⅡ級関係であった．
動的治療終了時：器械的矯正治療とともに理学療法の実施と姿勢への配慮を促し，咬筋活動の左右差が是正され，臼歯部咬合高径の左右差も是正されたため，非抜歯で咬合の改善が可能となった．

➡ Q5-Case4 参照

5. 臼歯部咬合高径の高低や左右差の有無

1）臼歯部咬合高径が高いとき（低い咬筋活動）

抜歯する傾向があるが，低い咬筋活動を活性化させ，臼歯の整直，圧下で咬合高径の減少をはかることができれば非抜歯で治療することもある．

2）臼歯部咬合高径が低いとき（高い咬筋活動）

非抜歯の傾向があるが，高い咬筋活動を緩和させ，臼歯の近遠心的，頰舌的整直で咬合高径の増加をはかることができれば，非抜歯で治療することもある．

3）臼歯部咬合高径に著しい左右差があるとき（頸部筋の一方に緊張があるとき，咬筋，側頭筋活動に左右差が惹起される：図7）

頸部筋の緊張を緩和させ，咬筋活動の左右差を是正し，臼歯部咬合高径の左右差が是正されれば非抜歯で治療することができる．

なお，左右差が是正できないときは，上顎は左右とも第一小臼歯を抜歯し，下顎では，咬合高径が低いほうで第一小臼歯を，咬合高径が高いほうで第二小臼歯を抜歯して，咬合高径の左右差や下顎偏位を是正し，上下顎正中線の一致をはかる．

QUESTION 2 抜歯,非抜歯は何をみて決めるのですか？

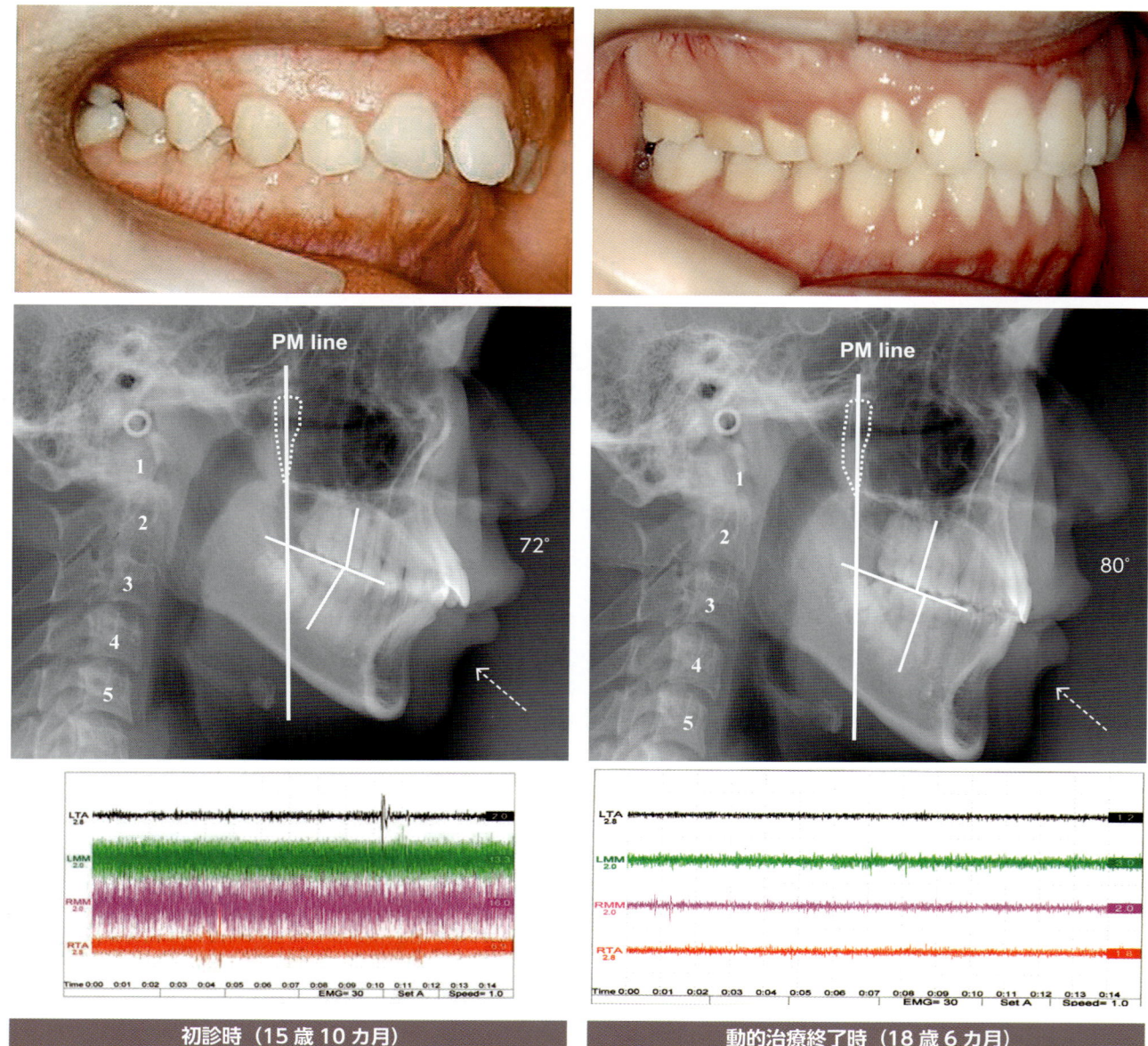

図8 深いメンターリスサルカスのⅡ級過蓋咬合非抜歯症例における咬合と側貌の変化

初　診　時：強い咬合力（咬筋活動）で低い臼歯部咬合高径が形成されたため，口唇閉鎖時に下口唇が緩み，深いメンターリスサルカスが形成されていた．また，上顎切歯の唇側傾斜でナゾラビアルアングルが小さかった．
動的治療終了時：咬合力（咬筋活動）が緩和され，臼歯部咬合高径が増加したことと，上顎歯列弓の後方移動，下顎の前方移動で美しいナゾラビアルアングルとメンターリスサルカスが形成され，非抜歯で咬合が改善された．

→ Q10-Case2 参照

6. 口唇側貌（ナゾラビアルアングル，メンターリスサルカス）

1）ナゾラビアルアングルをみる

ナゾラビアルアングルは，90〜110°の範囲が美しいとされている．したがって，矯正治療によりこの角度の範囲に改善可能か否かをみて抜歯，非抜歯を決める．

（1）ナゾラビアルアングルが小さいとき

抜歯になる傾向が高い．

（2）ナゾラビアルアングルが大きいとき

できる限り非抜歯で治療する．

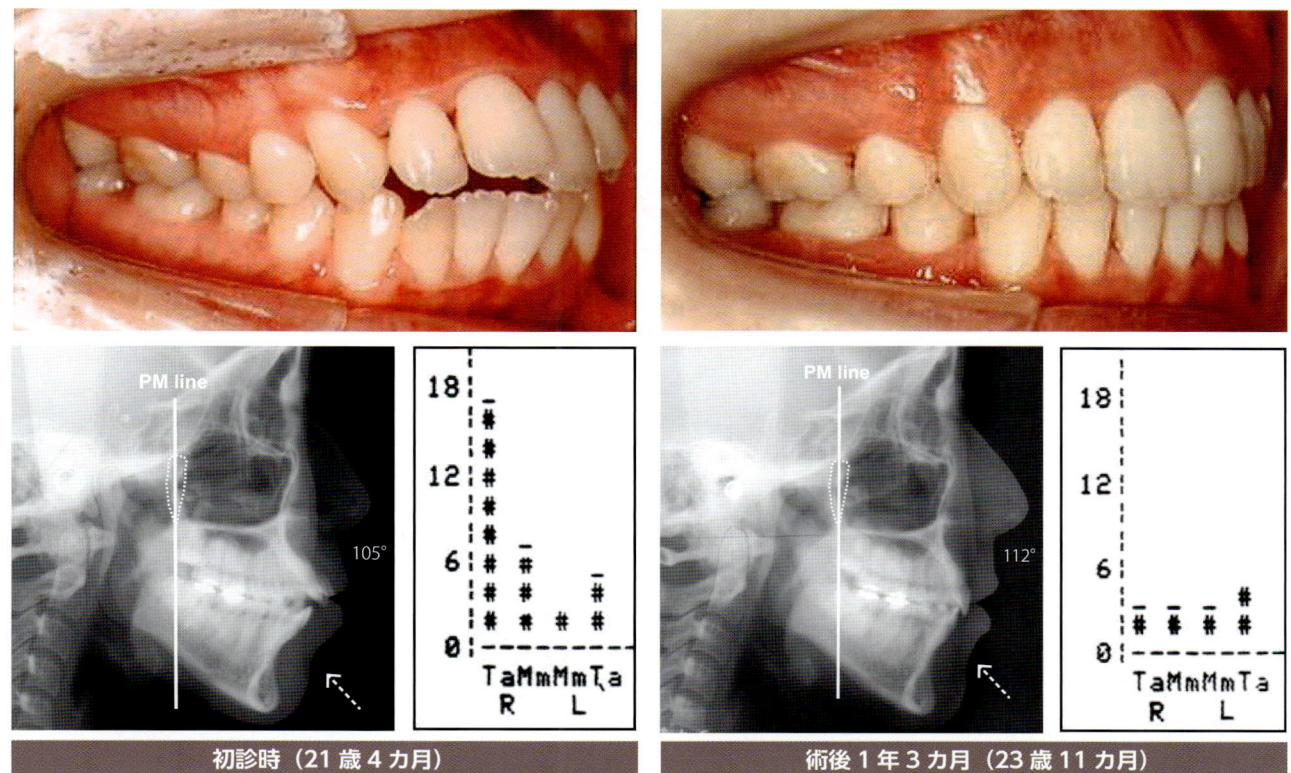

図9 浅いメンターリスサルカスのⅡ級開咬抜歯症例における咬合と側貌の変化

初　診　時：口呼吸，舌癖で咬合力（咬筋活動）が弱く，高い臼歯部咬合高径が形成され，下顎の後方回転が惹起されていた．この結果，下口唇を無理に伸ばして閉鎖するため，浅いメンターリスサルカスが形成されていた．
術後1年3カ月：鼻呼吸，正常嚥下の習得で咬合力（咬筋活動）が強化されるとともに，抜歯で臼歯部咬合高径が減少し，無理なく口唇閉鎖が可能となり，美しいナゾラビアルアングル，メンターリスサルカスが形成された．

➡ **Q8-Case2 参照**

2）メンターリスサルカスが深い場合（図8）

咬筋が高活動で低い咬合高径が形成されているため，上下の口唇閉鎖時に口唇が緩み，深いメンターリスサルカスが形成される．したがって，咬筋活動を緩和させ，咬合高径を増加した後，抜歯，非抜歯を診断する．

ただし，叢生が存在する場合，叢生が改善されるとPM lineの前方にすべての第二大臼歯が排列不可能なときもある．

3）メンターリスサルカスが浅い場合（図9）

咬筋が低活動で高い咬合高径が形成されているため，上下の口唇を無理に伸ばして閉鎖することが多く，メンターリスサルカスは浅くなる．

したがって，臼歯を整直，圧下させるとともに咬筋を活性化させ，咬合力を強化し，咬合高径の減少を試みた後に抜歯，非抜歯を診断する．臼歯部咬合高径が減少できず，メンターリスサルカスが浅いときは抜歯になる可能性が高い．

4）メンターリスサルカスが美しく形成されている場合

適正な臼歯部咬合高径が形成され，上下の口唇を無理なく閉鎖できるときは，なるべく非抜歯で治療する．ただし，叢生が存在し，PM lineの前方にすべての第二大臼歯が排列できないときは抜歯する．

QUESTION 3 抜歯のタイミングと抜歯部位はどのように考えたらよいのでしょうか?

Keyword
- 鼻呼吸, 正常嚥下
- 歯列弓, 歯槽堤の形態修正
- 海綿骨育成
- 上下顎犬歯関係：Ⅰ級
- 上下顎臼歯関係：Ⅰ級

　呼吸，嚥下様式や舌骨筋群，咀嚼筋（咬筋，側頭筋），頸部筋の機能の異常が不正咬合の大きな誘因になっていることが多い．したがって，これらの機能異常を健全化させた後，上下顎犬歯関係をⅠ級に改善し，その後に抜歯を開始する（図1）．

　抜歯に最適なタイミングと，その理由を列挙し，症例を通して解説する．

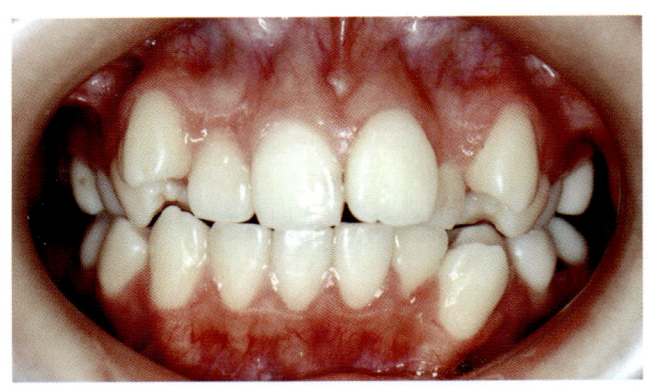

初診時（18歳4カ月）
著しい叢生のため，歯の移動で犬歯の歯根が露出しやすい状態．

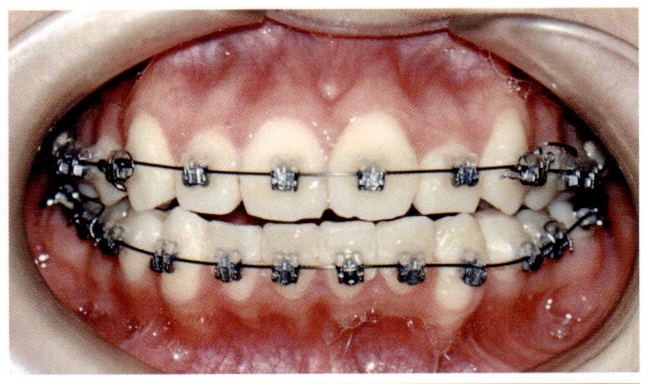

動的治療開始後4カ月（18歳9カ月）
叢生が改善され，上下顎犬歯関係がⅠ級に改善されたところで上顎（4|4）から抜歯．

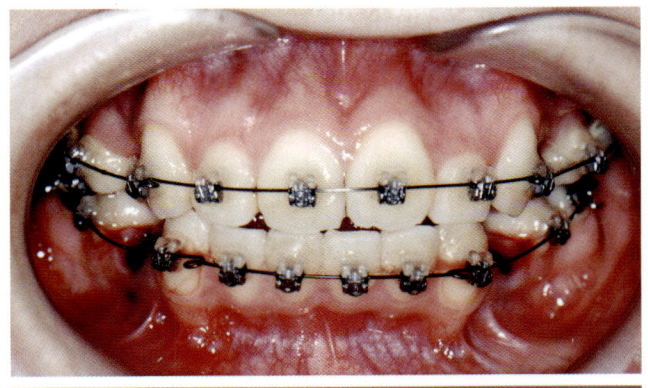

動的治療開始後6カ月（18歳11カ月）
4|4 抜歯により歯列弓が後方移動し，切端咬合気味になったところで下顎（4|4）を抜歯した．

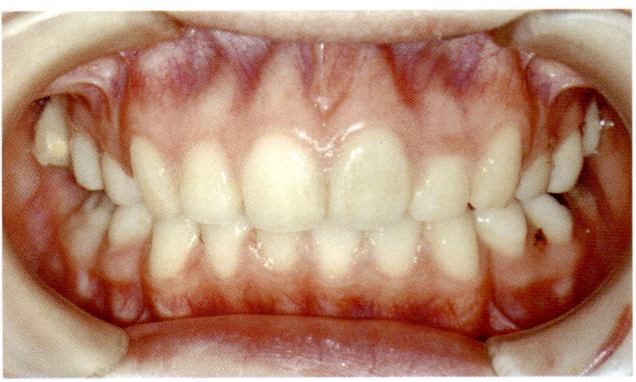

動的治療終了時（21歳0カ月）
上下顎犬歯，大臼歯関係がⅠ級の良好な咬合形態が確立された．歯根露出も生じていない．

図1 抜歯のタイミングを考えるポイント　　　　　　　　　　　　　　➡ Case2 参照

1. 抜歯のタイミングの基本的な考え方

(1) 鼻呼吸，正常嚥下が習得された後に抜歯する
(2) 歯列弓，歯槽堤の形態修正と歯槽堤の海綿骨が育成された後に抜歯する

　海綿骨形成後に抜歯する理由は，歯を海綿骨内で移動させ，歯根露出の防止と，歯，歯周組織の健康をはかるためである．

(3) 咬筋，側頭筋と頸部筋活動が適正化され，左右差が軽減した後に抜歯する

　咬筋，側頭筋が低活動の側は高い臼歯部咬合高径，細く長い下顎枝，小さい下顎頭が形成され，咬筋，側頭筋が高活動の側は低い臼歯部咬合高径，太く短い下顎枝，大きい下顎頭が形成される．その結果，臼歯部咬合高径，下顎枝，下顎頭に左右差が惹起され，下顎が偏位し，上下顎正中線は不一致となる．したがって，咬筋，側頭筋活動の左右差がほぼ是正された後に抜歯を開始する．

(4) 上下顎犬歯関係がⅠ級に改善された後に抜歯する

2. 抜歯の順番と抜歯部位

1) Ⅱ級症例の場合……多くは上顎を先に抜歯

　上顎臼歯の整直で，上顎歯列弓が後方移動し，上下顎犬歯関係がほぼⅠ級で，切端咬合または被蓋がほぼ改善されたところで上顎を先に抜歯する．

　その理由は，上顎歯列弓の後方移動によって変化する口唇側貌をみて抜歯部位（上顎第一小臼歯か第二小臼歯か）を決めるためである．

　なお，Ⅱ級症例の多くは下顎の前方発育を促進させるため，下顎は後で抜歯する．

2) Ⅲ級症例の場合……多くは下顎を先に抜歯

　下顎臼歯の整直で，下顎歯列弓が後方移動し，上下顎犬歯関係がほぼⅠ級で，切端咬合または被蓋がほぼ改善されたところで下顎を先に抜歯する．

　その理由は，下顎歯列弓の後方移動によって変化する口唇側貌をみて抜歯部位（下顎第一小臼歯か第二小臼歯か）を決めるためである．

　なお，Ⅲ級症例の多くは上顎の前方発育を促進させるため，上顎は後で抜歯する．

3. 動的治療終了時の咬合形態

　すべての抜歯空隙が閉鎖され，咬合平面に対して上下顎臼歯は垂直で，咬合力が分散しないポステリアサポートが確立された咬合形態に改善する．

　すべての歯は歯槽堤の海綿骨内に排列する．

QUESTION 3

抜歯のタイミングと抜歯部位はどのように考えたらよいのでしょうか?

Case 1

ガミースマイルを伴う成長発育期の上顎過成長・下顎後退Ⅱ級過蓋咬合症例
〔抜歯部位：4|4，5|5〕

上顎左右犬歯が低位歯のため，上顎左右第一小臼歯を抜歯し，上下顎犬歯がⅠ級関係に改善された後，下顎第二小臼歯を抜歯

患　者	9歳0カ月，女子．
主　訴	出っ歯．
初診時所見	Ⅱ級過蓋咬合（上顎過成長・下顎後退）．ガミースマイル．
治療方針	①舌骨上筋群をリラックスさせ下顎の前下方への成長発育を促進．
	②上顎歯列弓の後方移動と切歯軸の改善．
	③咬合高径を増加させて対顎，対咬関係を改善．
	④すべての第二大臼歯をPM lineの前方に排列させ，上下顎犬歯，大臼歯関係をⅠ級の咬合形態に改善．
抜歯部位	上顎左右第一小臼歯2本，下顎左右第二小臼歯2本．
抜歯順序	①上顎左右第一小臼歯を先に抜歯し，左右犬歯を歯列弓内へ誘導．
	②上下顎の犬歯関係がⅠ級になったところで下顎左右第二小臼歯を抜歯．
	その理由は，下顎第二大臼歯の萌出余地を確保し，下顎歯列弓を近心移動し，上下顎大臼歯関係をⅠ級に改善するため．
器械的治療	第1段階として，夜間（在宅時）はFKOを使用，昼間（外出時）は上顎に可撤式拡大床を使用．
	第2段階以降は，フルブラケット装置（アンカレッジベンド付きライトワイヤーとゴム）で対顎，対咬関係を改善．
	上下顎犬歯，大臼歯関係がⅠ級になったところで上顎の装置から撤去（動的治療開始後72カ月）．
機能回復治療	舌挙上訓練．リップトレーニング，開閉口運動と下顎前方移動訓練．
治療結果	術後3年経過しているが，咬合はきわめて安定し，歯周組織は健康である．
	成長発育期に治療を開始した結果，下顎の前下方への成長発育が得られ，小臼歯4本を抜歯したがすべての智歯の萌出余地ができた．
動的治療期間	第1段階：12カ月，第2段階：9カ月，第3段階：13カ月，第4段階：38カ月．
	＊第Ⅰ期治療：第1～3段階
	＊第Ⅱ期治療：第4段階
保定期間	2年間．

〔考　察〕

　成長発育の早期の段階で治療を開始し，上顎は第一小臼歯を先に抜歯して歯列弓を後方移動させ，下顎は第二小臼歯を抜歯して下顎第二大臼歯を萌出させ，歯列弓の前方移動をはかったことが良好な上下顎切歯軸の咬合形態を確立させ，術後の安定をもたらしていると思われる．治療経過をみて抜歯時期と部位を決め，咬合の改善をはかることは器械的治療効果を高めることを本症例が示唆している．

初診時（9歳0カ月）

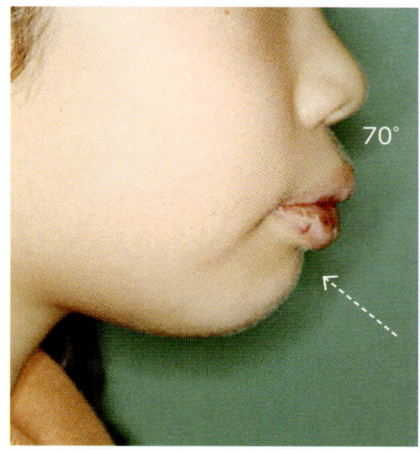

小さいナゾラビアルアングルと深いメンタリスサルカスの口唇側貌．

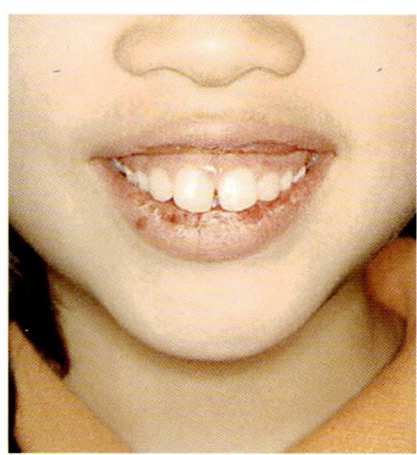

ガミースマイルの口元．

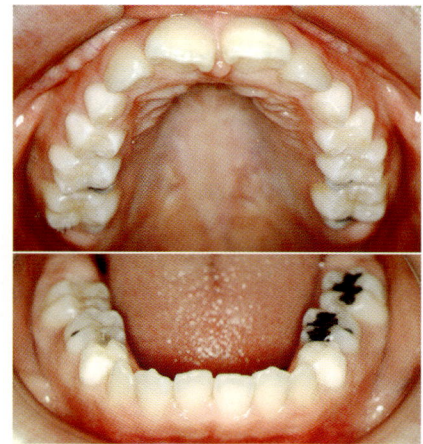

上顎歯列弓，歯槽堤は狭窄している．

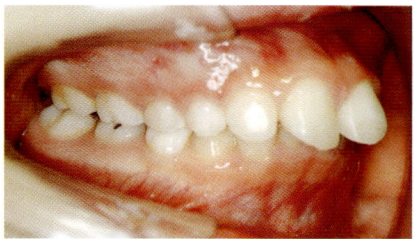

上下顎大臼歯関係はⅡ級で，上顎切歯は著しい唇側傾斜．

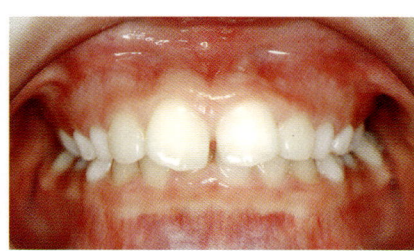

長い上顎前歯部歯槽突起，低い臼歯部咬合高径，深い被蓋．

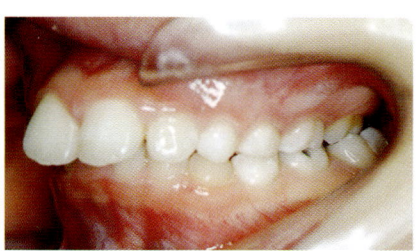

上顎歯列弓，歯槽堤の狭窄で臼歯部は交叉咬合である．

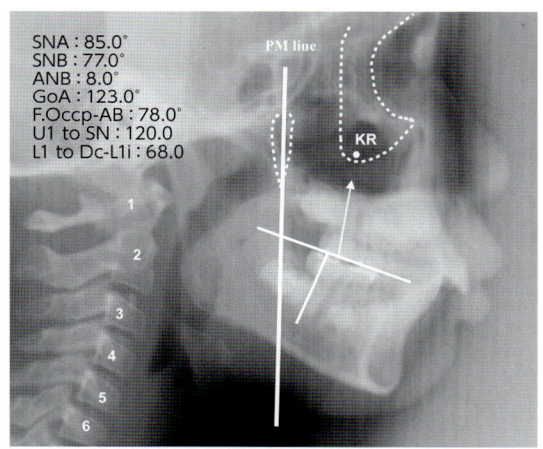

SNA : 85.0°
SNB : 77.0°
ANB : 8.0°
GoA : 123.0°
F.Occp-AB : 78.0°
U1 to SN : 120.0
L1 to Dc-L1i : 68.0

側面頭部X線規格写真所見
- 舌骨の水平位はPM lineのかなり後方で，下顎の前方発育が抑制されている（垂直位は望ましい位置）．
- 下顎第二大臼歯の歯胚の1/2はPM lineの後方で，上顎第二大臼歯の歯胚は前方にある．
- 上顎切歯が著しく唇側傾斜し，前歯部歯槽突起が長く，深い被蓋とガミースマイルを誘発している．
- 上下顎臼歯部の歯槽突起は短く，低い咬合高径が形成されている．
- 上下顎第一大臼歯の歯軸は咬合平面に対して近心傾斜し，key ridge（KR）を通過する上顎第一大臼歯の歯軸の延長線は，咬合平面に対して垂直ではない．その結果，咬合力が分散し，臼歯や顎関節に負荷がかかりやすい咬合形態が形成されている．
- この結果，深いメンタリスサルカスの不調和な口唇側貌が形成されている．

パノラマX線写真所見
- アンテゴニアルノッチ（矢印）が深いことから咬合力が強いことがわかる．
- すべての智歯が存在．歯，歯周組織には異常なし．

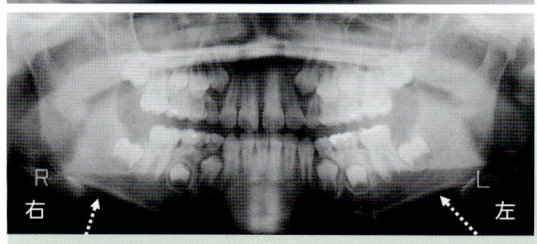

1-1 初診時の顔貌，口腔内写真，側面頭部X線規格写真，パノラマX線写真

QUESTION 3 抜歯のタイミングと抜歯部位はどのように考えたらよいのでしょうか？

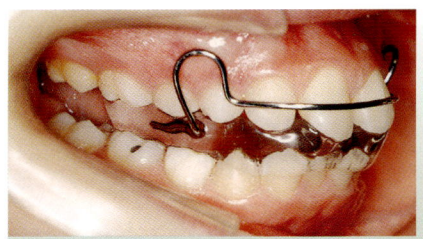 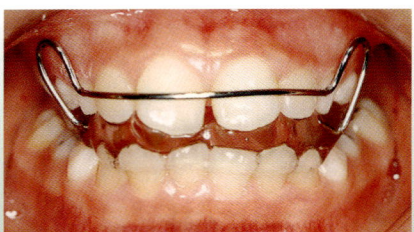 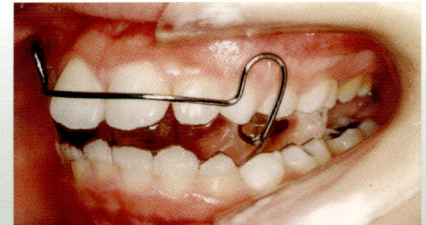

動的治療開始時（9歳1カ月）　夜間：FKOを3カ月間使用．

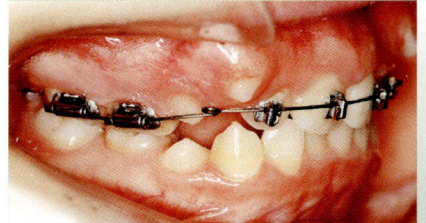 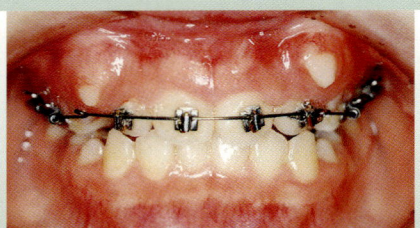 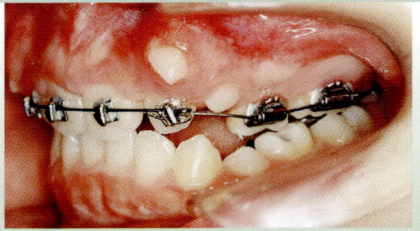

動的治療開始後12カ月（10歳1カ月）

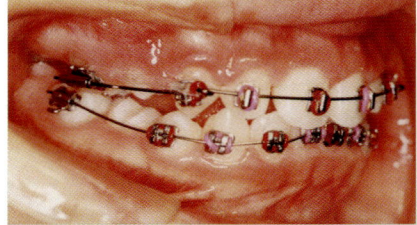 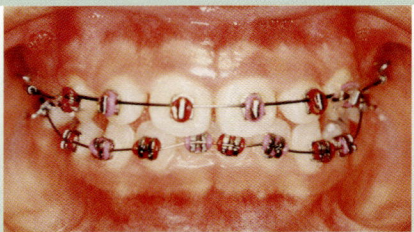 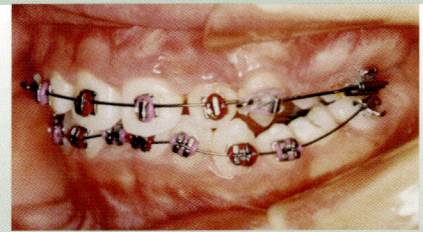

動的治療開始後20カ月（10歳9カ月）トライアングルゴムは上顎犬歯のリンガルボタンから下顎犬歯，小臼歯の頬側にかける．

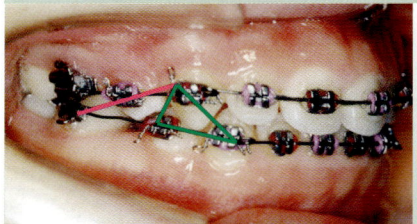 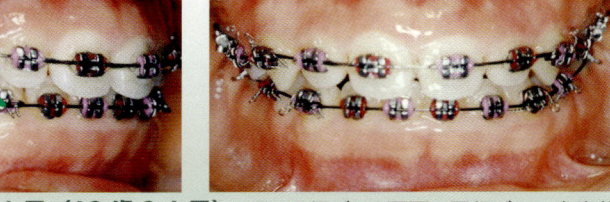 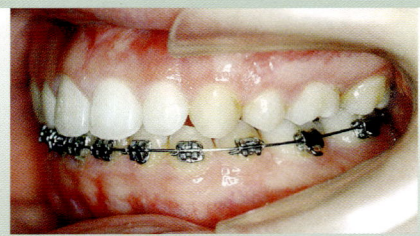

動的治療開始後35カ月（12歳0カ月）　長いⅡ級ゴムと下顎に平行ゴム，犬歯部でトライアングルゴムを使用．　　動的治療開始後72カ月（15歳1カ月）上顎の装置を撤去．

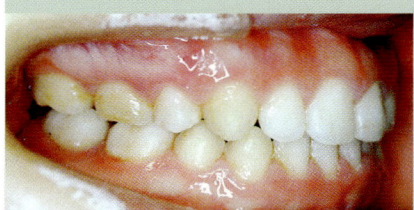 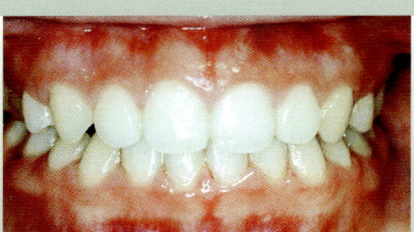 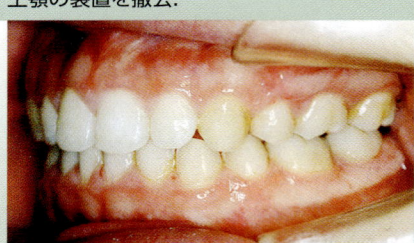

動的治療終了時（15歳2カ月）

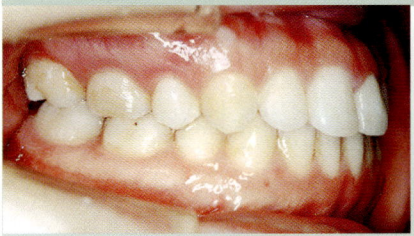 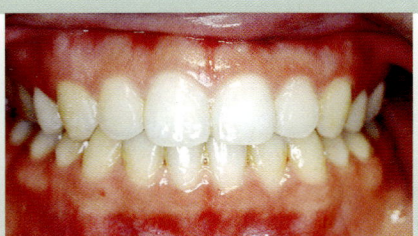 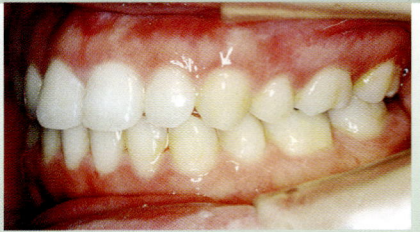

術後3年0カ月（18歳2カ月）

1-2　動的治療開始時から術後3年0カ月の口腔内写真

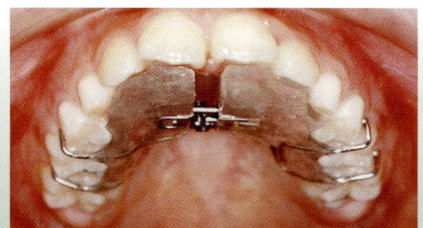

昼間：可撤式拡大床を10カ月間使用（ネジは2カ所同時に2日に1回90°回転）

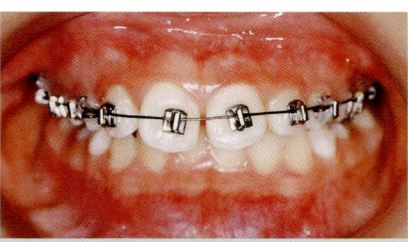

動的治療開始後3カ月（9歳4カ月）

動的治療開始時の治療目的
下顎の前方発育促進と上顎切歯軸の改善．
臼歯部咬合高径の増加．上顎歯列弓の後方移動．
方法
夜間（在宅時）はFKO，昼間（外出時）は可撤式拡大床を装着．
動的治療開始後3カ月からは上顎に装置（アンカレッジベンド付き0.014″のライトワイヤーと平行ゴム）を使用．
舌挙上と下顎前方移動訓練と開閉口運動を実施．

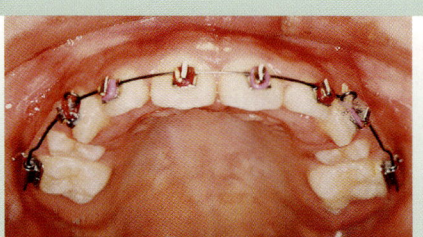

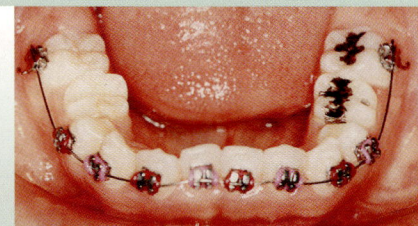

動的治療開始後12カ月までの治療効果
咬合高径が増加し，咬合が挙上．
上顎切歯軸が舌側傾斜．
被蓋が改善．
今後の治療目的
上顎左右犬歯を歯列弓内へ排列．
方法
上顎に拡大気味のアンカレッジベンド付きライトワイヤーを装着．上顎左右第一小臼歯を抜歯．
舌挙上と下顎前方移動訓練，開閉口運動を実施．

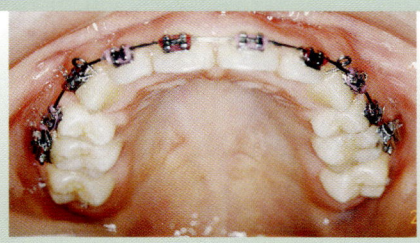

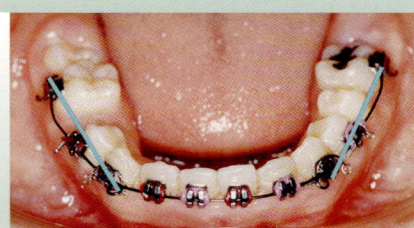

下顎右側第二小臼歯を抜歯予定．

動的治療開始後12～20カ月までの治療効果
上顎左右犬歯が歯列弓内に排列．
上下顎犬歯関係がほぼⅠ級に改善．
今後の治療目的
上下顎犬歯，大臼歯関係をⅠ級に改善．
方法
上下顎にアンカレッジベンド付きの拡大気味ライトワイヤー，犬歯，小臼歯部でトライアングルと長いⅡ級ゴムを使用．

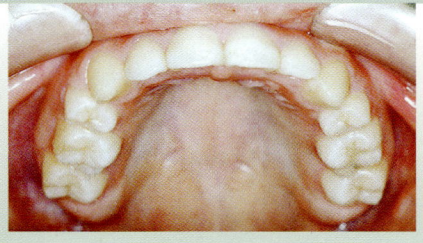

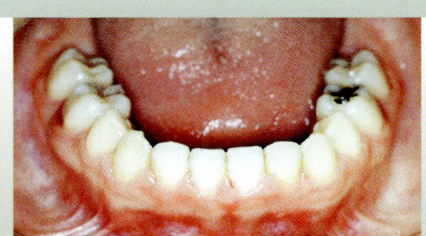

下顎左側第二小臼歯を抜歯予定．

動的治療開始後35カ月までの治療効果
正常被蓋で上下顎正中線が一致し，犬歯関係はⅠ級だが，大臼歯関係がⅡ級．
今後の治療目的
上下顎大臼歯関係をⅠ級にし，犬歯，臼歯部で緊密な咬頭嵌合を確立．
方法
アンカレッジベンド付きライトワイヤーを上下顎に装着しゴムを使用．上下顎犬歯，大臼歯関係がⅠ級に改善された時点で上顎の装置を撤去（動的治療開始後72カ月）

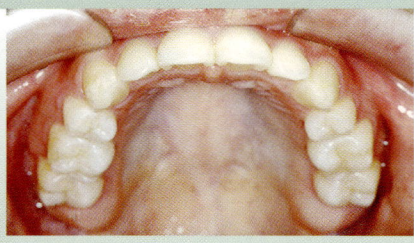

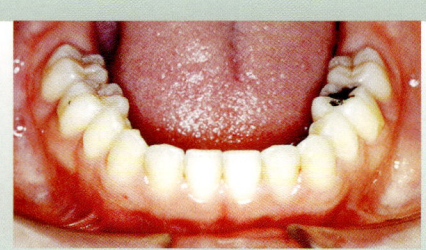

動的治療終了時
正常被蓋で上下顎正中線が一致し，犬歯，大臼歯関係がⅠ級で，緊密な咬頭嵌合が確立された咬合形態となったため動的治療を終了した．
歯周組織には異常なし．
舌挙上訓練は継続して実施．
保定
昼間は可撤式保定装置，おもに夜間にトゥースポジショナーを2年間使用．

術後3年0カ月の所見
上下顎犬歯，大臼歯関係はⅠ級で緊密な咬頭嵌合の咬合形態が維持されている．成長発育の早期から機能回復を行った結果，下顎の前方発育が促進されるとともに，下顎左右第二小臼歯の抜歯で下顎歯列弓が前方移動し，良好な対顎，対咬関係が確立され，術後の安定がもたらされている．

QUESTION 3 抜歯のタイミングと抜歯部位はどのように考えたらよいのでしょうか？

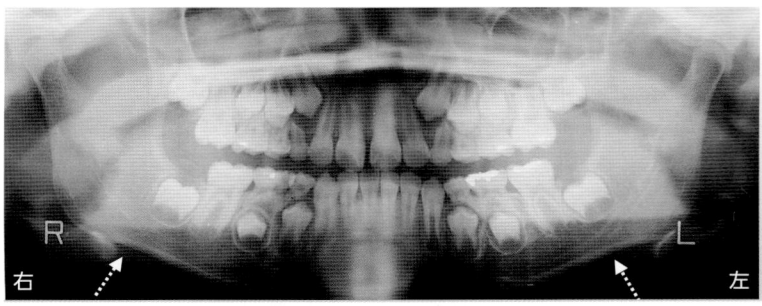

初診時（9歳0カ月）
左右のアンテゴニアルノッチが深く（矢印），臼歯は近心傾斜し，咬合高径が低く咬合力が強いことがわかる．

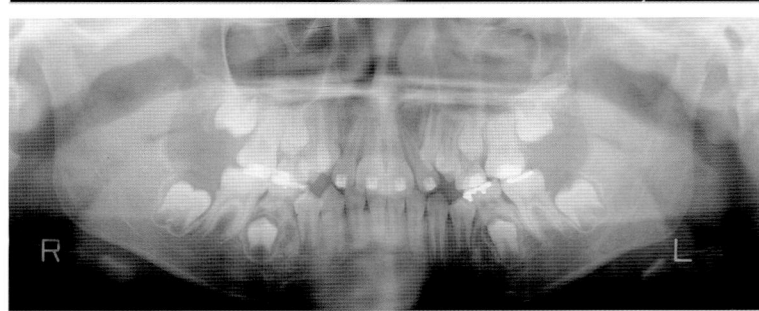

動的治療開始後12カ月（10歳1カ月）
上顎左右犬歯の萌出余地が不足．上下顎左右第一小臼歯を抜歯し，犬歯を歯列内に誘導する．

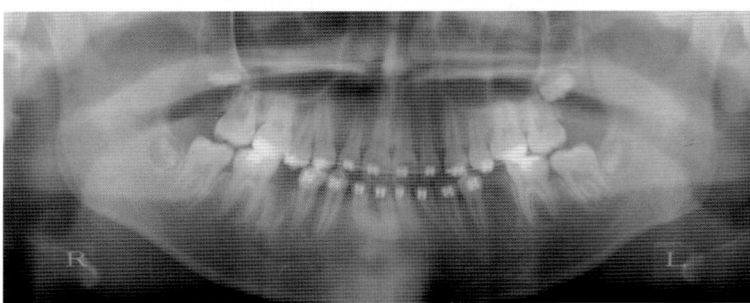

動的治療開始後35カ月（12歳0カ月）
下顎左右第二小臼歯を抜歯し，大臼歯を近心移動させ，上下顎大臼歯関係をⅠ級に改善する．

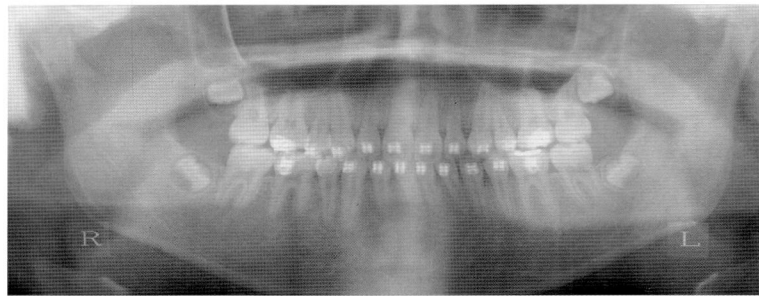

動的治療開始後63カ月（14歳4カ月）
下顎大臼歯は近心移動し，上下顎大臼歯関係はⅠ級に改善され，緊密な咬頭嵌合が形成された．

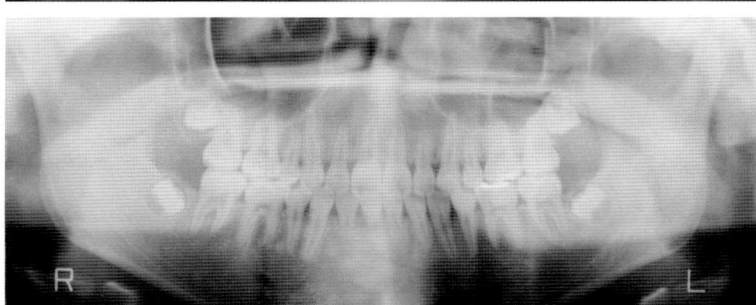

動的治療終了時（15歳2カ月）
上下顎大臼歯の根尖から咬合平面および下顎下縁平面間の増加で臼歯部咬合高径が増加したことがわかる．

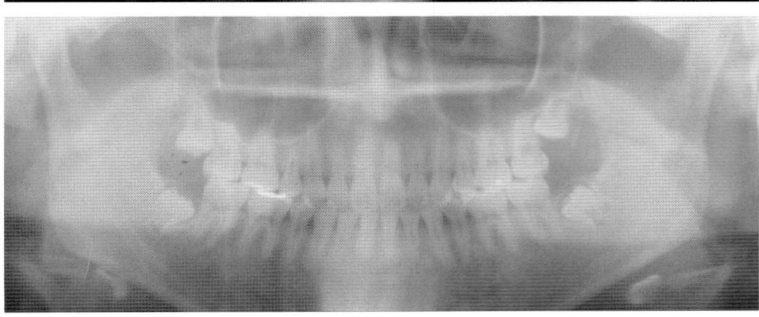

術後3年0カ月（18歳2カ月）
小臼歯4本抜歯で咬合を改善し，上下顎4本の智歯が萌出可能となった．

1-3 初診時から術後3年0カ月のパノラマX線写真

初診時（9歳0カ月）	動的治療終了時（15歳2カ月）	術後3年0カ月（18歳2カ月）
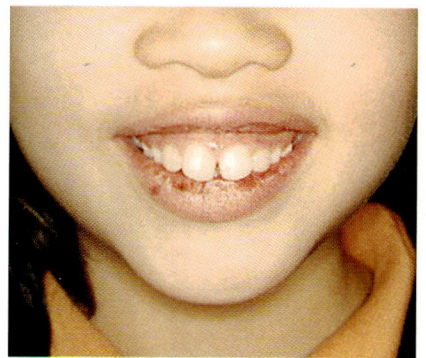	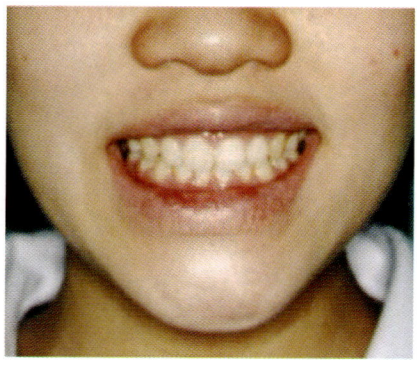	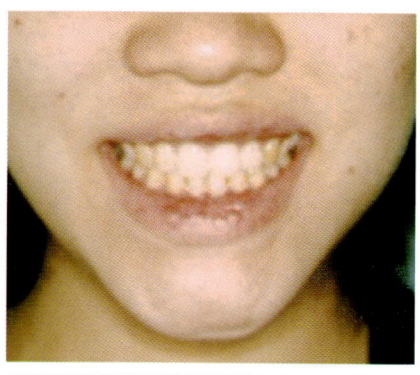
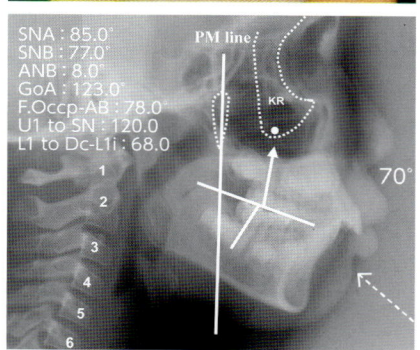	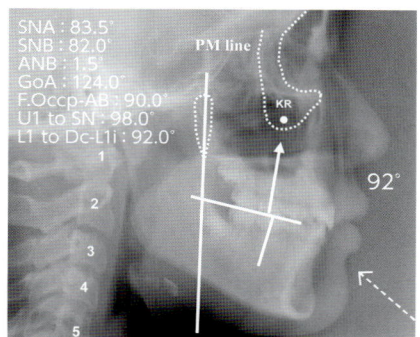	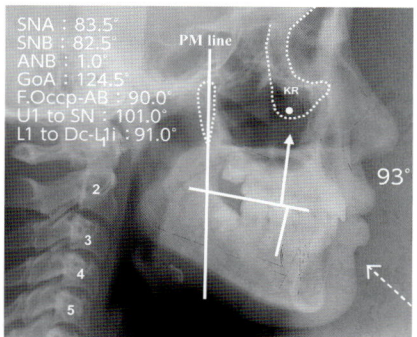
SNA : 85.0° SNB : 77.0° ANB : 8.0° GoA : 123.0° F.Occp-AB : 78.0° U1 to SN : 120.0° L1 to Dc-L1i : 68.0°	SNA : 83.5° SNB : 82.0° ANB : 1.5° GoA : 124.0° F.Occp-AB : 90.0° U1 to SN : 98.0° L1 to Dc-L1i : 92.0°	SNA : 83.5° SNB : 82.5° ANB : 1.0° GoA : 124.5° F.Occp-AB : 90.0° U1 to SN : 101.0° L1 to Dc-L1i : 91.0°

顔貌所見
- ガミースマイル．

側面頭部X線規格写真所見
- 下顎後退で深いメンタ—リスサルカスと小さいナゾラビアルアングルの側貌．
- 舌骨はPM lineのかなり後方で下顎の前方発育が抑制．
- 下顎第二大臼歯の歯胚の1/2はPM lineの後方．
- 上顎切歯は著しく唇側傾斜．
- 上下顎第一大臼歯の歯軸は近心傾斜し，key ridgeを通過する上顎第一大臼歯の歯軸の延長線は咬合平面に対して垂直ではなく，咬合力が分散しやすい咬合形態である．

顔貌所見
- ガミースマイルが改善．

側面頭部X線規格写真所見
- 美しいメンタ—リスサルカスとナゾラビアルアングルの側貌に改善．
- 舌骨は望ましい位置に前方移動．下顎の前方発育が促進され良好な対顎，対咬関係が確立．
- 上下顎第一大臼歯歯軸は咬合平面に垂直で，上顎第一大臼歯の歯軸の延長線はkey ridge上を垂直に通過し，咬合力が垂直に加わり，顎関節への負荷が少ない咬合形態が確立された．

顔貌所見
- 歯肉がみえない美しい口元．

側面頭部X線規格写真所見
- 美しい側貌が形成された．
- すべての智歯がPM lineの前方に排列可能となった．
- 上下顎第一大臼歯の歯軸と咬合平面は垂直の関係が維持されている．

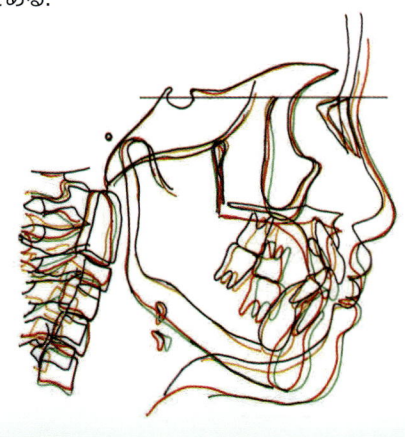

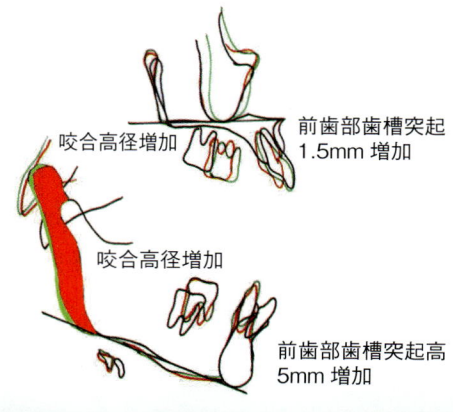

前歯部歯槽突起1.5mm増加

咬合高径増加

咬合高径増加

前歯部歯槽突起高5mm増加

器械的治療と舌骨上筋のリラックスと咬合力を弱めたことで，①下顎の前下方への成長発育が促進され，②上下顎臼歯部咬合高径が増加し，③上顎歯列弓の後方移動と下顎歯列弓の前方移動で良好な対顎，対咬関係と美しいナゾラビアルアングルとメンタ—リスサルカスを有した口唇側貌に改善された．

下顎の前下方への成長発育が旺盛

― 初診時（9歳0カ月）
― 治療開始後12カ月（10歳1カ月）
― 動的治療終了時（15歳2カ月）
― 術後3年0カ月（18歳2カ月）

1-4 初診時から術後3年0カ月の顔貌，側面頭部X線規格写真とそのトレースの重ね合わせ（S原点のSN，ANS原点のPul. P, Me原点のGoMe）

QUESTION 3 抜歯のタイミングと抜歯部位はどのように考えたらよいのでしょうか？

Case 2

著しい叢生を伴う成人下顎後退Ⅱ級開咬症例
〔抜歯部位：$\frac{4|4}{4|4}$〕

叢生と開咬状態を是正し，上下顎犬歯関係がⅠ級に改善された後，上顎左右第一小臼歯を先に抜歯し，その後，下顎左右第一小臼歯を抜歯し，海綿骨内で歯を移動させ，歯根露出の防止をはかった例

患　者………18歳4カ月，女性．

主　訴………でこぼこの歯，開閉口時の顎関節の違和感．

初診時所見……Ⅱ級開咬（下顎後退）．著しい叢生．下顎枝，下顎頭の形態異常．アトピー性皮膚炎．

治療方針………①すべての第二大臼歯を PM line の前方の海綿骨内に排列．
　　　　　　　　②歯列弓，歯槽堤を形態修正．
　　　　　　　　③下顎の前方移動．
　　　　　　　　④上顎歯列弓を後方移動し，叢生と口唇側貌を改善．
　　　　　　　　⑤上下顎犬歯，大臼歯関係をⅠ級にして，上下顎正中線が一致した良好な咬合形態を確立．

抜歯部位………上下顎左右第一小臼歯4本．

抜歯順序………①上顎左右第一小臼歯を先に抜歯．
　　　　　　　　②下顎は上顎抜歯の1週間後に抜歯．

器械的治療……上顎に可撤式拡大床，上下顎にフルブラケット装置（アンカレッジベンド付きライトワイヤーとゴム）を使用．

機能回復治療…舌挙上訓練，鼻呼吸，正常嚥下の習得，下顎前方移動訓練．

治療結果………すべての第二大臼歯は PM line の前方に排列．
　　　　　　　　上下顎犬歯，大臼歯関係がⅠ級の咬合形態に改善された．
　　　　　　　　しかし，下顎の前方発育がまったくないため，下顎枝，下顎頭の形態異常は是正できなかった．
　　　　　　　　上顎切歯は舌側傾斜，下顎切歯は唇側傾斜気味で望ましい対顎，対咬関係には改善できず，口唇側貌も不調和であったが，術後4年以上，咬合は安定し，歯周組織の健康が維持されている．

動的治療期間…31カ月．

保定期間………2年間．

〔**考　察**〕
　もし顎関節の成長発育が旺盛な成長発育期に治療を開始していれば，下顎の前方発育が可能となり，良好な切歯軸の咬合状態と対顎関係に改善されたと予想される．

初診時（18歳4カ月）

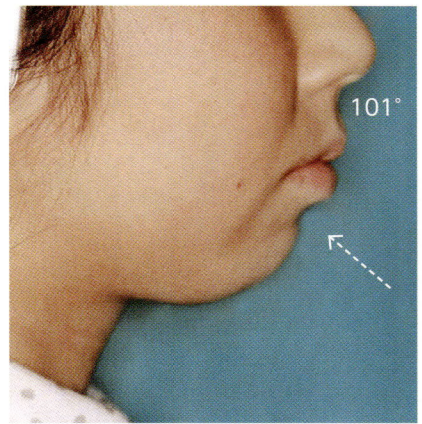

下顎後退の不調和な口唇側貌.

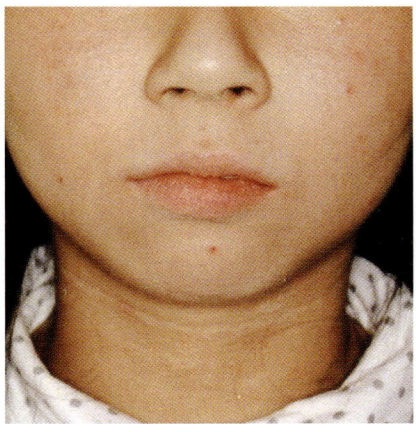

左側の口角は傾き，左右非対称.

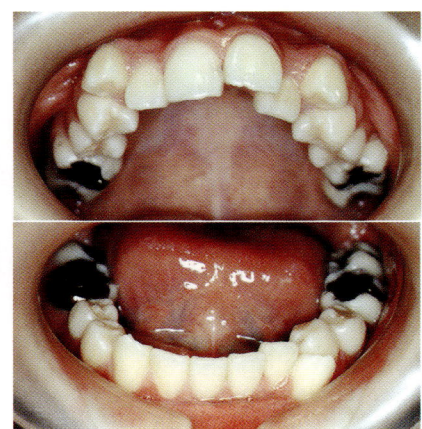

下顎第二大臼歯は不完全萌出.

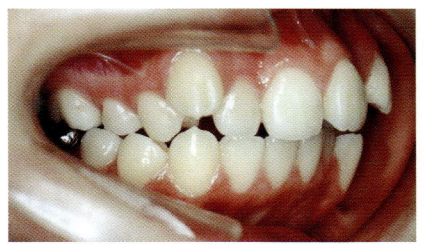

上顎犬歯は唇側転位し，歯根露出が生じやすい状態.

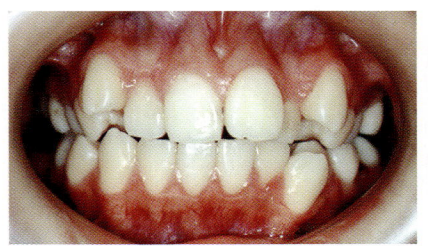

下顎左側犬歯も唇側転位し，歯根露出が生じやすい状態.

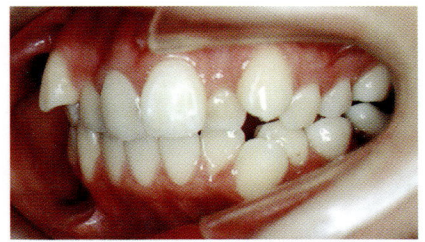

上顎歯列弓，歯槽堤の狭窄で臼歯は交叉咬合状態.

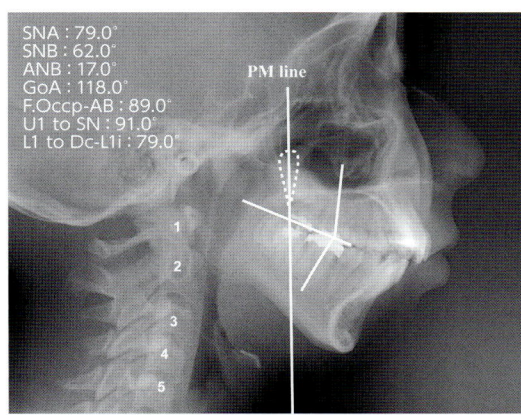

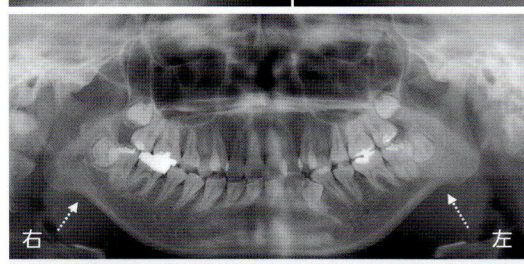

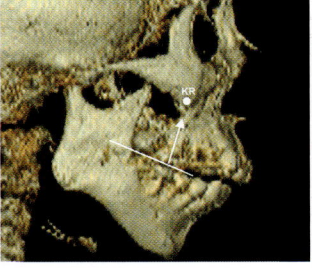

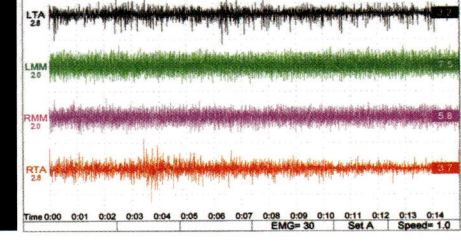

側面頭部X線規格写真所見
- 舌骨の水平位はPM lineの後方で，下顎の前方発育が抑制されている.
- 舌骨の垂直位は下顎下縁のかなり下方で，気道が狭窄され口呼吸，異常嚥下癖が誘発されている.
- 下顎第二大臼歯の歯冠の2/3はPM lineの後方で，不完全萌出である.
- 上下顎臼歯は著しく近心傾斜している.

パノラマX線写真所見
- 下顎枝は著しく短く，下顎頭は形態異常.
- 上下顎左右に埋伏智歯が存在している.
- アンテゴニアルノッチ（矢印）が深く，咬合力が強いことがわかる.

3D画像所見
- 上顎第一大臼歯は近心傾斜し，key ridgeを通過する歯軸の延長線は，咬合平面に対し垂直ではない．この結果，咬合力が斜めに加わる不安定な咬合形態である.

EMG所見
- 咬筋が高活動のため，深いアンテゴニアルノッチ（パノラマX線写真矢印）と短い下顎枝が形成されたことがわかる.

2−1 初診時の顔貌，口腔内写真，側面頭部X線規格写真，パノラマX線写真，3D画像，EMG

> QUESTION
> **3** 抜歯のタイミングと抜歯部位はどのように考えたらよいのでしょうか？

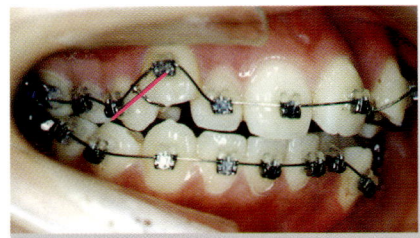 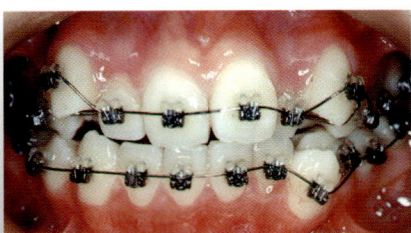 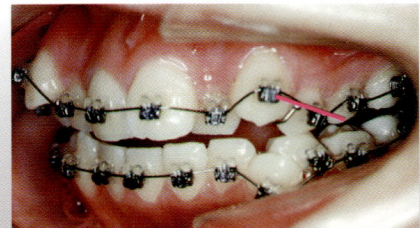

動的治療開始時（18歳5カ月）短いⅡ級ゴムは上顎犬歯のフックから下顎第二小臼歯のリンガルボタンにかける.

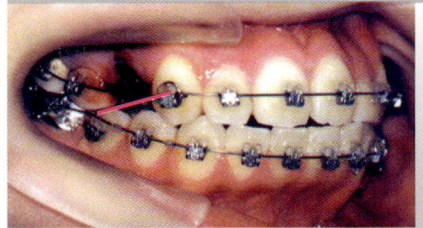 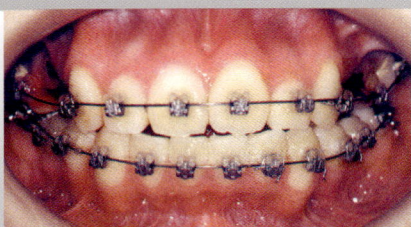 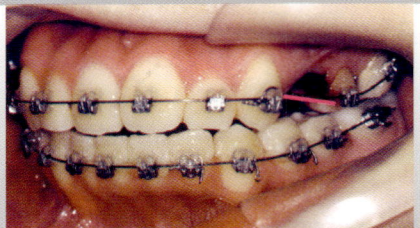

動的治療開始後5カ月（18歳10カ月）短いⅡ級ゴムは上顎犬歯のフックから下顎第二小臼歯のリンガルボタンにかける.

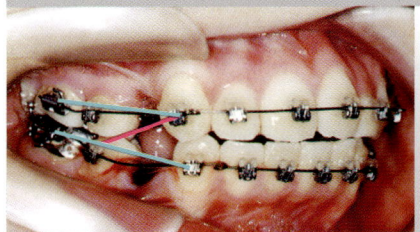 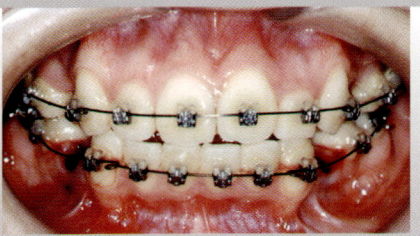 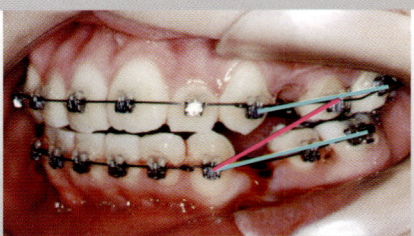

動的治療開始後6カ月（18歳11カ月）抜歯空隙閉鎖のために平行ゴムを上下顎に使用し，上下顎正中線を一致させるために右側に短いⅡ級ゴム，左側に短いⅢ級ゴムを使用.

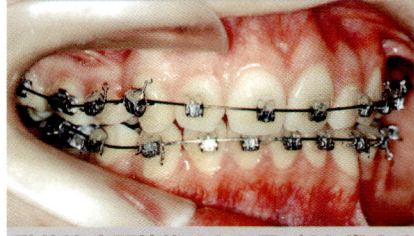 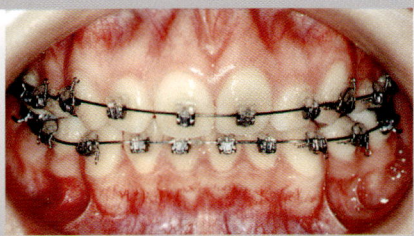 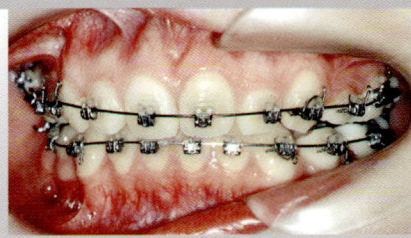

動的治療開始後16カ月（19歳9カ月）上下顎犬歯の歯根露出は生じなかった.

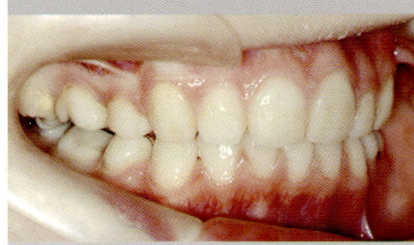 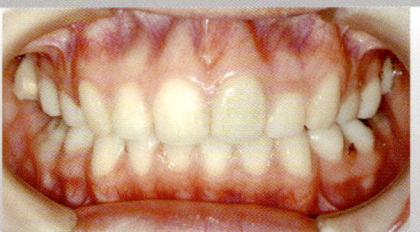 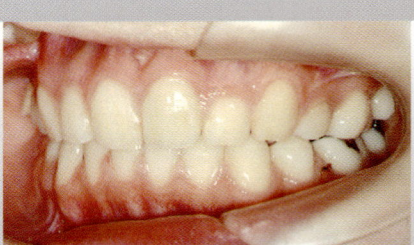

動的治療終了時（21歳0カ月）

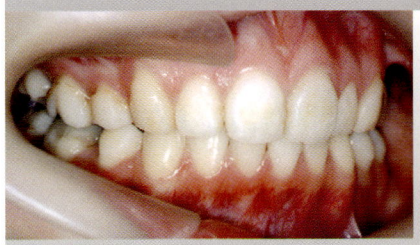 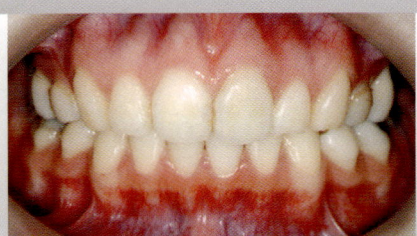 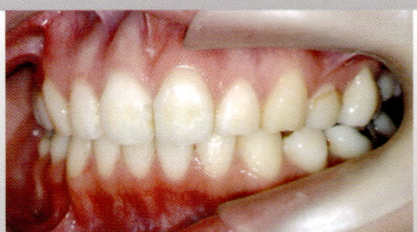

術後4年10カ月（25歳10カ月）

2-2 動的治療開始時から術後4年10カ月の口腔内写真

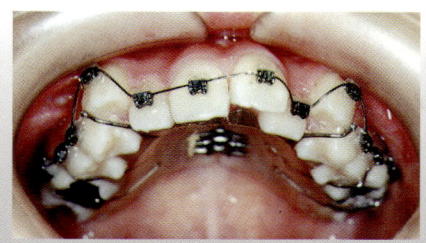 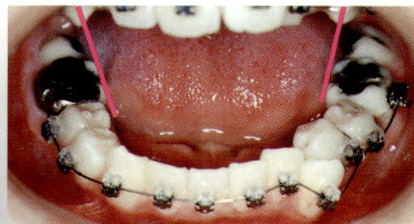

動的治療開始時の治療目的
歯列弓，歯槽堤の形態修正と叢生の改善．
鼻呼吸，正常嚥下の習得．

方法
上顎に可撤式拡大床，上下顎にフルブラケット装置（最初はNiTiワイヤーを使用し，叢生が軽減したらアンカレッジベンド付きライトワイヤーと短いⅡ級ゴム）を使用．
舌挙上と下顎前方移動訓練を実施．

短いⅡ級ゴムは上顎犬歯のフックから下顎第二小臼歯のリンガルボタンにかける．

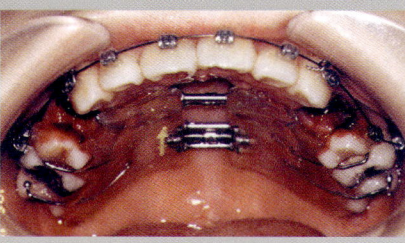 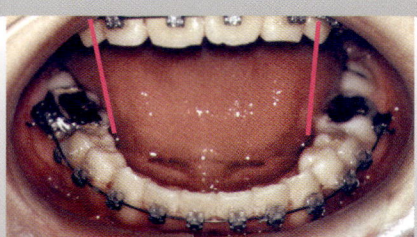

動的治療開始後5カ月までの治療効果
上下顎歯列弓，歯槽堤が形態修正され，叢生が改善し，上下顎犬歯関係がⅠ級に改善されたので上顎左右第一小臼歯を抜歯．

今後の治療目的
上下顎大臼歯関係をⅠ級にする．

方法
上下顎にアンカレッジベンド付きライトワイヤーと短いⅡ級ゴムを使用．
舌挙上と下顎前方移動訓練を実施．

短いⅡ級ゴムは上顎犬歯のフックから下顎第二小臼歯のリンガルボタンにかける．

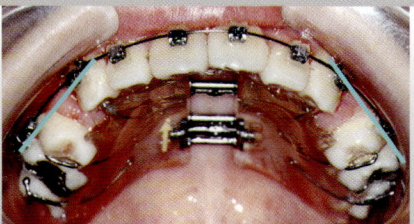 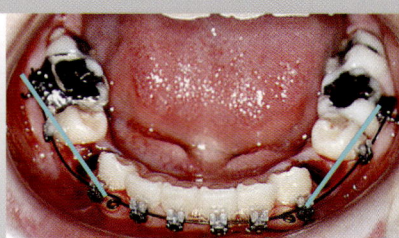

動的治療開始後6カ月までの治療効果
下顎の前方移動で上下顎犬歯がⅢ級関係になった．

今後の治療目的
第二大臼歯の萌出余地確保．
上下顎犬歯，大臼歯関係がⅠ級の咬合形態を確立．

方法
下顎左右第一小臼歯を抜歯．
アンカレッジベンド付きライトワイヤーと短いゴム，上下顎に平行ゴムを使用．舌挙上と下顎前方移動訓練を実施．

右側は短いⅡ級ゴムを上顎犬歯のリンガルボタンから下顎第二小臼歯の頬側にかける．
左側は短いⅢ級ゴムを犬歯，小臼歯とも頬側にかける．

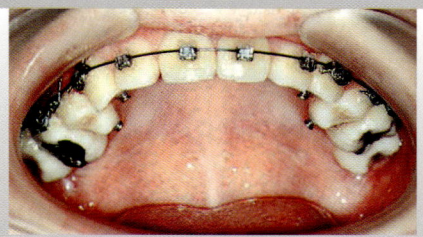 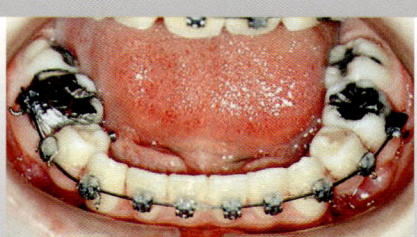

動的治療開始後16カ月までの治療効果
上下顎犬歯，大臼歯関係がⅠ級の咬合形態に改善．

今後の治療目的
緊密な咬頭嵌合の確立．

方法
犬歯臼歯部でトライアングルゴムを使用．
舌挙上と下顎前方移動訓練を継続して実施．

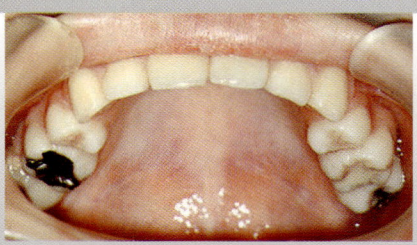 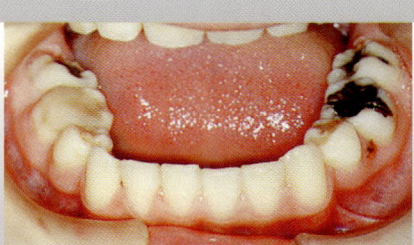

動的治療終了時
上下顎犬歯，大臼歯関係がⅠ級で緊密な咬頭嵌合と正常被蓋の咬合に改善されたので，動的治療を終了した．動的治療期間は31カ月間であった．
下顎前方移動と舌挙上訓練は継続して実施．

保定
昼間は可撤式保定装置，おもに夜間にトゥースポジショナーを2年間使用．

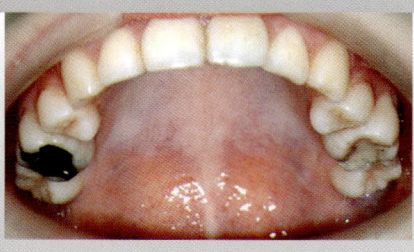 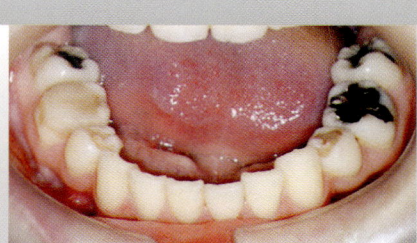

術後4年10カ月の所見
上下顎犬歯，大臼歯関係がⅠ級で緊密な咬頭嵌合の咬合形態が維持され，歯根露出もなく歯周組織は健康である．

QUESTION 3 抜歯のタイミングと抜歯部位はどのように考えたらよいのでしょうか？

初診時 （18歳4カ月）	動的治療開始後6カ月 （18歳11カ月）	術後4年10カ月 （25歳10カ月）
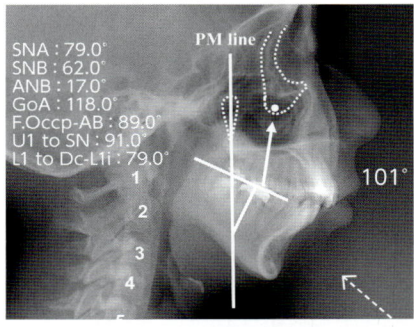	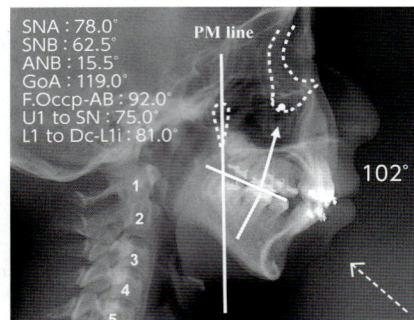	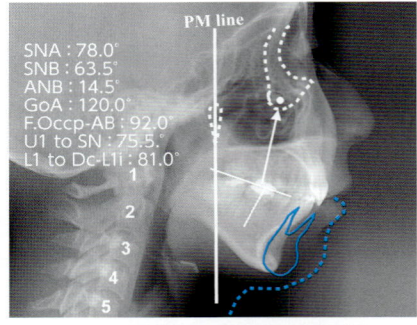
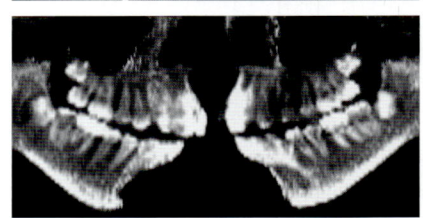	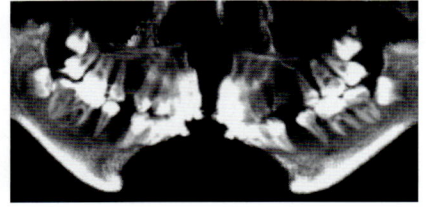	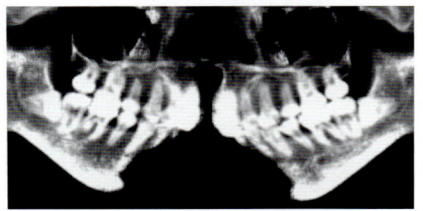
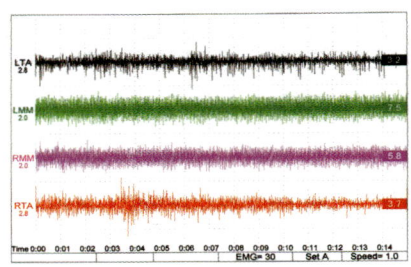	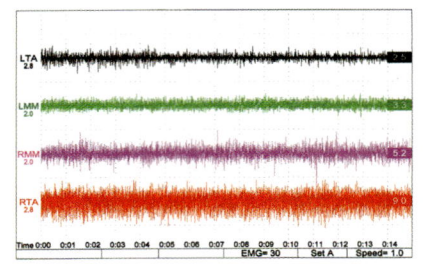	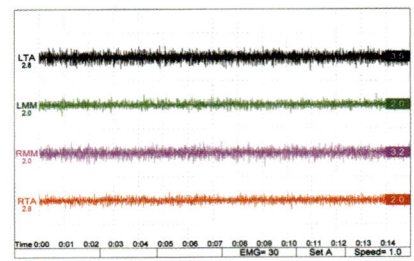

側面頭部 X 線規格写真所見
- ナゾラビアルアングルは良好だが，下顎後退の口唇側貌．
- 舌骨は後下方で，気道が狭窄され，口呼吸，異常嚥下癖が誘発．
- 下顎第二大臼歯の歯冠の 2/3 は PM line の後方で不完全萌出である．

CT（oblique）画像所見
- 上下顎臼歯は近心傾斜．すべての智歯が埋伏している．

EMG 所見
- 咬筋は高活動，側頭筋は左右非対称．

側面頭部 X 線規格写真所見
- 下顎後退の口唇側貌．
- 舌骨が挙上され，気道が開大し，鼻呼吸，正常嚥下癖が習得された．
- 下顎第二大臼歯の歯冠の 1/3 は PM line の後方で不完全萌出である．

CT（oblique）画像所見
- 上下顎切歯は唇側傾斜し，臼歯は近心傾斜している．したがって第二大臼歯の萌出余地を確保し切歯軸を改善するために，上下顎第一小臼歯4本を抜歯した．

EMG 所見
- 咬筋は高活動，側頭筋は左右非対称．

側面頭部 X 線規格写真所見
- 口唇側貌はあまり改善がみられない．
- 下顎第二大臼歯は PM line の前方に排列．
- 下顎の前方発育がなく上下顎切歯軸と対顎関係は不十分である．
- もし成長発育期に治療を開始していたなら青線で示すように下顎の前方発育が促進され，良好な切歯軸の咬合形態と対顎関係とに改善されたと予測される．

CT（oblique）画像所見
- 歯周組織に異常なし．

EMG 所見
- 咬筋，側頭筋活動はほぼ左右対称．

2-3 初診時から術後4年10カ月の側面頭部X線規格写真，CT（oblique）画像，EMG

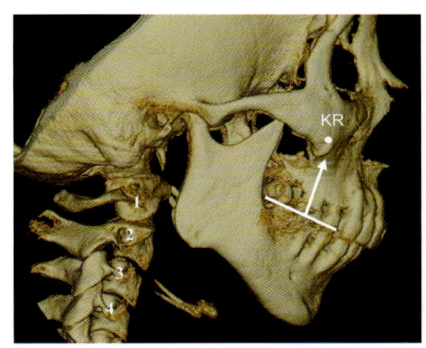

上顎第一大臼歯の歯軸は咬合平面に垂直で，延長線は key ridge 上を垂直に通過し，咬合力が垂直に加わる咬合形態が確立されている．

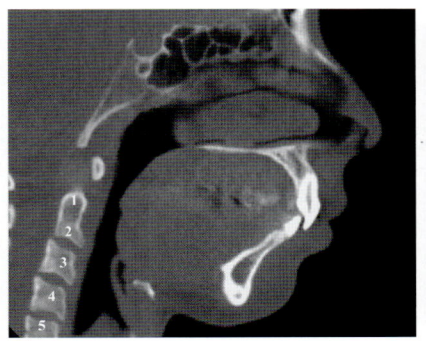

舌骨は第三と第四頸椎間の望ましい垂直位にあり，舌は挙上され気道が開大している．下顎の前方発育不足で対顎関係と上下顎切歯軸は不良．

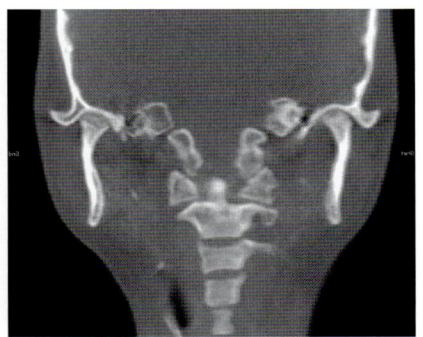

頸椎，歯突起が彎曲．左右下顎頭は小さく，形態異常で左右非対称．

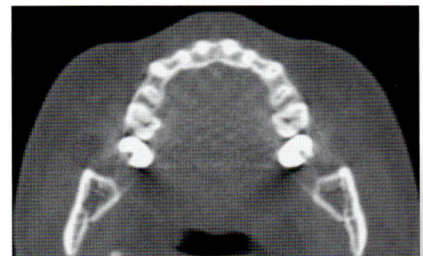

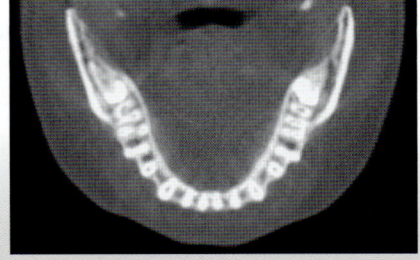

歯列弓，歯槽堤は安定した形態で，すべての歯は歯槽堤の海綿骨内に排列されている．

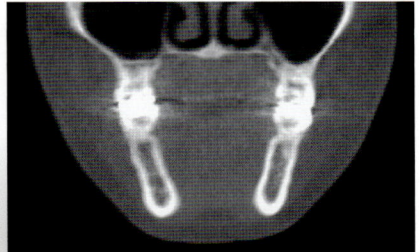

上下顎第一大臼歯の歯根は海綿骨内に排列され，緊密な咬頭嵌合が確立されている．

2-4 術後4年10ヵ月の3D画像，CT（curved MPR, axial）画像

QUESTION 3 抜歯のタイミングと抜歯部位はどのように考えたらよいのでしょうか？

Case 3

下顎3切歯の成人下顎後退Ⅱ級過蓋咬合症例
〔抜歯部位：$\frac{4|4}{|4}$〕

歯列弓，歯槽堤が形態修正されて咬合が挙上され，上下顎犬歯関係がⅠ級に改善された後で，下顎3切歯のため上顎左右第一小臼歯と下顎左側第一小臼歯を抜歯し，上下顎正中線の一致をはかった例

患　者	17歳1カ月，女子．
主　訴	出っ歯．
初診時所見	Ⅱ級過蓋咬合（下顎後退）．下顎3切歯（$\overline{2|}$は先天性欠如）．不調和な口唇側貌．
治療方針	①歯列弓，歯槽堤を形態修正し，すべての第二大臼歯をPM lineの前方の海綿骨内に排列させる． ②上下顎歯列弓を後方移動し，美しい口唇側貌を形成する． ③上下顎犬歯，大臼歯関係がⅠ級で，上下顎正中線が一致した良好な咬合形態に改善．
抜歯部位	上顎左右第一小臼歯2本，下顎左側第一小臼歯1本．
抜歯順序	①上顎左右第一小臼歯を先に抜歯． ②下顎は上顎抜歯の1カ月後に抜歯．
器械的治療	上顎に可撤式拡大床と上下顎にフルブラケット装置（アンカレッジベンド付きライトワイヤーとゴム）を装着．
機能回復治療	舌挙上訓練，開閉口運動と下顎前方移動訓練，リップトレーニング．
治療結果	すべての第二大臼歯はPM lineの前方に排列され，上下顎犬歯，大臼歯関係がⅠ級の咬合形態に改善され，美しいメンターリスサルカスの口唇側貌が形成され，術後も咬合は安定し，歯周組織は健康でさらに美しい口唇側貌が形成．
動的治療期間	19カ月．
保定期間	2年間．

〔考　察〕

　下顎3切歯症例では，犬歯を側切歯，第一小臼歯を犬歯として利用する．下顎切歯のトリミングは決して行わない．本症例では上下顎正中線は一致している．

初診時（17歳1カ月）

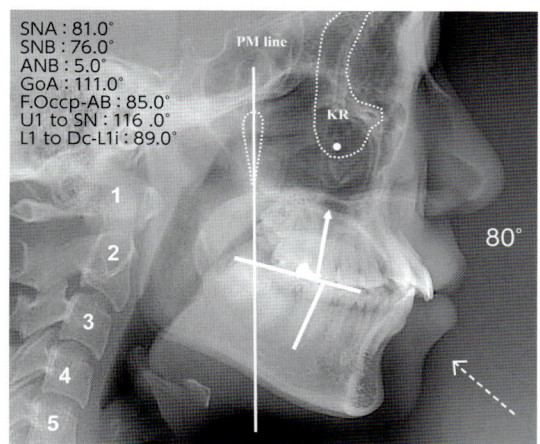

SNA : 81.0°
SNB : 76.0°
ANB : 5.0°
GoA : 111.0°
F.Occp-AB : 85.0°
U1 to SN : 116.0°
L1 to Dc-L1i : 89.0°

小さいナゾラビアルアングルで下顎後退の口唇側貌．

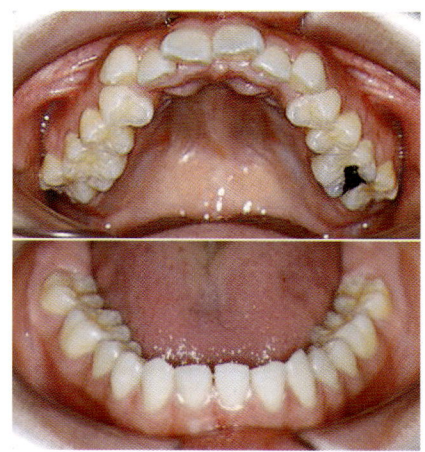

上顎歯列弓，歯槽堤は狭窄．下顎は3切歯．

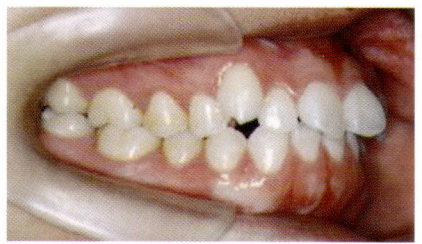

右側の上下顎犬歯，大臼歯関係はⅠ級．

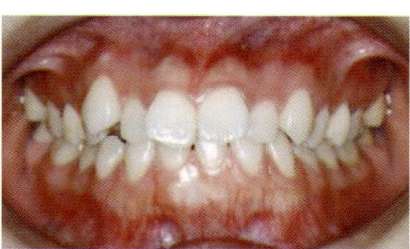

下顎は3切歯で上下顎正中線は不一致．

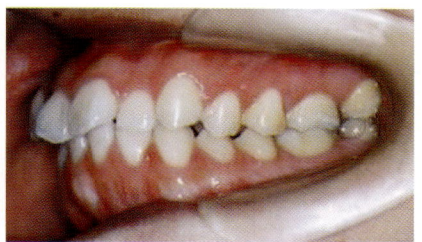

左側の上下顎犬歯関係はⅡ級．

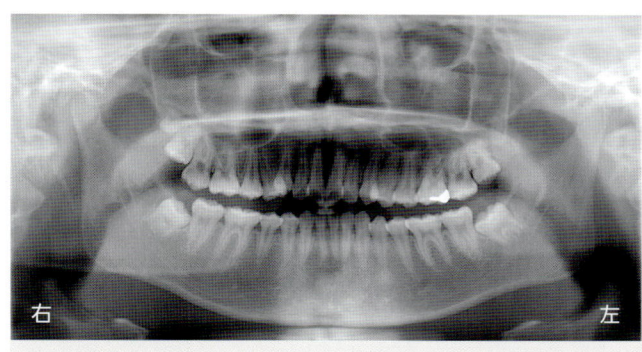

側面頭部X線規格写真所見
・舌骨の水平位はPM lineの後方で，下顎の前方発育が抑制されている．
・下顎第二大臼歯はPM lineの前方にあるが，下顎歯列弓を後方移動するとPM lineの前方に排列不可能で，抜歯が必要である．
・上下顎第一大臼歯の歯軸は咬合平面に対して近心傾斜し，key ridge上を通過する上顎第一大臼歯の歯軸の延長線は，咬合平面に対し垂直でない．その結果，咬合力が分散しやすい咬合形態となっている．
・上顎切歯は唇側傾斜している．

パノラマX線写真所見
・下顎前歯（2̄）が1本先天性欠如で3切歯である．
・上下顎に4本の智歯が存在している．
・歯根，歯槽骨に異常はない．

3-1 初診時の側面頭部X線規格写真，口腔内写真，パノラマX線写真

QUESTION 3

抜歯のタイミングと抜歯部位はどのように考えたらよいのでしょうか？

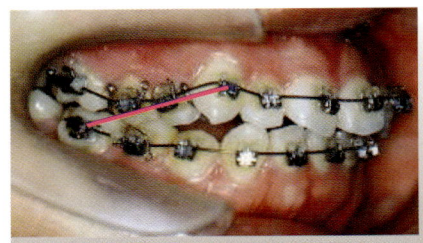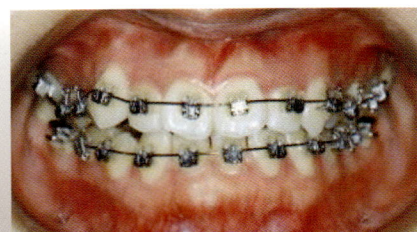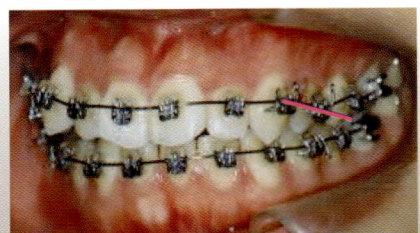

動的治療開始時（17歳3カ月）長いⅡ級ゴムは上顎犬歯のフックから下顎第一大臼歯のリンガルボタンにかける．

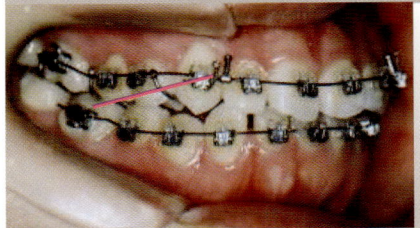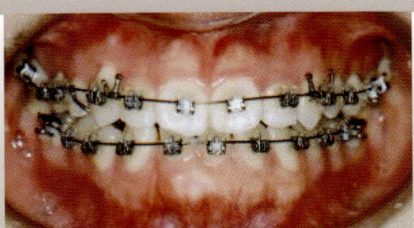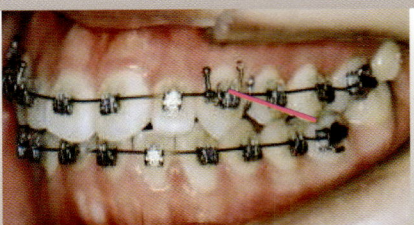

動的治療開始後1カ月（17歳4カ月）長いⅡ級ゴムは上顎犬歯のフックから下顎第一大臼歯のリンガルボタンにかける．

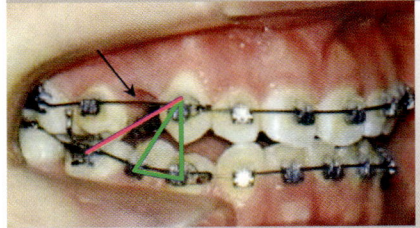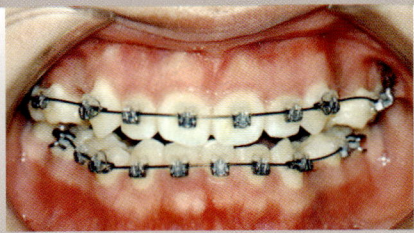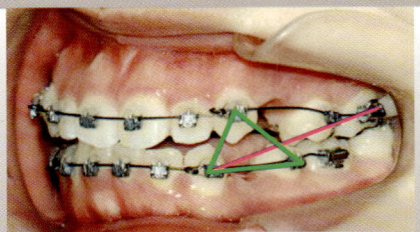

動的治療開始後4カ月（17歳7カ月）上下顎正中線を一致させるため，右側は長いⅡ級ゴム，左側は長いⅢ級ゴムと左右ともに犬歯部で写真のようなトライアングルゴムを使用．

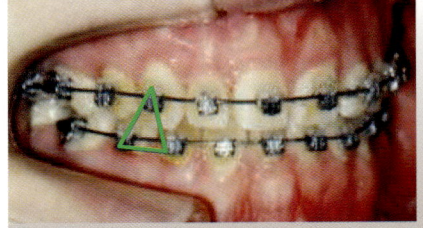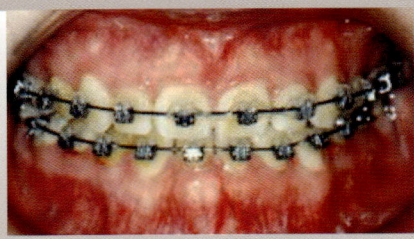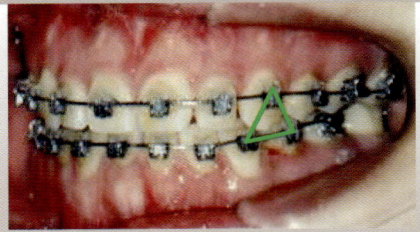

動的治療開始後13カ月（18歳4カ月）犬歯部でトライアングルゴムを使用．

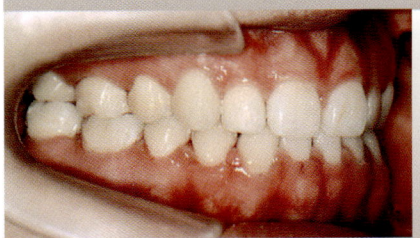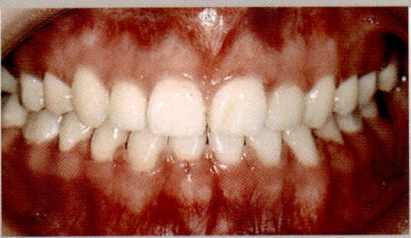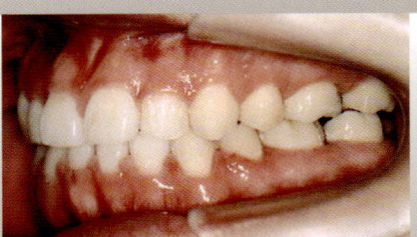

動的治療終了時（18歳10カ月）

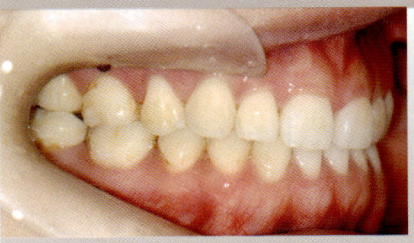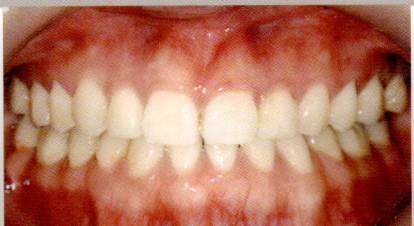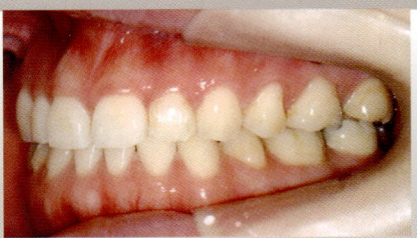

術後3年10カ月（22歳8カ月）

3-2　動的治療開始時から術後3年10カ月の口腔内写真

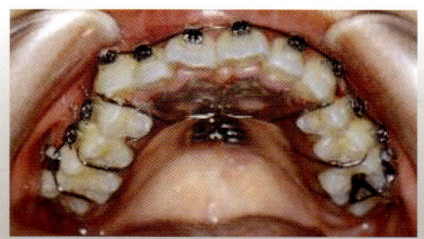
上顎に可撤式拡大床を装着．動的治療終了時まで継続使用．

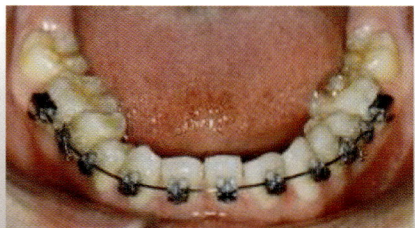

動的治療開始時の治療目的
上顎歯列弓，歯槽堤の形態修正．
上顎右側犬歯を歯列弓内に排列．
上下顎第二大臼歯の完全萌出．
方法
上下顎にフルブラケット装置（アンカレッジベンド付きライトワイヤーと長いⅡ級ゴム）を装着．
舌挙上と下顎前方移動訓練，リップトレーニングを実施．

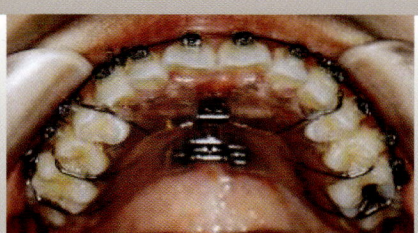
上顎に可撤式拡大床を装着．

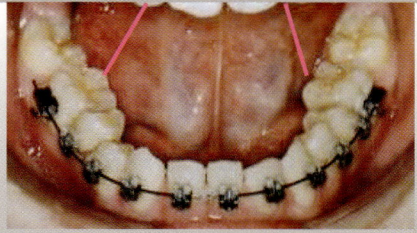
長いⅡ級ゴムは下顎のリンガルボタンを使用．

動的治療開始後1カ月までの治療効果
上顎歯列弓の形態修正．上下顎犬歯関係がⅠ級に改善．
今後の治療目的
咬合挙上．上顎歯列弓の後方移動．下顎第二大臼歯の完全萌出．
方法
上顎左右第一小臼歯と下顎左側第一小臼歯を抜歯．アンカレッジベンド付きライトワイヤー，長いⅡ級ゴムを使用．舌挙上と下顎前方移動訓練，リップトレーニングを実施．

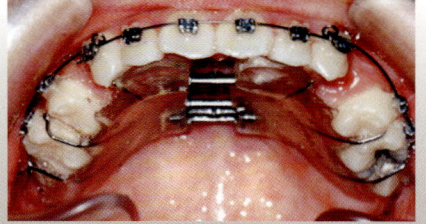
上顎に可撤式拡大床を装着．

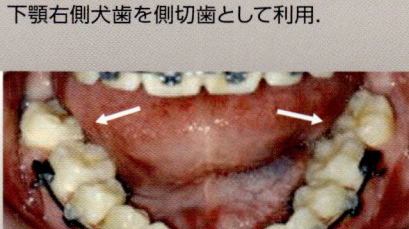
下顎右側犬歯を側切歯として利用．

動的治療開始後4カ月までの治療効果
咬合挙上．
今後の治療目的
上下顎正中線を一致させ，犬歯，大臼歯関係をⅠ級に改善．美しい口唇側貌を形成．
方法
アンカレッジベンド付きライトワイヤーを装着し，正中線を一致させるためにゴムを使用．舌挙上とリップトレーニングを実施．

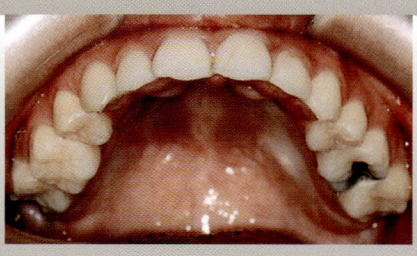

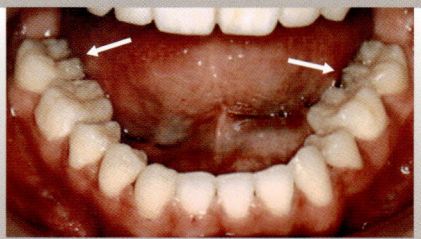
下顎第二大臼歯には装置を装着せずに整直し，隣接歯と歯冠の高さを揃える予定（矢印）．

動的治療開始後13カ月までの治療効果
上下顎正中線は一致し，犬歯，大臼歯関係がⅠ級の咬合形態に改善．
今後の治療目的
臼歯部で緊密な咬頭嵌合を確立させる．
方法
上下顎に0.016″×0.016″NiTiワイヤーを装着．
舌挙上とリップトレーニングと噛みしめ運動を実施．

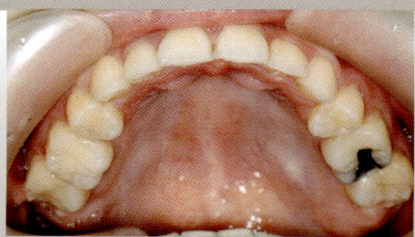

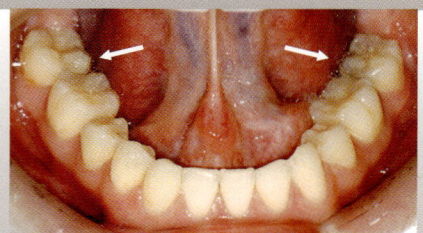
下顎左右第二大臼歯の舌側傾斜が改善され，隣接歯との歯冠の高さが少し揃った（矢印）．

動的治療終了時
上下顎正中線が一致し，犬歯，大臼歯関係はⅠ級で臼歯部で緊密な咬頭嵌合の咬合形態が確立されたので動的治療を終了した．
動的治療期間は19カ月であった．舌挙上とリップトレーニングは継続して実施．
保定
昼間は可撤式保定装置，おもに夜間にトゥースポジショナーを2年間使用．

下顎左右第二大臼歯の舌側傾斜が改善され，隣接歯との歯冠の高さが揃った（矢印）．

術後3年10カ月の所見
上下顎正中線は一致し，下顎前歯1本の欠損がわからないほどとなり，安定した歯列弓，歯槽堤と咬合形態が維持され，歯周組織は健康で異常がない．
舌挙上訓練とリップトレーニングは継続して実施．

QUESTION 3

抜歯のタイミングと抜歯部位はどのように考えたらよいのでしょうか？

初診時
（17歳2カ月）

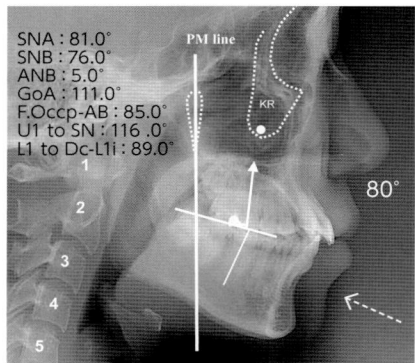

動的治療開始後4カ月
（17歳7カ月）

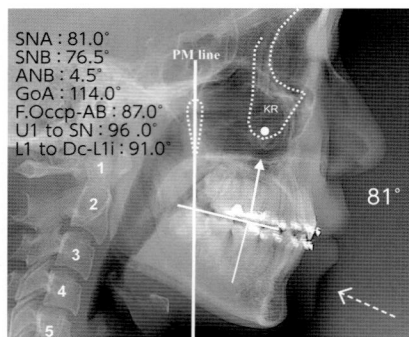

術後3年10カ月
（22歳8カ月）

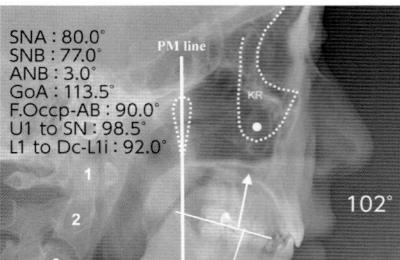

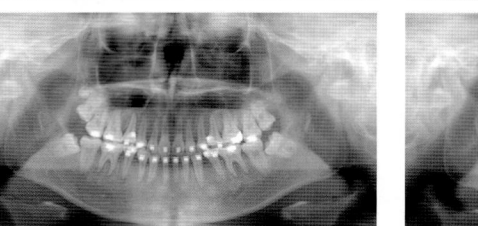

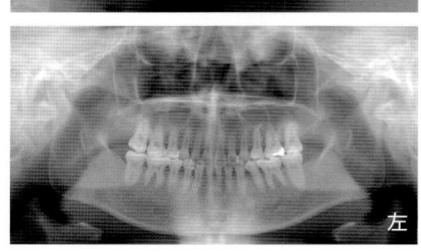

側面頭部X線規格写真所見
- 下顎後退の口唇側貌．
- 下顎第二大臼歯の遠心面はPM lineに接している．
- 上下顎切歯は唇側傾斜し，臼歯は近心傾斜している．
- 上下顎第一大臼歯の歯軸は咬合平面に対し近心傾斜し，key ridgeを通過する上顎第一大臼歯の歯軸の延長線は，咬合平面に対し垂直でなく，咬合力が垂直に加わらず，上下顎臼歯が近心傾斜しやすい咬合形態である．

パノラマX線写真所見
- 下顎3切歯．
- 上下顎に智歯が埋伏．
- 歯根，歯周組織に異常なし．

側面頭部X線規格写真所見
- 上下口唇の突出した側貌．
- 下顎第二大臼歯はPM lineの前方に排列．
- 上下顎切歯は唇側傾斜している．
- 上下顎第一大臼歯の歯軸は咬合平面にほぼ垂直で，上顎の歯軸の延長線はkey ridge上を垂直に通過し，顎関節への負荷が少なく，咬合力が垂直に加わる咬合形態が確立された．

パノラマX線写真所見
- 歯根，歯周組織に異常なし．

側面頭部X線規格写真所見
- 美しいナゾラビアルアングルとメンターリスサルカスの口唇側貌が形成．
- すべての下顎第二大臼歯はPM lineの前方に排列．
- 上下顎第一大臼歯の歯軸は咬合平面に垂直で，延長線はkey ridge上を垂直に通過しており，顎関節への負荷が少なく，咬合力が垂直に加わる咬合形態が維持されている．

パノラマX線写真所見
- 上下顎智歯は抜歯．
- 歯根，歯周組織に異常なし．

3-3 初診時から術後3年10カ月の側面頭部X線規格写真，パノラマX線写真

> **コラム** 歯科矯正患者には先天性欠如歯が多い

下顎側切歯の先天性欠如例

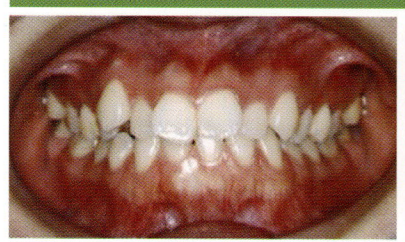
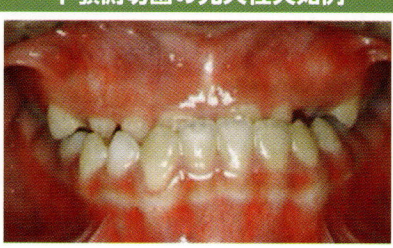
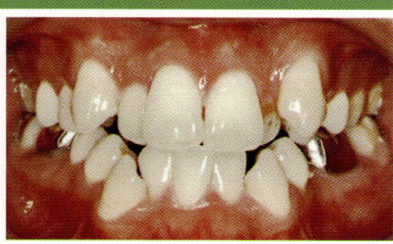

Ⅱ級症例：下顎側切歯（$\overline{2|}$）が欠如．
➡ Q 3-Case3 参照

Ⅲ級症例：下顎側切歯（$\overline{2|}$）が欠如．

Ⅲ級症例：下顎側切歯（$\overline{|2}$）が欠如．
➡ Q 3-Case6 参照

下顎第二小臼歯の先天性欠如例

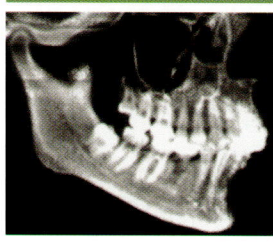
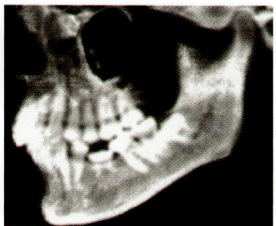

Ⅱ級症例：下顎左右第二小臼歯（$\overline{5|5}$）が欠如．

多数歯の先天性欠如例

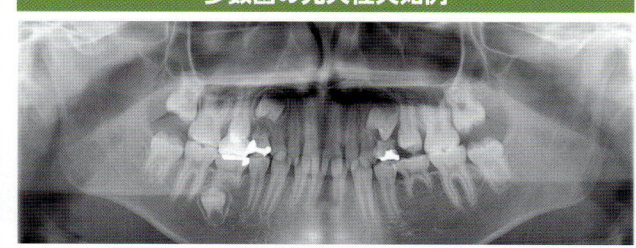

Ⅱ級症例：上顎左右犬歯（$\underline{3|3}$），下顎左側第二小臼歯（$\overline{|5}$）が欠如．

このほか，上顎側切歯，小臼歯が先天性欠如という患者さんもいるので，抜歯の際には注意を要する．

> **コラム** 智歯の抜歯についての考え方

1. **PM line の前方に智歯の歯胚があり，萌出余地があれば原則的に抜歯しない．**

2. **智歯の萌出時に歯槽骨の垂直的発育がみられ，臼歯部咬合高径が増加するため，抜歯のタイミングを考慮する．**
   - **Ⅱ級過蓋咬合で下顎後退を有する成長発育期の症例**：$\overline{8|8}$ 萌出時の歯槽骨の垂直的発育により臼歯部咬合高径が増加し，下顎の前下方への成長発育がみられるため，臼歯部咬合高径の増加をはかった後，萌出余地がなければ $\overline{8|8}$ を抜歯する．
   - **開咬症例**：$\dfrac{8|8}{8|8}$ 萌出時の歯槽骨の垂直的発育により臼歯部咬合高径が増加し，さらに開咬が増悪するため，$\overline{8|8}$ を利用する可能性がなければ抜歯する．
   - **下顎偏位症例**：咬合高径に左右差があるため，先に咬合高径の高いほうの智歯を抜歯する（タイミングをずらすことで左右差が是正されることがある）．

QUESTION 3 抜歯のタイミングと抜歯部位はどのように考えたらよいのでしょうか？

Case 4

3̲2̲|の不完全萌出を伴う成長発育期のⅠ級開咬症例
〔抜歯部位：$\frac{4|4}{4|4}$〕

不完全萌出歯を歯列弓内に誘導し，開咬が是正され，上下顎犬歯関係がⅠ級に改善された後に形態修正量の少ない下顎から抜歯を開始

患　者……… 12歳6カ月，男子．
主　訴……… 噛み合わせが悪い，舌が歯の間から出る，発音がおかしい．
初診時所見…… Ⅰ級開咬．口呼吸，異常嚥下癖．不調和な口唇側貌．
治療方針……… ①鼻呼吸，正常嚥下を習得させ，咬合力を強化し，臼歯部咬合高径を減少させ，開咬と口唇側貌の改善をはかる．
　　　　　　　②歯列弓，歯槽堤を形態修正し，不完全萌出歯の萌出余地を確保し，歯列弓内へ誘導し，咬合させる．
　　　　　　　③上下顎切歯の唇側傾斜と不調和な口唇側貌の改善のために上下顎歯列弓を後方移動．
　　　　　　　④上下顎犬歯，大臼歯関係をⅠ級に改善．
抜歯部位……… 上下顎第一小臼歯4本．
抜歯順序……… ①上顎右側犬歯，側切歯の不完全萌出歯が歯列弓内に誘導され，開咬が改善され，鼻呼吸，正常嚥下が習得された後に抜歯開始．
　　　　　　　②本症例では，形態修正量が少ない下顎の左右第一小臼歯を先に抜歯．
　　　　　　　③下顎の抜歯1カ月後に，上顎の左右第一小臼歯を抜歯．
器械的治療…… 上顎に可撤式拡大床，上下顎にフルブラケット装置（アンカレッジベンド付きライトワイヤーとゴム）を装着．
機能回復治療… 舌挙上訓練，リップトレーニング，ガムによる噛みしめ運動．
治療結果……… すべての第二大臼歯はPM lineの前方に排列され，上下顎正中線が一致し，犬歯，大臼歯関係がⅠ級の咬合形態となり，良好な口唇側貌が形成．
動的治療期間… 26カ月．
保定期間……… 2年間．

〔考　察〕
　不完全萌出歯を2本有していたが，成長発育期に治療を開始したため，歯根が形成され，歯列弓内に誘導でき，歯周組織も健康が維持されている．

初診時（12歳6カ月）

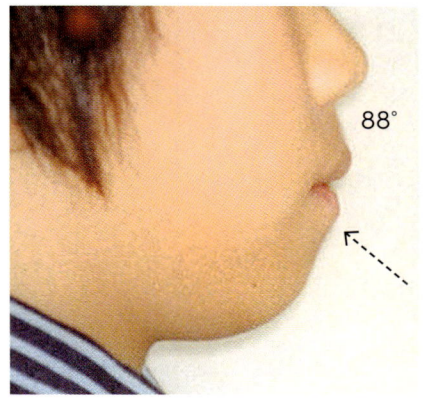
長い下顔面高，浅いメンターリスサルカスの不調和な口唇側貌．

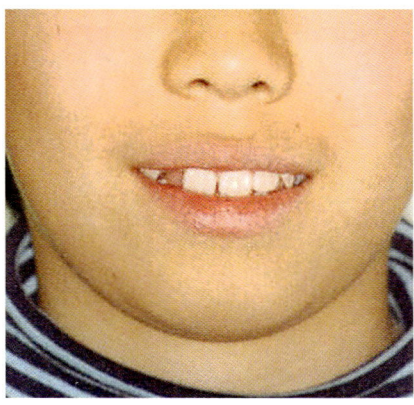
開咬の口元．

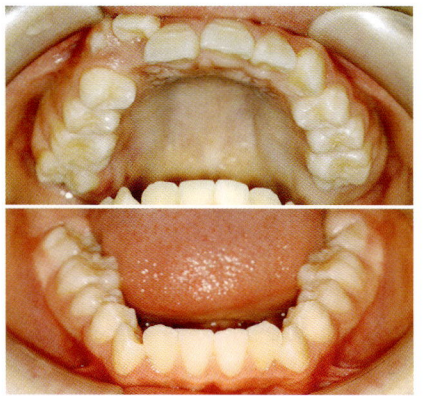
下顎第二大臼歯は萌出余地不足．

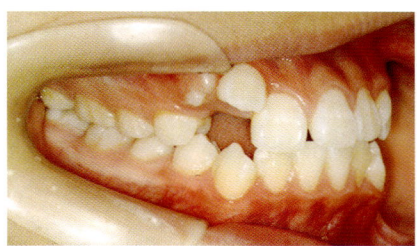
上顎右側犬歯，側切歯は不完全萌出で開咬状態．

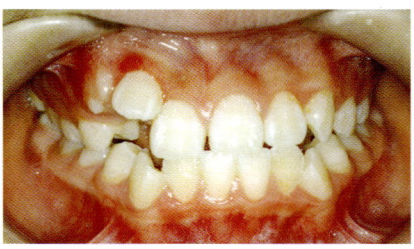
下顎は左側に偏位し，上下顎正中線は不一致．

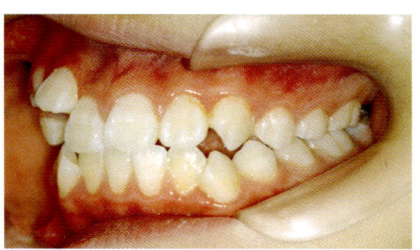
上下顎犬歯はⅢ級傾向で開咬．

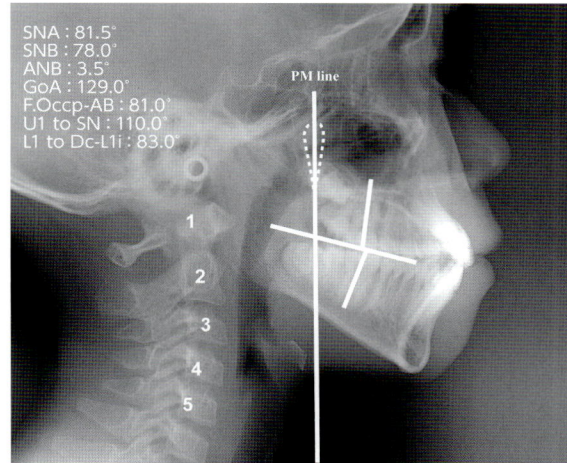

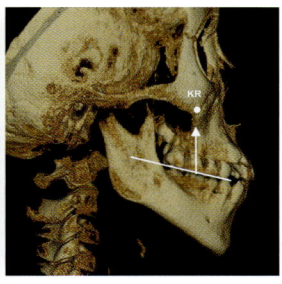

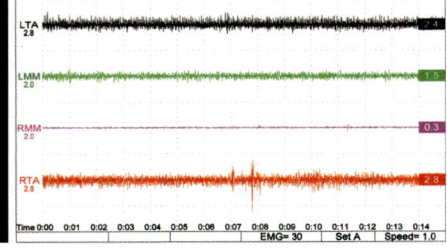

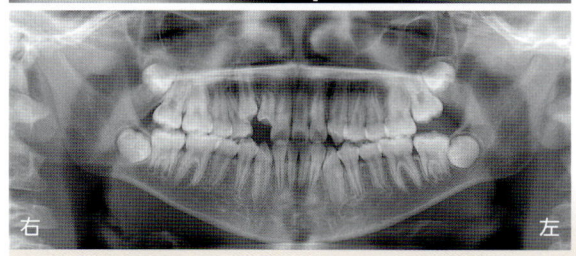

側面頭部X線規格写真，3D画像所見
- 舌骨の水平位は，PM lineのやや後方で望ましい位置にある．
- 舌骨の垂直位は，下顎下縁のかなり下方にあることから舌骨下筋群の緊張で気道が狭窄し，口呼吸，異常嚥下癖が誘発されていることが推測される．
- 下顎第二大臼歯はPM lineの前方に排列されているが，上下顎切歯軸の改善のために抜歯が必要と考えれらる．
- 上下顎第一大臼歯の歯軸は咬合平面に対して近心傾斜し，key ridgeを通過する上顎第一大臼歯の歯軸の延長線は咬合平面に対して垂直ではない．その結果，咬合力が垂直に加わらない咬合形態となっている．

パノラマX線写真所見
- 不完全萌出の上顎右側犬歯，側切歯は歯根未完成である．
- 歯周組織に異常はない．
- 上下顎に4本の智歯が存在している．

EMG所見
- 左右の咬筋は低活動で咬合力が弱いことがわかる．

4-1　初診時の顔貌，口腔内写真，側面頭部X線規格写真，パノラマX線写真，3D画像，EMG

QUESTION 3

抜歯のタイミングと抜歯部位はどのように考えたらよいのでしょうか？

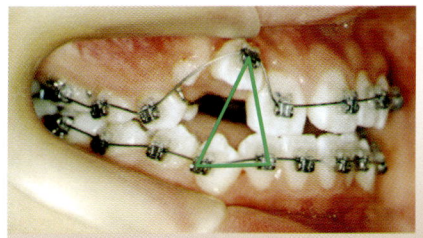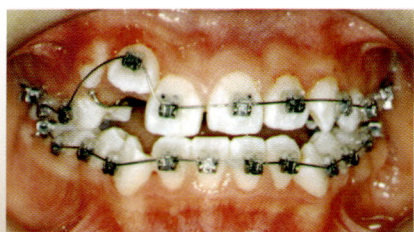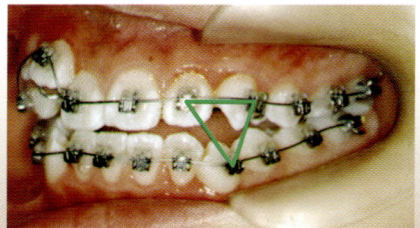

動的治療開始時（12歳6カ月） 前歯部でトライアングルゴムを使用．

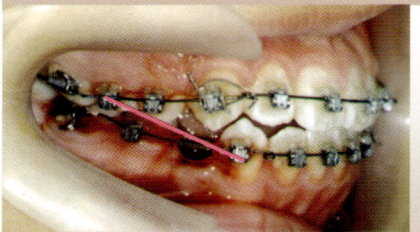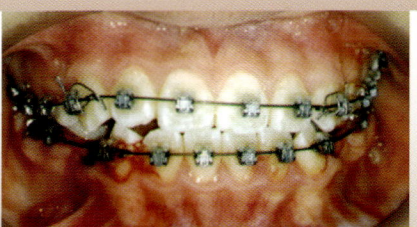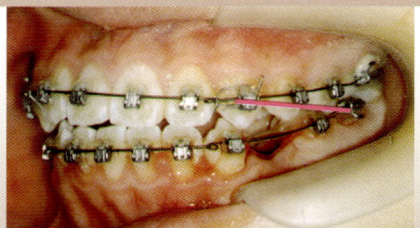

動的治療開始後5カ月（12歳11カ月） 上下顎正中線を一致させるために右側は短いⅢ級ゴム，左側は短いⅡ級ゴムを使用．

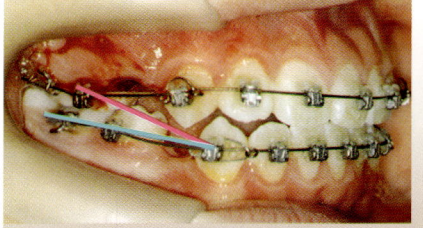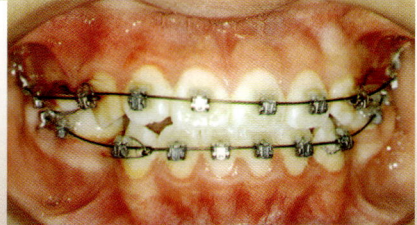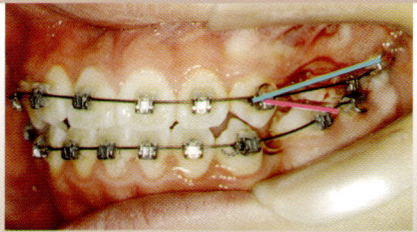

動的治療開始後6カ月（13歳0カ月） 右側は短いⅢ級ゴムと下顎に平行ゴム，左側は短いⅡ級ゴムと上顎に平行ゴムを使用．

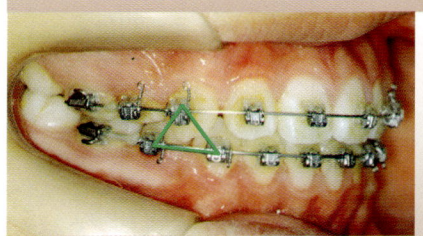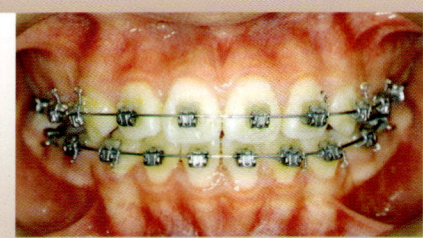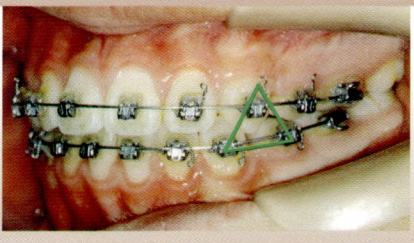

動的治療開始後20カ月（14歳2カ月） 犬歯部でトライアングルゴムを使用．

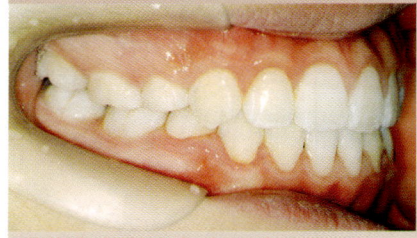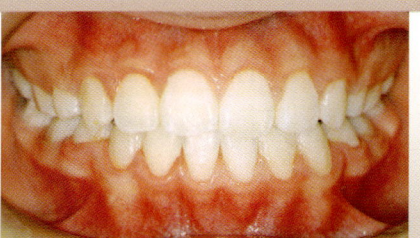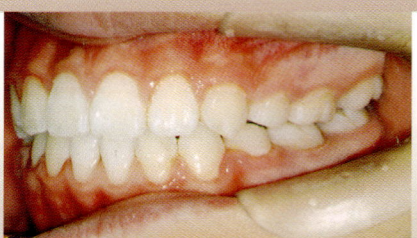

動的治療終了時（14歳8カ月）

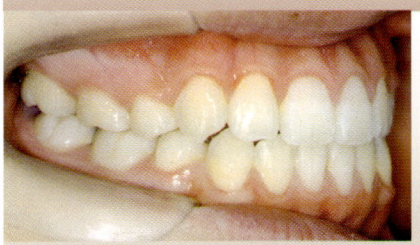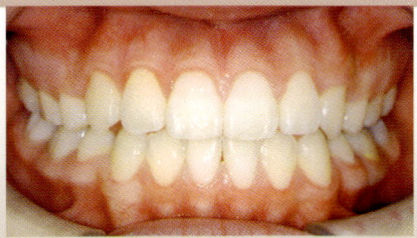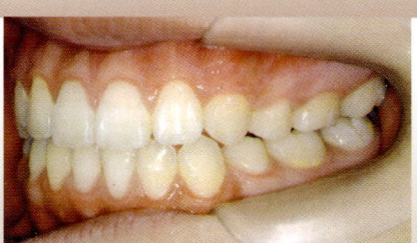

術後2年1カ月（16歳9カ月）

4-2 動的治療開始時から術後2年1カ月の口腔内写真

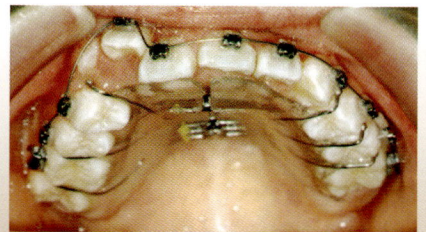 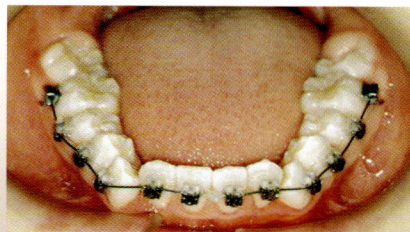

上顎に可撤式拡大床を装着（動的治療終了時まで継続使用）．

動的治療開始時の治療目的
歯列弓，歯槽堤の形態修正．
不完全萌出の上顎右側犬歯，側切歯の萌出余地確保と，歯列弓内への誘導．
鼻呼吸，正常嚥下の習得，開咬の改善．
方法
上下顎にフルブラケット装置（アンカレッジベンド付きライトワイヤーとゴム）を装着．
舌挙上訓練，噛みしめ運動を実施．

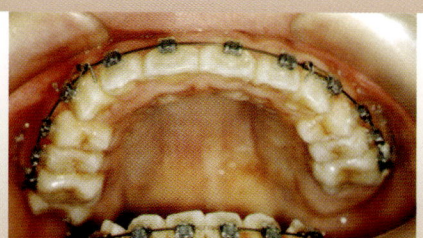 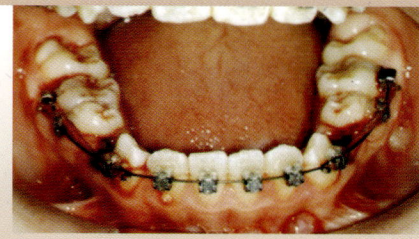

動的治療開始後 5 カ月までの治療効果
歯列弓，歯槽堤が形態修正され，不完全萌出の犬歯，側切歯が歯列弓内に排列．
上下顎犬歯関係がⅠ級で，開咬が是正．
今後の治療目的
上下顎歯列弓の後方移動．
下顎第二大臼歯の萌出余地確保．
方法
下顎左右第一小臼歯を先に抜歯．

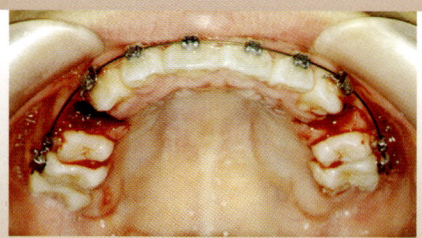 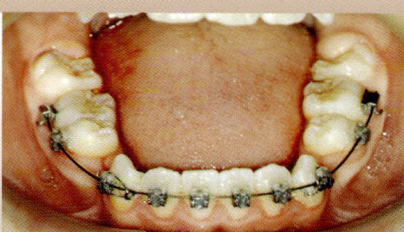

動的治療開始後 6 カ月までの治療効果
舌がゆったりと収まる舌房が形成され，鼻呼吸，正常嚥下を習得．
今後の治療目的
上下顎歯列弓の後方移動，上下顎第二大臼歯萌出余地確保，上下顎正中線の一致．
方法
上顎左右第一小臼歯を抜歯．
アンカレッジベンド付きライトワイヤーとゴムを使用．
舌挙上訓練と噛みしめ運動を実施．

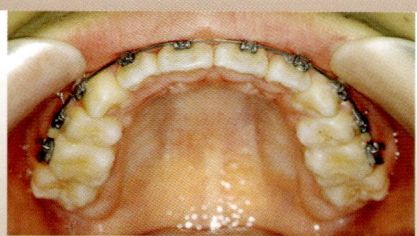 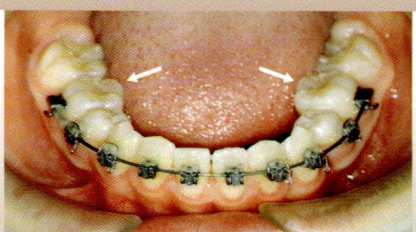

第二大臼歯には装置を装着せず，舌挙上時の舌の力で第一大臼歯を整直予定（矢印）．

動的治療開始後 20 カ月までの治療効果
上下顎第二大臼歯の萌出完了．
上下顎正中線が一致し，犬歯，大臼歯関係がⅠ級の咬合形態が確立．
今後の治療目的
歯列弓，歯槽堤の安定をはかる．
臼歯を頰舌的に整直させ，上下顎犬歯，臼歯部で緊密な咬頭嵌合を確立させる．
方法
上下顎に 0.016″×0.016″ NiTi ワイヤーとゴムを使用．
舌挙上訓練，リップトレーニングを実施．

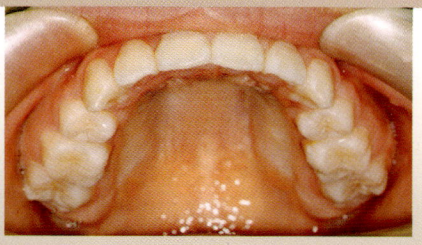 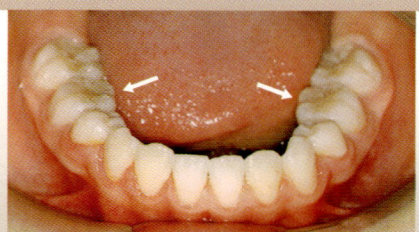

下顎左右第一大臼歯は頰舌的に少し整直された（矢印）．

動的治療終了時
上下顎正中線はほぼ一致し，犬歯，大臼歯関係がⅠ級で緊密な咬頭嵌合の咬合形態が確立し，鼻呼吸，正常嚥下が習得されたので動的治療を終了した．
動的治療期間は 26 カ月であった．
保定
昼間は可撤式保定装置，おもに夜間にトゥースポジショナーを 2 年間使用．

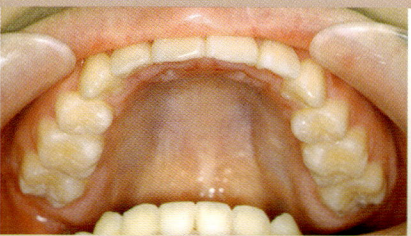 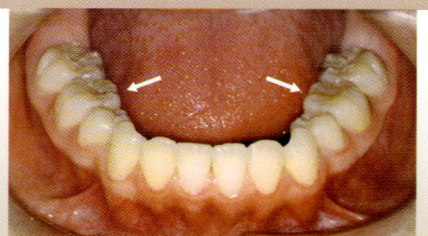

下顎左右第一大臼歯は整直された（矢印）．

術後 2 年 1 カ月の所見
上下顎犬歯，大臼歯関係はⅠ級で緊密な咬頭嵌合の咬合形態が維持され，不完全萌出だった上顎右側犬歯，側切歯およびすべての歯周組織には異常がない．
舌挙上訓練は継続して実施．

QUESTION 3
抜歯のタイミングと抜歯部位はどのように考えたらよいのでしょうか？

初診時 （12歳6カ月）	動的治療開始後5カ月 （12歳11カ月）	術後2年1カ月 （16歳9カ月）

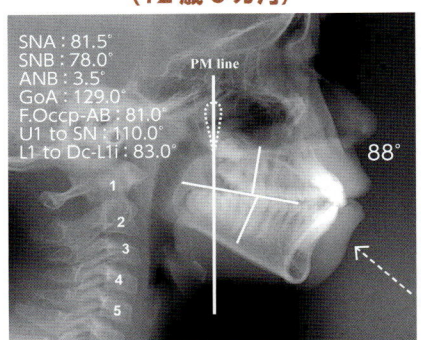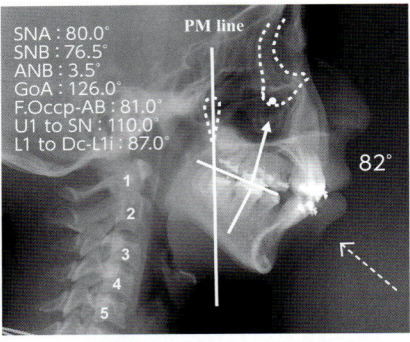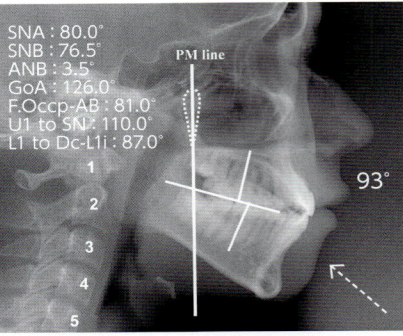

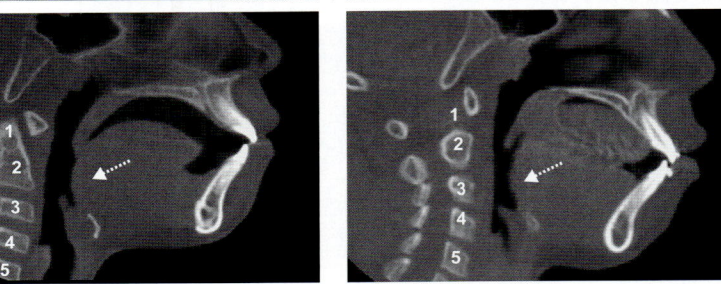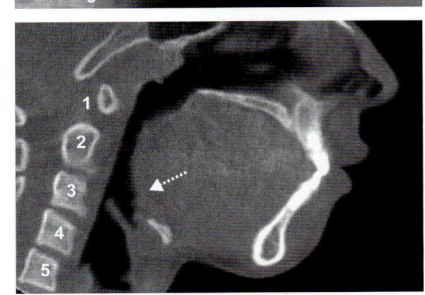

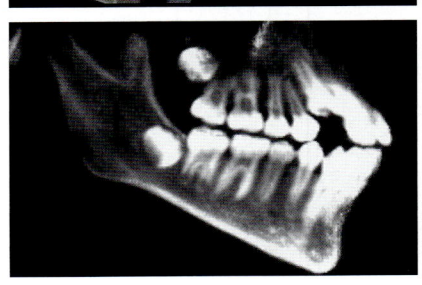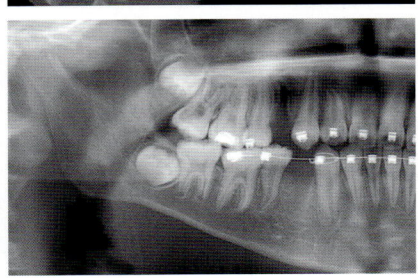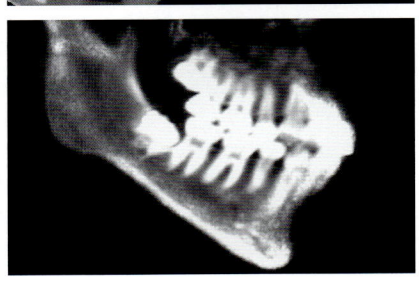

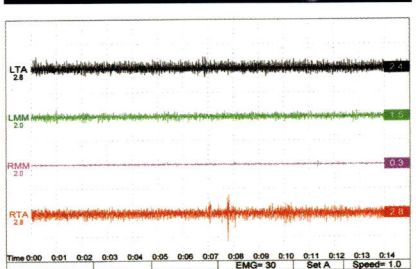

側面頭部X線規格写真所見
- 下顎の後方回転で浅いメンターリスサルカスが形成された側貌．
- 下顎第二大臼歯の歯冠の1/3はPM lineの後方で萌出余地不足である．

CT（sagittal）画像所見
- 舌背は口蓋に届かず舌骨と喉頭蓋は下方位となり，気道は狭窄され，口呼吸，異常嚥下癖が誘発されている．
- 喉頭蓋上部の腫れもの（矢印）が喉頭蓋を押し下げている要因かもしれない．

CT（oblique）画像所見
- 不完全萌出歯の歯根は未完成．

EMG所見
- 左右の咬筋は低活動．

側面頭部X線規格写真所見
- 下顎後方回転の側貌．
- 下顎第二大臼歯はPM lineの前方に排列された．
- 上下顎切歯は著しく唇側傾斜，側貌の改善には抜歯が必要．

CT（sagittal）画像所見
- 舌は挙上された．
- 喉頭蓋上部の腫れもの（矢印）で喉頭蓋が横向きになり，気道が狭窄している．
- 鼻呼吸が十分には習得されていない．

パノラマX線写真所見
（動的治療開始後6カ月）
- 下顎左右第一小臼歯を抜歯し，その1カ月後に上顎左右第一小臼歯を抜歯した．

側面頭部X線規格写真所見
- 良好な側貌に改善．
- 舌骨は望ましい位置．
- すべての第二大臼歯はPM lineの前方に排列．
- 上顎第一大臼歯の歯軸は咬合平面にほぼ垂直で，顎関節への負荷が少ない咬合形態が確立された．

CT（sagittal）画像所見
- 舌が挙上されているが，喉頭蓋上部の腫れもの（矢印）が肥大し，喉頭蓋を横向きにし気道を狭窄しているようである．

CT（oblique）画像所見
- 抜歯空隙は完全に閉鎖され，不完全萌出歯の歯根は異常なく形成され，歯周組織は健康である．

EMG所見
- 左右の咬筋，側頭筋活動は活発化

4-3 初診時から術後2年1カ月の側面頭部X線規格写真，CT（sagittal, oblique）画像，パノラマX線写真，EMG

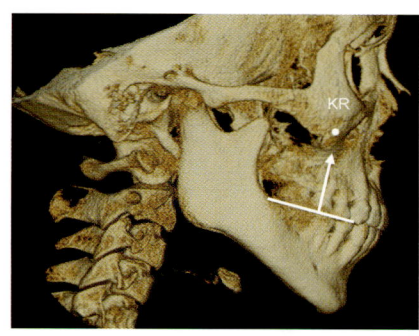
上顎第一大臼歯の歯軸は咬合平面に垂直で，延長線は key ridge 上を垂直に通過し，顎関節への負荷が少なく咬合力に耐えうる咬合形態が確立された．

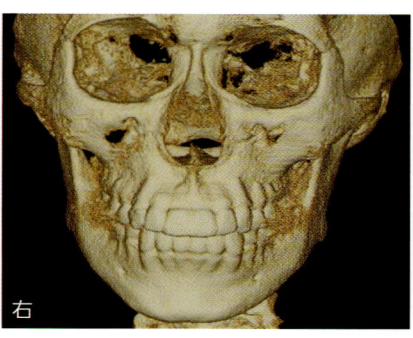
上下顎犬歯，大臼歯関係がⅠ級で正中線が一致した咬合形態が確立．

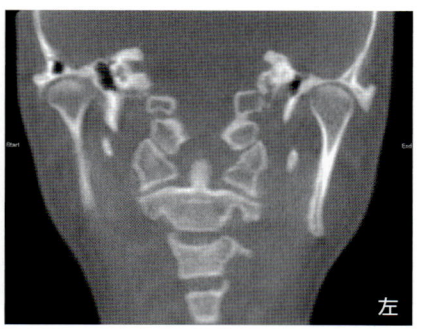
頸椎，歯突起が左側に彎曲．右側の下顎頭は小さく，左右非対称である．

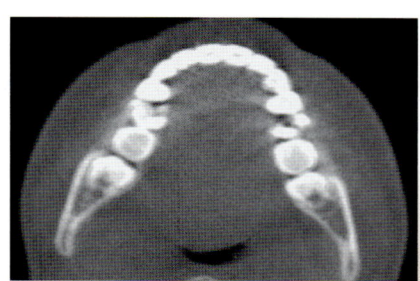
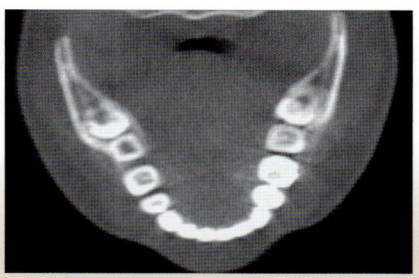
歯列弓，歯槽堤は安定した形態で，すべての歯は歯槽堤の海綿骨内に排列されている．

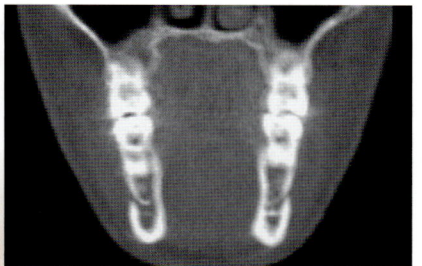
上顎第一大臼歯と下顎左右第二大臼歯は海綿骨内に排列され，緊密な咬頭嵌合で咬合．

4－4 術後2年1カ月の3D画像，CT（curved MPR, axial）画像

QUESTION 3　抜歯のタイミングと抜歯部位はどのように考えたらよいのでしょうか？

Case 5

ディッシュフェイスの防止をはかった成長発育期の上顎劣成長・下顎過成長Ⅲ級過蓋咬合症例

〔抜歯部位：$\frac{5|5}{5|5}$〕

上下顎犬歯関係がⅠ級に改善された後，第二大臼歯の萌出余地確保とディッシュフェイス防止のために上下顎第二小臼歯の抜歯を決め，下顎から抜歯

患　者	11歳0カ月，男子．
主　訴	受け口．
初診時所見	Ⅲ級過蓋咬合（上顎劣成長・下顎過成長）．上顎叢生．不調和な口唇側貌．
治療方針	①咬合力を弱め，臼歯部咬合高径を増加させ，下顎を後方回転し，口唇側貌の改善をはかる． ②歯列弓，歯槽堤を形態修正し，上顎左右側切歯を歯列弓内へ排列させる． ③下顎切歯の唇側傾斜と不調和な口唇側貌の改善のために下顎歯列弓の後方移動． ④上下顎犬歯，大臼歯関係をⅠ級に改善． ⑤ナゾラビアルアングルの改善と下顎第二大臼歯の萌出余地不足から上下顎第二小臼歯を抜歯し，ディッシュフェイスを防止し，対顎，対咬関係の改善と審美的改善を行う．
抜歯部位	上下顎第二小臼歯4本．
抜歯順序	①歯列弓，歯槽堤が形態修正され，上顎左右側切歯が歯列弓内に排列され，下顎歯列弓の後方移動で上下顎犬歯関係がⅠ級に改善された後に抜歯を開始． ②本症例では，形態修正量が少ない下顎の左右第二小臼歯を先に抜歯． ③下顎の抜歯3週間後に，上顎の左右第二小臼歯を抜歯．
器械的治療	上顎に可撤式拡大床，上下顎にフルブラケット装置（アンカレッジベンド付きライトワイヤーとゴム）を装着．
機能回復治療	開閉口運動で咬合力を弱め，舌挙上訓練，リップトレーニングも行う．
治療結果	すべての第二大臼歯はPM lineの前方に排列され，上下顎正中線が一致し，犬歯，大臼歯関係がⅠ級の咬合形態に確立され，ディッシュフェイスにならず美しい口唇側貌が形成された．
動的治療期間	34カ月．
保定期間	2年間．

〔考　察〕

　上顎劣成長Ⅲ級症例の場合，第二大臼歯の萌出余地不足により抜歯が必要なときは，上下顎第二小臼歯を抜歯し，ディッシュフェイスを防止したほうが良好な口唇側貌が得られる．

初診時（11歳0カ月）

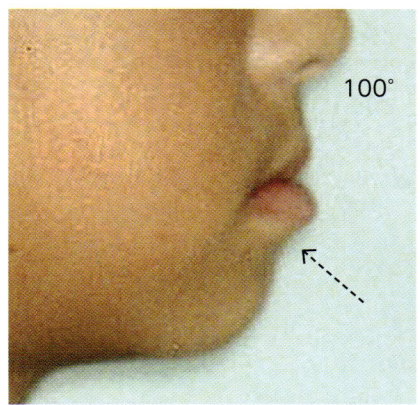

ナゾラビアルアングルは良好．下顎突出の不調和な口唇側貌．

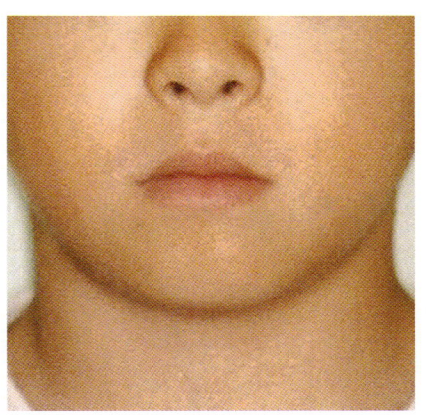

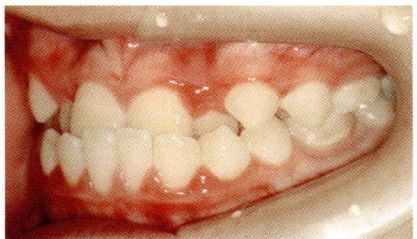

すべての第二大臼歯は萌出余地不足．上顎側切歯は舌側転位．

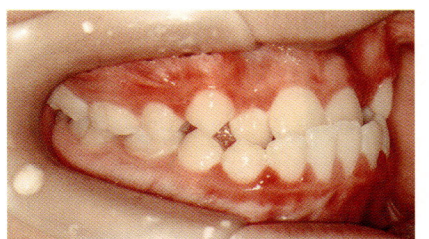

上下顎犬歯，大臼歯関係はⅢ級．

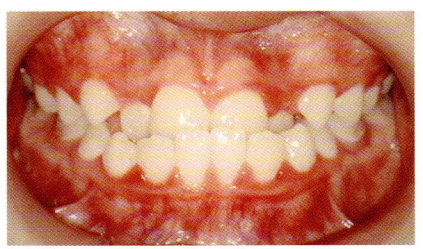

下顎左右犬歯，第一小臼歯間に強靱な頬小帯が存在．

低い臼歯部咬合高径，深い前歯部の被蓋．

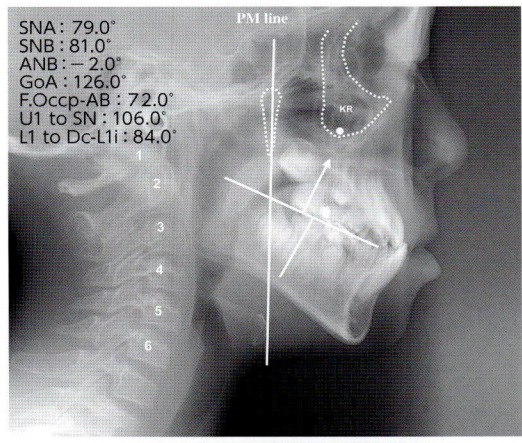

SNA : 79.0°
SNB : 81.0°
ANB : －2.0°
GoA : 126.0°
F.Occp-AB : 72.0°
U1 to SN : 106.0°
L1 to Dc-L1i : 84.0°

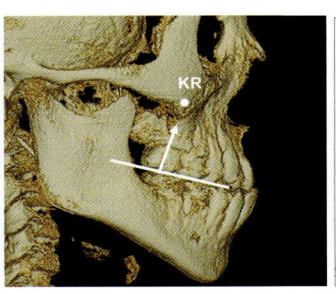

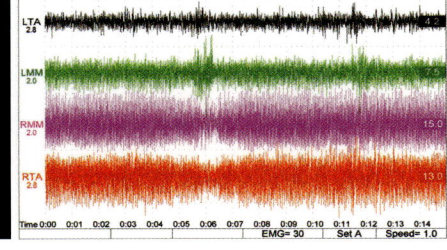

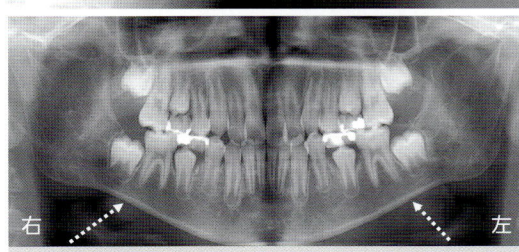

側面頭部X線規格写真，3D画像所見
・舌骨はPM lineに接しており，下顎過成長である（SNB：81.0°）．
・上顎第一大臼歯は遠心傾斜し，key ridgeを通過する歯軸の延長線は，咬合平面に対し垂直でない．その結果，咬合力が垂直に加わらず，分散しやすい咬合形態となっている．
・下顎第二大臼歯の歯胚の1/3はPM lineの後方にある．
・ナゾラビアルアングルは良好．下顎切歯は唇側傾斜している．

パノラマX線写真所見
・すべての第二乳臼歯が存在し，第二小臼歯は未萌出である．歯，歯周組織に異常はない．
・右側の臼歯部咬合高径（上顎は第一大臼歯の根尖から咬合平面までの距離．下顎は第一大臼歯の根尖から下顎下縁までの距離）は左側より低く，左右非対称である．

EMG所見
・右側咬筋，側頭筋は高活動で著しい左右差がある．その結果，右側は低い臼歯部咬合高径が形成され，左右差が惹起されている．

5-1 初診時の顔貌，口腔内写真，側面頭部X線規格写真，パノラマX線写真，3D画像，EMG

QUESTION 3 抜歯のタイミングと抜歯部位はどのように考えたらよいのでしょうか？

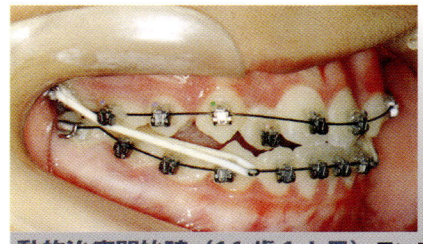 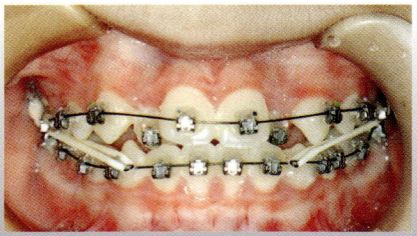 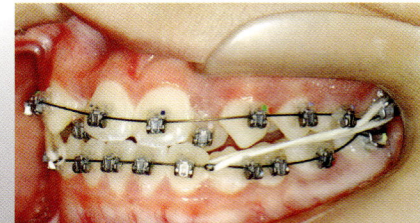

動的治療開始時（11歳1カ月）長いⅢ級ゴムを使用すると少し被蓋が是正される．

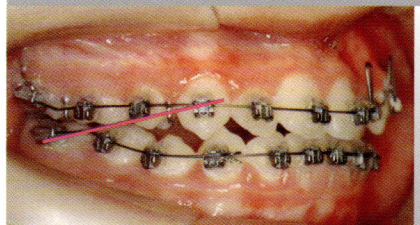 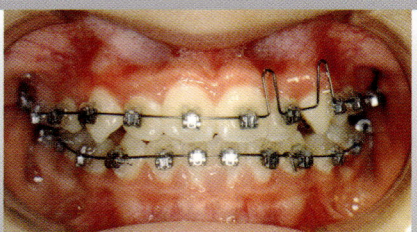 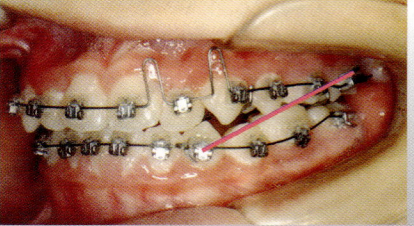

動的治療開始後3カ月（11歳4カ月）上顎はループ付きライトワイヤーを用い，右側は長いⅡ級，左側は長いⅢ級ゴムを使用．

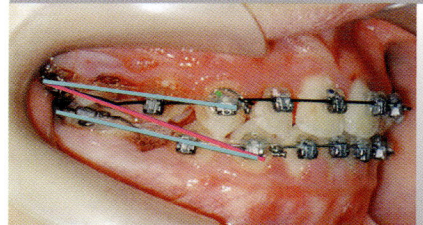 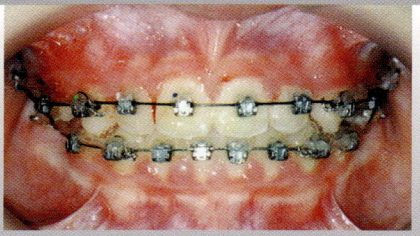 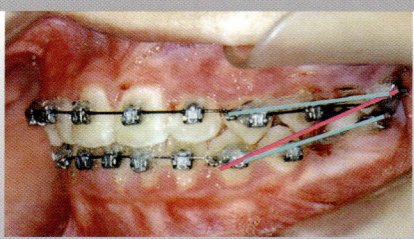

動的治療開始後13カ月（12歳2カ月）長いⅢ級ゴムと，上下顎には平行ゴムを使用．

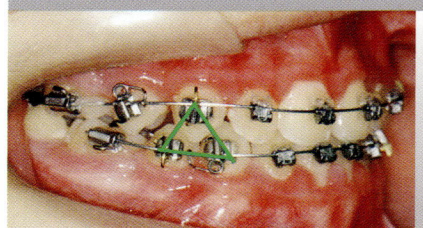 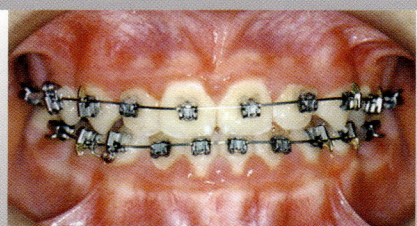 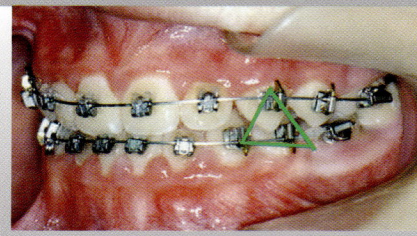

動的治療開始後21カ月（12歳10カ月）上顎犬歯はリンガルボタンから下顎犬歯，小臼歯の唇側にゴムをかける．

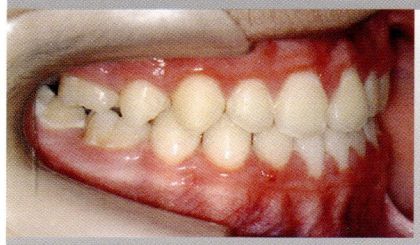 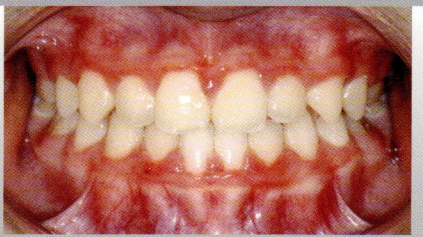 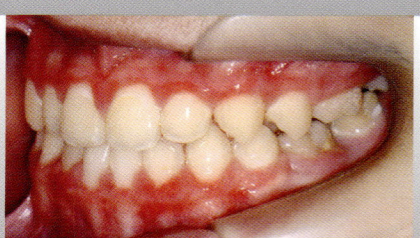

動的治療終了時（13歳11カ月）

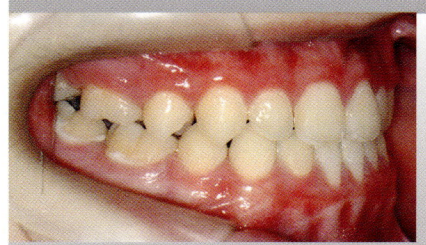 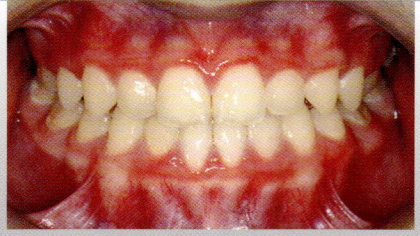 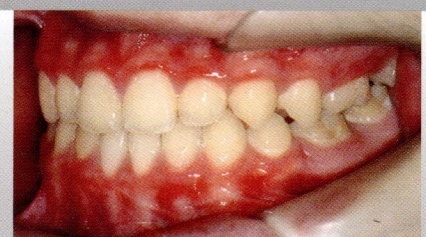

術後10カ月（14歳9カ月）

5-2 動的治療開始時から術後10カ月の口腔内写真

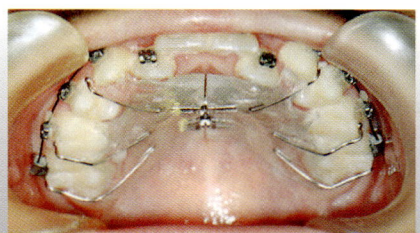 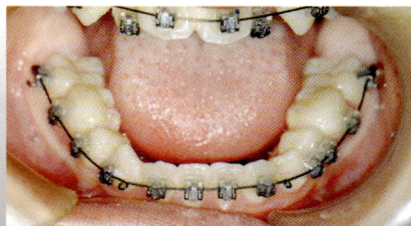

上顎に可撤式拡大床を装着（動的治療終了時まで継続使用）．

動的治療開始時の治療目的
前歯部被蓋の改善．
上顎歯列弓の形態修正．
上顎左右側切歯を歯列弓内に排列．
咬合力を弱め，咬合高径を増加．
方法
上下顎にフルブラケット装置（アンカレッジベンド付きライトワイヤーと長いⅢ級ゴム）を装着．
舌挙上訓練と開閉口運動を実施．

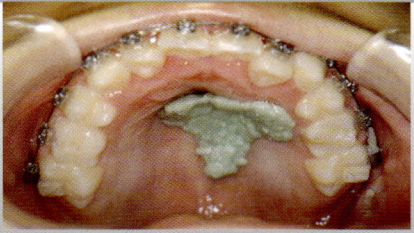

開閉口運動とガムによる舌挙上訓練を実施．

動的治療開始後 3 カ月までの治療効果
上顎歯列弓が少し形態修正され，左右側切歯が歯列弓内にほぼ排列．
上下顎犬歯関係がほぼⅠ級で被蓋が少し改善．
今後の治療目的
上顎左右側切歯の捻転を改善．上下顎犬歯関係をⅠ級に改善．第二大臼歯の萌出余地を確保．
方法
下顎左右第二小臼歯が完全萌出後に抜歯．アンカレッジベンド付きライトワイヤーとゴムを使用．

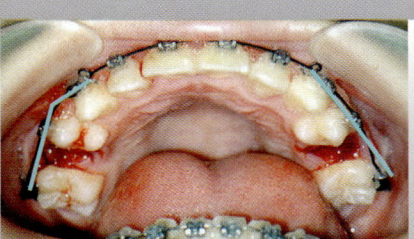

第一大臼歯を近心移動したいときは第二小臼歯を抜歯し，アンカレッジベンドを小さくし，平行ゴム（犬歯–第一大臼歯間）を使用することがある．犬歯，第一小臼歯の力で遠心への抵抗力と第二大臼歯の前方への萌出力が働くためである．

動的治療開始後 13 カ月までの治療効果
上下顎犬歯関係がⅠ級で正常被蓋の咬合に改善．
今後の治療目的
上顎第二大臼歯の萌出余地を確保．
上下顎正中線の一致，大臼歯関係をⅠ級に改善．
方法
上顎左右第二小臼歯を抜歯．上下顎にアンカレッジベンド付きライトワイヤー，長いⅢ級ゴムと平行ゴムを使用．

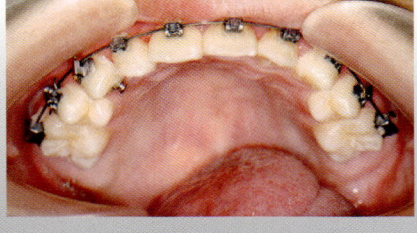

動的治療開始後 21 カ月までの治療効果
抜歯空隙が閉鎖．
上下顎犬歯，大臼歯関係がⅠ級に改善．
今後の治療目的
上下顎第二大臼歯の萌出余地を確保．
緊密な咬頭嵌合の確立．
方法
上下顎に 0.016″ × 0.016″ の NiTi ワイヤーとトライアングルゴムを使用．舌挙上訓練，リップトレーニングを実施．

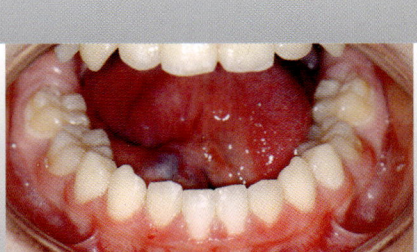

舌挙上訓練で良好な歯列弓が形成．

動的治療終了時
安定した歯列弓，歯槽堤が形成され，上下顎第二大臼歯が萌出し，犬歯，大臼歯関係がⅠ級で緊密な咬頭嵌合の咬合形態が確立した．歯周組織も健康なので動的治療を終了した．
動的治療期間は 34 カ月であった．
保定
昼間は可撤式保定装置，おもに夜間にトゥースポジショナーを 2 年間使用．

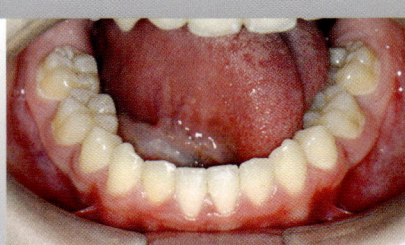

術後 10 カ月の所見
上下顎犬歯，大臼歯関係がⅠ級の咬合形態と健康な歯周組織が維持されている．
口腔衛生管理，舌挙上訓練を継続して行うように指示．
上下顎第二小臼歯抜歯でディッシュフェイスが防止された．
注意
上顎洞底が第二小臼歯と第一大臼歯間に下降し，大臼歯の近心移動が困難なことがある（➡ **Q9-Case4** 参照）．

QUESTION 3 抜歯のタイミングと抜歯部位はどのように考えたらよいのでしょうか？

初診時（11歳0カ月）

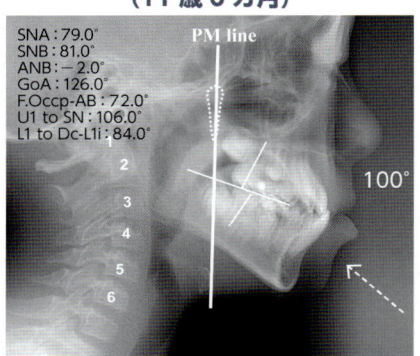
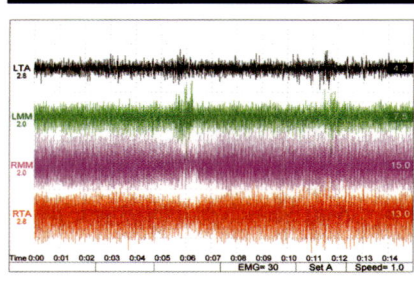

頭部X線規格写真所見
- ナゾラビアルアングルは良好．オトガイ部の突出感で不調和な口唇側貌．
- 舌骨はPM lineに接し，下顎過成長（SNB: 81.0°）．
- 下顎第二大臼歯の歯胚の1/3はPM lineの後方にある．
- 下顎切歯は唇側傾斜している．

CT（oblique）画像所見
- 第二大臼歯，小臼歯は未萌出であるが，歯数，歯槽骨に異常はない．

EMG所見
- 右側咬筋，側頭筋は高活動で著しく左右非対称であり，臼歯部歯槽突起の垂直発育を抑制．その結果，左右差がある低い臼歯部咬合高径が形成されている．

動的治療開始後13カ月（12歳2カ月）

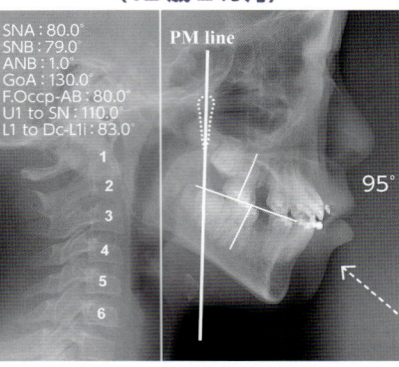
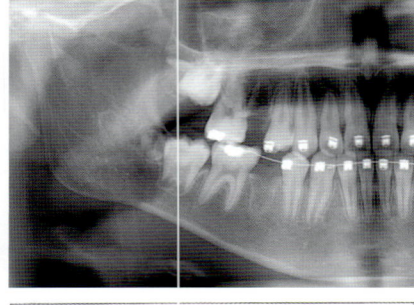
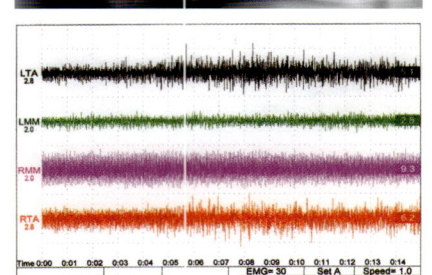

頭部X線規格写真所見
- 上下顎に突出感のある口唇側貌が形成．
- 下顎第二大臼歯の萌出余地不足．
- ディッシュフェイス防止のためと第二大臼歯の萌出余地確保のため，上下顎第二小臼歯を抜歯した．
- 上下顎切歯は唇側傾斜している．

パノラマX線写真所見
- 上下顎とも第二小臼歯を抜歯した．

EMG所見
- 右側咬筋，側頭筋活動は少し緩和した．

術後10カ月（14歳9カ月）

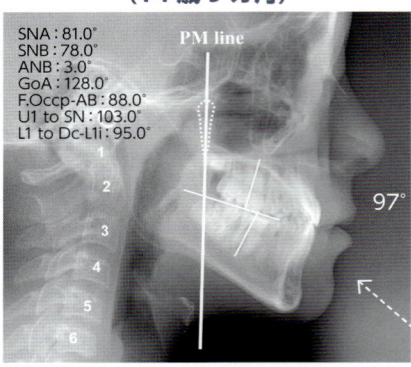
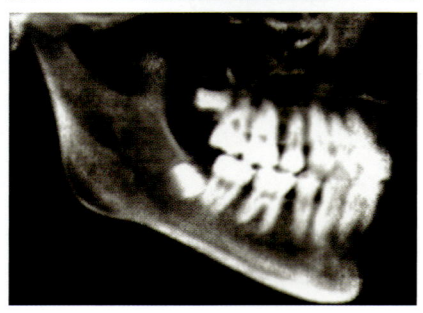
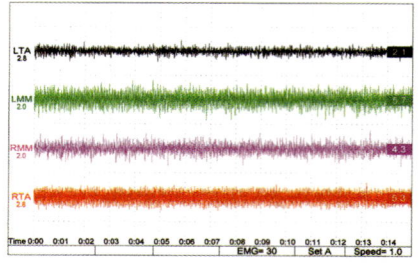

頭部X線規格写真所見
- ディッシュフェイスにならず美しいナゾラビアルアングルとメンタリスサルカスの口唇側貌が形成．
- すべての第二大臼歯はPM lineの前方に排列し，良好な上下顎切歯軸の対顎，対咬関係が確立された．

CT（oblique）画像所見
- すべての抜歯空隙は閉鎖され，歯根に異常はなく，歯周組織も健康である．
- 上下顎に智歯が存在（今後，抜歯が望まれる）．

EMG所見
- 右側咬筋，側頭筋活動は緩和し，左右差がほぼ是正された．その結果，咬合高径が増加し，左右差が是正された．

5-3 初診時から術後10カ月の側面頭部X線規格写真，CT（oblique）画像，パノラマX線写真，EMG

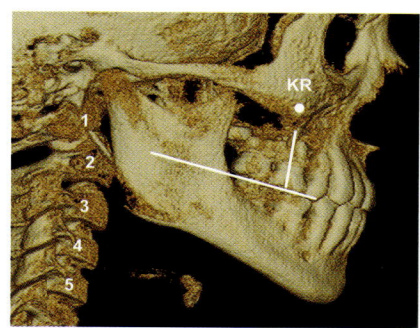 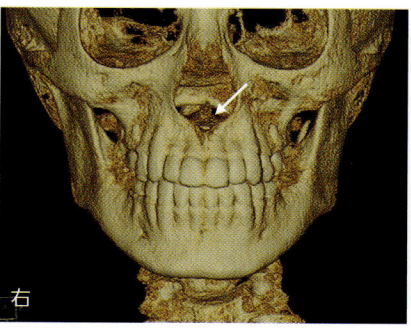 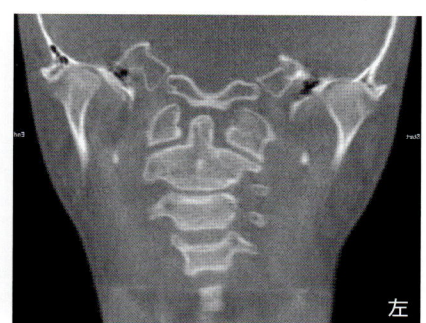

上顎第一大臼歯の歯軸は咬合平面に垂直で，延長線はkey ridge上を垂直に通過し，咬合力が垂直に加わり，顎関節への負荷が少ない咬合形態が確立．

上下顎正中線が一致し，正常被蓋の咬合形態が確立．
頭蓋は左側に傾斜．
前鼻棘部に骨欠損（矢印）が存在．

頸椎，歯突起は左側に彎曲．
右側下顎頭は左側より高い位置にあり，左右非対称．

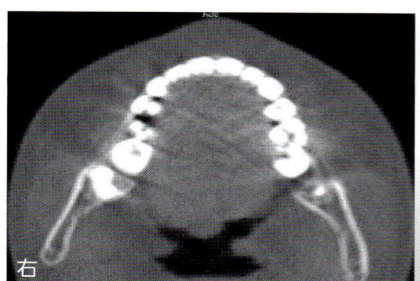 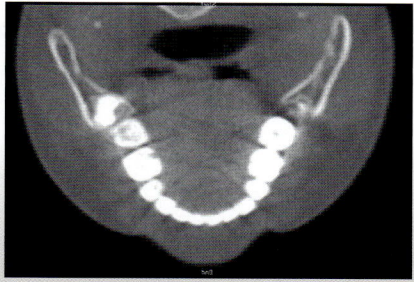 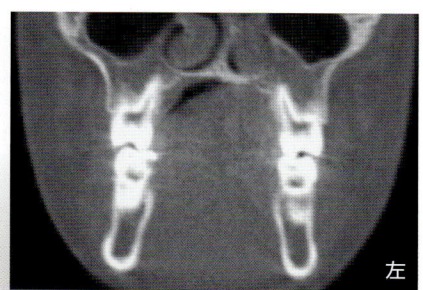

安定した歯列弓，歯槽堤が形成され，すべての歯は歯槽堤の海綿骨内に排列．

良好な上下顎第一大臼歯の咬頭嵌合．鼻中隔が彎曲している．

5-4 術後10カ月の3D画像，CT（curved MPR, axial）画像

QUESTION 3
抜歯のタイミングと抜歯部位はどのように考えたらよいのでしょうか？

Case 6

叢生を伴う成人上顎劣成長Ⅲ級開咬症例
〔抜歯部位：|7〕

挺出により咬合干渉を惹起していた上顎左側第二大臼歯を抜歯し，抜歯窩に埋伏智歯を再植して咬合を改善

患　者	28歳0カ月，男性．
主　訴	受け口，しゃべりにくい．左側顎関節部に時折クリック音が生じる．
初診時所見	Ⅲ級開咬（上顎劣成長）．口呼吸，異常嚥下癖で開咬が誘発．上顎歯列弓，歯槽堤の狭窄で叢生が惹起．上顎左側第二大臼歯の挺出で咬合干渉が惹起され，下顎が右側に偏位．その結果，上下顎犬歯，大臼歯関係は右側がⅠ級，左側がⅢ級で上下顎正中線は不一致．上顎中隔部の顎裂．良好なナゾラビアルアングル，下顎突出の口唇側貌．
治療方針	①歯列弓，歯槽堤を形態修正し，鼻呼吸，正常嚥下を習得させるとともに叢生と開咬を改善． ② symphysis の唇舌的厚さがないこと，上下顎犬歯の唇側部の骨が薄いこと，歯の移動で歯根が露出しやすい状態であること，上顎左右切歯骨部に微小型（マイクロフォーム）の顎裂があることなどから，上下顎の小臼歯抜歯は避ける． ③挺出している上顎左側第二大臼歯を抜歯し，埋伏智歯を抜歯窩に移植し，歯列弓内に排列．その理由は咬合干渉を解消し，下顎の右側偏位を改善し，左側顎関節部の違和感を軽減または解消するため． ④上下顎犬歯，大臼歯関係をⅠ級に改善． ⑤咬合力を強め，緊密な咬頭嵌合を確立．
抜歯部位	上顎左側第二大臼歯の1本．
抜歯順序	歯列弓，歯槽堤が形態修正され，上下顎左右犬歯が歯列弓内に排列された後に上顎左側第二大臼歯を抜歯し，埋伏智歯を抜歯窩に再植し，歯列弓内に排列．
器械的治療	上顎に可撤式拡大床と上下顎にフルブラケット装置（アンカレッジベンド付きライトワイヤーとゴム）を装着．
機能回復治療	ガムによる噛みしめ運動で咬合力を強化．舌挙上訓練，リップトレーニング．
治療結果	上顎左側智歯およびすべての第二大臼歯は PM line の前方に排列され，犬歯，大臼歯関係がⅠ級の緊密な咬頭嵌合の咬合形態が確立された．歯根露出はなく，歯周組織は健康で，良好な口唇側貌が形成された． 右側顎関節の違和感は解消された．
動的治療期間	27カ月．
保定期間	2年間．

〔考　察〕

　臼歯の挺出により咬合干渉が惹起されている場合，臼歯の圧下は困難であるため，本症例においては，挺出していた臼歯を抜歯し，隣接する埋伏智歯を移植して利用した．その結果，埋伏智歯も海綿骨内に排列され，歯としての機能を十分に果たしている．

初診時（28歳0カ月）

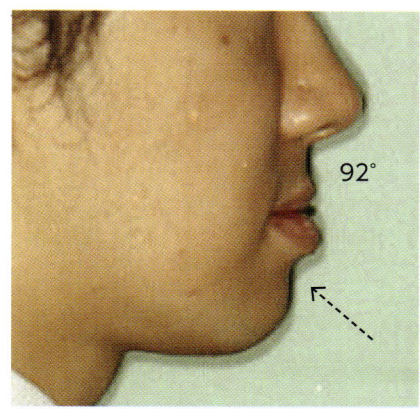
下顎突出の口唇側貌，ナゾラビアルアングルとメンターリスサルカスは良好．

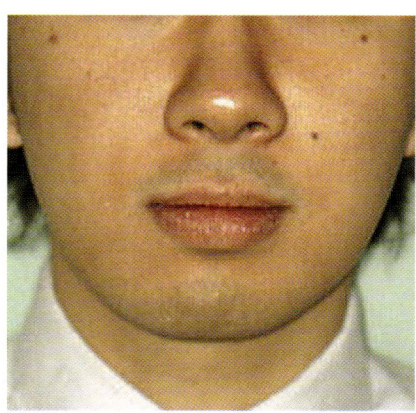

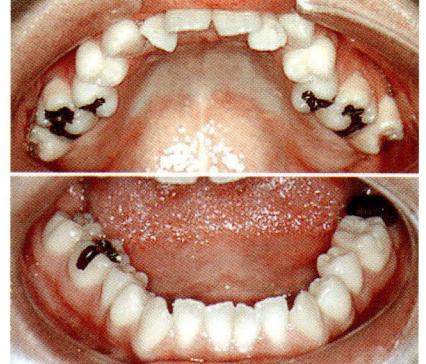
上顎左側第二大臼歯の挺出で咬合干渉が惹起．

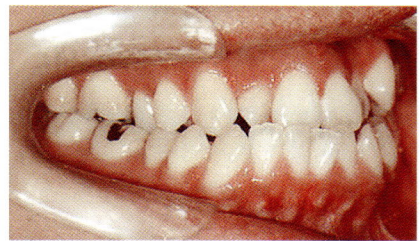
右側の上下顎犬歯，大臼歯関係はⅠ級．下顎臼歯は舌側傾斜．

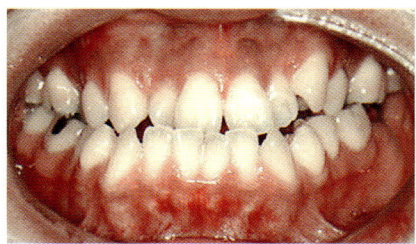
上顎左側第二大臼歯の挺出で咬合干渉が惹起され，下顎は右側に偏位．

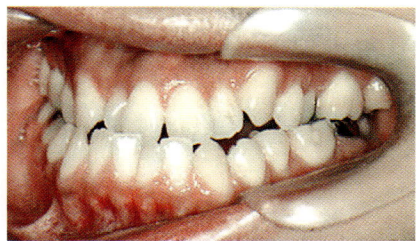
左側の上下顎犬歯，大臼歯関係はⅢ級．上下顎小臼歯は舌側傾斜し，交叉咬合状態．

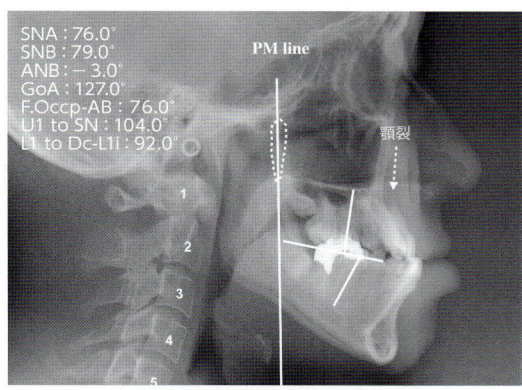

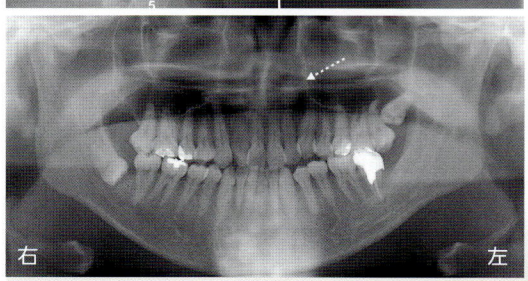

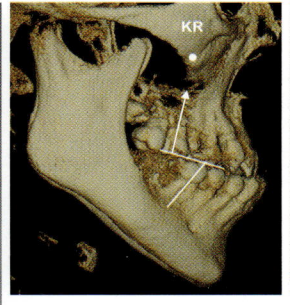

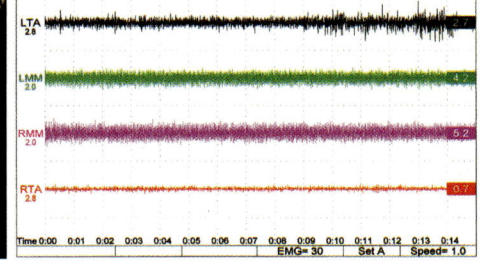

側面頭部Ｘ線規格写真所見
- 舌骨はPM lineに近接しており，下顎過成長で上顎劣成長のⅢ級症例である．舌骨は第四頸椎の下方で気道が狭窄しており，口呼吸，異常嚥下癖が誘発されている．
- 下顎第二大臼歯はPM lineの前方に排列されている．

パノラマＸ線写真所見
- 上顎左側第二大臼歯が挺出し，第一大臼歯は近心傾斜している．
- 左側中切歯歯根が遠心に彎曲している．
- ⌊1の上部（矢印）に顎裂がある．

3Ｄ画像所見
- 上顎第一大臼歯の歯軸は咬合平面に対し遠心傾斜し，key ridgeを通過する歯軸の延長線は，咬合平面に対し垂直でない．下顎第一大臼歯は近心傾斜し，咬合力が分散しやすい咬合形態である．

EMG所見
- 咬筋は高活動で，側頭筋は低活動で左右非対称である．

6-1 初診時の顔貌，口腔内写真，側面頭部Ｘ線規格写真，パノラマＸ線写真，3Ｄ画像，EMG

QUESTION 3

抜歯のタイミングと抜歯部位はどのように考えたらよいのでしょうか？

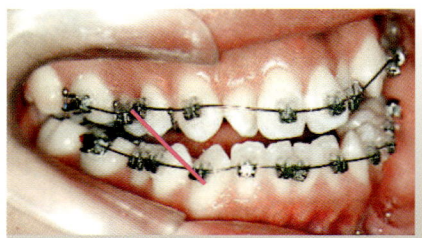 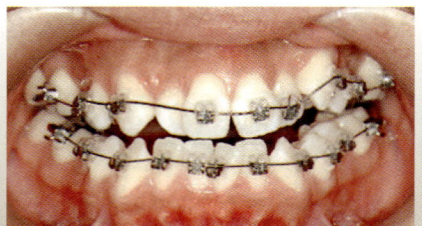 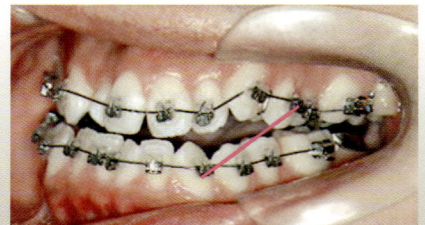

動的治療開始時（28歳0カ月）　短いⅢ級ゴムを使用．

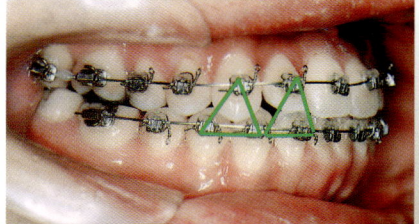 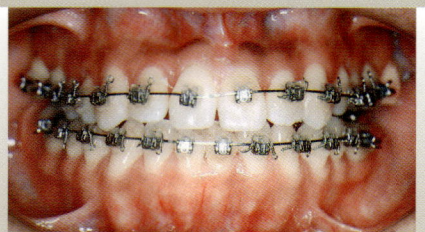 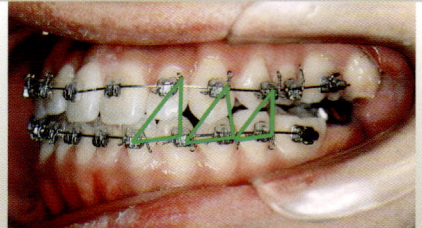

動的治療開始後11カ月（28歳11カ月）　トライアングルゴムは上顎犬歯のリンガルボタンから下顎犬歯，小臼歯の頬側のフック間にかける．

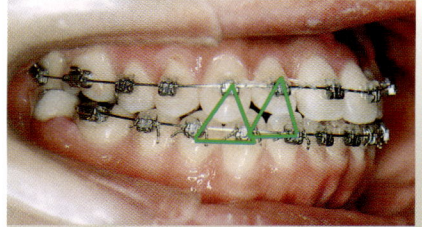 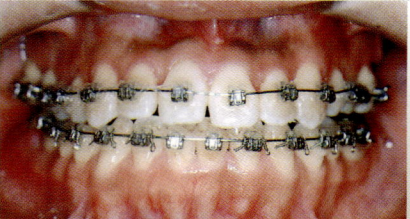 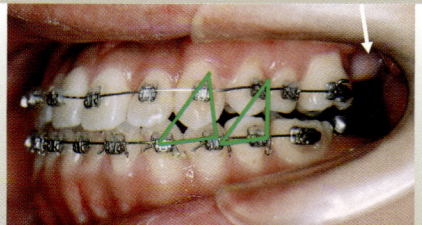

動的治療開始後14カ月（29歳2カ月）　トライアングルゴムは，上顎は犬歯のリンガルボタンからかける．矢印は再植された智歯．

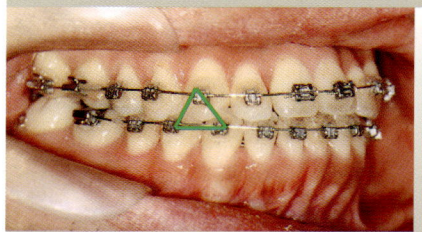 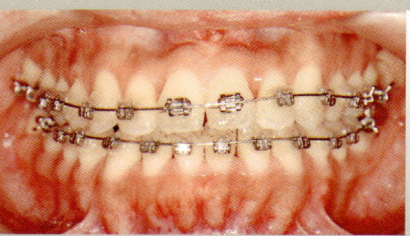 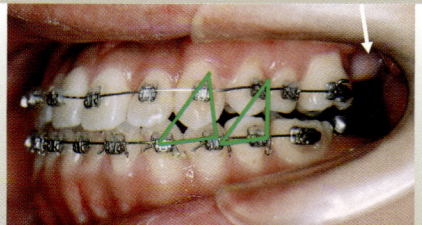

動的治療開始後24カ月（30歳0カ月）　　　　　　　　　　　　　　　　再植智歯は隣接歯とレジンで固定（矢印）．

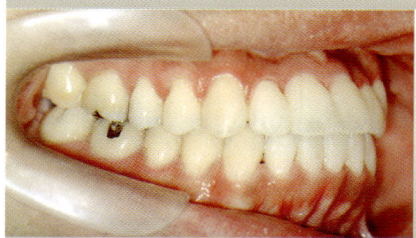 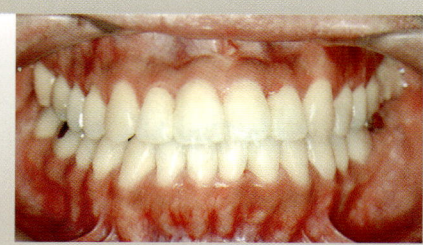 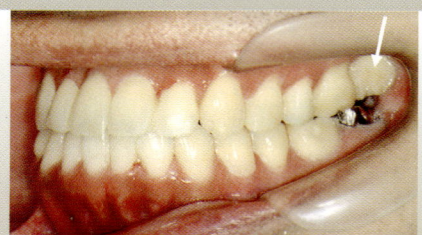

動的治療終了時（30歳3カ月）　切歯骨部の顎裂で左側中切歯は遠心傾斜している．　再植された智歯（矢印）．

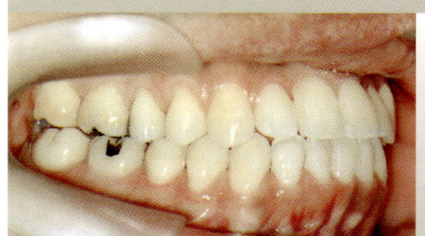 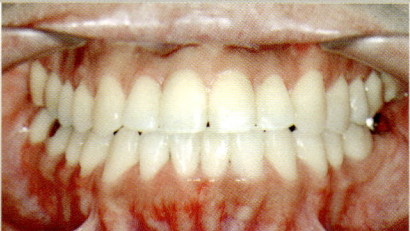 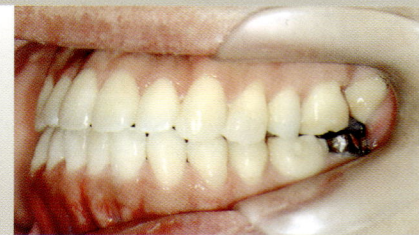

術後6カ月（30歳9カ月）

6-2　動的治療開始時から術後6カ月の口腔内写真

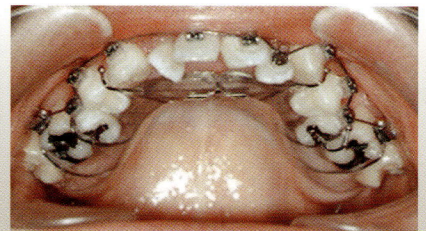
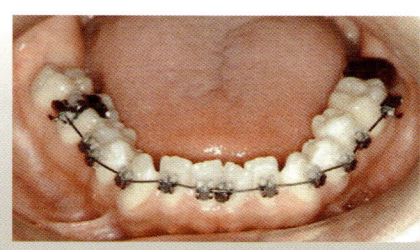

上顎に可撤式拡大床を装着．

動的治療開始時の治療目的
被蓋と叢生，開咬の改善．
上下顎歯列弓，歯槽堤の形態修正．
鼻呼吸，正常嚥下の習得．
咬合干渉の排除．
方法
上下顎にフルブラケット装置（アンカレッジベンド付きライトワイヤーと短いⅢ級ゴム）を装着．
舌挙上訓練を実施．

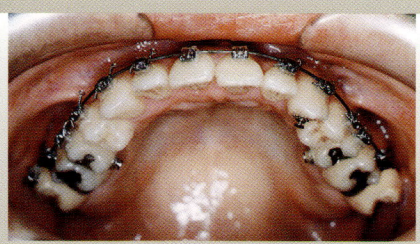
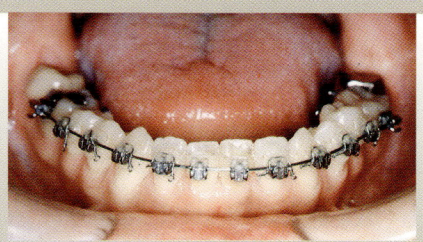

動的治療開始後 11 カ月までの治療効果
歯列弓，歯槽堤が形態修正された．
被蓋，叢生，開咬が改善．
鼻呼吸，正常嚥下を習得．
今後の治療目的
上下顎犬歯，大臼歯関係をⅠ級にする．
方法
下顎に 0.016″ × 0.016″ の NiTi ワイヤーとトライアングルゴムを使用．
舌挙上訓練と歯肉のマッサージを実施．

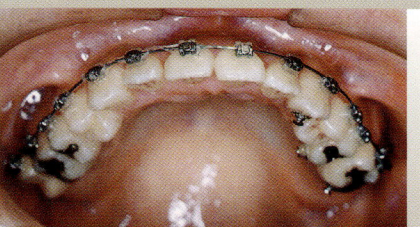
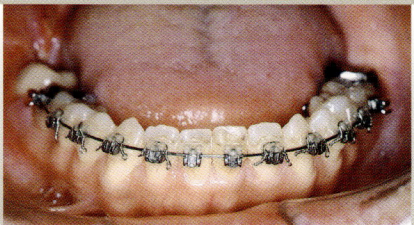

動的治療開始後 14 カ月までの治療効果
上下顎犬歯，大臼歯関係がほぼⅠ級．
今後の治療目的
咬合干渉の排除．
上顎左側埋伏智歯を歯列弓内に排列．
方法
上顎左側第二大臼歯を抜歯し，抜歯窩に埋伏智歯を再植．上下顎に 0.016″ × 0.016″ の NiTi ワイヤーとトライアングルゴムを使用．
舌挙上訓練と歯肉のマッサージを実施．

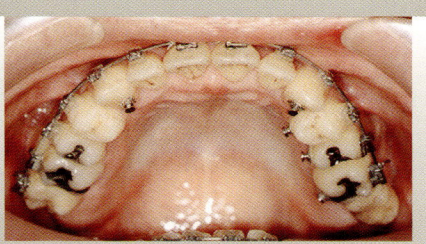
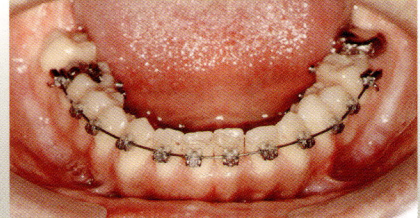

再植された上顎左側智歯の回転は改善できなかった．

動的治療開始後 24 カ月までの治療効果
上顎左側智歯が再植され歯列弓内に排列．
咬合干渉が排除され，顎関節部の違和感が軽減．
今後の治療目的
再植歯の生着と歯周組織の健全化をはかる．
方法
再植智歯を隣接歯と固定．
舌挙上訓練，歯肉のマッサージと噛みしめ運動と口腔清掃を実施．

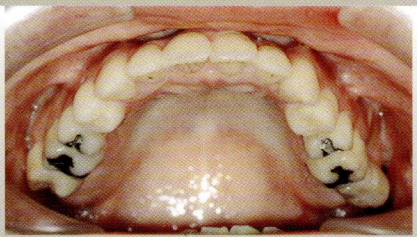
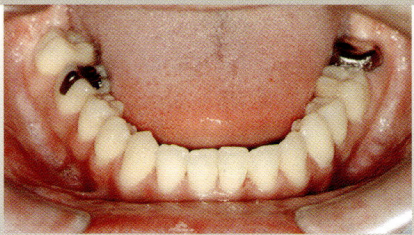

動的治療終了時
上顎左側の再植智歯は整直．
上下顎犬歯，大臼歯関係はⅠ級で犬歯，臼歯部で緊密な咬頭嵌合の咬合形態が確立され，健康な歯周組織が維持されているので動的治療を終了した．
動的治療期間は 27 カ月であった．
保定
昼間は可撤式保定装置，おもに夜間にトゥースポジショナーを 2 年間使用．
舌挙上訓練と口腔清掃を継続して実施．

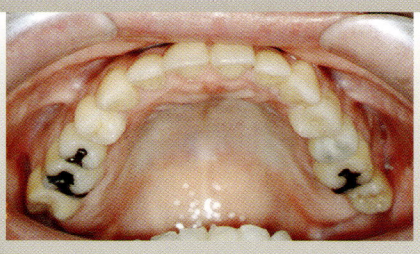
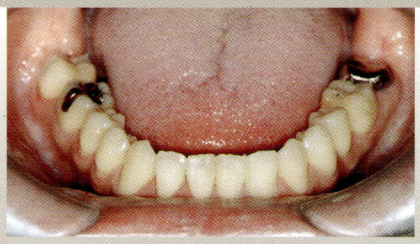

術後 6 カ月の所見
より良好な咬合形態と健康な歯周組織が形成され維持されている．
挺出歯の上顎第二大臼歯を抜歯し，埋伏智歯をその抜歯窩に再植し咬合干渉が排除されたことと，舌挙上訓練で鼻呼吸，正常嚥下の習得とともに歯列弓，歯槽堤の安定がはかられたことが，術後の咬合の安定に大きく貢献している．

QUESTION 3

抜歯のタイミングと抜歯部位はどのように考えたらよいのでしょうか？

初診時（28歳0カ月）

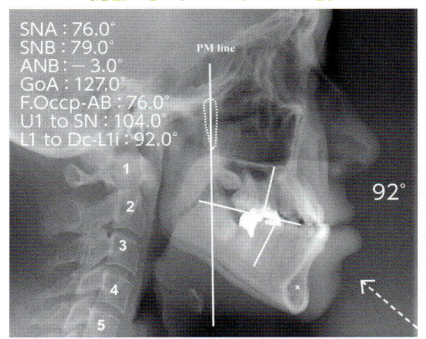

SNA : 76.0°
SNB : 79.0°
ANB : −3.0°
GoA : 127.0°
F.Occp-AB : 76.0°
U1 to SN : 104.0°
L1 to Dc-L1i : 92.0°

92°

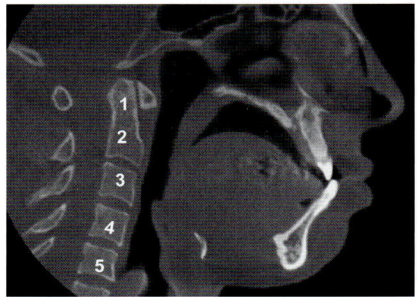

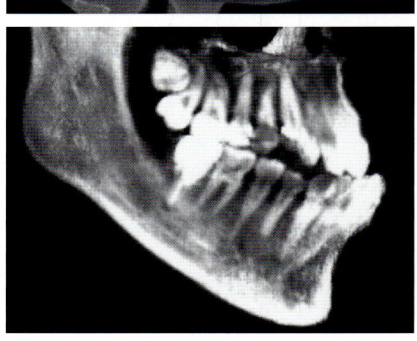

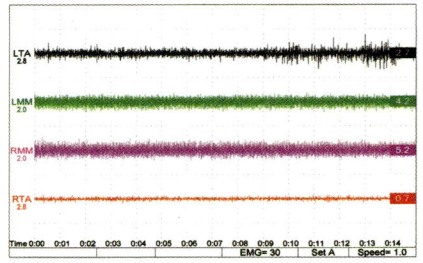

側面頭部X線規格写真所見
- 下顎突出の口唇側貌．
- 下顎第二大臼歯はPM lineの前方にある．
- 上顎第一大臼歯の歯軸は咬合平面に対し遠心傾斜し，下顎第一大臼歯の歯軸は近心傾斜し，咬合力が分散しやすい咬合形態．

CT（sagittal）画像所見
- 舌骨，喉頭蓋は下方で舌背は口蓋に届かず気道は狭窄し，口呼吸，異常嚥下癖が誘発．

CT（oblique）画像所見
- 上顎左側第二大臼歯が挺出し，埋伏智歯が存在する．

EMG所見
- 側頭筋活動は左右非対称．

動的治療開始後14カ月（29歳2カ月）

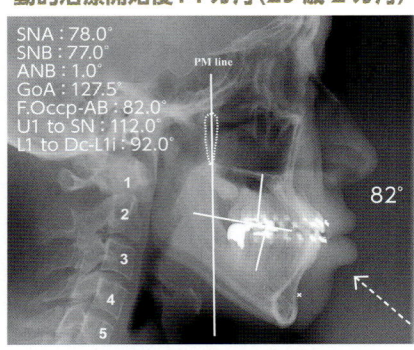

SNA : 78.0°
SNB : 77.0°
ANB : 1.0°
GoA : 127.5°
F.Occp-AB : 82.0°
U1 to SN : 112.0°
L1 to Dc-L1i : 92.0°

82°

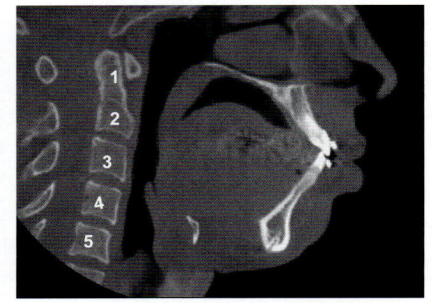

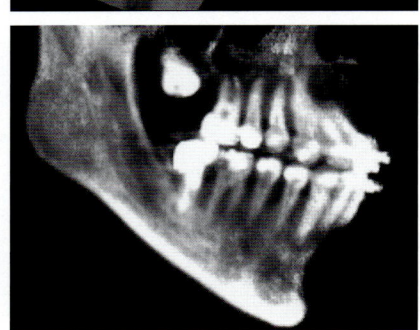

側面頭部X線規格写真所見
- 下顎突出感が是正された．
- 上下顎第一大臼歯は整直され，歯軸は咬合平面と垂直になり，咬合力が垂直に加わる安定した咬合形態に改善．
- 被蓋が改善．

CT（sagittal）画像所見
- 舌骨の垂直位は下方で，舌背は口蓋に届かず鼻呼吸，正常嚥下が習得されていない．

CT（oblique）画像所見
- 上顎左側第二大臼歯を抜歯した．この後，埋伏智歯を抜歯窩に再植した．

動的治療終了時（30歳3カ月）

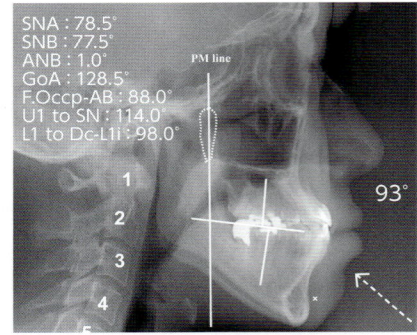

SNA : 78.5°
SNB : 77.5°
ANB : 1.0°
GoA : 128.5°
F.Occp-AB : 88.0°
U1 to SN : 114.0°
L1 to Dc-L1i : 98.0°

93°

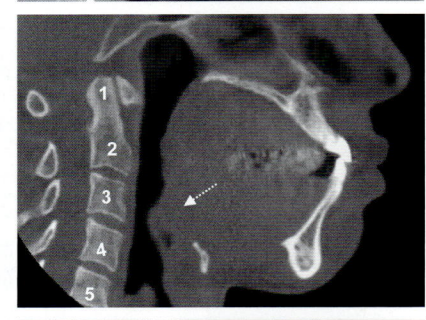

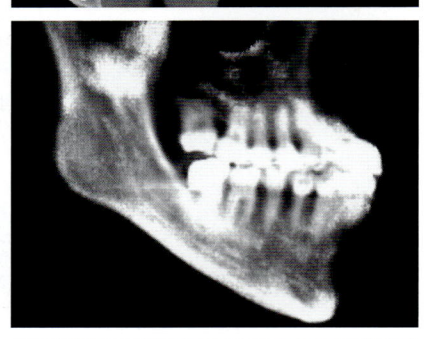

側面頭部X線規格写真所見
- 美しいメンターリスサルカスの口唇側貌．
- すべての第二大臼歯と上顎左側智歯はPM lineの前方に排列され，上下顎第一大臼歯の歯軸は咬合平面と垂直で，咬合力が垂直に加わる安定した咬合形態が確立された．

CT（sagittal）画像所見
- 舌骨，舌が挙上され，舌背が口蓋に貼りつき，気道が開大し鼻呼吸，正常嚥下を習得．
- 腫れもの（矢印）で喉頭蓋が少し横向きになり，気道を狭窄している．

CT（oblique）画像所見
- 再植された上顎左側智歯は，歯根が形成されている．

EMG所見
- 咬筋，側頭筋活動は活性化された．

6-3　初診時から動的治療終了時の側面頭部X線規格写真，CT（sagittal, oblique）画像，EMG

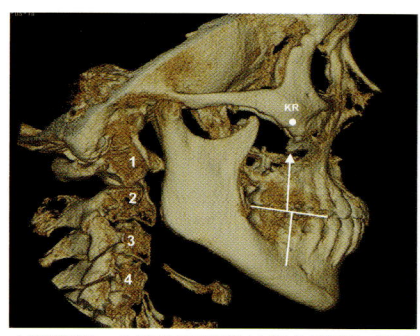
上下顎第一大臼歯の歯軸は咬合平面に垂直で，上顎第一大臼歯の歯軸の延長線は key ridge 上を垂直に通過．その結果，咬合力が垂直に加わる咬合形態が確立された．

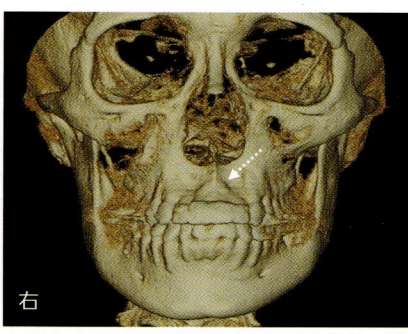
上顎左右切歯骨部に微小型の顎裂（矢印）が存在する．

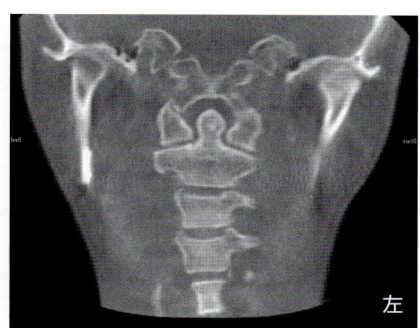
頸椎，歯突起はわずかに左側に彎曲．下顎頭にはわずかに左右差があるが，顎関節部の違和感は解消された．

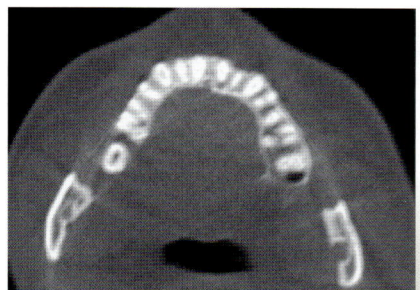
歯列弓，歯槽堤の形態は安定しており，上顎左側智歯を含むすべての歯は歯槽堤の海綿骨内に排列されている．

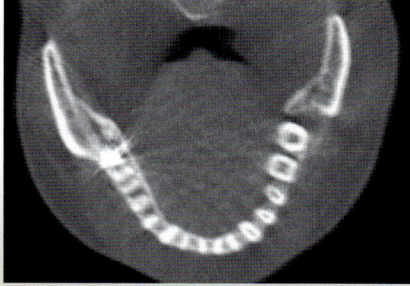

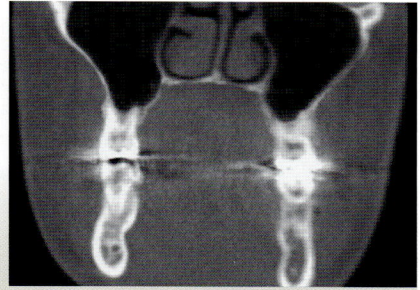
上下顎第一大臼歯は海綿骨内に排列され，良好な咬頭嵌合が形成されている．鼻中隔は彎曲している．

6-4 動的治療終了時の 3D 画像，CT（curved MPR, axial）画像

QUESTION 3 抜歯のタイミングと抜歯部位はどのように考えたらよいのでしょうか？

Case 7

著しい叢生を伴う下顎3切歯の成人上顎劣成長Ⅲ級開咬症例
〔抜歯部位：6|6（失活歯）〕

下顎小臼歯の抜歯を避け，失活歯の下顎左右第一大臼歯を抜歯し，水平埋伏智歯を利用

患　者……… 25 歳 7 カ月，男性．

主　訴……… 受け口，でこぼこの歯，噛みにくく，しゃべりにくい．右側顎関節部に時折クリック音が生じる．

初診時所見…… Ⅲ級開咬（上顎劣成長）．下顎は 3 切歯（|2 は先天性欠如）．上下顎歯列弓，歯槽堤の著しい狭窄と叢生．小臼歯部の歯槽堤幅が著しく狭く海綿骨量が少なく，歯の移動時や術後に歯根が露出しやすい状態．上下顎左右犬歯は唇側転位．下顎左右第一大臼歯は失活歯．下顎に左右水平埋伏智歯が存在．良好なナゾラビアルアングルとメンターリスサルカスの口唇側貌．

治療方針……… ①歯列弓，歯槽堤を形態修正し，鼻呼吸，正常嚥下を習得させるとともに唇側転位の上下顎左右犬歯を歯列弓内へ排列し，叢生と開咬を改善．
② symphysis の唇舌的厚さがないこと，下顎小臼歯部の歯槽堤幅が狭く海綿骨量が少ないこと，強靱な頬小帯が存在することなどから，歯の移動時に歯根露出が生じやすい状態で，口唇側貌は比較的良好なため，下顎小臼歯の抜歯を避けてディッシュフェイスを防止する．
③失活歯の下顎左右第一大臼歯を抜歯し，水平埋伏智歯を歯列弓内に排列して利用する．
④上下顎犬歯，大臼歯関係をⅠ級に改善する．
⑤咬合力を強め，臼歯部咬合高径を減少させ，緊密な咬頭嵌合を確立させる．
⑥上顎を抜歯するか否かは治療経過中に決めるが，非抜歯の可能性が高い．

抜歯部位……… 失活歯の下顎左右第一大臼歯の 2 本．

抜歯順序……… ①歯列弓，歯槽堤が形態修正され，上下顎左右犬歯が歯列弓内に排列された後に上下顎第一大臼歯の金属冠を撤去する．
②次に第一大臼歯の近遠心面をトリミングし，小臼歯，犬歯を整直し，上下顎歯列弓を後方移動し，上下顎犬歯関係がほぼⅠ級に改善されたところで失活歯の下顎第一大臼歯の抜歯を開始．智歯の萌出が早い左側第一大臼歯を先に抜歯した．

器械的治療…… 上顎に可撤式拡大床と上下顎にフルブラケット装置（アンカレッジベンド付きライトワイヤーとゴム）を装着．

機能回復治療… ガムによる噛みしめ運動で咬合力を強化．舌挙上訓練，リップトレーニング．

治療結果……… 下顎左右智歯は PM line の前方に排列された．犬歯，大臼歯関係がⅠ級の緊密な喉頭嵌合の咬合形態が確立され，歯根露出はなく，歯周組織は健康で，美しい口唇側貌が形成された．

動的治療期間… 45 カ月．

保定期間……… 2 年間．

〔考　察〕

　下顎左右小臼歯部の歯槽堤の頬舌的幅が狭く，海綿骨量が少ないうえ，頬小帯が強いことから，小臼歯抜歯を行うと歯根露出の可能性が高いため，失活歯の左右第一大臼歯を抜歯し，水平埋伏智歯を利用した．

初診時（25歳7カ月）

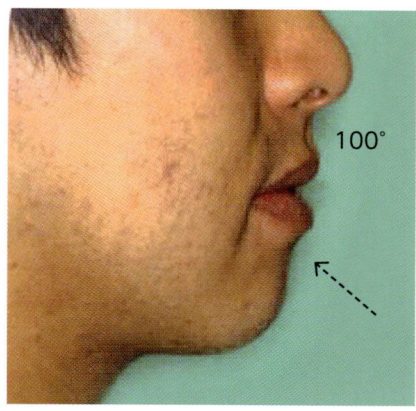
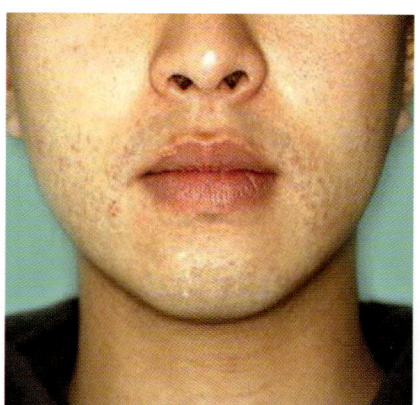
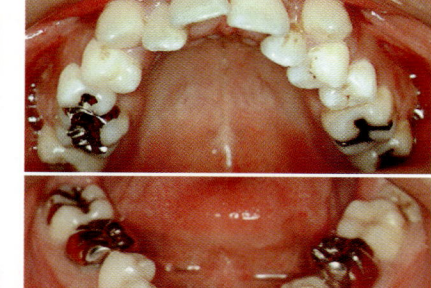

良好なナゾラビアルアングルとメンターリスサルカスの口唇側貌．

上下顎臼歯は著しく舌側傾斜し，歯列弓，歯槽堤は狭窄．下顎小臼歯部の歯槽堤幅は狭く海綿骨量が少ない．

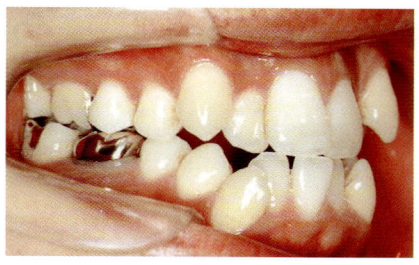
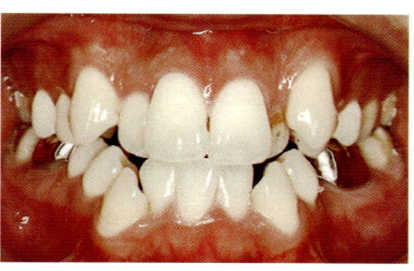
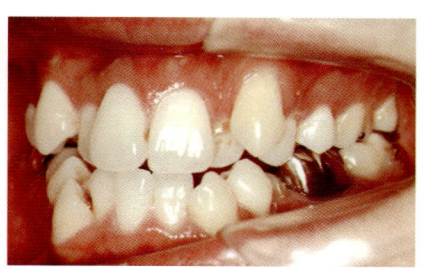

上下顎臼歯は著しく舌側傾斜．犬歯，大臼歯関係はフルクラスⅢ．

下顎は3切歯で，下顎左右小臼歯部に強靱な頬小帯がある

上下顎犬歯，大臼歯関係はⅢ級で著しい叢生．歯周組織は健康．

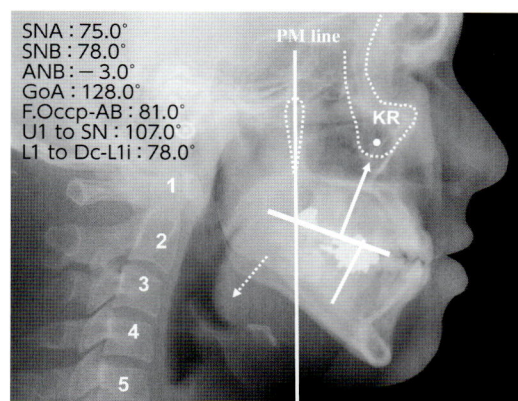

SNA：75.0°
SNB：78.0°
ANB：−3.0°
GoA：128.0°
F.Occp-AB：81.0°
U1 to SN：107.0°
L1 to Dc-L1i：78.0°

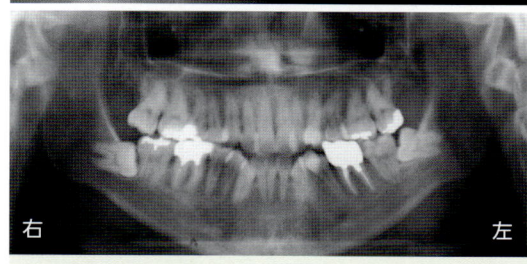

側面頭部X線規格写真所見
・舌骨はPM lineのやや後方で望ましい水平位である．
・舌骨の垂直位は下方であるとともに，喉頭蓋上部の腫れもの（矢印）で喉頭蓋が横向きとなり，気道が狭窄し，口呼吸，異常嚥下癖が誘発されている．
・上下顎第二大臼歯はPM lineの前方にある．
・上顎第一大臼歯の歯軸は咬合平面に対し遠心傾斜し，key ridgeを通過する歯軸の延長線は，咬合平面に対し垂直でない．下顎第一大臼歯は近心傾斜し，咬合力が分散しやすい咬合形態である．

パノラマX線写真所見
・下顎左右第一大臼歯は失活歯である．下顎の左右に水平埋伏智歯が存在している．
・下顎は3切歯（2̅は先天性欠如）．下顎枝は細く下顎頭は小さい．

EMG所見
・左右の咬筋は低活動で咬合力が弱く，側頭筋は高活動である．

7-1 初診時の顔貌，口腔内写真，側面頭部X線規格写真，パノラマX線写真，EMG

QUESTION 3

抜歯のタイミングと抜歯部位はどのように考えたらよいのでしょうか？

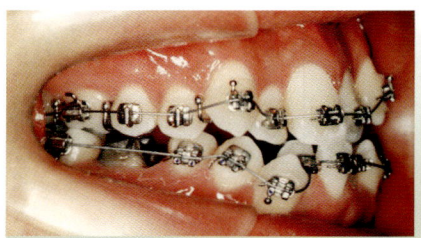 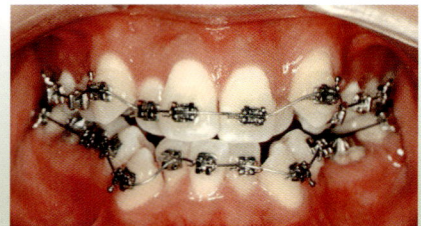 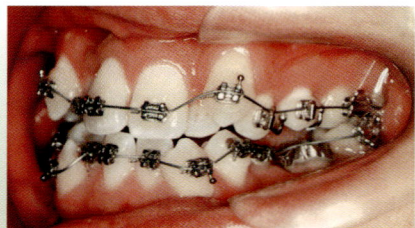

動的治療開始時（25歳8カ月）

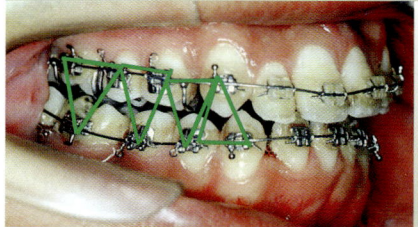 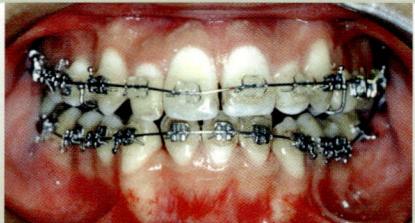 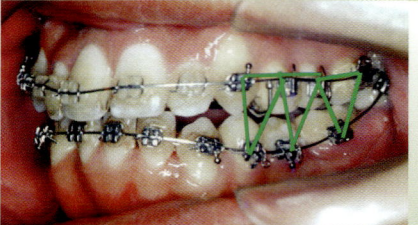

動的治療開始後15カ月（26歳11カ月）トライアングルゴムは下顎のリンガルボタンから上顎犬歯，第一小臼歯の頬側にかける．

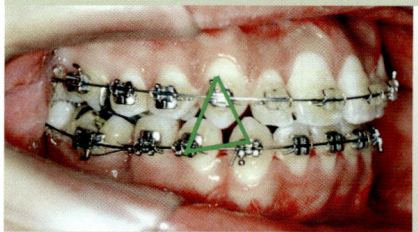 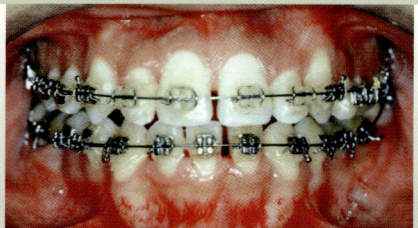 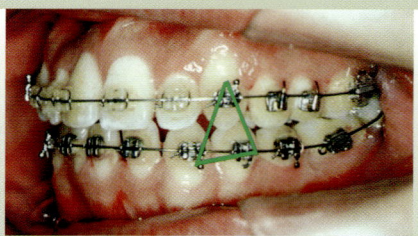

動的治療開始後22カ月（27歳6カ月）トライアングルゴムは上顎犬歯のリンガルボタンから，下顎は犬歯，第一小臼歯の頬側のフック間にかける．理由は上顎犬歯歯根を海綿骨内に排列させるためである．

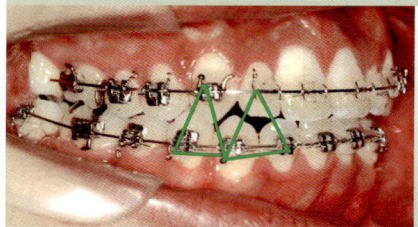 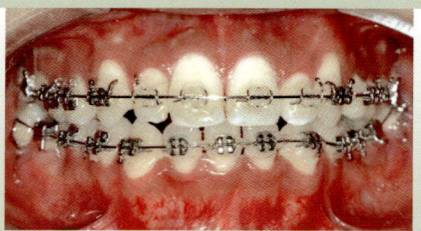 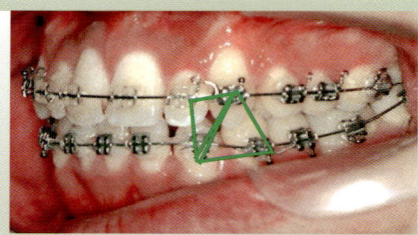

動的治療開始後40カ月（29歳0カ月）トライアングルゴムは上顎犬歯のリンガルボタンから下顎犬歯，第一小臼歯の頬側にかける．

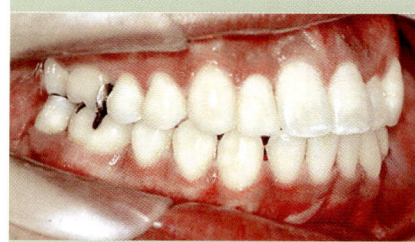 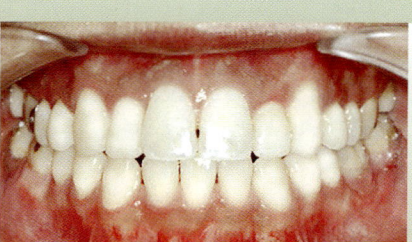 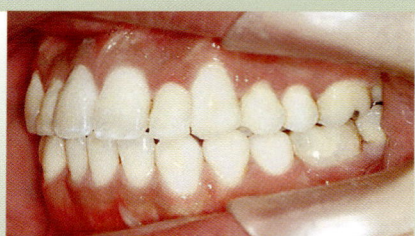

動的治療終了時（29歳5カ月）噛みしめ運動で緊密な咬頭嵌合が確立．

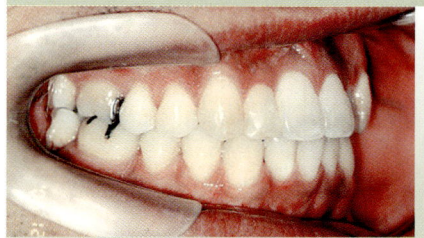 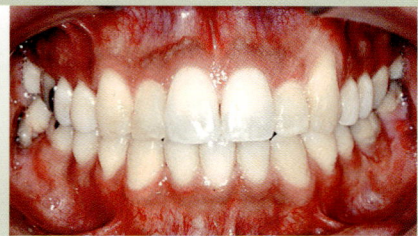 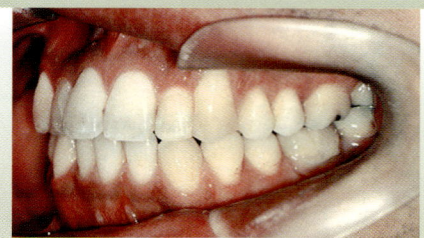

術後2年9カ月（32歳2カ月）

7-2 動的治療開始時から術後2年9カ月の口腔内写真

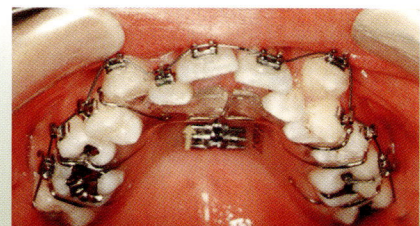
上顎に可撤式拡大床を装着.

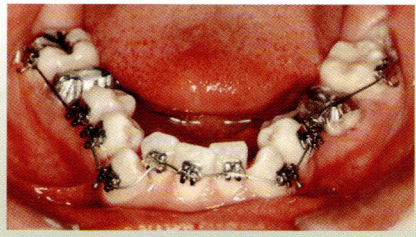
金属冠撤去後，近遠心面をトリミングし，第二大臼歯を近心移動，小臼歯を遠心移動．

動的治療開始時の治療目的
上下顎歯列弓，歯槽堤の形態修正をし，舌房を開大し，鼻呼吸を習得させる．
被蓋と叢生の改善．小臼歯抜歯を避けて咬合を改善．

方法
上下顎にフルブラケット装置（アンカレッジベンド付きライトワイヤー）を装着．下顎左右第一大臼歯を抜歯．下顎水平埋伏智歯を外科的に整直し，歯列弓内に排列．舌挙上訓練と噛みしめ運動を実施．

上顎に可撤式拡大床を装着.

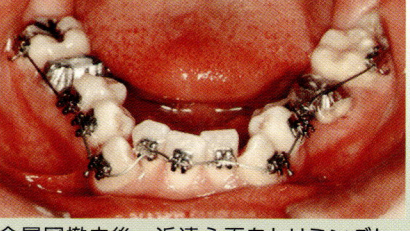

動的治療開始後 15 カ月までの治療効果
上下顎歯列弓，歯槽堤の形態修正で舌房が拡大．鼻呼吸を習得．
下顎犬歯関係がI級で被蓋が改善．下顎左側埋伏智歯は外科的に整直され，歯列弓内に排列．

今後の治療目的
下顎右側埋伏智歯を歯列弓内に排列．

方法
0.016″× 0.016″NiTi ワイヤーと犬歯，臼歯部でトライアングルゴムを使用．右側智歯を外科的整直．

舌挙上訓練で良好な歯列弓が形成.

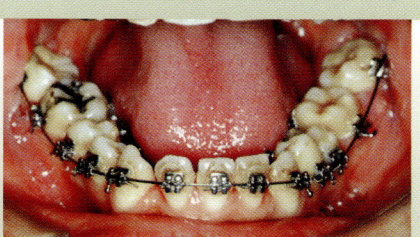

動的治療開始後 22 カ月までの治療効果
下顎右側埋伏智歯が歯列弓内に排列．すべての臼歯が頬舌的に整直．上下顎犬歯，大臼歯関係がほぼI級に改善．

今後の治療目的
緊密な咬頭嵌合の確立．上下顎犬歯，大臼歯関係（下顎は第二大臼歯）がI級の咬合形態を確立．

方法
アンカレッジベンド付きライトワイヤーとトライアングルゴムを使用．舌挙上訓練，噛みしめ運動を継続実施．

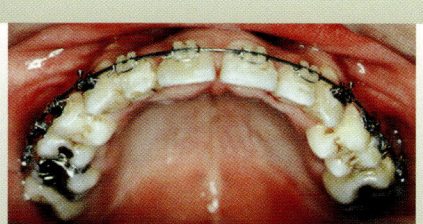
舌挙上訓練で歯列弓，歯槽堤は安定.

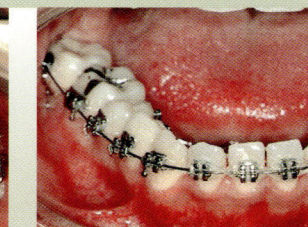

動的治療開始後 40 カ月までの治療効果
良好な上下顎歯列弓，歯槽堤と舌がゆったり収まる舌房が形成．上顎非抜歯のまま，上下顎犬歯，大臼歯関係がI級の咬合形態が確立できた．

今後の治療目的
犬歯，臼歯部で緊密な咬頭嵌合を確立．

方法
0.016″× 0.016″NiTi ワイヤーとトライアングルゴムを使用．舌挙上訓練を継続実施．

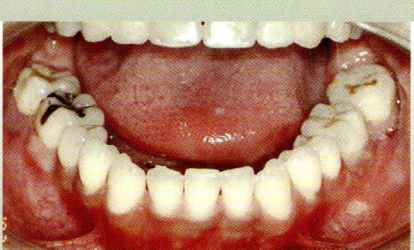

動的治療終了時
下顎左右埋伏智歯が歯列弓内に排列．安定した形態の歯列弓，歯槽堤が形成．上下顎犬歯，大臼歯関係がI級で緊密な咬頭嵌合の咬合形態が確立．下顎左右犬歯，小臼歯の歯根露出はなく，歯周組織は健康なので動的治療を終了した．動的治療期間は 45 カ月であった．

保定
昼間は可撤式保定装置，おもに夜間にトゥースポジショナーを2年間使用．舌挙上訓練を継続実施．

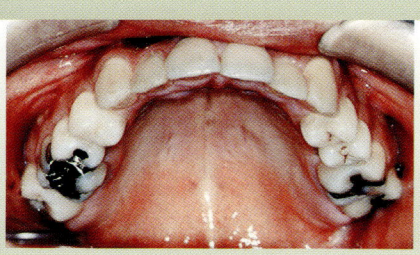
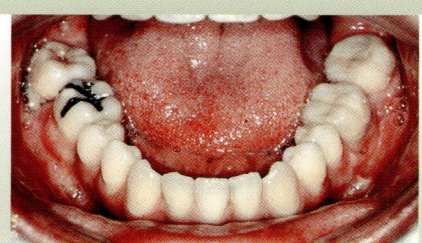

術後 2 年 9 カ月
良好な咬合形態が維持されている．歯周組織に異常はなく，下顎の水平埋伏智歯も歯としての機能を果たしている．
鼻呼吸，正常嚥下を習得できたことと，小臼歯を抜歯せずに失活歯を抜歯し，水平埋伏智歯を利用したことが術後の咬合の安定と歯周組織の健康の鍵である．

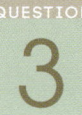

QUESTION 3 抜歯のタイミングと抜歯部位はどのように考えたらよいのでしょうか？

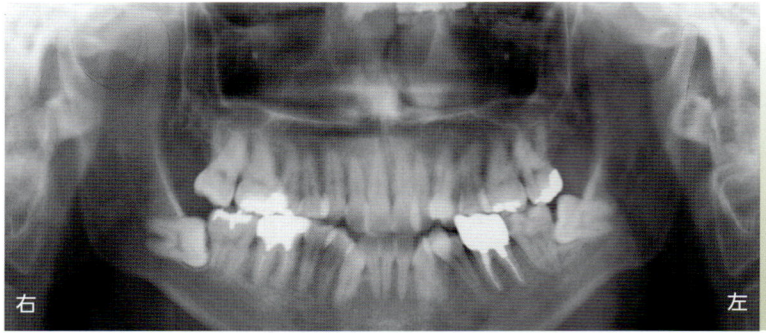

初診時（25歳7カ月）
下顎第一大臼歯の金属冠を撤去し，近遠心面をトリミングし，平行ゴムで下顎小臼歯を遠心移動，下顎第二大臼歯を近心移動させて智歯の萌出余地を確保した（平行ゴム：第二小臼歯から第二大臼歯間で使用）．

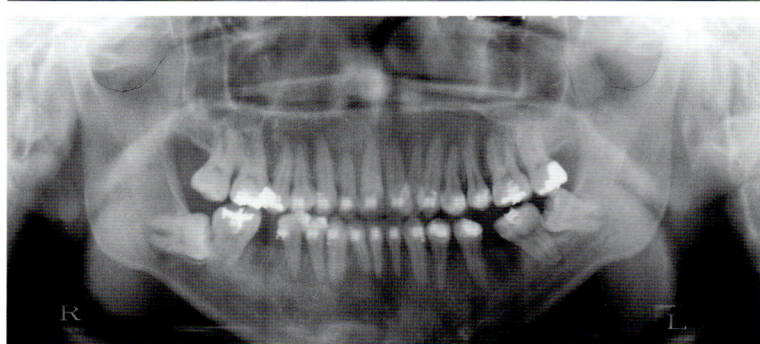

動的治療開始後5カ月（26歳1カ月）
上下顎犬歯関係がⅠ級に改善されたところで，智歯の萌出が早い左側第一大臼歯を先に抜歯し，右側は1カ月後に抜歯した．上下顎大臼歯関係をⅠ級にするため，平行ゴム（犬歯から第二大臼歯間）を使用し第二大臼歯を近心移動させた．

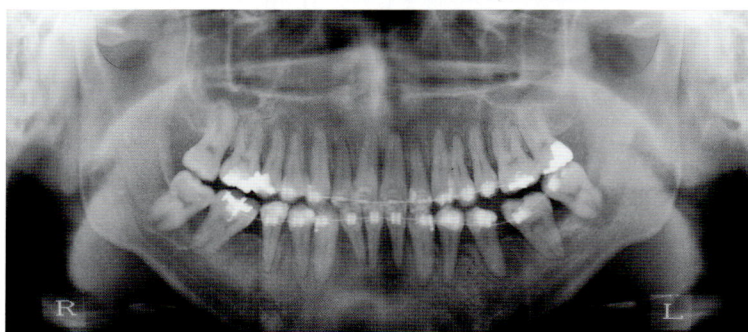

動的治療開始後10カ月（26歳6カ月）
抜歯空隙が閉鎖されたところで下顎左側埋伏智歯を先に外科的に整直，1カ月後に下顎右側埋伏智歯を外科的に整直させ，装置を装着し，歯軸を整直させて歯列弓内に排列．

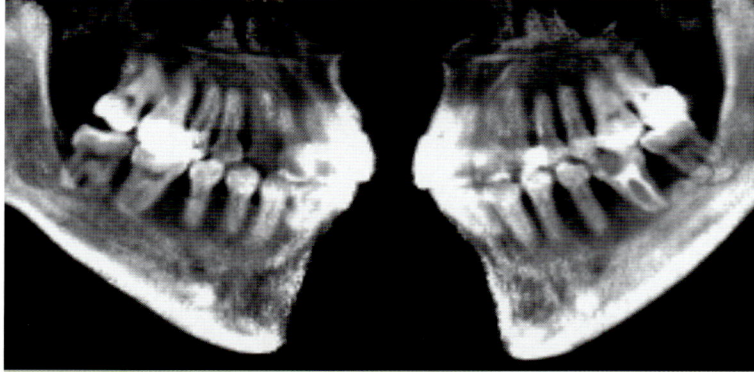

術後2年9カ月（32歳2カ月）
抜歯空隙は閉鎖され，下顎左右智歯は咬合し，歯としての機能を果たしている．智歯は歯根が形成され，周囲には歯槽骨が形成されている．上顎は非抜歯で咬合が改善された．

７-３ 初診時から動的治療開始後10カ月のパノラマX線写真，術後2年9カ月のCT（oblique）画像

初診時（25歳7カ月）

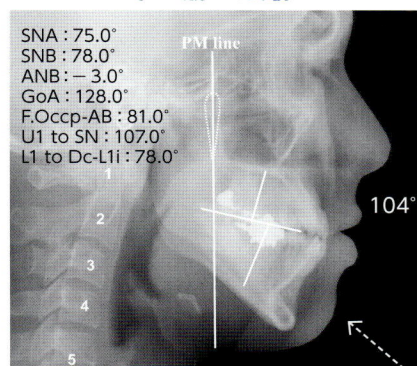

SNA：75.0°
SNB：78.0°
ANB：－3.0°
GoA：128.0°
F.Occp-AB：81.0°
U1 to SN：107.0°
L1 to Dc-L1i：78.0°

104°

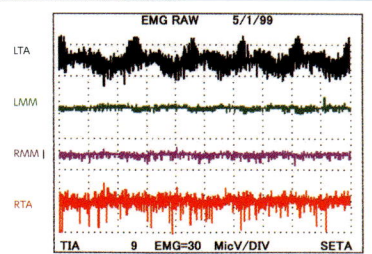

側面頭部X線規格写真所見
・ナゾラビアルアングルは良好．上口唇を後退させるとディッシュフェイスになるので上顎抜歯は避ける．
・下顎第二大臼歯はPM lineの前方にある．
・上顎第一大臼歯は咬合平面に対し遠心傾斜し，下顎第一大臼歯の歯軸は近心傾斜し，咬合力が分散しやすく顎関節に負荷がかかりやすい咬合形態である．

EMG所見
・咬筋は低活動，側頭筋は高活動である．

動的治療開始後11カ月（26歳7カ月）

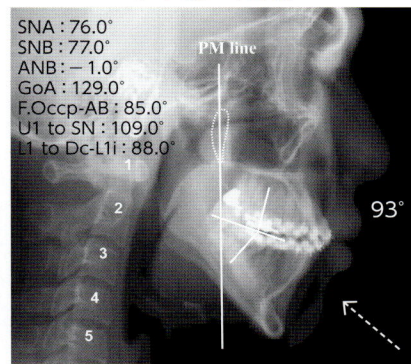

SNA：76.0°
SNB：77.0°
ANB：－1.0°
GoA：129.0°
F.Occp-AB：85.0°
U1 to SN：109.0°
L1 to Dc-L1i：88.0°

93°

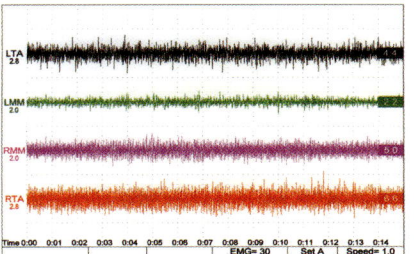

側面頭部X線規格写真所見
・上下顎突出の不調和な口唇側貌．
・下顎左右第一大臼歯の抜歯空隙が閉鎖された．
・下顎左右智歯が歯列弓内に排列された．

EMG所見
・咬筋が少し活性化した．

術後2年9カ月（32歳2カ月）

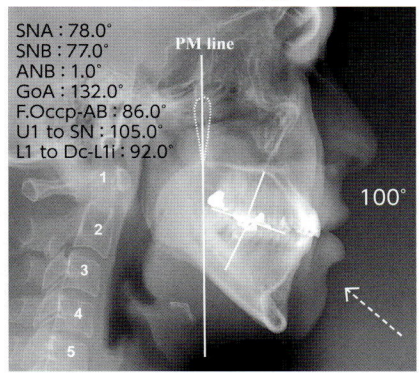

SNA：78.0°
SNB：77.0°
ANB：1.0°
GoA：132.0°
F.Occp-AB：86.0°
U1 to SN：105.0°
L1 to Dc-L1i：92.0°

100°

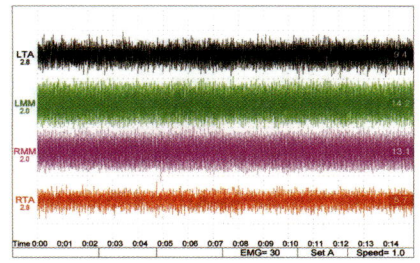

側面頭部X線規格写真所見
・ディッシュフェイスにならず良好な口唇側貌．
・舌骨位は良好．
・下顎左右智歯はPM lineの前方に排列．
・下顎第二大臼歯の歯軸は咬合平面に対し垂直になり，咬合力が垂直に加わりポステリアサポートが確立された咬合形態に改善．

EMG所見
・咬筋，側頭筋ともに活性化した．

7-4　初診時から術後2年9カ月の側面頭部X線規格写真，EMG

上顎第一大臼歯の歯軸は咬合平面に垂直で，延長線はkey ridge上を垂直に通過し，咬合力が垂直に加わる安定した咬合形態が確立．

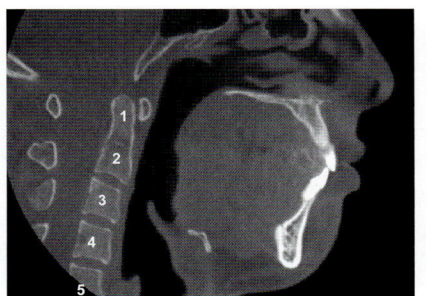

舌骨は望ましい垂直位，水平位で，舌が挙上され，気道が開大し鼻呼吸，正常嚥下が確立した．

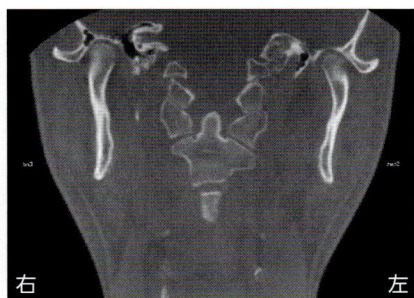

左右の下顎枝は細く長く，下顎頭は小さいが，ほぼ左右対称である．

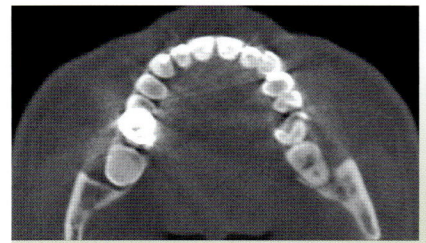

歯列弓，歯槽堤が形態修正され，下顎左右の智歯を含むすべての歯は歯槽堤の海綿骨内に排列されている．上顎は非抜歯で咬合が改善された．

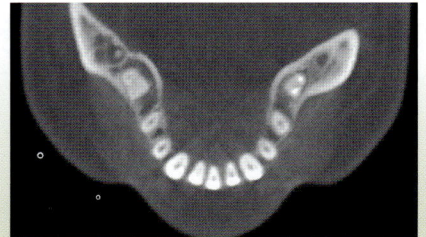

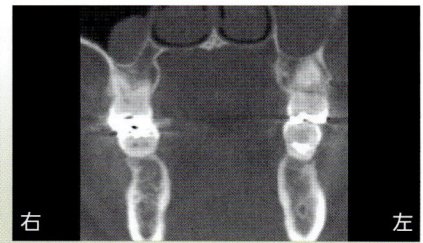

上顎左右第一大臼歯と下顎左右第二大臼歯は緊密に咬頭嵌合している．

7-5　術後2年9カ月の3D画像，CT（sagittal, curved MPR, axial）画像

QUESTION 3 抜歯のタイミングと抜歯部位はどのように考えたらよいのでしょうか？

Case 8

（術者：荒井志保）

両側性唇顎口蓋裂を伴う成長発育期の上顎劣成長Ⅲ級開咬症例〔抜歯部位：$\underline{2|}$（埋伏），$\overline{5|5}$（埋伏）〕

上顎右側埋伏側切歯を抜歯した後，上顎左右埋伏犬歯を開窓し，前歯部被蓋の改善後，下顎左右埋伏第二小臼歯を抜歯

患　者	12歳6カ月，女子．
主　訴	受け口，でこぼこの歯（口蓋裂による叢生）．
初診時所見	Ⅲ級開咬（上顎劣成長）．両側性唇顎口蓋裂，上顎叢生，不調和な口唇側貌．
治療方針	①口蓋裂の既往があるため可撤式拡大床を使用せずに上顎歯列弓，歯槽堤を形態修正． ②上顎埋伏犬歯を開窓し，歯列弓内に誘導し，排列． ③上顎中切歯の捻転の改善． ④上下顎大臼歯関係をⅠ級に改善． ⑤咬合改善後，前歯部を補綴的に修復し固定． ⑥整形外科で口唇の再整形術を実施．
抜歯部位	埋伏の上顎右側側切歯，下顎左右第二小臼歯．
抜歯と埋伏歯の開窓順序	①歯列弓，歯槽堤がほぼ形態修正されたところで，上顎右側側切歯を抜歯，上顎左右埋伏犬歯を開窓し歯列弓内に誘導． ②前歯部の被蓋改善後に埋伏の下顎左右第二小臼歯を抜歯．
器械的治療	①第Ⅰ期治療（12歳6カ月～14歳2カ月） 上顎のみに装置を装着．口蓋裂があるため可撤式拡大床は使用せずに拡大気味のライトワイヤーで上顎歯列弓，歯槽堤の形態修正と被蓋の改善を行い，上口唇の形成を行い，その後，経過を観察． ②第Ⅱ期治療（18歳10カ月～19歳5カ月） 埋伏している下顎第二小臼歯を抜歯し，形態修正された歯列弓，歯槽堤の形態を維持するとともに，できる限り良好な咬頭嵌合を確立．このため上下顎にフルブラケット装置（上顎は拡大気味のアンカレッジベンド付きライトワイヤー）を装着し，犬歯，小臼歯部でトライアングルゴムを使用． 保定装置は歯列弓，歯槽堤の狭窄を防止するため金属床のリテイナーを使用させ，術後2年に前歯部に歯冠修復を行い，口蓋裂部を固定．
機能回復治療	舌挙上訓練，リップトレーニング．
治療結果	上下顎歯列弓，歯槽堤は安定し，上下顎大臼歯関係はⅠ級で健康な歯周組織と良好な咬合形態が維持されている．
治療期間	第Ⅰ期治療期間：16カ月，第Ⅱ期治療期間：7カ月．
保定期間	2年間．

〔考　察〕

　上顎前歯部を補綴的に固定する必要から，削除量を最小限にするため切端咬合で動的治療を終了した．その結果，術後20年以上，良好な咬合形態が維持されている．

初診時（12歳6カ月）

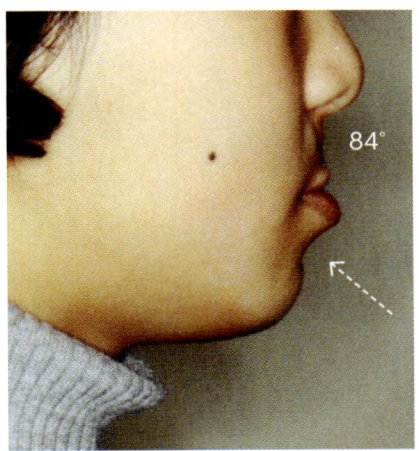

鼻下点後退で中顔面が陥没の不調和な口唇側貌．

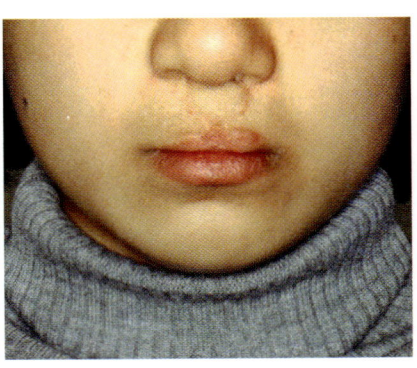

右側の口角が上がり，左右非対称．上唇に整形跡が存在．

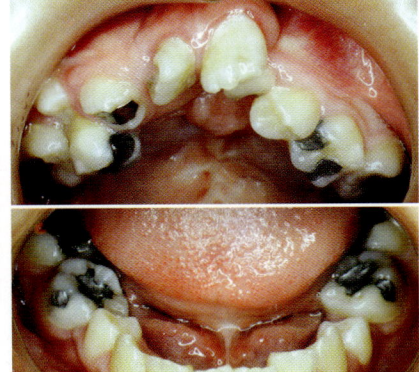

上顎歯列弓，歯槽堤は著しく狭窄．

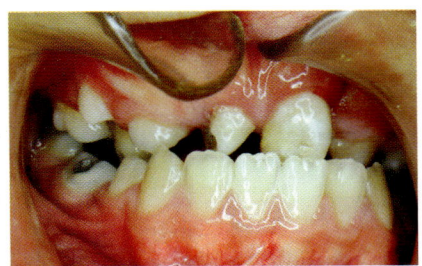

上顎右側中切歯は捻転．著しい叢生．

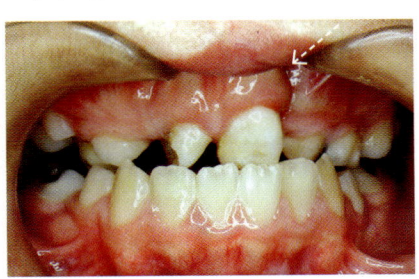

上顎左側の口蓋裂で瘻孔（矢印）が残存．下顎は左側に偏位．

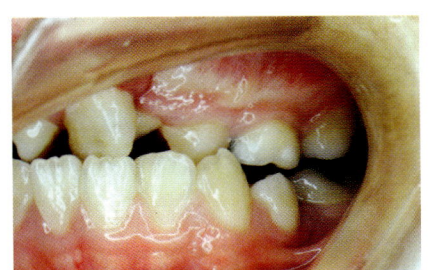

上顎右側切歯，左右犬歯，下顎左右第二小臼歯は埋伏．

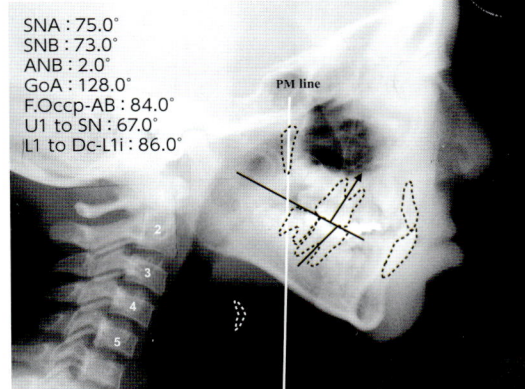

SNA : 75.0°
SNB : 73.0°
ANB : 2.0°
GoA : 128.0°
F.Occp-AB : 84.0°
U1 to SN : 67.0°
L1 to Dc-L1i : 86.0°

側面頭部X線規格写真所見
・上顎臼歯は咬合平面に対し遠心に，下顎臼歯は近心に傾斜している．
・舌骨の垂直位は下方で，気道が狭窄し，口呼吸，異常嚥下癖が誘発されている．
・上顎は劣成長である．

パノラマX線写真所見
・上顎左右犬歯と右側側切歯は埋伏，上顎左側側切歯は先天性欠如である．
・左右下顎第二小臼歯は埋伏している．
・顎裂部（矢印）が存在している．

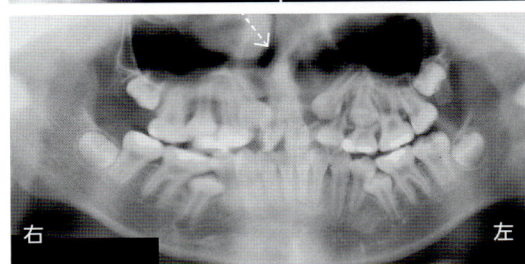

8-1 初診時の顔貌，口腔内写真，側面頭部X線規格写真，パノラマX線写真

QUESTION 3 抜歯のタイミングと抜歯部位はどのように考えたらよいのでしょうか？

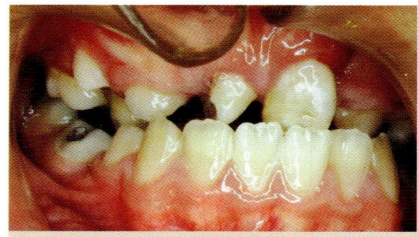 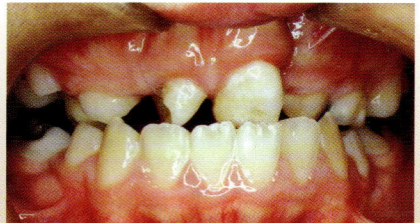 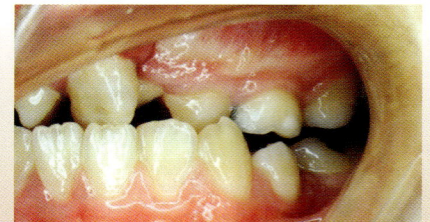

初診時（12歳6カ月）

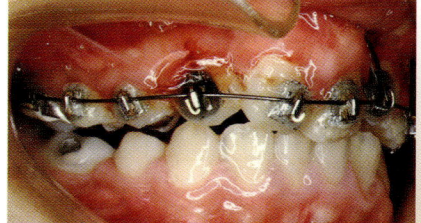 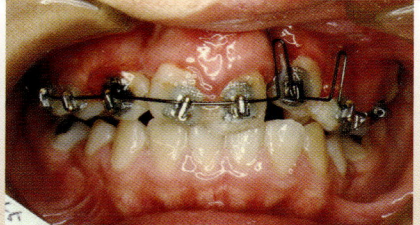 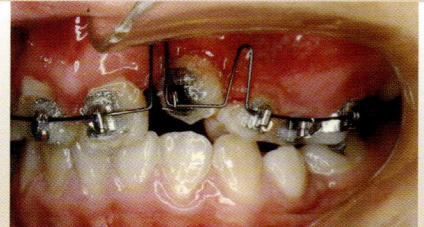

第Ⅰ期治療開始後6カ月（13歳0カ月）

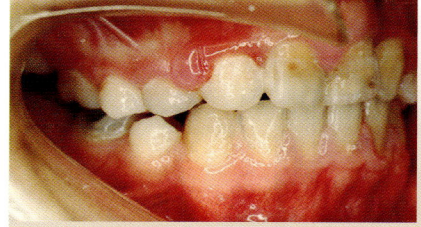 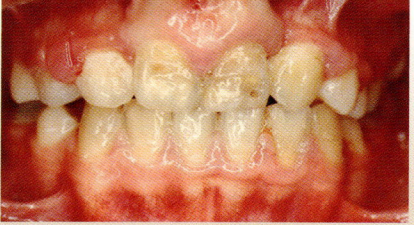 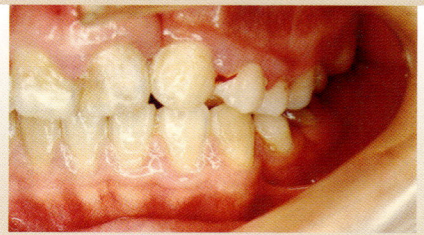

第Ⅰ期治療終了時（14歳2カ月）

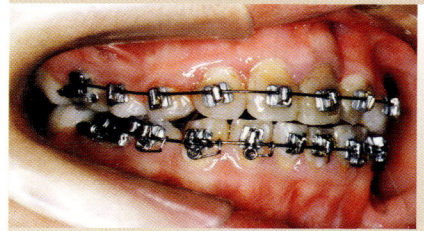 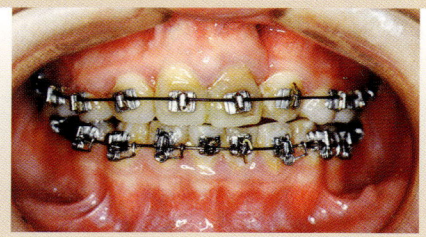 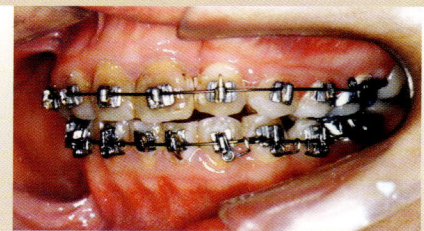

第Ⅱ期治療開始時（18歳10カ月）

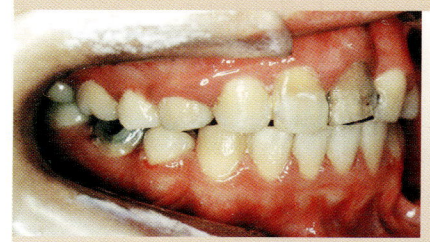 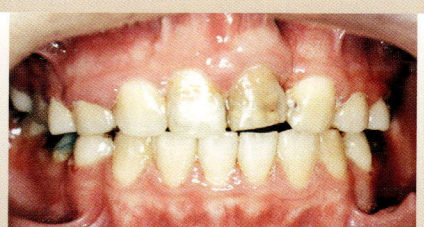 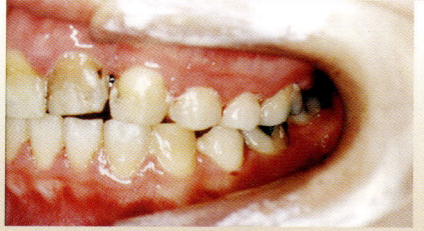

動的治療終了時（19歳5カ月）上顎前歯部を補綴的に固定するため歯の削除量を減らし，切端咬合で動的治療を終了した．

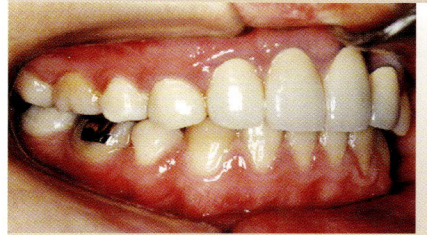 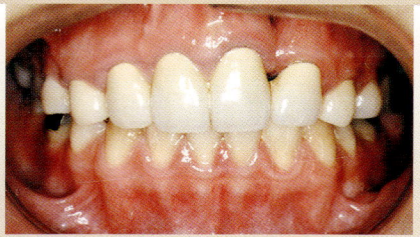 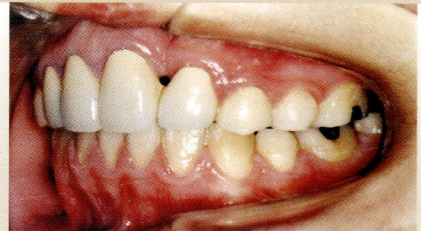

術後20年9カ月（40歳2カ月）前歯部は補綴的に固定されている．

8-2 初診時から術後20年9カ月の口腔内写真

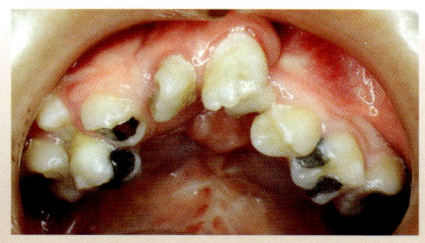
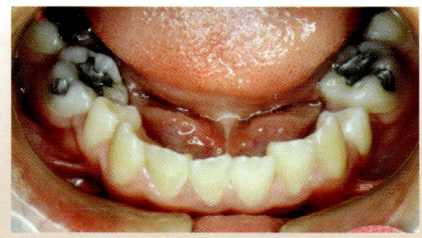

初診時の治療目的
歯列弓, 歯槽堤の形態修正.
上顎左右埋伏犬歯の開窓と歯列弓内への誘導.
上顎中切歯の捻転と被蓋の改善.

方法
上顎に拡大気味のライトワイヤーを装着.
上顎右側埋伏側切歯を抜歯し, 上顎左右の埋伏犬歯を開窓.
舌挙上訓練を実施.

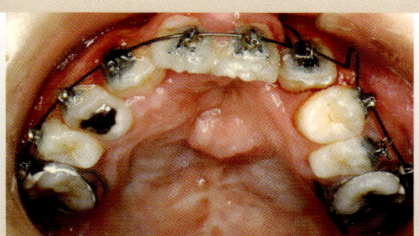
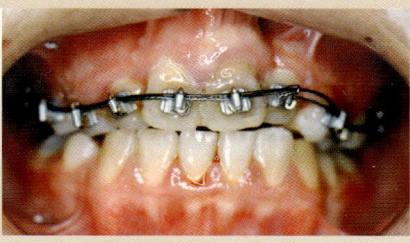

舌挙上訓練と口腔衛生管理の充実をはかった.

第Ⅰ期治療開始後 12 カ月
(13 歳 6 カ月)

第Ⅰ期治療開始後 6 カ月までの治療効果
上顎歯列弓, 歯槽堤の形態修正.
開窓した上顎左右犬歯が歯列弓内に排列.

今後の治療目的
歯列弓, 歯槽堤形態の安定. 犬歯の捻転を改善.

方法
はじめに拡大気味の 0.012″ のライトワイヤー, 次に 2 本の 0.012″ のライトワイヤー (ベンドなしで犬歯のブラケットに留める) と 0.016″ (ベンド付きで犬歯のブラケットに留めない) を使用.

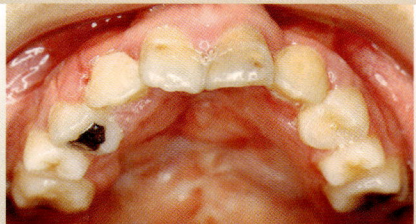
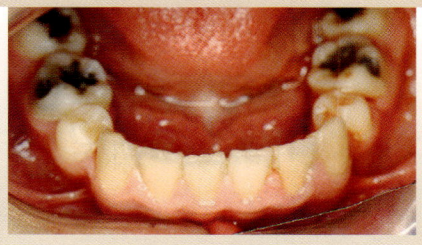

第Ⅰ期治療終了時までの治療効果
上顎左右犬歯は歯列弓内に排列.
良好な咬合形態が形成されたので上顎の装置を撤去.

今後の治療目的
上口唇の形成手術を整形外科に依頼.
歯列弓の狭窄防止のため, 金属床のリテイナーを装着.
上顎歯槽堤内の海綿骨の形成を待つため経過を観察 (3 カ月に 1 回の来院).
舌挙上訓練とリップトレーニング, 口腔清掃を実施.

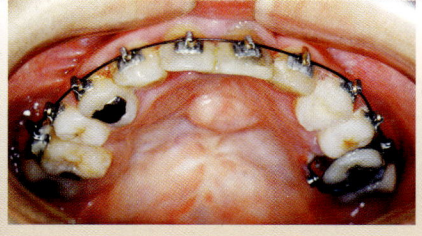
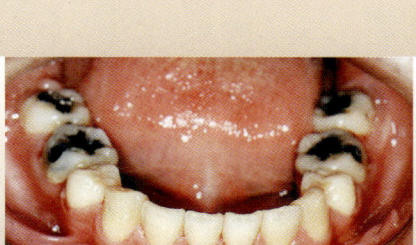

第Ⅱ期治療開始時の治療目的
形態修正された歯列弓, 歯槽堤の形態維持と良好な咬合形態と口唇側貌の形成.

方法
埋伏の下顎左右第二小臼歯を抜歯.
上顎に拡大気味のアンカレッジベンド付きライトワイヤー, 小臼歯部でトライアングルゴムを使用.
舌挙上訓練とリップトレーニングを実施.

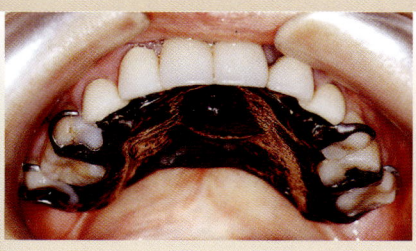
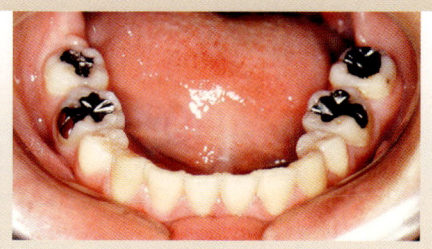

動的治療終了時
良好な咬合に改善された.
補綴的に上顎前歯部の固定が必要なため, 前歯の削除量を最小限にし, 切端咬合で動的治療を終了した.
舌挙上訓練とリップトレーニング, 口腔清掃は継続実施.

保定
上顎のみ可撤式金属床の保定装置をできるだけ長期間使用するように指示.

術後 20 年 9 カ月の所見
安定した咬合が 20 年以上の長期にわたって維持されている.
金属床の保定装置は現在も使用し, 歯列弓, 歯槽堤の安定と緊密な咬頭嵌合で歯周組織の血流が促進され, 健康な歯周組織が維持されている. この結果, 長期咬合の安定がもたらされていると思われる.

QUESTION 3 抜歯のタイミングと抜歯部位はどのように考えたらよいのでしょうか？

初診時（12歳6カ月）

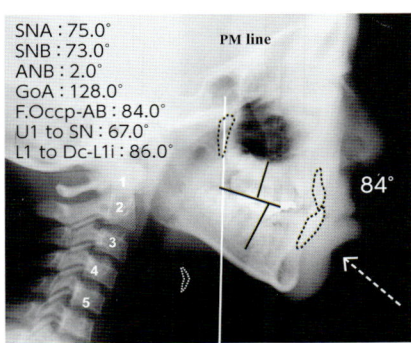
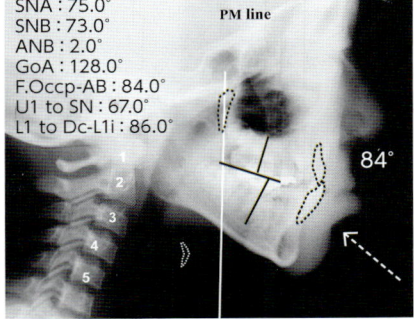

SNA : 75.0°
SNB : 73.0°
ANB : 2.0°
GoA : 128.0°
F.Occp-AB : 84.0°
U1 to SN : 67.0°
L1 to Dc-L1i : 86.0°

側面頭部X線規格写真所見
・中顔面陥没の口唇側貌．
・上下顎第一大臼歯の歯軸は咬合平面に対し上顎は遠心傾斜，下顎は近心傾斜し，咬合力が分散しやすい咬合形態．
・下顎第二大臼歯はPM lineの前方にある．

パノラマX線写真所見
・上顎左右犬歯，下顎左右第二小臼歯は埋伏している．

動的治療終了時（19歳5カ月）

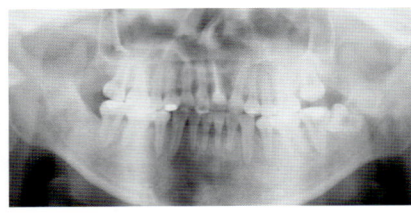
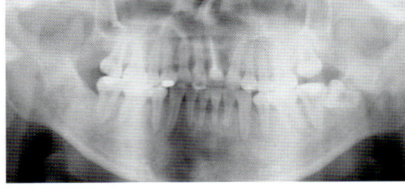

SNA : 68.0°
SNB : 62.0°
ANB : 6.0°
GoA : 128.0°
F.Occp-AB : 96.0°
U1 to SN : 77.0°
L1 to Dc-L1i : 88.0°

側面頭部X線規格写真所見
・中顔面の陥没感は是正され，良好な口唇側貌．
・舌骨は望ましい位置に移動し，舌が挙上された．

パノラマX線写真所見
・歯根には異常なし．

術後20年9カ月（40歳2カ月）

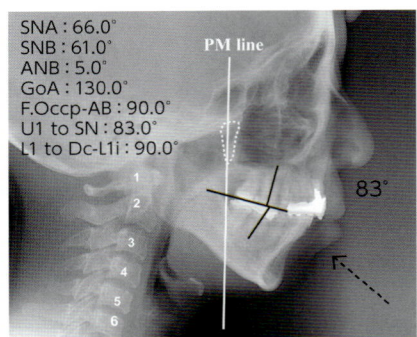
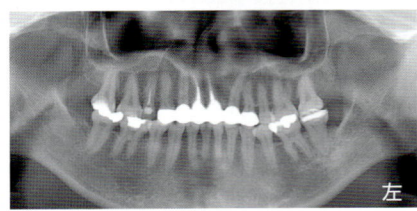

SNA : 66.0°
SNB : 61.0°
ANB : 5.0°
GoA : 130.0°
F.Occp-AB : 90.0°
U1 to SN : 83.0°
L1 to Dc-L1i : 90.0°

側面頭部X線規格写真所見
・メンターリスサルカスが形成された口唇側貌．
・舌骨は望ましい垂直位，水平位が維持されている．
・上顎第一大臼歯の歯軸が咬合平面に垂直な咬合形態が維持されている．

パノラマX線写真所見
・歯周組織には異常なし．

8-3 初診時から術後20年9カ月の側面頭部X線規格写真，パノラマX線写真

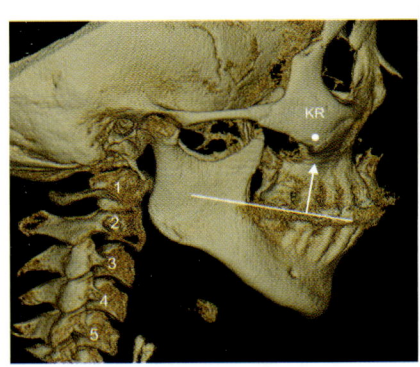

上顎第一大臼歯の歯軸は咬合平面に垂直で，その延長線はkey ridge上を垂直に通過し，咬合力が垂直に加わる咬合形態を維持．

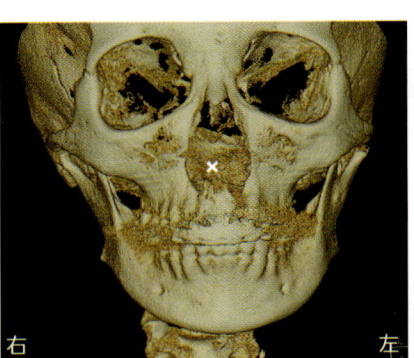

球状突起と左右上顎突起の癒合不全による顎裂部（×印）が存在している．

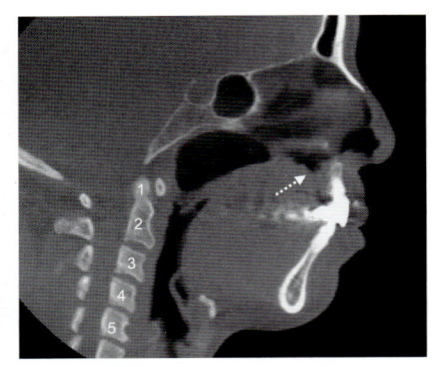

舌骨は望ましい位置で，舌は挙上されている．口蓋側の顎裂部（矢印）が少し閉鎖された．

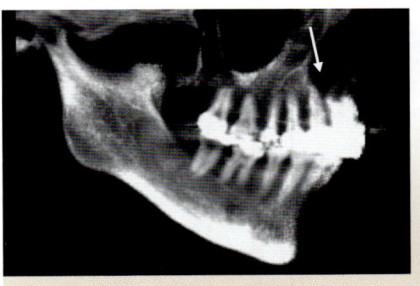

緊密な咬頭嵌合の咬合形態が維持され，歯周組織は健康．顎裂（矢印）が存在．

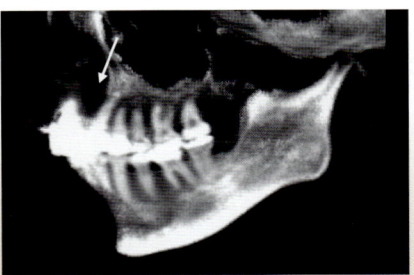

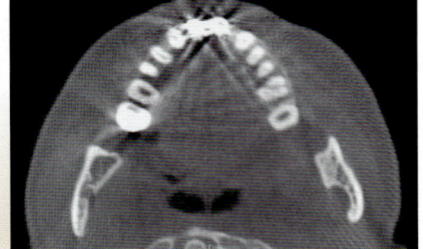

上顎の歯列弓，歯槽堤は安定した形態が維持されている．

8-4 術後20年9カ月の3D画像，CT（sagittal, oblique, axial）画像

> **コラム** ブラケット装置の撤去について

　上顎のブラケット装置から先に撤去する．その理由は，下顎切歯の安定をはかることと，下顎の成長発育や顎運動に同調して上顎切歯が唇側傾斜し，機能的咬合が形成されることを促すためである．

● 撤去の手順
1. 動的治療終了1～2カ月前に，上顎の装置を先に撤去し，可撤式保定装置を装着する．
2. 上顎の装置を撤去してから1～2カ月後に，下顎の装置を撤去し，動的治療を終了する．

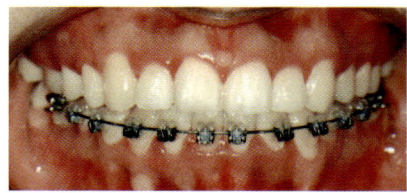
①上顎の装置を先に撤去

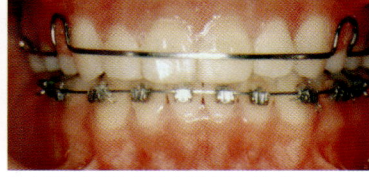
②上顎に可撤式保定装置を装着

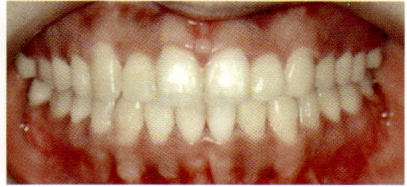
③1～2カ月後，下顎の装置を撤去し，動的治療を終了

> **コラム** 保定装置について

　上下顎に可撤式床タイプの保定装置やトゥースポジショナーを使用する．歯の生理的な動きや歯周組織の血流を妨げないためには，可撤式であることが重要である．

●保定装置の使用時間と期間
1. トゥースポジショナーはおもに夜間に使用する．
2. 保定装置の使用期間は原則2～3年で，その後は自然保定とする．

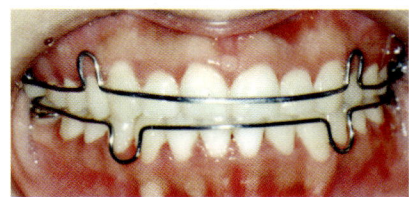
上下顎に装着した可撤式保定装置

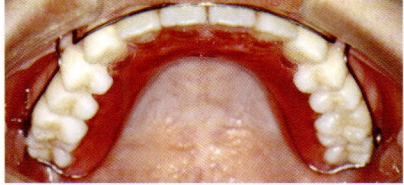
上顎の可撤式保定装置

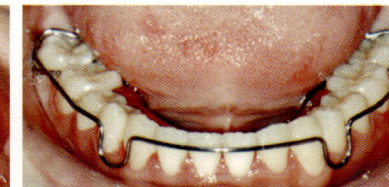
下顎の可撤式保定装置

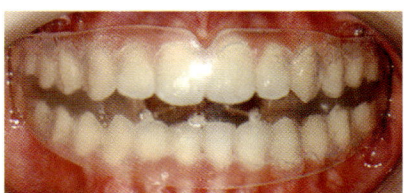
トゥースポジショナー

●保定装置を使用する期間を2～3年とする理由

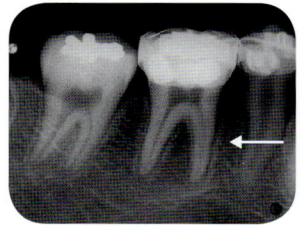
動的治療終了時（12歳4カ月）
歯槽硬線が存在（歯根膜線維＊が海綿骨と接合している状態）

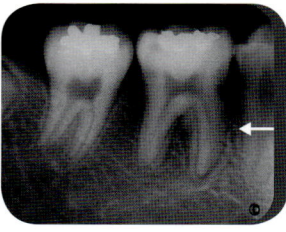
術後6カ月（12歳10カ月）
ネイルリゾープションが出現し，歯槽硬線が消失（歯根膜線維が海綿骨と接合していない）

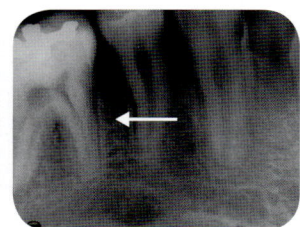
術後2年（14歳4カ月）
歯槽硬線が再生．このことから，保定装置の2年間使用を決定

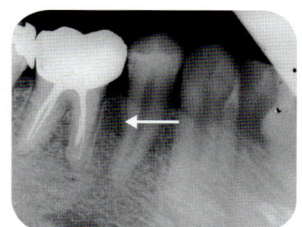
術後25年（37歳4カ月）
歯槽硬線が維持

＊歯根膜線維は海面骨と接合し，生理的動揺で咬合力に耐え，血流を促進させ，歯，歯周組織の健康を維持している．

QUESTION 4 頸部筋の異常は顎顔面骨格にどのような影響を及ぼすのでしょうか？

Keyword
・頭位，頸椎，歯突起の異常
・頭部の回旋運動制限
・咬筋，側頭筋の左右差
・下顎枝，下顎頭の左右差

　頸部の筋肉のうち，舌骨や下顎骨の位置に大きく関与しているのは，舌骨上筋群や舌骨下筋群である．

　また，胸鎖乳突筋には，図1のように胸骨頭と鎖骨頭の2頭があり，頸を曲げたり回転させたりする働きをもっている．そのため，左右のどちらか一方に緊張または拘縮などの異常があると，頭位や頸椎・歯突起・咬筋・側頭筋活動，さらには顎関節の形態などの異常をもたらし，顎顔面骨格の形態にも影響を及ぼす．

　ここでは，特に胸鎖乳突筋や上部僧帽筋に緊張がある症例について解説する．

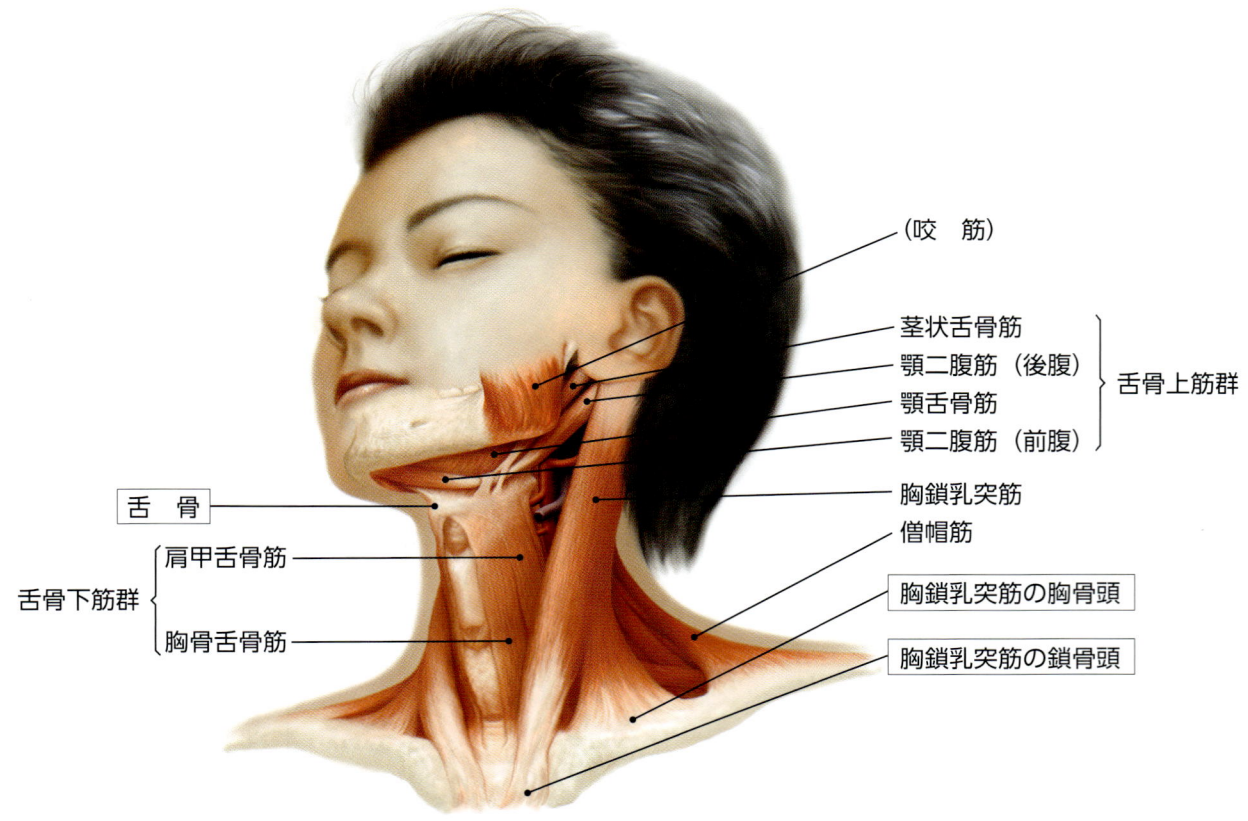

図1　胸鎖乳突筋と舌骨および舌骨筋群

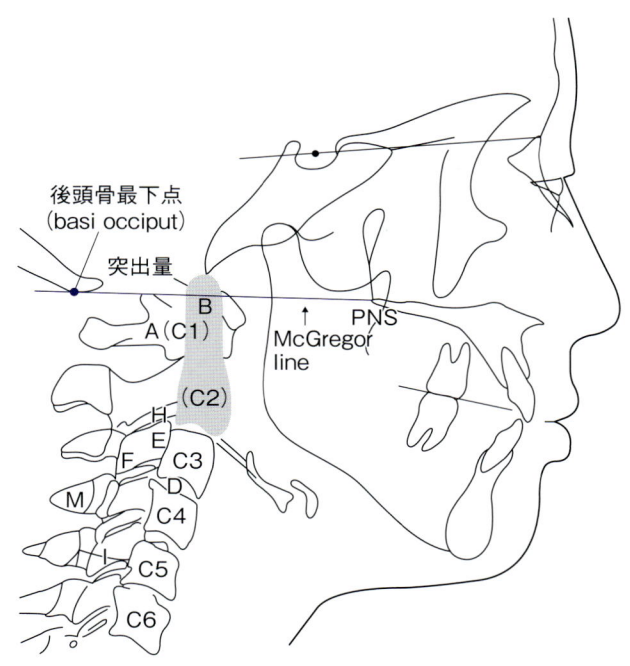

図2　頸椎の形態とMcGregor line
A (C1)：環椎 (第一頸椎)，B (C2)：軸椎 (第二頸椎)，歯突起は上端の一部，D：椎間腔 (椎間板)，E：上関節突起，F：下関節突起，H：椎間関節，I：脊椎管前後径，M：棘突起．歯突起上端がMcGregor lineより6mm以上突出している場合，頭蓋底陥入症の疑いがある．

1. 胸鎖乳突筋や上部僧帽筋に緊張や拘縮がある場合

① 頸椎の傾斜または彎曲を惹起する．
② 頭蓋の傾斜をもたらす．
③ 頸椎間隙の狭窄につながりやすい．
④ 歯突起の異常突出（McGregor lineより6mm以上突出：図2）がみられる．
⑤ 頭蓋の回旋運動に制限がみられる．
⑥ 上下顎正中線に不一致が生じる．

1）胸鎖乳突筋に緊張や拘縮がある場合

　胸鎖乳突筋の緊張側では噛みにくく，反対側では噛みやすいため，偏咀嚼が誘発しやすい．したがって，反対側において以下のような所見がみとめられる．
① 咬筋，側頭筋活動が高活動（高い機能圧）になりやすい．
② 短い下顎枝，大きい下顎頭，深い下顎窩が形成される．
③ 臼歯部の歯槽突起の垂直的発育が抑制され，咬合高径が低くなりやすい．
④ 咬合高径の左右差が惹起され，下顎は咬合高径が低い側に偏位する．

2）上部僧帽筋に緊張がある場合

① 頭蓋は緊張側の後方に回転する．
② 頸椎，歯突起は緊張側に傾斜する．
③ 下顎は緊張側の反対側に偏位する．
④ 緊張側の後頭骨が肥厚する．

　顎機能を健全化し，機能的な咬合を育成するには，器械的矯正治療とともに，胸鎖乳突筋の機能回復をはかることが重要である．
　胸鎖乳突筋および上部僧帽筋に緊張がみられる場合，口腔内，顔貌，筋機能などにどのような影響を及ぼすのか，実際の症例で解説する．

QUESTION 4　頸部筋の異常は顎顔面骨格にどのような影響を及ぼすのでしょうか?

2. II級症例にみられる影響

過蓋咬合	開咬	叢生
初診時（27歳9カ月）	初診時（24歳9カ月）	初診時（18歳10カ月）
右側胸鎖乳突筋の緊張	**左側胸鎖乳突筋の緊張**	**左側上部僧帽筋の緊張**

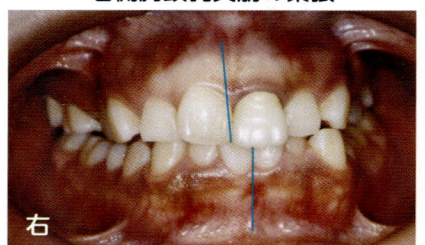 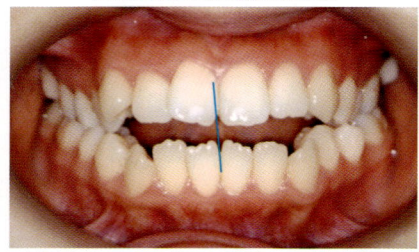

下顎は左側に偏位.　　臼歯部は交叉咬合. 口呼吸, 異常嚥下.　　下顎は右側に偏位.

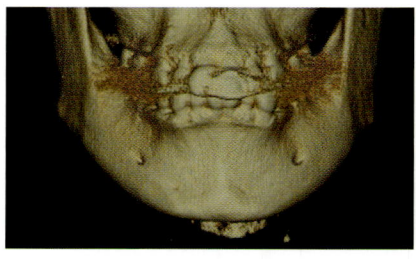 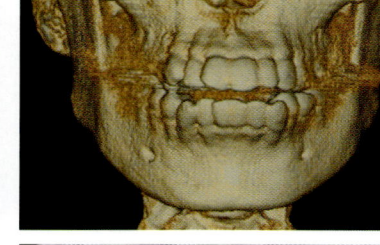 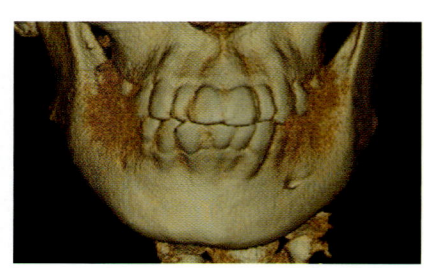

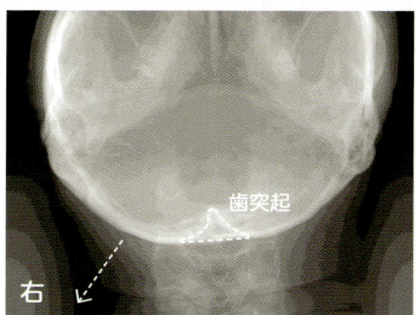 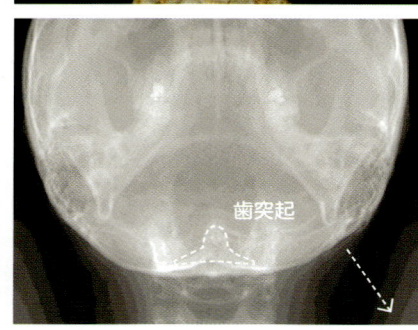 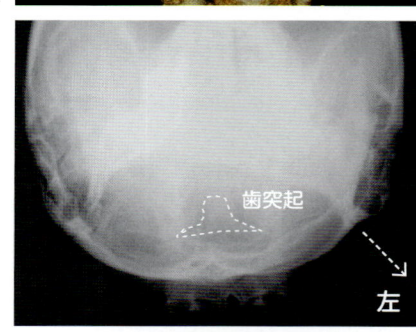

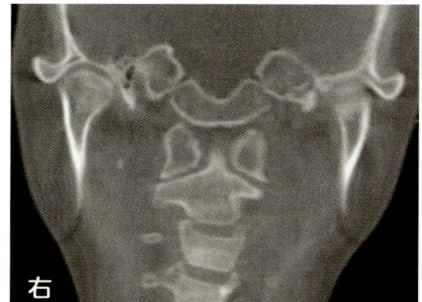 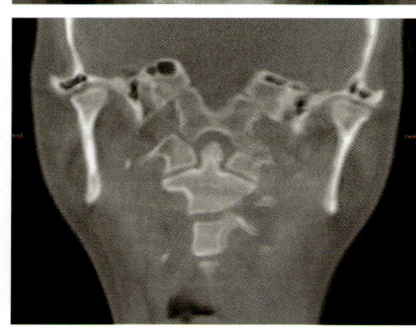 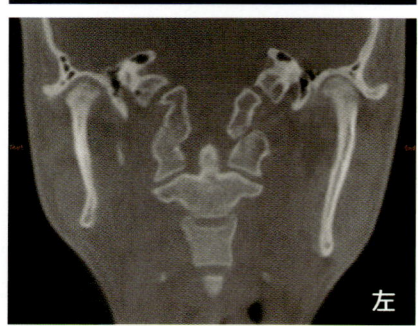

頸椎と歯突起は右に傾斜.　　頸椎と歯突起は左に傾斜.　　頸椎, 歯突起は左に傾斜.
下顎枝, 下顎頭は左右非対称.　　下顎枝, 下顎頭は左右非対称.　　下顎枝, 下顎頭は左右非対称.

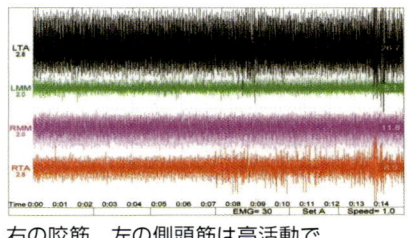 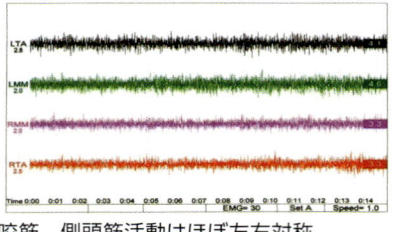 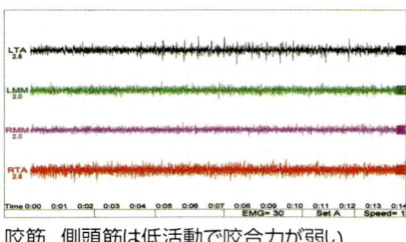

右の咬筋, 左の側頭筋は高活動で咬合力が強い.　　咬筋, 側頭筋活動はほぼ左右対称.　　咬筋, 側頭筋は低活動で咬合力が弱い.

➡ Q10-Case1 参照　　➡ Q8-Case3 参照

3. Ⅲ級症例にみられる影響

過蓋咬合	開咬	叢生
初診時（11歳0カ月）	初診時（40歳7カ月）	初診時（18歳6カ月）
左側胸鎖乳突筋の緊張	左側胸鎖乳突筋，右側上部僧帽筋の緊張	左側上部僧帽筋の緊張

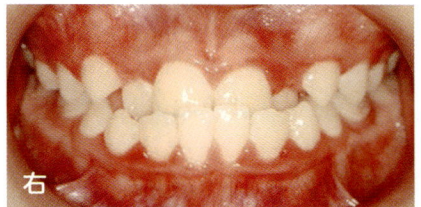
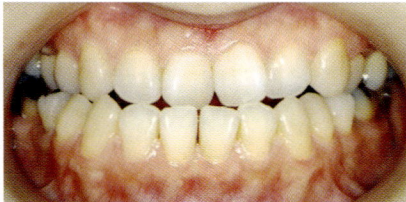
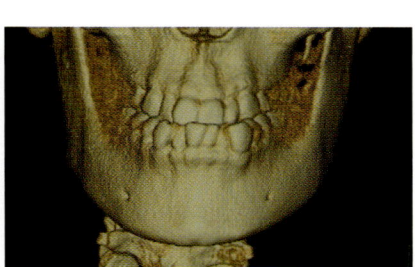

下顎はやや右側に偏位．　　　下顎は右側に偏位．　　　下顎は左側に偏位．

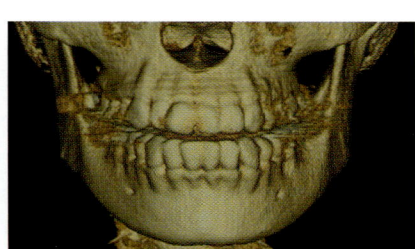
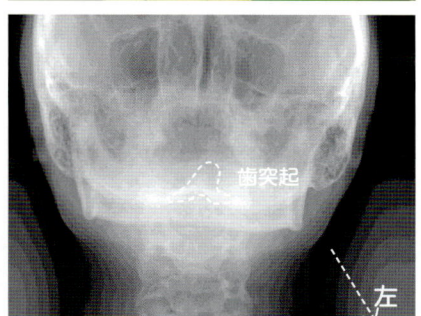

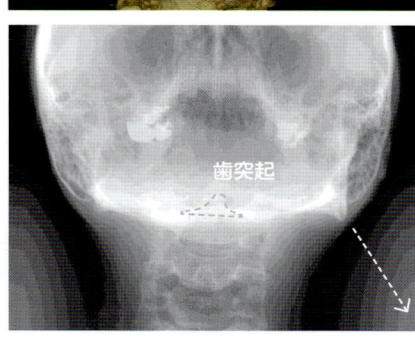
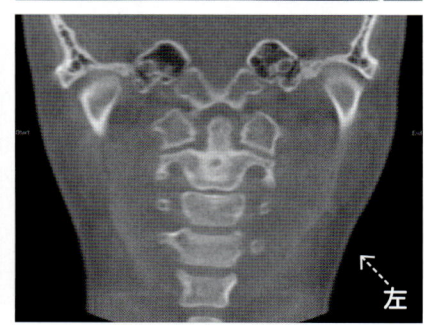

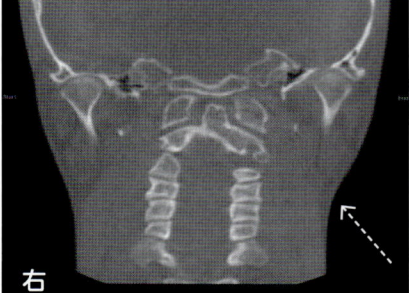
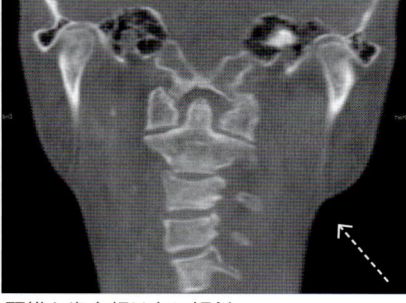

頸椎と歯突起は左に傾斜．　　頸椎と歯突起は左に傾斜．　　頸椎と歯突起は左に傾斜．
下顎枝，下顎頭は左右非対称．　下顎枝，下顎頭は左右非対称．　下顎枝，下顎頭は左右非対称．

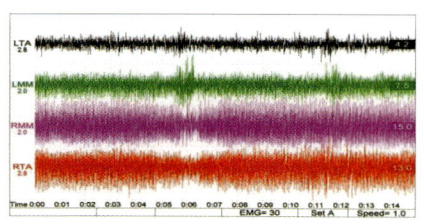
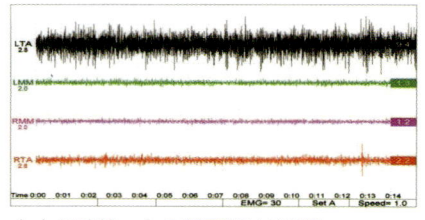
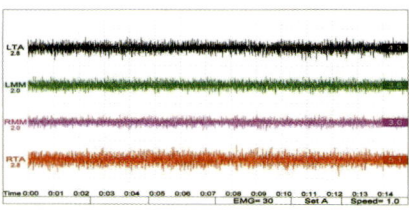

右の咬筋，側頭筋は高活動．　　左右の咬筋，右の側頭筋は低活動．　咬筋，側頭筋活動はほぼ左右対称．
➡ Q3-Case5 参照　　　　　　➡ Q9-Case5 参照

Muscle Wins!

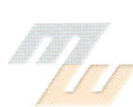
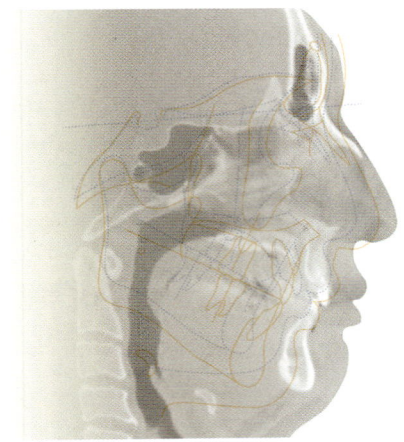

QUESTION 5
顎関節の健全な育成のためには，いつ治療を開始したらよいのでしょうか？

Keyword
- 側方歯群交換期（混合歯列期）
- 下顎枝，下顎頭の形態
- 左右の対称性

　咬合を長期に安定させるためには，顎機能が健全であることが必須であるが，健全な顎機能は左右対称な顎関節，すなわち左右差のない下顎枝，下顎頭によって支えられている．
　したがって，咬合の長期安定のためにも，また，全身の健康増強のためにも，顎関節を健全に育成できる，成長発育の早期に矯正治療を開始することが望ましい．

　ヒトの関節の多くは左右対称に存在するが，そのなかで左右同時に動くのは唯一顎関節だけである．このことからも，左右対称な下顎枝，下顎頭の育成が健全な咬合をつくることに関与し，その咬合を長期に安定させることに大いに役立っていることが容易に想像できる．
　顎関節の形態に左右差のある症例（Case1〜6）を通して，成長発育の早期に治療を開始することが，顎関節の健全な育成のためにいかに重要であるかについて解説したい．

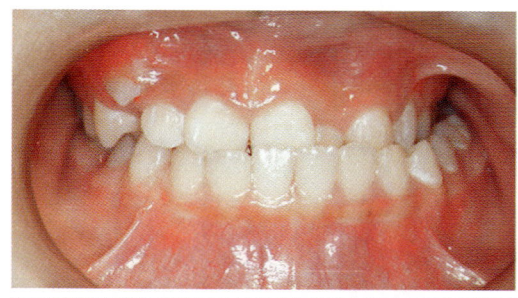 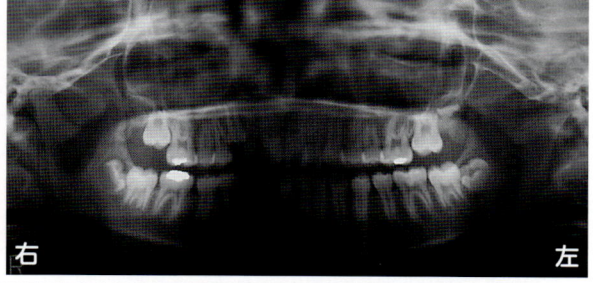

初診時（10歳11カ月）

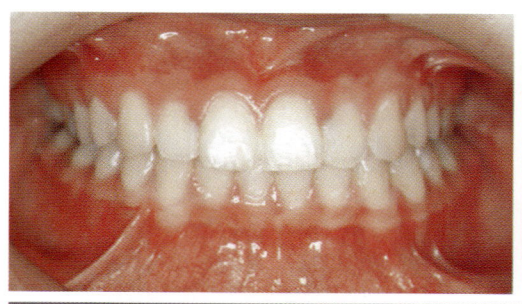 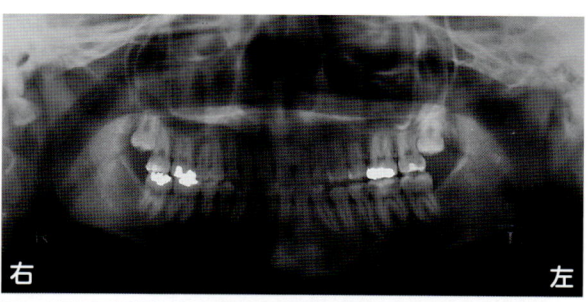

術後5年4カ月（19歳10カ月）

図1　永久歯列完成期に治療を開始した症例
　術後5年以上経過しても歯列は安定しているが，下顎枝，下顎頭の左右差を改善しきれなかったため，下顎の左側偏位が再発し，上下顎正中線が不一致となった．
➡ **Case4 参照**

QUESTION 5

顎関節の健全な育成のためには，いつ治療を開始したらよいのでしょうか？

Case 1

成長発育早期に治療を開始した，右側胸鎖乳突筋の拘縮を伴う下顎後退Ⅱ級開咬症例

初診時（7歳4カ月）	第Ⅰ期治療終了時（9歳7カ月）	術後9年1カ月（22歳8カ月）
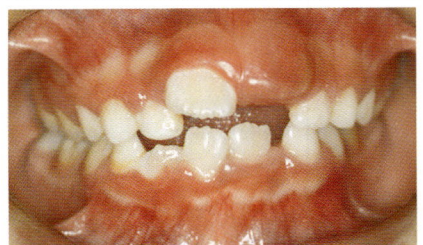	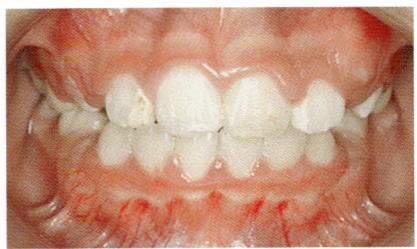	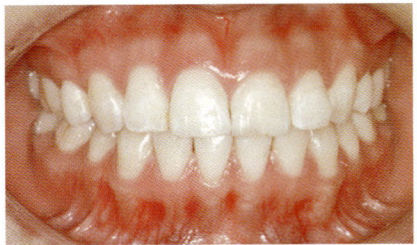
下顎は右側に偏位．	右側胸鎖乳突筋の腱切り術とFKOで咬合を改善．	上下顎正中線が一致し，安定した咬合が維持されている．
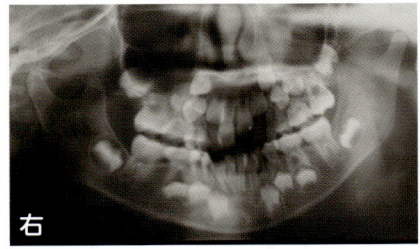	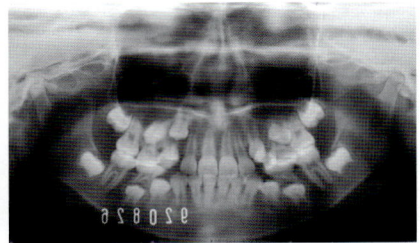	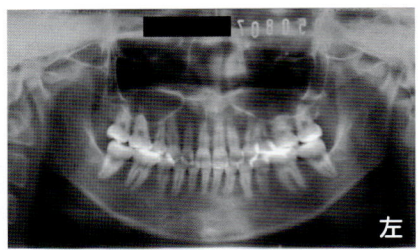
右側下顎枝は短く，下顎頭は形成不全で著しい左右差．	顎関節の発育が旺盛で，ほぼ左右対称な下顎枝，下顎頭が形成．	左右対称な下顎枝，下顎頭．
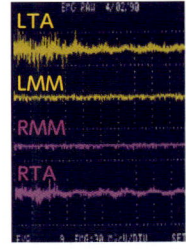	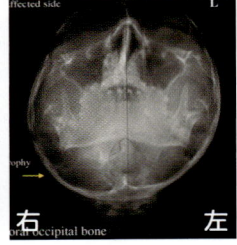 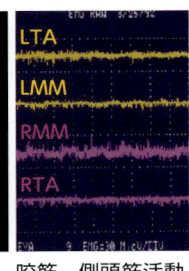	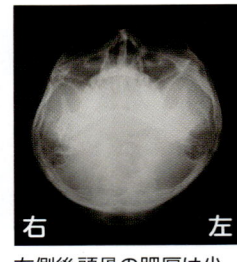 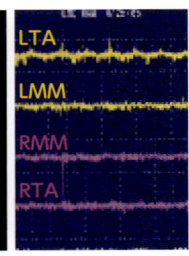
咬筋，側頭筋活動とも左右非対称．	胸鎖乳突筋の緊張側の右側後頭骨は肥厚し変形．／咬筋，側頭筋活動はほぼ左右対称．	右側後頭骨の肥厚は少し軽減した．／左右対称な咬筋，側頭筋活動．

― 初診時（7歳4カ月）
― 第Ⅰ期治療終了時（9歳7カ月）
― 動的治療終了時（13歳7カ月）
― 術後9年1カ月（22歳8カ月）

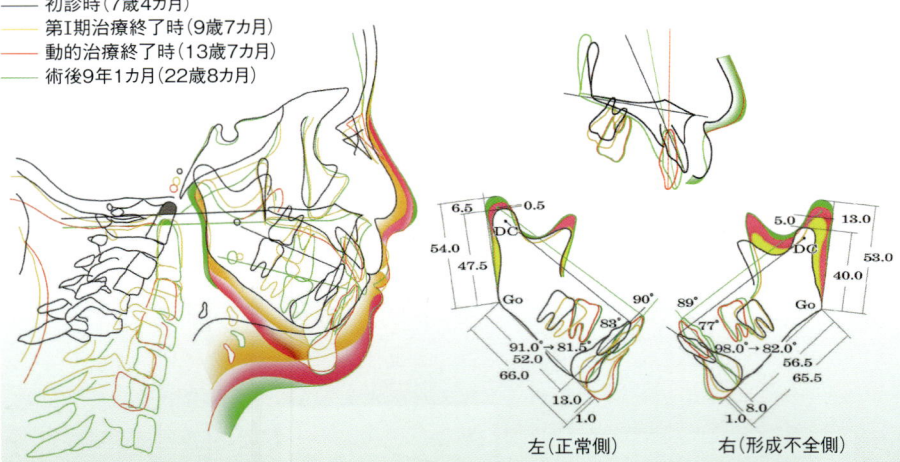

混合歯列前期から永久歯列完成期の間は下顎枝，下顎頭の成長発育が旺盛なため，器械的治療と呼吸，嚥下様式の健全化と筋機能回復治療で，対顎，対咬関係の改善と下顎枝，下顎頭の左右差が是正された．
永久歯列完成後は成長発育はわずかであった．

1-1 初診時から術後9年1カ月の口腔内写真，パノラマX線写真，CT（axial）画像，EMG，側面頭部X線規格写真のトレースの重ね合わせ

Case 2

永久歯列完成期に治療を開始した，下顎枝，下顎頭の形成不全を伴う下顎後退Ⅱ級過蓋咬合症例

初診時（11歳7カ月）	動的治療終了時（14歳8カ月）	術後2年6カ月（17歳2カ月）

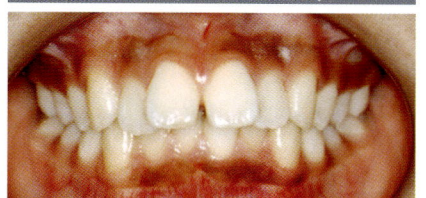
下顎は少し左側に偏位．

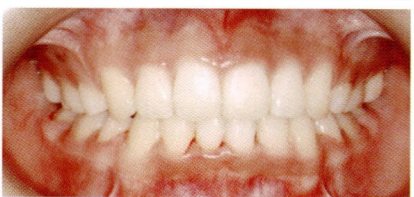
咬合改善．

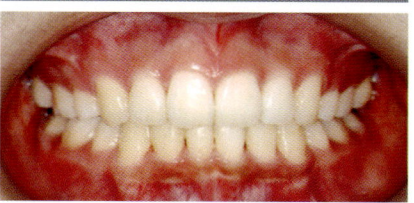
下顎はやや左側に偏位，咬合は安定．

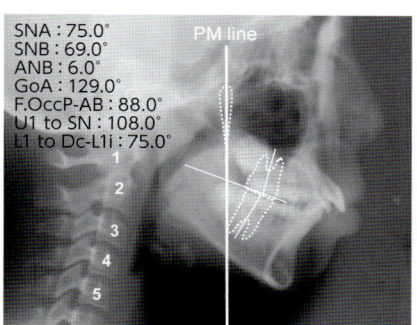

SNA：75.0°
SNB：69.0°
ANB：6.0°
GoA：129.0°
F.OccP-AB：88.0°
U1 to SN：108.0°
L1 to Dc-L1i：75.0°

下顎枝が短い．

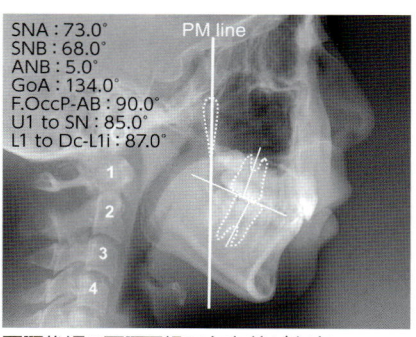

SNA：73.0°
SNB：68.0°
ANB：5.0°
GoA：134.0°
F.OccP-AB：90.0°
U1 to SN：85.0°
L1 to Dc-L1i：87.0°

下顎後退で下顎下縁に左右差が存在．

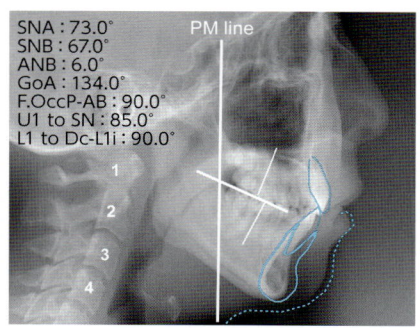

SNA：73.0°
SNB：67.0°
ANB：6.0°
GoA：134.0°
F.OccP-AB：90.0°
U1 to SN：85.0°
L1 to Dc-L1i：90.0°

成長発育早期に治療を開始していれば青線のような対顎関係が形成されたと考えられる．

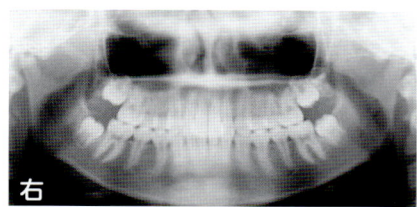
下顎枝，下顎頭は形成不全で，左右非対称．

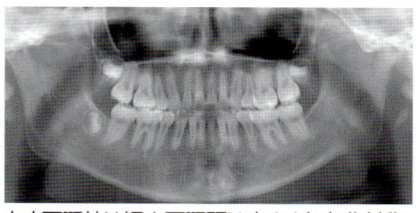
左右下顎枝は短く，下顎頭は小さく左右非対称．

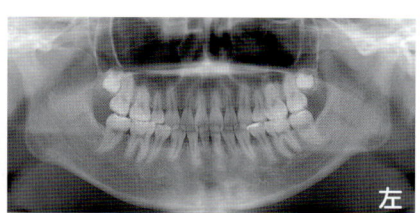
下顎枝，下顎頭の左右差は是正できなかった．

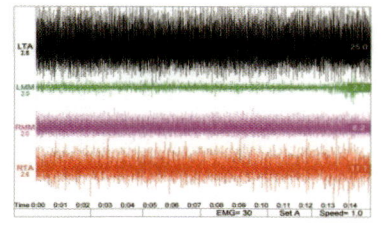
側頭筋は高活動で左右非対称．

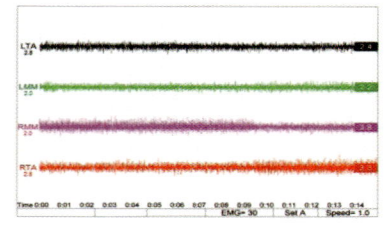
咬筋，側頭筋活動は正常で左右対称．

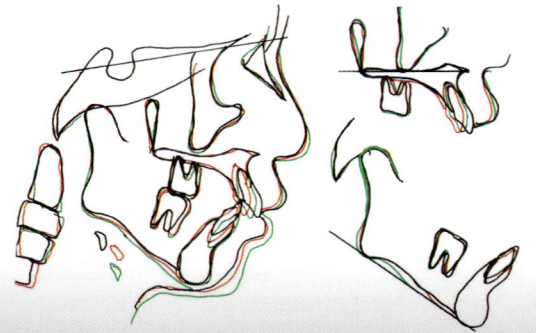

―― 初診時（11歳7カ月）
―― 動的治療終了時（14歳8カ月）
―― 術後2年6カ月（17歳2カ月）

永久歯列完成期に機能回復と咬合の改善を行ったが，下顎の前方発育がなく，下顎枝長の増加はわずかで，良好な対顎関係が確立できなかった．

2-1 初診時から術後2年6カ月の口腔内写真，側面頭部X線規格写真と分析値，パノラマX線写真，EMG，側面頭部X線規格写真のトレースの重ね合わせ

QUESTION 5 顎関節の健全な育成のためには，いつ治療を開始したらよいのでしょうか？

Case 3

永久歯列完成後に治療を開始した，下顎枝，下顎頭の左右差を伴う上顎過成長 II 級過蓋咬合叢生症例

初診時（18歳3カ月）	動的治療終了時（20歳6カ月）	術後2年0カ月（22歳6カ月）
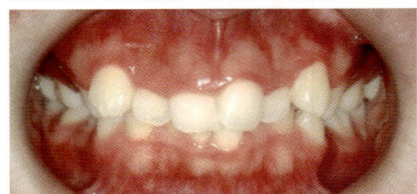	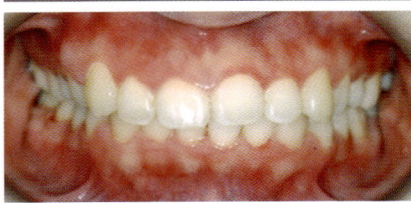	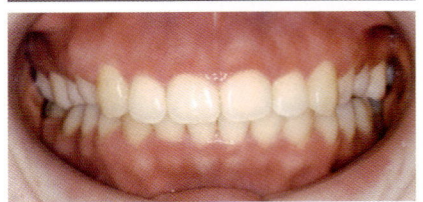
下顎は少し右側に偏位.	咬合は改善され，正中線はほぼ一致.	咬合は安定しているが，下顎はわずかに右側に偏位.
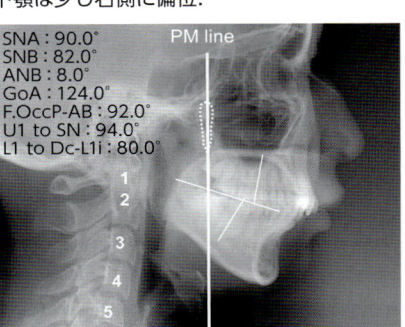	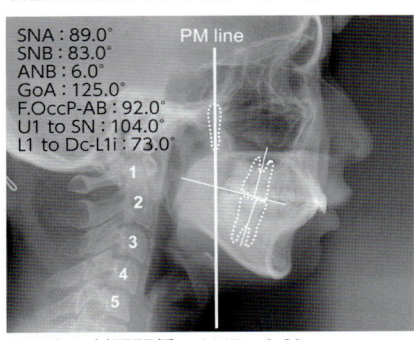	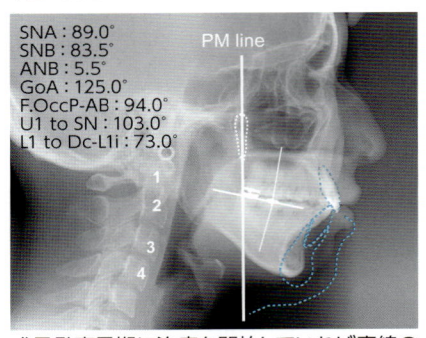
SNA：90.0°の上顎過成長症例.	不調和な対顎関係，ANB：6.0°.	成長発育早期に治療を開始していれば青線のような対顎関係が形成されたと考えられる.
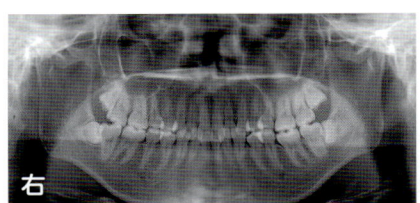	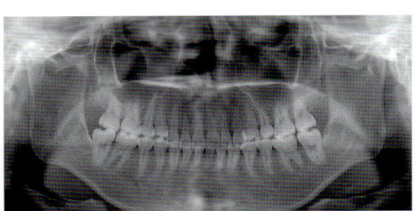	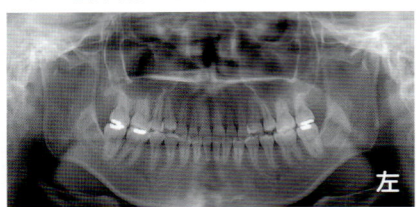
右側の下顎頭は大きく，下顎枝は短く左右非対称.	下顎枝，下顎頭はともに左右非対称.	下顎頭はほぼ対称，下顎枝は左右非対称.
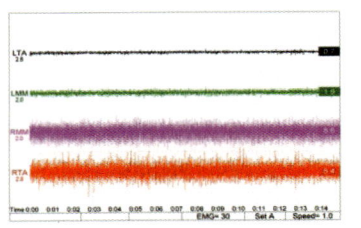	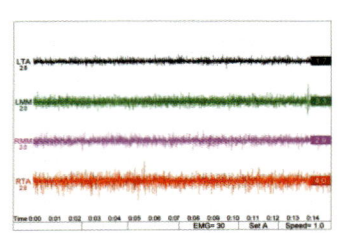	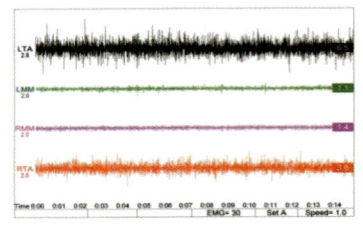
右側の咬筋，側頭筋は高活動で左右非対称.	咬筋，側頭筋活動はほぼ左右対称.	左側の側頭筋は高活動で左右非対称.

初診時の分析値：
SNA：90.0°
SNB：82.0°
ANB：8.0°
GoA：124.0°
F.OccP-AB：92.0°
U1 to SN：94.0°
L1 to Dc-L1i：80.0°

動的治療終了時の分析値：
SNA：89.0°
SNB：83.0°
ANB：6.0°
GoA：125.0°
F.OccP-AB：92.0°
U1 to SN：104.0°
L1 to Dc-L1i：73.0°

術後2年0カ月の分析値：
SNA：89.0°
SNB：83.5°
ANB：5.5°
GoA：125.0°
F.OccP-AB：94.0°
U1 to SN：103.0°
L1 to Dc-L1i：73.0°

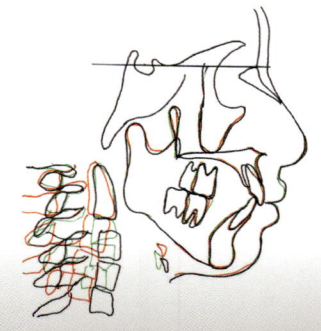 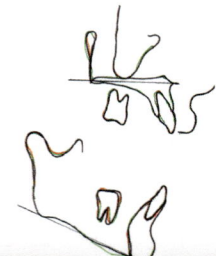

―― 初診時（18歳3カ月）
―― 動的治療終了時（20歳6カ月）
―― 術後2年0カ月（22歳6カ月）

永久歯列完成後に機能回復と咬合の改善を行ったが，下顎の前方発育がなく，下顎枝，下顎頭の左右差は十分に是正できなかった.

3-1 初診時から術後2年0カ月の口腔内写真，側面頭部X線規格写真と分析値，パノラマX線写真，EMG，側面頭部X線規格写真のトレースの重ね合わせ

Case 4

永久歯列完成期に治療を開始した，下顎枝，下顎頭の著しい左右差を伴う下顎過成長Ⅲ級過蓋咬合症例

初診時（10歳11カ月）	動的治療終了時（14歳6カ月）	術後5年4カ月（19歳10カ月）
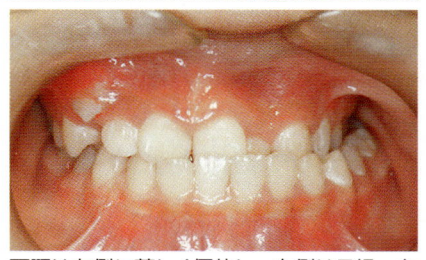	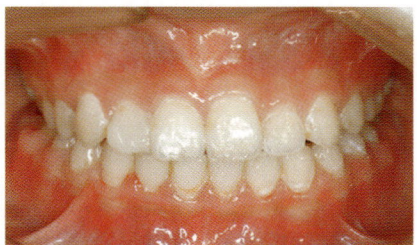	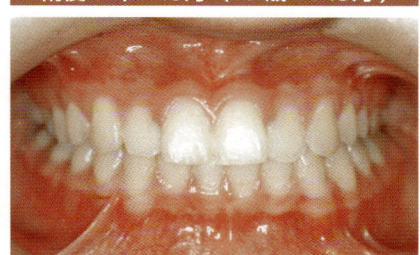
下顎は左側に著しく偏位し，右側はⅢ級，左側はⅡ級．	上下顎正中線はほぼ一致．	下顎の左側偏位が再発し，上下顎正中線は不一致．
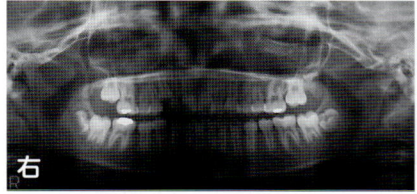	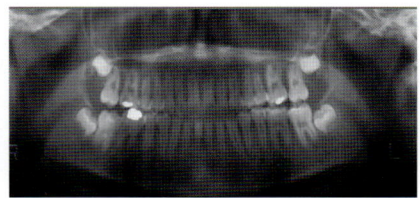	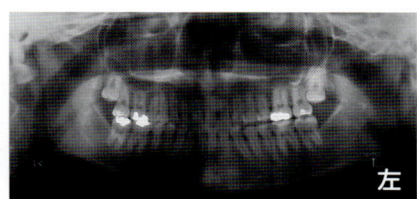
左側の下顎枝は短く，下顎頭は小さく，著しい形成不全．	下顎枝，下顎頭の左右差は軽減した．	下顎枝，下顎頭の左右差がわずかに再発．
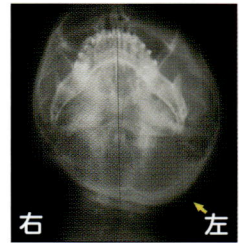 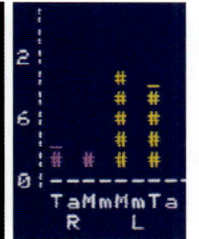	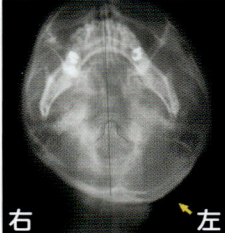 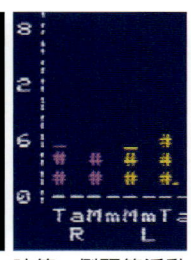	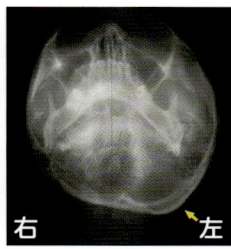 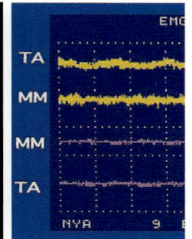
上部僧帽筋が緊張し，左側後頭骨が肥厚． 左側咬筋，側頭筋は高活動で非対称．	左側後頭骨の肥厚は増加． 咬筋，側頭筋活動の左右差は軽減．	左側後頭骨の肥厚は増加． 左側の側頭筋が高活動で左右非対称．

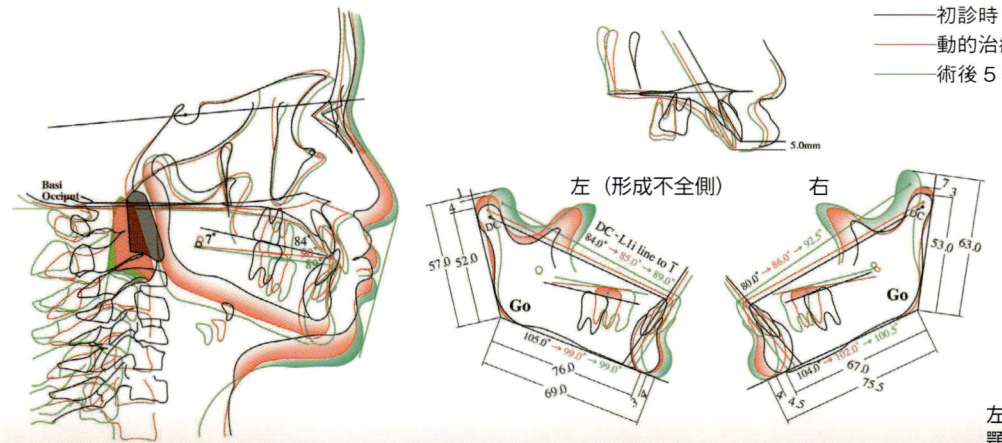

―― 初診時（10歳11カ月）
―― 動的治療終了時（14歳6カ月）
―― 術後5年4カ月（19歳10カ月）

著しい下顎枝，下顎頭の左右差を是正しきれるほど下顎の発育量がなかった．

4-1 初診時から術後5年4カ月の口腔内写真，パノラマX線写真，CT（axial）画像，EMG，側面頭部X線規格写真のトレースの重ね合わせ

QUESTION 5

顎関節の健全な育成のためには，いつ治療を開始したらよいのでしょうか？

Case 5

永久歯列完成後に治療を開始した，右側胸鎖乳突筋の緊張を伴う下顎過成長Ⅲ級開咬，叢生症例

➡ **Q9-Case6 参照**

初診時（15歳2カ月）	動的治療終了時（16歳4カ月）	術後3年4カ月（19歳8カ月）
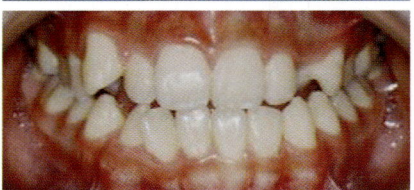	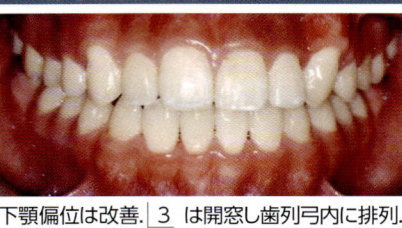	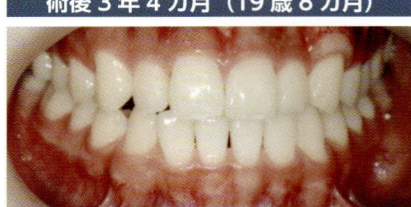
下顎は右側に偏位．3 は埋伏．	下顎偏位は改善．3 は開窓し歯列弓内に排列．	安定した咬合．
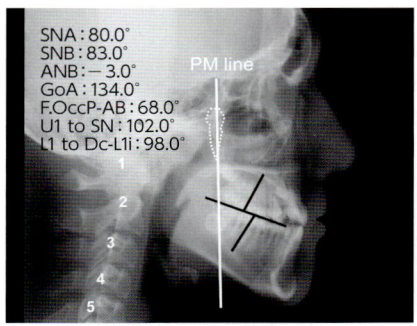	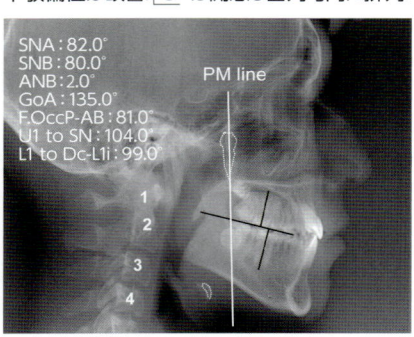	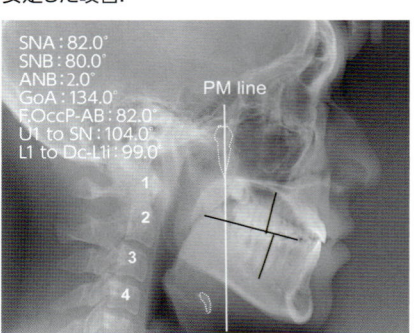
SNA：80.0° SNB：83.0° ANB：−3.0° GoA：134.0° F.OccP-AB：68.0° U1 to SN：102.0° L1 to Dc-L1i：98.0°	SNA：82.0° SNB：80.0° ANB：2.0° GoA：135.0° F.OccP-AB：81.0° U1 to SN：104.0° L1 to Dc-L1i：99.0°	SNA：82.0° SNB：80.0° ANB：2.0° GoA：134.0° F.OccP-AB：82.0° U1 to SN：104.0° L1 to Dc-L1i：99.0°
上下顎犬歯，大臼歯関係はⅢ級．	上下顎犬歯，大臼歯関係はⅠ級．	Ⅰ級関係が維持されている．
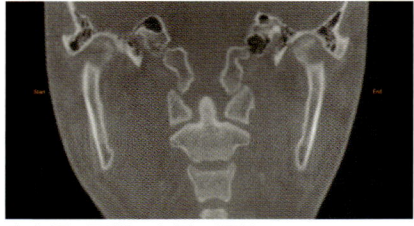	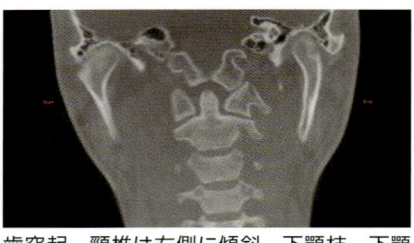	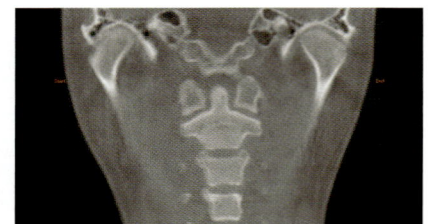
歯突起，頸椎は右側に傾斜．	歯突起，頸椎は右側に傾斜．下顎枝，下顎頭は左右非対称．	歯突起，頸椎の傾斜はやや軽減．下顎枝，下顎頭もほぼ対称．
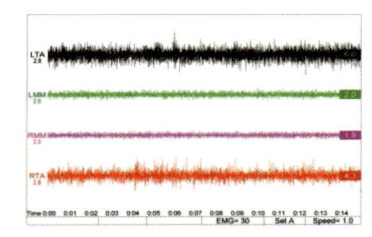		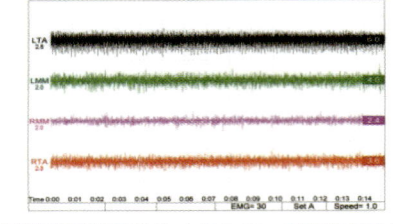
咬筋は低活動，側頭筋は高活動．		咬筋活動は活性化されたが，側頭筋活動は左右非対称．

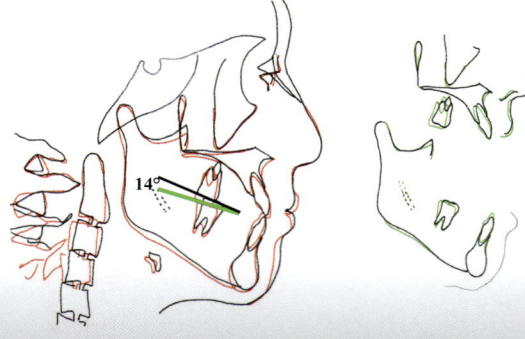

― 初診時（15歳2カ月）
― 動的治療終了時（16歳4カ月）
― 術後3年4カ月（19歳8カ月）

永久歯列完成後に機能回復と咬合の改善を行った本症例では，下顎の成長発育はわずかで，下顎枝，下顎頭の左右差を是正しきれなかった．

5-1 初診時から術後3年4カ月の口腔内写真，側面頭部X線規格写真と分析値，CT（curved MPR）画像，EMG，側面頭部X線規格写真のトレースの重ね合わせ

Case 6

混合歯列前期に治療を開始した，右側胸鎖乳突筋の緊張を伴う下顎過成長Ⅲ級開咬症例

初診時（7歳0カ月）

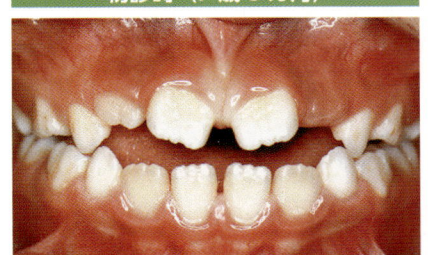

下顎は少し右側に偏位．

動的治療終了時（15歳3カ月）

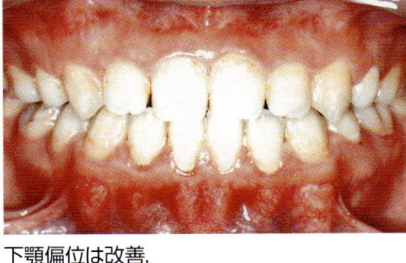

下顎偏位は改善．

術後11年10カ月（27歳1カ月）

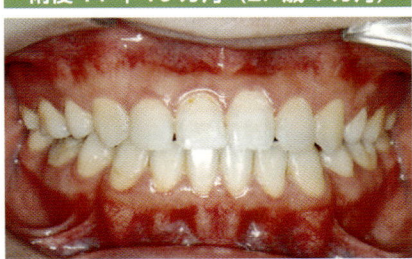

安定した咬合．

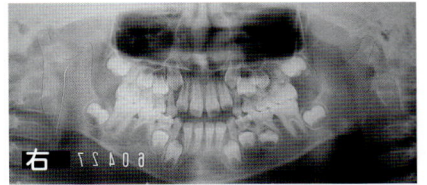

右側の下顎枝，下顎頭は形成不全で左右非対称．

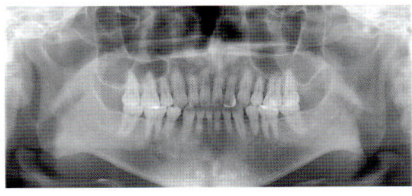

下顎枝，下顎頭もほぼ左右対称．

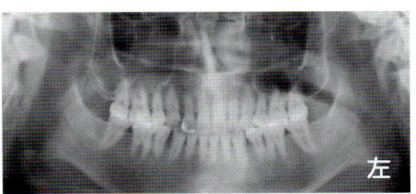

下顎枝，下顎頭は左右対称．

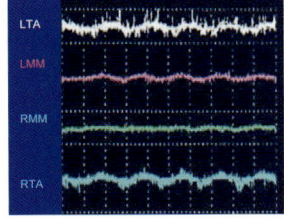

側頭筋が高活動．

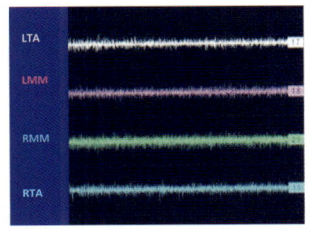

咬筋，側頭筋活動は左右対称．

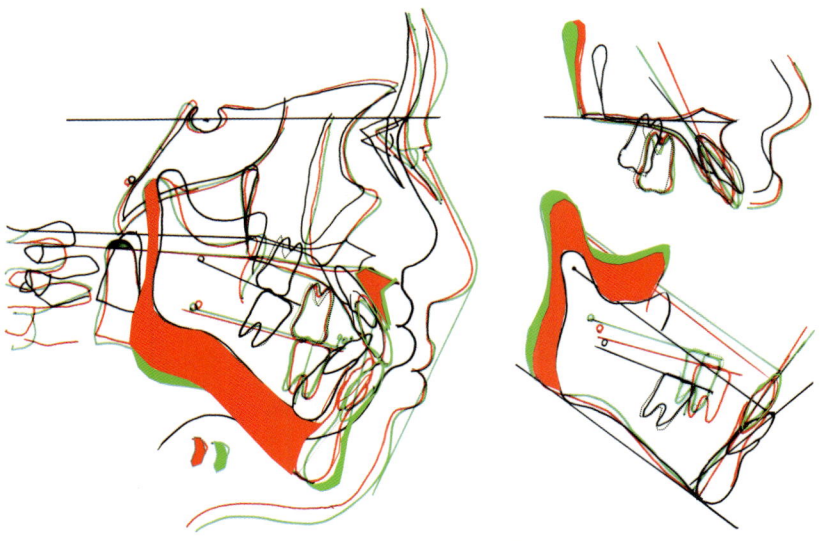

	初診時	動的治療終了時	術後11年10カ月
SNA	78.5°	81.0°	82.0°
SNB	78.5°	78.0°	80.0°
ANB	0°	3.0°	2.0°
GoA	121.0°	119.0°	118.0°
F.Occp-AB	79.0°	90.0°	90.0°
U1 to SN	118.0°	104.0°	114.0°
L1 to Dc-L1i	78.0°	98.0°	90.0°

――― 初診時（7歳0カ月）
――― 動的治療終了時（15歳3カ月）
――― 術後11年10カ月（27歳1カ月）

　混合歯列前期から治療を開始したため，下顎の前方発育に伴って上顎の前方発育が促進され，左右対称な下顎枝，下顎頭が形成され，良好な顎顔面骨格と健全な咬合の育成が可能であった．特に，動的治療終了時も成長発育期であったため，機能はさらに健全化され，その結果，11年以上という長期にわたって咬合が安定している．

6-1 初診時から術後11年10カ月の口腔内写真，パノラマX線写真，EMG，側面頭部X線規格写真のトレースの重ね合わせと分析値

QUESTION 6

MWにおけるフォースシステムとはどのようなものですか？

Keyword
- アンカレッジベンド
- ラウンドワイヤー
- 顎間ゴム（ゴム）

アンカレッジベンドを付与したラウンドのライトワイヤーとゴムを使用することが大きなポイントである（図1）．

　アンカレッジベンドを付与したライトワイヤーをブラケットに装着することにより歯軸のコントロール（歯の整直と圧下）ができるが，そのワイヤーはラウンドであることが重要である．ラウンドであればブラケット内に遊びができ，血流を阻害しない程度の矯正力（ローフォース，ローフリクション）を与えることができるため，機能回復治療の効果も生かされ，術後の安定に大きく寄与するからである．

　なお，ブラケットはワイヤー装着時に遊びができるものであればどのようなものでも構わないが，第一大臼歯と第二大臼歯を同時にコントロールすることは容易でないため，治療開始時は第二大臼歯にブラケットを装着せずに，対顎，対咬関係がほぼ改善された後，必要があれば装着する．

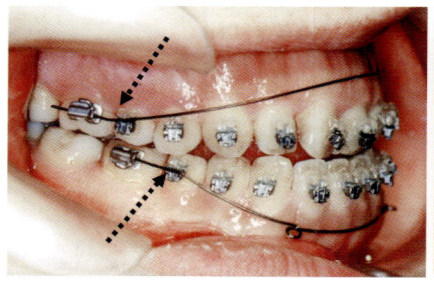 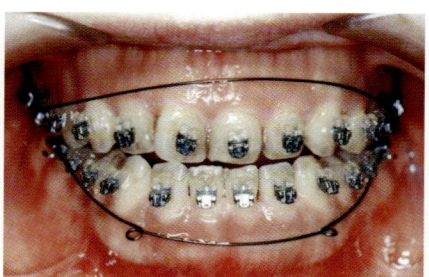 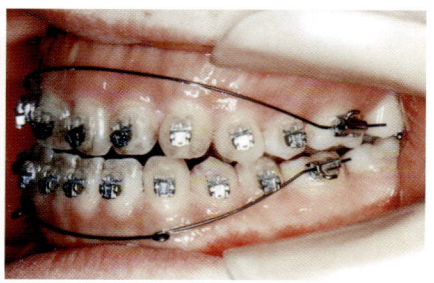

アンカレッジベンド（矢印）を付与したライトワイヤーをブラケットに装着する前．

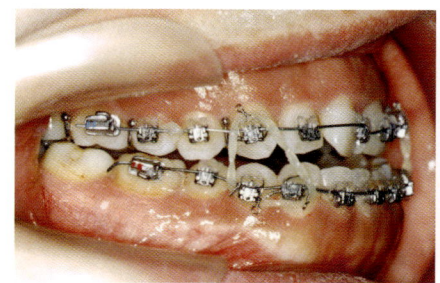 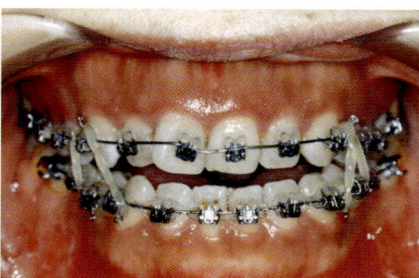 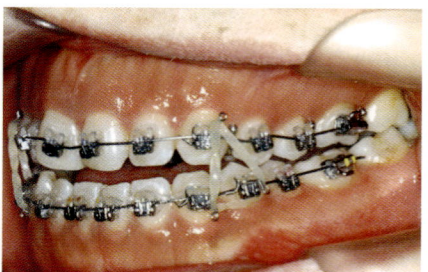

アンカレッジベンドを付与したライトワイヤーをブラケットに装着し，トライアングルゴムを上顎犬歯と下顎犬歯，第一小臼歯間に使用した状態（Ⅲ級開咬のため，さらに短いⅢ級ゴムを上顎第二小臼歯から下顎犬歯間にかける）．

図1 Ⅲ級開咬症例に，アンカレッジベンドを付与したライトワイヤーとゴムを装着した例

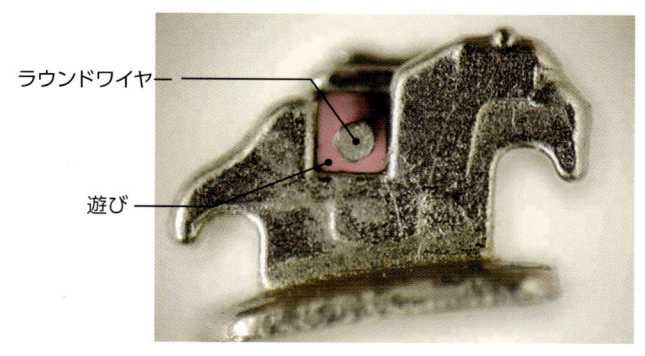
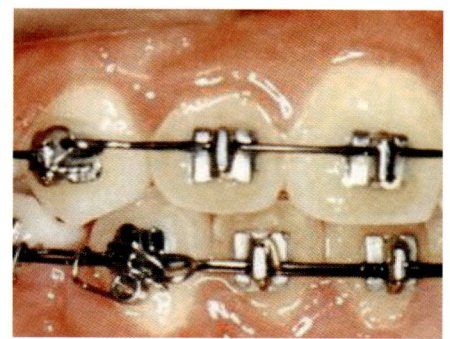

図2 ブラケット拡大図（左）とワイヤーを通したブラケット（右）
ラウンドワイヤーを使用すると，ブラケット内に遊び（左図のピンク色の部分）が十分できる．

1. 使用するワイヤー

おもに，直径 0.016"（時に，0.014" や 0.012"）のライトワイヤー（図2）を治療の段階に応じて使い分けるが，治療の最終段階で，0.016" × 0.016" の NiTi ワイヤーを使用することもある．

（1）0.012"，0.014" のライトワイヤー
治療開始時で，アライメントが必要なときに使用する．

（2）0.016" のライトワイヤー
治療開始時やアライメント終了時（被蓋改善：上下顎犬歯，大臼歯関係をⅠ級に改善するとき，あるいは抜歯空隙閉鎖時）に使用する．

（3）0.016" × 0.016" の NiTi ワイヤー
おもに治療の最終段階（より緊密な咬頭嵌合，適正な咬合形態の確立時）で使用する．

（4）ライトワイヤーの性質（弾性限：116.22kg/mm^2）
咀嚼力が加わっても，永久歪みがあまり生じず連続的に働く．

2. 使用するゴムとゴムのかけ方

1）使用するゴム：短いゴム，長いゴム，トライアングルゴム，平行ゴム（いずれも 60 〜 80g）

（1）短いゴム……開咬症例で使用
Ⅱ級開咬：上顎犬歯〜下顎第一または第二小臼歯間で使用．
Ⅲ級開咬：下顎犬歯〜上顎第一または第二小臼歯間で使用．

（2）長いゴム……過蓋咬合症例で使用
Ⅱ級過蓋咬合：上顎犬歯〜下顎第一大臼歯間に使用．
Ⅲ級過蓋咬合：下顎犬歯〜上顎第一大臼歯間に使用．

（3）トライアングルゴム（垂直ゴム）
過蓋咬合：犬歯，小臼歯，大臼歯部で使用（使用目的は臼歯部咬合高径の増加と緊密な咬頭嵌合の確立）．
開咬症例：前歯，犬歯，小臼歯部で使用（使用目的は臼歯部咬合高径の減少と前歯部被蓋の改善）．

（4）平行ゴム（水平ゴム）……おもに抜歯空隙を閉鎖するために使用

2）ゴムのかけ方

（1）Ⅱ級，Ⅲ級ゴム
基本的には唇側，頬側のブラケットのフックにかけるが，下顎臼歯や上顎臼歯が著しく舌側傾斜しているときはリンガルボタンをつけて，そこにゴムをかけることもある．

QUESTION 6 MWにおけるフォースシステムとはどのようなものですか？

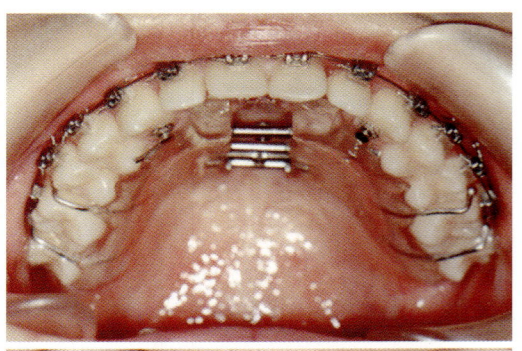
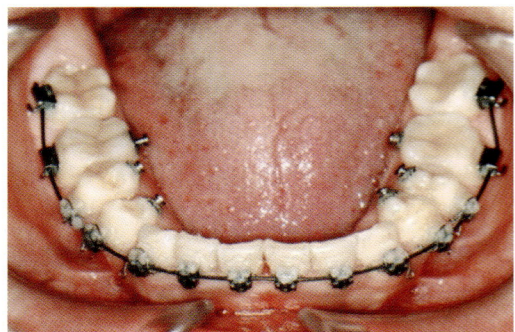
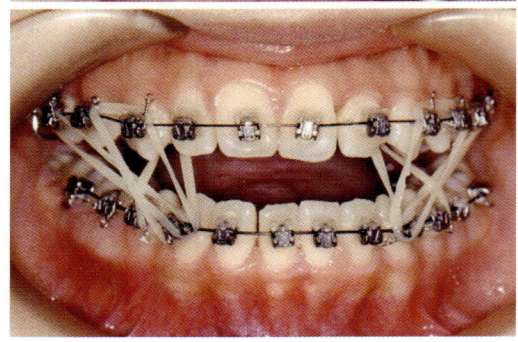
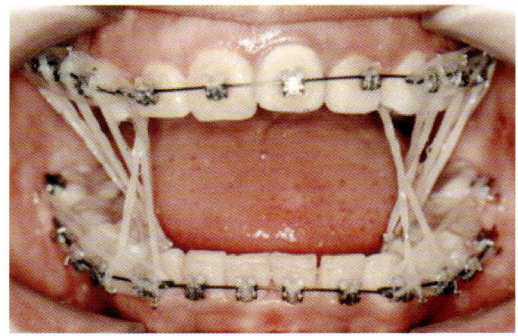

図3-1 上顎犬歯のリンガルボタンからゴムをかけた例（Ⅲ級開咬症例）
可撤式拡大床によって上顎歯列弓，歯槽堤の形態修正も行っている）．

図3-2 下顎臼歯のリンガルボタンからゴムをかけた例（Ⅱ級過蓋咬合症例）

（2）犬歯部でのトライアングルゴム

上顎犬歯が著しく舌側傾斜しているときは，上顎犬歯にリンガルボタンをつけて，そこから下顎の犬歯，第一小臼歯のブラケットのフックにトライアングルゴムをかける．上顎犬歯の歯根を海綿骨内に排列させるためである（図3-1）．

（3）臼歯部でのトライアングルゴム

上顎臼歯が舌側傾斜している場合，基本的には上顎に可撤式拡大床を装着し，臼歯を頬舌的に整直するが，下顎臼歯が著しく舌側傾斜しているときは臼歯にリンガルボタンをつけ，そこから対顎のブラケットのフックにトライアングルゴムをかける．このとき，上顎歯列弓，歯槽堤の狭窄を防止するため，可撤式拡大床は必ず装着する（図3-2）．

（4）ゴムの装着と交換のタイミング

ゴムは，ブラッシング時以外，食事のときも常に装着する．ゴムをかけたまま舌挙上訓練などを行い，咬筋，側頭筋活動を是正する．

ゴムを交換するタイミングは2日に1度とし，左右の一方が切れた場合は両方交換するよう指導する．

3．アンカレッジベンドを付与する位置と量（大きさ）

1）アンカレッジベンドを付与する位置

Ⅱ級，Ⅲ級を問わず，基本的には上下顎とも第一大臼歯と第二小臼歯のコンタクトポイントに相当する部位に付与する（図4）．

ただし，次のような症例の場合，位置の工夫が必要である．

①第一大臼歯が著しく近心傾斜した開咬症例で，大きく整直，圧下が必要なとき
　アンカレッジベンドは大臼歯寄りに付与する（ベンドの力は強まる）．

②第一大臼歯の近心傾斜が軽度の症例で，整直，圧下の必要量が少ないとき
　アンカレッジベンドは小臼歯寄りに付与する（ベンドの力は弱まる）．

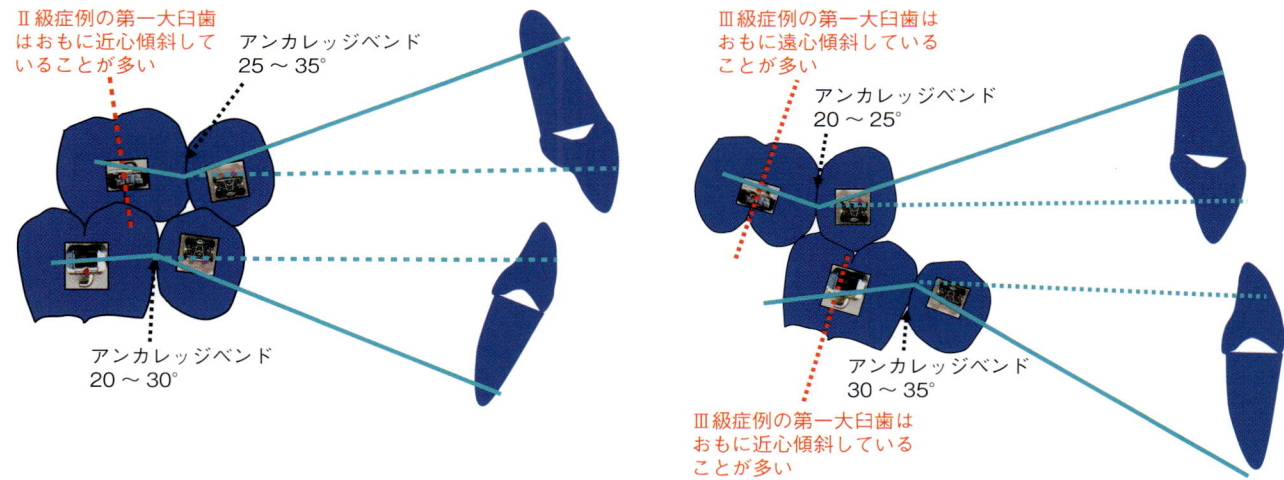

図4 基本的なアンカレッジベンドの位置および量（左：Ⅱ級開咬症例，右：Ⅲ級開咬症例）
　　　上下顎とも第一大臼歯と第二小臼歯のコンタクトポイントに相当する部位に付与することが基本である．

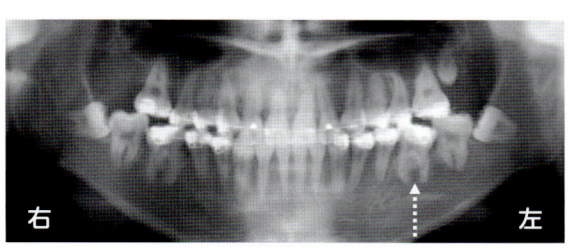

図5 アンカレッジベンドに左右差があるとき（Ⅲ級開咬症例の治療開始後7カ月のパノラマX線写真所見）
　　　右側：アンカレッジベンドの量と位置は適正（第一大臼歯の整直，圧下は適正）
　　　左側：アンカレッジベンドの量が大きすぎたか，大臼歯寄りに付与（第一大臼歯は遠心傾斜し，整直，圧下は不適切）

2）アンカレッジベンドの量

　アンカレッジベンドの量は症例によって異なるが，Ⅱ級症例は下顎より上顎を大きくし，Ⅲ級症例は上顎より下顎を大きくすることがポイントである．また，抜歯症例の場合で，前歯を後方移動するときはアンカレッジベンドを大きくし，臼歯を前方移動するときは小さめにする．

（1）Ⅱ級症例……上顎＞下顎
　①開　　咬：上顎で25〜35°，下顎で20〜30°
　②過蓋咬合：上顎で25〜35°，下顎で15〜25°
　③抜歯症例：上顎で30〜35°，下顎で15〜25°

（2）Ⅲ級症例……上顎＜下顎
　①開　　咬：上顎で20〜25°，下顎で30〜35°
　②過蓋咬合：上顎で20〜25°，下顎で20〜35°
　③抜歯症例：上顎で20〜25°，下顎で35〜40°

【注　意】症例によってはアンカレッジベンドの量が大きくなってしまうことがあるが，アンカレッジベンドの量が大きすぎると遠心傾斜するので，この場合はベンドを小さくする．

4．アンカレッジベンド付与時の注意点

1）アンカレッジベンドの量は左右対称に付与する

　アンカレッジベンドの量に左右差があると，基本的には大臼歯の整直，圧下にも左右差が生じる（図5）．

2）ゴムを必ず使用する

　ゴムを使用しなければアンカレッジベンドだけが作用し，上下顎切歯の唇側傾斜，第一大臼歯の遠心傾斜と挺出，開咬などが惹起される．

QUESTION 6 MWにおけるフォースシステムとはどのようなものですか？

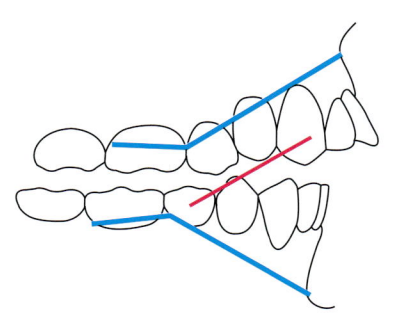
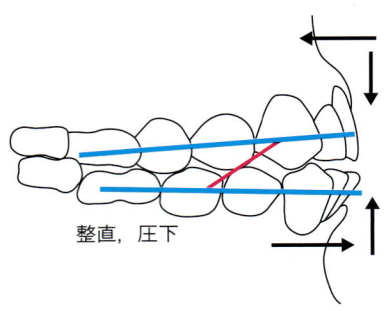
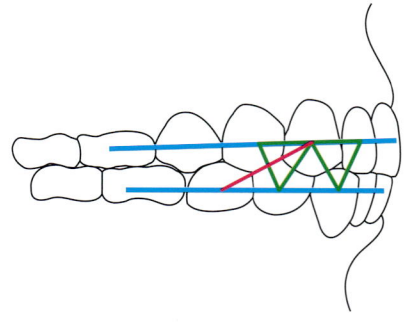

① アンカレッジベンドを付与したライトワイヤーと短いⅡ級ゴム（上顎犬歯と下顎小臼歯を結ぶ）を使用する．

② 6|6 が整直，圧下され，臼歯部咬合高径が減少し，上顎歯列弓は後方，下顎歯列弓は前方へ移動し，前後的対咬関係がほぼ改善する．

③ 切歯，犬歯，小臼歯部でトライアングルゴムを使用することで垂直的対咬関係が改善され，前歯部は正常被蓋となる．

図6-1 臼歯の整直，圧下によって臼歯部咬合高径を減少するためのフォースシステム（Ⅱ級開咬症例）

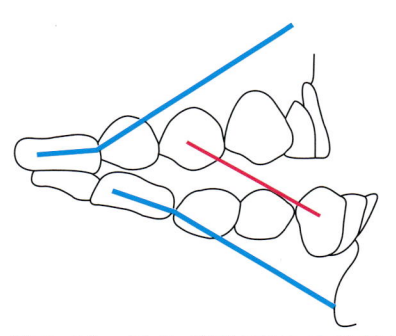
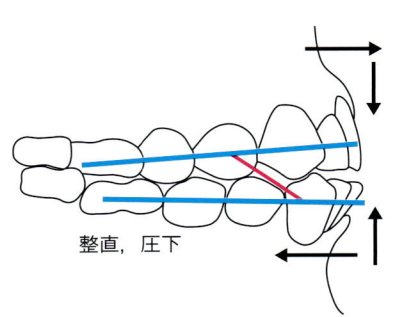
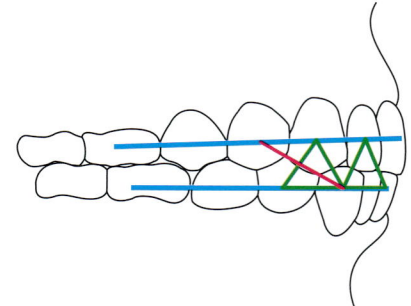

① アンカレッジベンドを付与したライトワイヤーと短いⅢ級ゴム（上顎小臼歯と下顎犬歯を結ぶ）を使用する．

② 6|6 が整直，圧下され，臼歯部咬合高径が減少し，上顎歯列弓は前方，下顎歯列弓は後方へ移動し，前後的対咬関係がほぼ改善する．

③ 切歯，犬歯，小臼歯部でトライアングルゴムを使用することで垂直的対咬関係が改善され，前歯部は正常被蓋となる．

図6-2 臼歯の整直，圧下によって臼歯部咬合高径を減少するためのフォースシステム（Ⅲ級開咬症例）

したがって，アンカレッジベンドを付与したライトワイヤー使用時は，ゴムの併用が必須である（患者にはブラッシング時以外は常にゴムを使用するよう伝え，可能なかぎり口を動かすように指示する）．

5．アンカレッジベンドを付与したライトワイヤーとゴムを使用する理由

アンカレッジベンドとゴムの力には，下記のような治療効果がある．
①臼歯の整直や圧下（歯軸のコントロール：図6-1，2）．
②咬合高径のコントロールが容易で，開咬，過蓋咬合が短期間で改善可能．
③Ⅱ級症例では上顎歯列弓の後方移動，下顎歯列弓の前方移動が容易．
④Ⅲ級症例では上顎歯列弓の前方移動，下顎歯列弓の後方移動が容易．
⑤上下顎前歯部歯槽突起の垂直的高さをコントロール．
⑥美しいメンターリスサルカスを有した口唇側貌形成．
⑦外科矯正，ヘッドギア，インプラントアンカー，前方牽引装置などを使用せずに良好な対顎，対咬関係と咬合形態に改善．

症例別，治療段階別のアンカレッジベンドの量とゴムの使用法について**表1**にまとめた．

表1 治療段階別のアンカレッジベンドとゴムの使用法

治療段階	アンカレッジベンド／ゴム*		II級症例			III級症例		
			開咬	過蓋咬合	抜歯症例	開咬	過蓋咬合	抜歯症例
治療開始時	アンカレッジベンド	上顎	25〜35°	30〜35°		20〜25°		
		下顎	20〜30°	15〜25°		30〜35°	20〜35°	35〜40°
	使用ゴム		短いII級ゴム（上顎犬歯〜下顎小臼歯）	長いII級ゴム（上顎犬歯〜下顎第一大臼歯）	開咬：短いII級ゴム 過蓋咬合：長いII級ゴム	短いIII級ゴム（下顎犬歯〜上顎小臼歯）	長いIII級ゴム（下顎犬歯〜上顎第一大臼歯）	開咬：短いIII級ゴム 過蓋咬合：長いIII級ゴム
被蓋改善：上下顎犬歯，大臼歯関係をI級に改善するとき，抜歯空隙閉鎖時	アンカレッジベンド	上顎	25°前後	20°前後	30°前後	15°前後	15°前後	20°前後
		下顎	30°前後	15°前後	25°前後	30°前後	20°前後	35°前後
	使用ゴム		短いII級ゴム	長いII級ゴム（時にトライアングルゴム）	開咬：短いII級ゴム 過蓋咬合：長いII級ゴム	短いIII級ゴム	長いIII級ゴム（時にトライアングルゴム）	開咬：短いIII級ゴム 過蓋咬合：長いIII級ゴム
			空隙がある場合：平行ゴム					
上下顎犬歯，大臼歯関係がI級に改善された後，緊密な咬頭嵌合確立時	アンカレッジベンド	上顎	5°前後			10°前後		
		下顎	10°前後			15°前後		
	使用ゴム		トライアングルゴムのみ使用（空隙が残っている場合に平行ゴムを使用）					
			前歯，犬歯，小臼歯部	犬歯，臼歯部		前歯，犬歯，小臼歯部	犬歯，臼歯部	
最終段階：より緊密な咬頭嵌合，適正な咬合形態の確立時	アンカレッジベンド	上顎	5〜10°前後					
		下顎						
	使用ゴム		トライアングルゴムのみ使用					
			前歯，犬歯，小臼歯部	犬歯，臼歯部		前歯，犬歯，小臼歯部	犬歯，臼歯部	

* NiTiワイヤー使用時はトライアングルゴムのみ使用する．

6. その他

1）アップライティングスプリング

歯軸を整直させる付属物．

2）トーキングオギジリアリーワイヤー

上顎切歯軸のルートリンガルトルクを行う付属物．
詳細は，p.102 コラム「アップライティングスプリングとトーキングオギジリアリーワイヤー」参照．

QUESTION 6　MWにおけるフォースシステムとはどのようなものですか？

7. 症例別のフォースシステム

1）Ⅱ級開咬症例のフォースシステム

Ⅱ級開咬症例では，図7のようにアンカレッジベンドを付与したライトワイヤーと短いⅡ級ゴムを使用する．図8には基本的なゴムのかけ方を示す．

- 近心傾斜している上顎第一大臼歯は整直され，歯軸は咬合平面に対して垂直になり，上顎歯列弓は遠心（後方）移動する．

- 下顎第一大臼歯は整直，圧下され，臼歯部咬合高径が減少し，歯軸は咬合平面に対して垂直になり，下顎歯列弓は近心（前方）移動する（下顎第一大臼歯の整直，圧下により，下顎第二大臼歯との間にステップができた場合，噛みしめ運動で下顎第二大臼歯を圧下させるか，第二大臼歯に装置を装着して整直，圧下させる）．

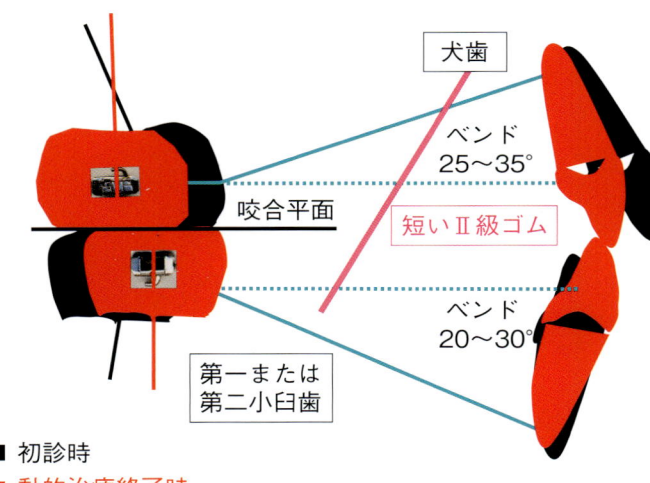

- 臼歯部咬合高径の減少により，前歯部被蓋が改善される．

図7　Ⅱ級開咬症例のフォースシステム

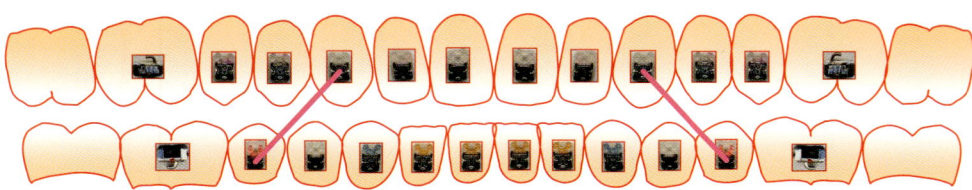

A：短いⅡ級ゴムのかけ方
　上顎犬歯から下顎第一または第二小臼歯間にかける．
【注意】近心傾斜していた上顎第一大臼歯が遠心傾斜してしまったときは，上顎犬歯から上顎第一大臼歯間に平行ゴムをかけ，上顎第一大臼歯を整直させる．

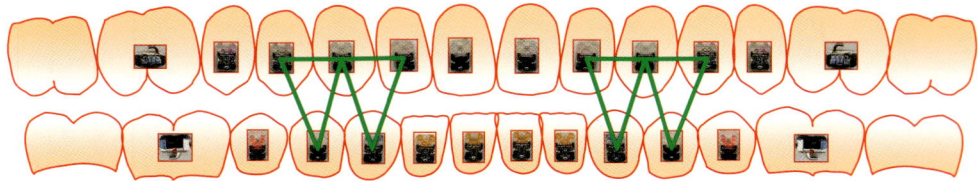

B：トライアングルゴムのかけ方
　切歯，犬歯，小臼歯部にかけることが基本である．
【注意】犬歯の歯根露出を避けるため，上顎犬歯部はリンガルボタンからかける．

図8　Ⅱ級開咬症例で使用されるゴムの基本的なかけ方

2) Ⅱ級過蓋咬合症例のフォースシステム

Ⅱ級過蓋咬合症例では，図9のようにアンカレッジベンドを付与したライトワイヤーと長いⅡ級ゴムを使用する．図10には基本的なゴムのかけ方を示す．

- 近心傾斜している上顎第一大臼歯は整直され，歯軸は咬合平面に対して垂直になり，上顎歯列弓は遠心（後方）移動する．

- 下顎第一大臼歯は整直され，臼歯部咬合高径が増加し，歯軸は咬合平面に対して垂直になり，下顎歯列弓は近心（前方）移動する．

- 歯槽突起が長いときは減少させ，ガミースマイルを是正する．

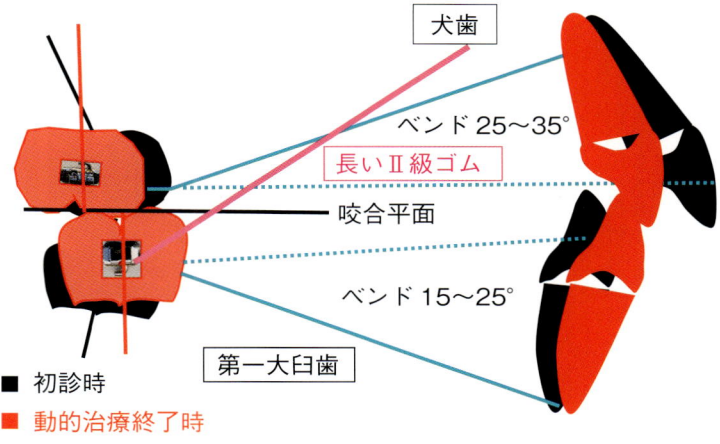

図9 Ⅱ級過蓋咬合症例のフォースシステム

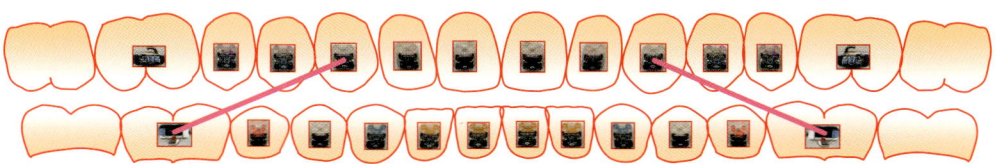

A：長いⅡ級ゴムのかけ方
　上顎犬歯から下顎第一大臼歯（おもにリンガルボタン）間にかける．

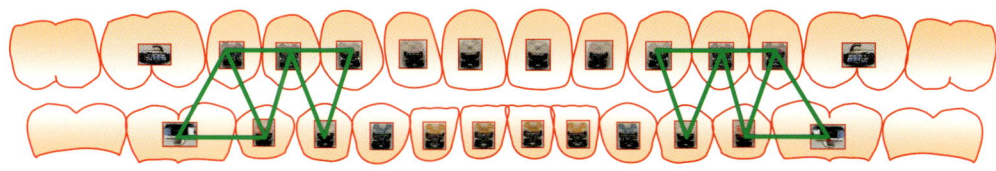

B：トライアングルゴムのかけ方
　犬歯，臼歯部にかけることが基本である．

図10 Ⅱ級過蓋咬合症例で使用されるゴムの基本的なかけ方

3）Ⅲ級開咬症例のフォースシステム

　Ⅲ級開咬症例では，図11のようにアンカレッジベンドを付与したライトワイヤーと短いⅢ級ゴムを使用する．図12には基本的なゴムのかけ方を示す．

・遠心傾斜している上顎第一大臼歯は整直され，歯軸は咬合平面に対して垂直になり，上顎歯列弓が近心（前方）移動する．

・近心傾斜している下顎第一大臼歯は整直，圧下され，臼歯部咬合高径が減少し，歯軸は咬合平面に対して垂直になり，下顎歯列弓は遠心（後方）移動する（下顎第一大臼歯の整直，圧下により，下顎第二大臼歯との間にステップができた場合，噛みしめ運動で下顎第二大臼歯を圧下させるか，第二大臼歯に装置を装着して整直，圧下させる）．

・臼歯部咬合高径の減少により，前歯部被蓋が改善される．

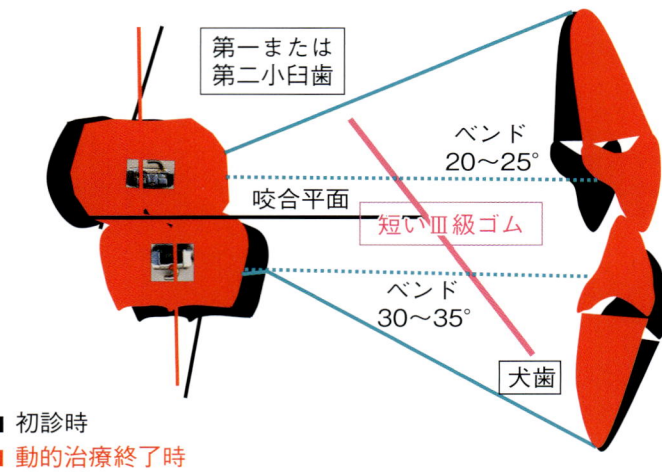

■ 初診時
■ 動的治療終了時

図11　Ⅲ級開咬症例のフォースシステム

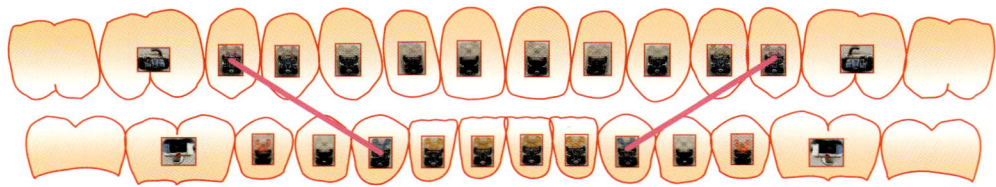

A：短いⅢ級ゴムのかけ方
下顎犬歯から上顎第一または第二小臼歯間にかける．

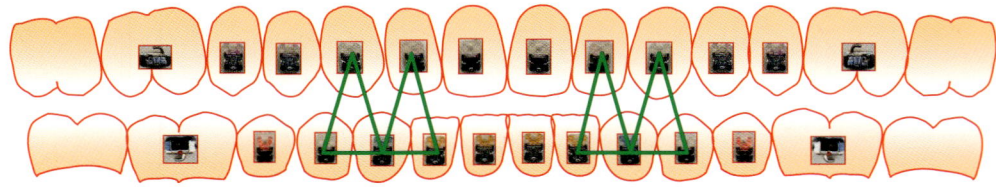

B：トライアングルゴムのかけ方
切歯，犬歯，小臼歯部にかけることが基本である．
【注意】犬歯の歯根露出を避けるため，上顎犬歯部はリンガルボタンからかける．

図12　Ⅲ級開咬症例で使用されるゴムの基本的なかけ方

4）Ⅲ級過蓋咬合症例のフォースシステム

Ⅲ級過蓋咬合症例では，図13のようにアンカレッジベンドを付与したライトワイヤーと長いⅢ級ゴムを使用する．図14には基本的なゴムのかけ方を示す．

- 遠心傾斜している上顎第一大臼歯は整直され，歯軸は咬合平面に対して垂直になり，上顎歯列弓は近心（前方）移動する．
- 近心傾斜している下顎第一大臼歯は整直され，臼歯部咬合高径が増加し，歯軸は咬合平面に対して垂直になり，下顎歯列弓は遠心（後方）移動する．

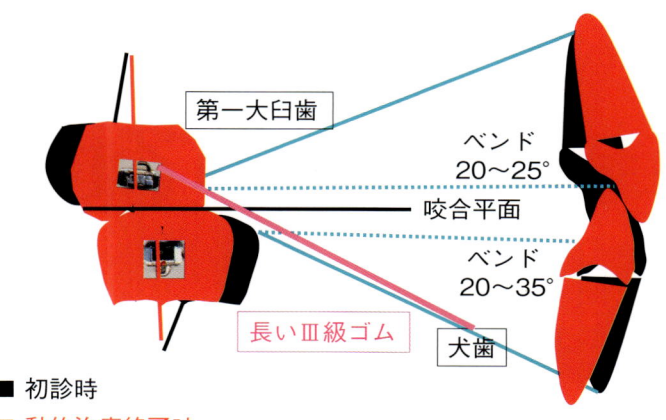

■ 初診時
■ 動的治療終了時

図13　Ⅲ級過蓋咬合症例のフォースシステム

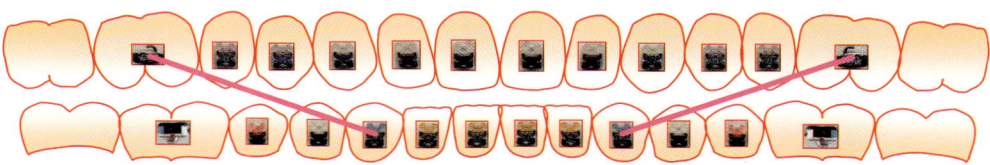

A：長いⅢ級ゴムのかけ方
下顎犬歯から上顎第一大臼歯（おもにリンガルボタン）間にかける．

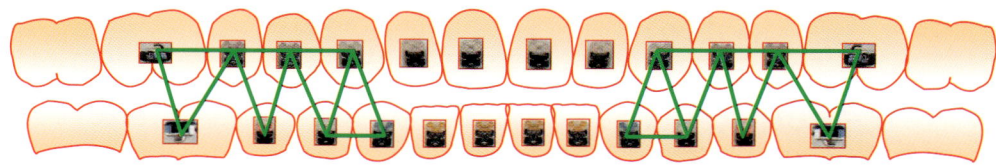

B：トライアングルゴムのかけ方
犬歯，臼歯部にかけることが基本である．

図14　Ⅲ級過蓋咬合症例で使用されるゴムの基本的なかけ方

QUESTION 7

開咬症例と過蓋咬合症例の違いをどのように考えたらよいのでしょうか？

Keyword
・舌骨位，舌位
・呼吸・嚥下様式
・咬筋活動
・臼歯部咬合高径
・メンターリスサルカス

　開咬症例と過蓋咬合症例の大きな違いは前歯部被蓋と思われがちであるが，筆者は臼歯部咬合高径と考えている．臼歯部咬合高径が高いと開咬となり，低いと過蓋咬合となる．したがって，前歯部被蓋を改善したとしても，臼歯部咬合高径を改善しない限り，開咬や過蓋咬合の改善はみられない．

　臼歯部咬合高径に関与する筋活動，気道，呼吸様式などの症状と治療の違いを症例別に**表1**（次ページ）にまとめた．

1．それぞれのおもな特徴

1）開咬症例

　Ⅱ級，Ⅲ級を問わず，おもに舌骨下筋群の緊張により低位舌で，気道が狭窄され，口呼吸，異常嚥下癖が誘発されている．その結果，咬合力が弱くなり（咬筋が低活動），臼歯部歯槽突起の垂直的発育が促進され，高い臼歯部咬合高径が形成され，開咬となり，上下の口唇を無理に引き伸ばして口を閉鎖するため，浅いメンターリスサルカスの側貌が形成される．

2）過蓋咬合症例

　Ⅱ級，Ⅲ級を問わず，舌骨下筋群の活動は異常なく，舌が挙上され，気道が開大し，鼻呼吸，正常嚥下が確立しているため，咬合力は強く（咬筋が高活動），臼歯部歯槽突起の垂直的発育が抑制され，低い臼歯部咬合高径が形成され，被蓋は深くなり，口唇閉鎖時に下唇が翻転し，深いメンターリスサルカスが形成される．

2．それぞれの治療の相違点

1）開咬症例

　Ⅱ級，Ⅲ級を問わず，以下のような手順で治療する．

（1）器械的治療

・短い顎間ゴム（以下，ゴム）を使い，臼歯を整直，圧下し，臼歯部咬合高径を減少させる．

（2）機能回復治療

・舌の挙上訓練により歯列弓，歯槽堤の形態修正や維持を行うとともに，舌骨下筋群の緊張を緩和させ，気道を開大し，鼻呼吸，正常嚥下を習得させる．
・噛みしめ運動で咬合力を強化し，臼歯部咬合高径の減少をはかる（臼歯部咬合高径の増加を防止する）．

表1 開咬症例と過蓋咬合症例における症状と治療のおもな違い

		開咬	過蓋咬合
症状の違い	舌骨下筋群の活動状態	緊張	異常なし
	舌骨位（正常位：第三，第四頸椎間部）	正常位より下方	正常位内
	気道	狭窄	開大
	舌位	低位（舌背が口蓋に届いていない）	挙上（舌背が口蓋に届いている）
	呼吸・嚥下様式	口呼吸，異常嚥下癖	鼻呼吸，正常嚥下
	咬筋活動	低活動（弱い咬合力）	高活動（強い咬合力）
	臼歯部咬合高径	高い	低い
	メンターリスサルカス	浅い	深い
治療の違い	器械的治療　臼歯部咬合高径	減少（臼歯の整直，圧下）	増加（臼歯の整直）
	器械的治療　顎間ゴム	短いゴム	長いゴム
	機能回復治療　咬筋活動	咬筋活動の活性化（噛みしめ運動）	咬筋活動の緩和（開閉口運動）
	機能回復治療　舌骨下筋群	舌挙上訓練により緊張緩和（鼻呼吸，正常嚥下の習得）	特に問題なし

2）過蓋咬合症例

Ⅱ級，Ⅲ級を問わず，以下のような手順で治療する．

（1）器械的治療

・長いゴムを使い，臼歯を整直し，臼歯部咬合高径を増加させる．

（2）機能回復治療

・舌の挙上訓練により歯列弓，歯槽堤の形態修正と維持を行う．
・開閉口運動や三横指開口運動で咬合力を緩和し，臼歯部咬合高径の増加をはかる（臼歯部咬合高径の減少を防止する）．

Muscle Wins!
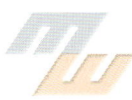
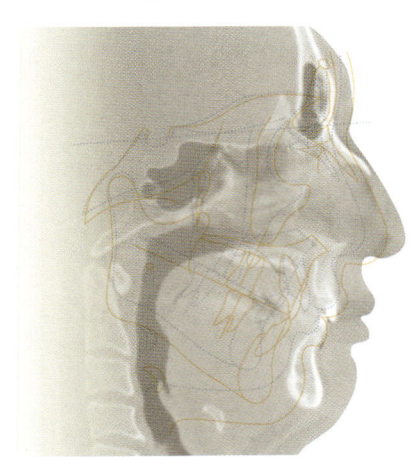

QUESTION 8

II級開咬症例はどのように治すのですか？

Keyword
- 鼻呼吸，正常嚥下の習得
- 咬合力の強化
- 臼歯の整直，圧下
- 臼歯部咬合高径の減少
- 上顎歯列弓の後方移動
- 下顎歯列弓の前方移動

　II級開咬症例の多くで，上顎臼歯は近心傾斜し，II級関係を悪化させるとともに，口呼吸，異常嚥下癖で咬合力は弱く（咬筋が低活動），高い臼歯部咬合高径と浅いメンターリスサルカスが形成されている．

　したがって，器械的治療により上下顎臼歯を整直，圧下し，臼歯部咬合高径を減少させ，上顎歯列弓を後方移動，下顎歯列弓を前方移動し，対顎，対咬関係を改善する．

　また，機能回復治療により鼻呼吸，正常嚥下を習得させ，咬合力の強化をはかることがポイントである（図1）．

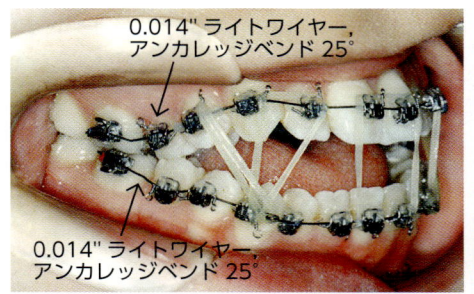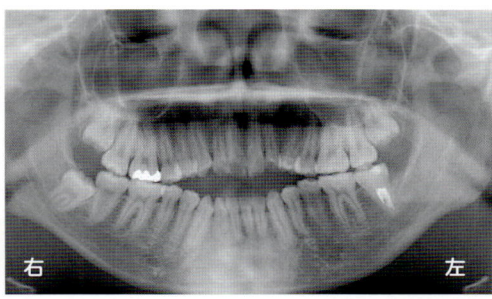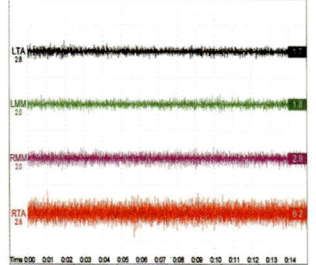

動的治療開始時（20歳1カ月）

上顎に可撤式拡大床と上下顎にアンカレッジベンド付きライトワイヤーと上下顎切歯，犬歯，小臼歯部でトライアングルゴムを装着し，舌挙上訓練と噛みしめ運動を実施させ，治療を開始した．

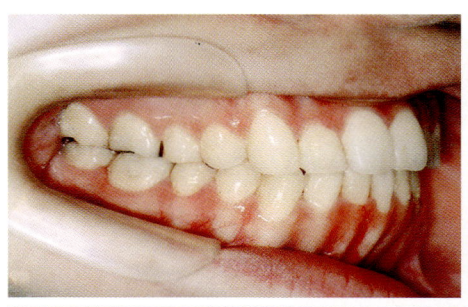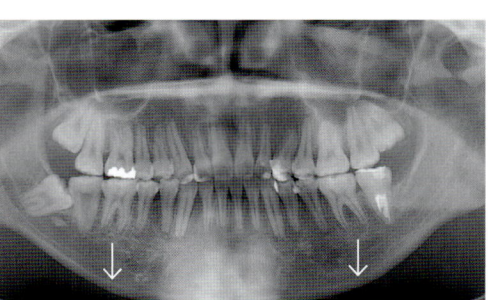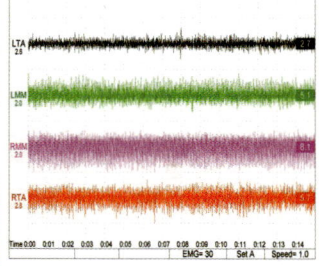

動的治療終了時（22歳0カ月）

下顎臼歯が整直，圧下され（矢印），咬合高径の減少と上顎歯列弓の後方移動で，下顎歯列弓の前方移動で正常被蓋となり，上下顎犬歯，大臼歯関係がI級で緊密な咬頭嵌合の咬合形態が非抜歯で確立された．また鼻呼吸，正常嚥下が習得され，咬筋活動が活性化（咬合力が強化）し，咬合高径の減少と緊密な咬頭嵌合の確立に貢献した．

➡ Case1 参照

図1 II級開咬症例の治療ポイント

QUESTION 8 Ⅱ級開咬症例はどのように治すのですか？

Case 1

成人の下顎後退Ⅱ級開咬症例〔非抜歯〕
他院において外科適応と診断された症例が非抜歯で劇的に改善

患　者	19歳11カ月，女性．
主　訴	開咬，しゃべりにくい．
初診時所見	著しい開咬．口呼吸，異常嚥下癖，不調和な口唇側貌．上顎左側犬歯は欠損（他院で抜歯）．
治療方針	舌骨上筋群，下筋群をリラックスさせ，鼻呼吸，正常嚥下を習得させる． 咬筋，側頭筋活動を活性化させ，咬合力を高め，咬合高径を減少させ，開咬を改善する． 下顎の前方移動をはかり，良好な対顎関係を確立させる．
器械的治療	上顎に可撤式拡大床，上下顎にフルブラケット装置（アンカレッジベンド付きライトワイヤーと短いⅡ級ゴム，トライアングルゴム）装着． 上顎臼歯の整直で上顎歯列弓の後方移動と上顎切歯軸の改善を行い，下顎臼歯の整直，圧下で咬合高径の減少と下顎歯列弓のわずかな前方移動を実現． すべての第二大臼歯がPM lineの前方に排列され，上下顎犬歯，大臼歯関係がⅠ級の咬合に改善．
機能回復治療	舌挙上訓練，噛みしめ運動と下顎前方移動訓練，リップトレーニング．
治療結果	鼻呼吸，正常嚥下が習得され，咬筋活動が活性化し，左右差が是正された． 咬合高径が減少し，咬合平面が再構成され，上下顎第一大臼歯の歯軸は咬合平面に垂直で，咬合力が垂直に加わるポステリアサポートが確立された． 上下顎犬歯，大臼歯関係がⅠ級で緊密な咬頭嵌合の咬合形態が確立された． 許容範囲内の口唇側貌に改善され，歯周組織は健康で術後の咬合の安定がもたらされている．
動的治療期間	23カ月．
保定期間	2年間．

〔考　察〕

　外科適応と診断された開咬症例であったが，器械的治療とともに口呼吸，異常嚥下癖を改善し，鼻呼吸，正常嚥下を習得させ，咬筋を活性化させたことで顎顔面骨格と咬合が劇的に改善された．

初診時（19歳11カ月）

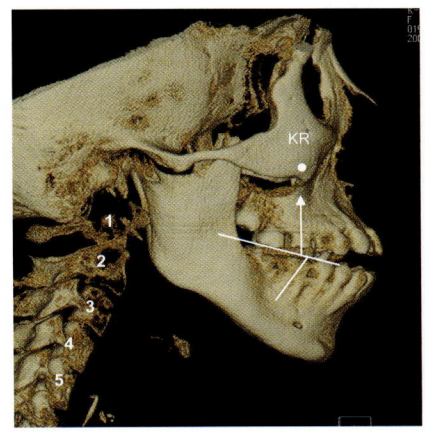

舌骨は後下方位．上下顎第一大臼歯の歯軸は咬合平面に対し近心傾斜．key ridge (KR) 上を通過する上顎の歯軸の延長線は咬合平面に対して垂直でなく，咬合力が分散しやすい不安定な咬合形態．

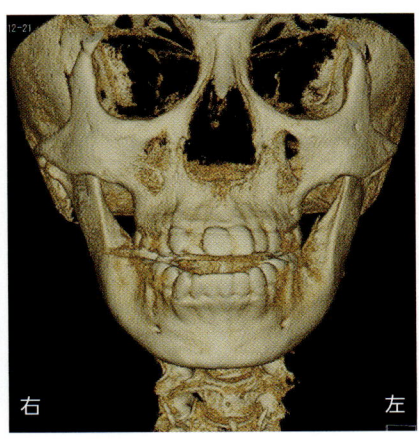

上顎左側犬歯は欠損（他院で抜歯）．前歯は左側に傾斜し，上下顎正中線は不一致．口呼吸，異常嚥下癖で著しい開咬．

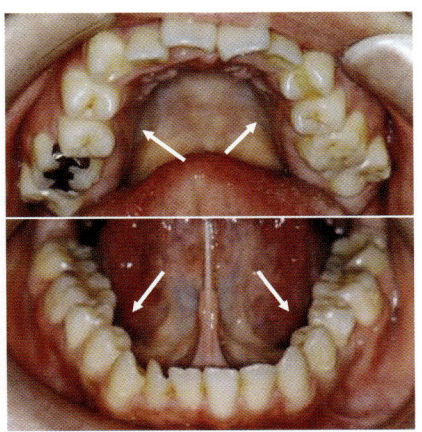

上下顎臼歯は左右側とも舌側傾斜し，歯列弓，歯槽堤を狭窄（矢印）させ，狭い舌房を形成．口腔清掃不良．

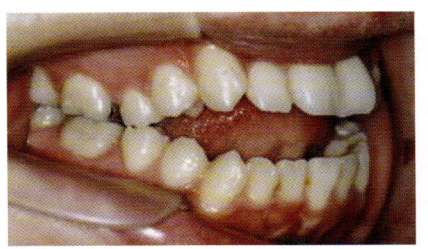

上下顎臼歯は近心舌側傾斜し，犬歯関係はⅡ級．

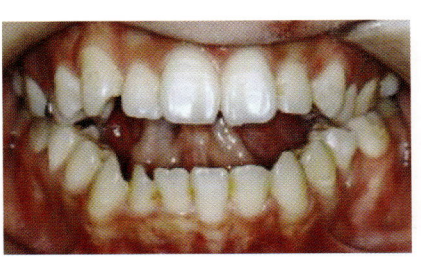

前歯，小臼歯部は著しい開咬．上顎左側犬歯の欠損で上下顎正中線は不一致．

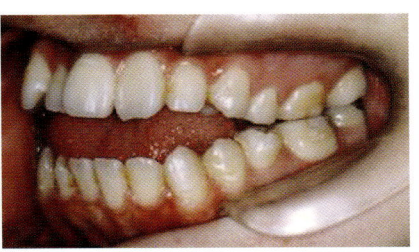

上下顎大臼歯関係はⅡ級で，臼歯部は交叉咬合状態．

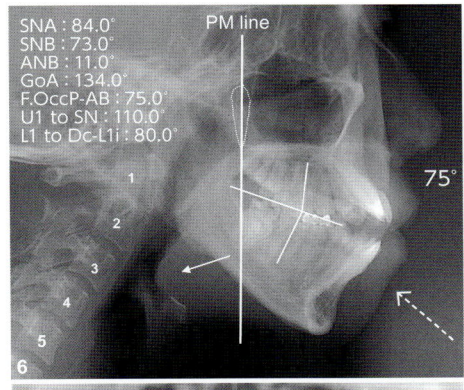

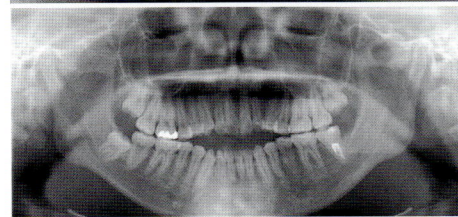

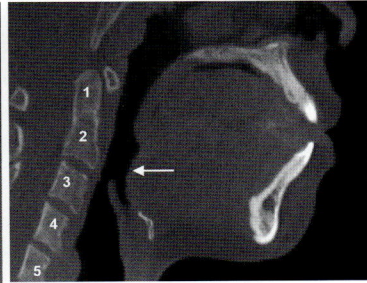

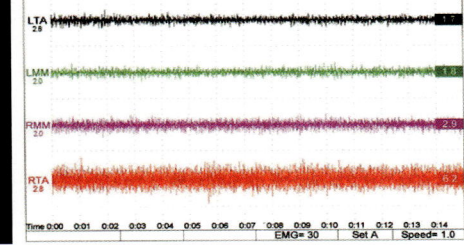

側面頭部X線規格写真所見
- 舌骨はPM lineのかなり後方にあることから，舌骨上筋群の緊張で下顎の前方発育が抑制され，下顎後退が惹起されている．
- 舌骨下筋群の緊張で舌骨が下方位であるとともに喉頭蓋上部の腫れもの（実線矢印）で気道が狭窄され口呼吸，異常嚥下癖が誘発されていることがわかる．
- この結果，咬合力が低下し，高い臼歯部咬合高径が形成され開咬が惹起されている．
- 下顎第二大臼歯はPM lineの前方に排列されている．
- 浅いメンターリスサルカス（点線矢印）の口唇側貌が形成されている．

パノラマX線写真所見
- 上下顎臼歯は近心傾斜．上顎左右側と下顎右側に智歯が存在．上顎左側犬歯は欠損（他院にて抜歯）．

CT（sagittal）画像所見
- 喉頭蓋上部の腫れもの（実線矢印）で気道が狭窄されている．舌が異常に大きい．

EMG所見
- 咬筋は低活動で左右非対称．

1－1 初診時の3D画像，口腔内写真，側面頭部X線規格写真，パノラマX線写真，CT（sagittal）画像，EMG

QUESTION 8 Ⅱ級開咬症例はどのように治すのですか？

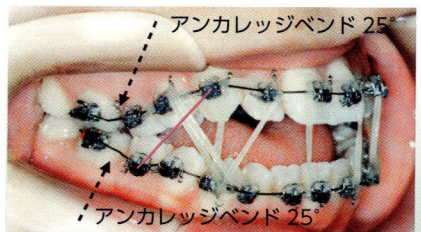 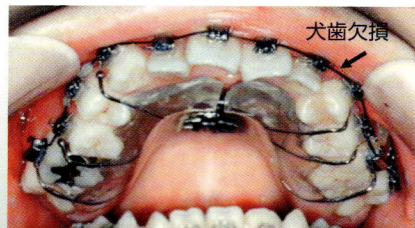 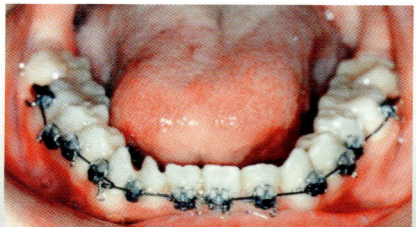

動的治療開始時（20歳1カ月） 上顎に可撤式拡大床と上下顎にアンカレッジベンド付きライトワイヤーと短いⅡ級ゴムとトライアングルゴムを装着し，舌挙上訓練と噛みしめ運動を実施．

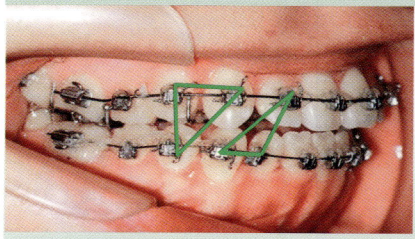 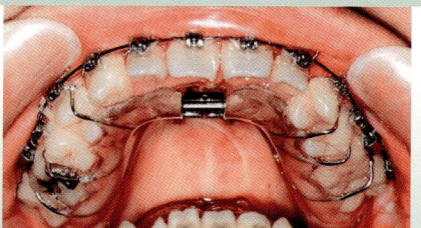 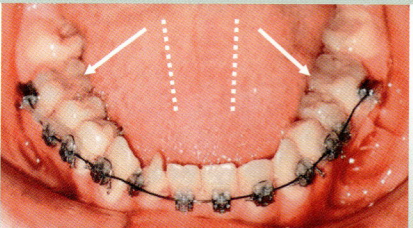

動的治療開始後6カ月（20歳7カ月） 下顎第一大臼歯が整直，圧下（矢印）され，上下顎歯列弓の後方移動と歯列弓，歯槽堤の形態修正と開咬が軽減．舌背に拡大床の跡（白線）が付き，舌の挙上が確認され拡大床の使用を終了．

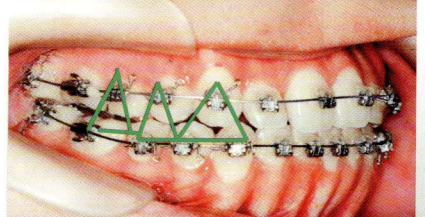 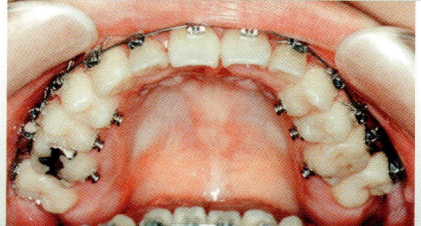 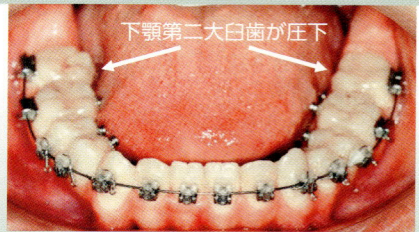

動的治療開始後13カ月（21歳2カ月） 上下顎犬歯，大臼歯関係がⅠ級の正常被蓋に改善．下顎左右第二大臼歯に装置を装着し圧下を試みた．上顎のトライアングルゴムはリンガルボタンからかける．

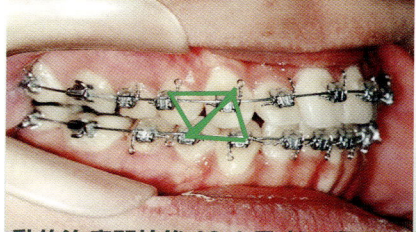 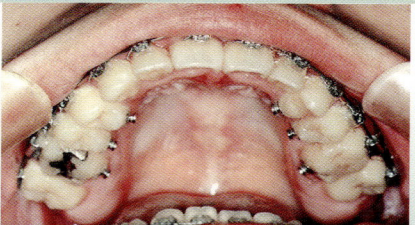 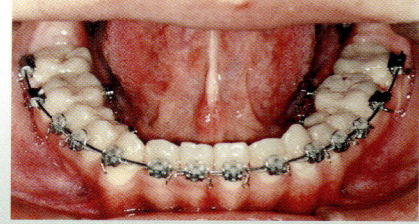

動的治療開始後19カ月（21歳8カ月） 鼻呼吸，正常嚥下が確立．下顎第二大臼歯の圧下は不十分．

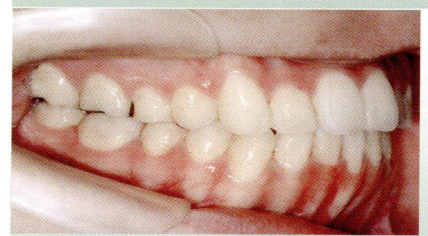 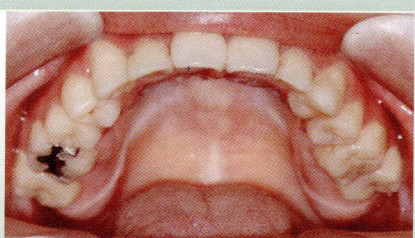 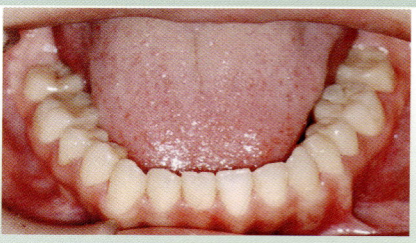

動的治療終了時（22歳0カ月） 下顎左右埋伏智歯の抜歯前．下顎左右第二大臼歯は咬合力で圧下されなかった．

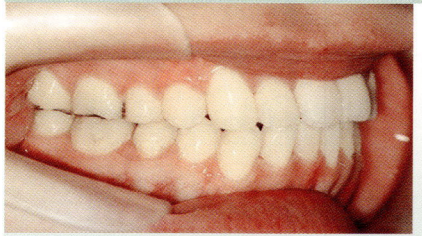 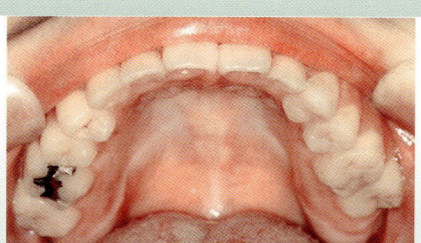 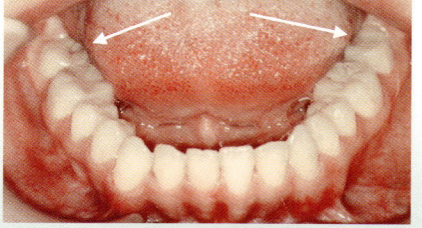

術後2年0カ月（24歳0カ月） 下顎左右埋伏智歯抜歯後．下顎左右第二大臼歯は咬合力で圧下され隣接歯と同じ歯冠の高さになった．

1-2 治療開始時から術後2年0カ月の口腔内写真，パノラマX線写真，EMG

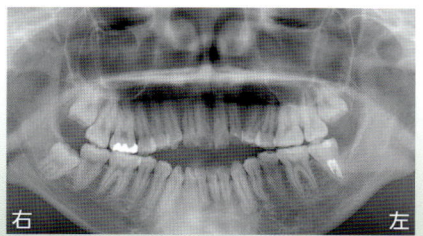
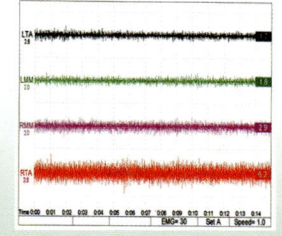

右　左
初診時

動的治療開始時の治療目的
上顎歯列弓，歯槽堤の形態修正，鼻呼吸，正常嚥下の習得，上下顎臼歯の整直，圧下，臼歯部咬合高径の減少，上下顎歯列弓の後方移動，開咬の改善，咬筋活動の活性化．

方法
上下顎にフルブラケット装置（アンカレッジベンド付きライトワイヤー：0.014″でアライメント後，0.016″，ゴム：短いⅡ級ゴムと，上下顎切歯，犬歯，小臼歯部でトライアングルゴム）を装着．舌挙上訓練，噛みしめ運動とリップトレーニングを実施．

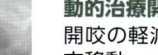

動的治療開始後6カ月までの治療効果
開咬の軽減，上顎歯列弓，歯槽堤の形態修正，下顎臼歯の整直，圧下，上下顎歯列弓の後方移動．

今後の治療目的
犬歯，大臼歯関係がⅠ級で，犬歯，臼歯部で緊密な咬頭嵌合を確立．下顎左右第二大臼歯を隣接歯と同じ歯冠高にする．

方法
下顎第二大臼歯に装置を装着．0.016″ライトワイヤー（アンカレッジベンド：上顎25°，下顎20°），短いⅡ級ゴムとトライアングルゴム（上下顎側切歯，犬歯，小臼歯部）．舌挙上訓練としてガムを用いて左側で強く噛みしめ運動を実施（咬筋，側頭筋活動の左右差を是正するため）．

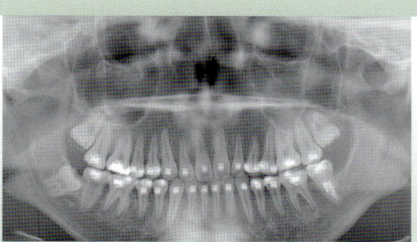
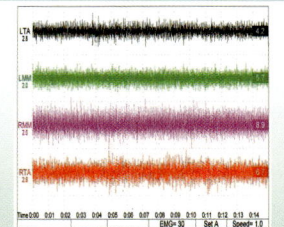

動的治療開始後13カ月までの治療効果
下顎左右第二大臼歯が隣接歯とほぼ同じ高さに圧下．上下顎犬歯，大臼歯関係がⅠ級に改善．舌が挙上され，鼻呼吸，正常嚥下が習得．咬筋，側頭筋活動が活性化．

今後の治療目的
犬歯，臼歯部で緊密な咬頭嵌合を確立．

方法
上下顎に0.016″×0.016″のNiTiワイヤーとトライアングルゴム（上下顎犬歯，小臼歯部）を使用．舌挙上訓練，ガムを用いて左側で強く噛みしめ運動を実施．

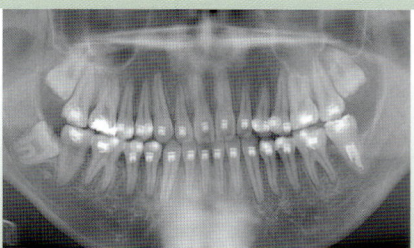
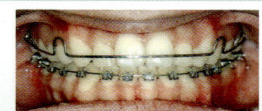

動的治療開始後20カ月（21歳9カ月）
犬歯，臼歯部で緊密な咬頭嵌合が確立されたので上顎の装置を撤去．この2カ月後，咬合の安定を確認して下顎装置を撤去し動的治療を終了．

動的治療開始後19カ月までの治療効果
上下顎犬歯，大臼歯関係がⅠ級に改善．歯列弓，歯槽堤の形態修正で舌がゆったりと収まる舌房が形成され，舌挙上が容易になった．

今後の治療目的
下顎第二大臼歯の圧下を促進するため，智歯の抜歯をすすめる．犬歯，臼歯部で緊密な咬頭嵌合を確立．

方法
0.016″×0.016″NiTiワイヤーとトライアングルゴム（犬歯，小臼歯部）を使用．ガムを用いた噛みしめ運動をさせ，咬合力を強化する．

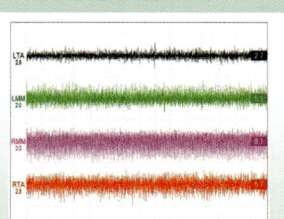

動的治療終了時までの治療効果
鼻呼吸，犬歯，臼歯部で緊密な咬頭嵌合で正常被蓋の咬合形態が確立．歯周組織も健康となったため動的治療を終了．動的治療期間は23カ月．

今後の治療目的
舌挙上訓練のほか，なるべく左側で噛ませ，咬筋，側頭筋活動の左右差を是正．

保定
昼間は可撤式保定装置を，おもに夜間にトゥースポジショナーを2年以上使用．

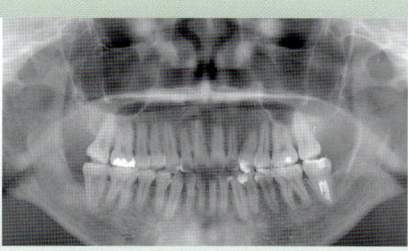
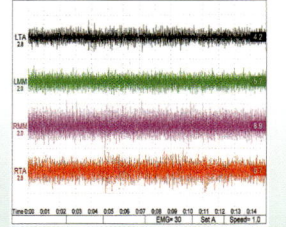

術後2年0カ月の所見
咬筋，側頭筋活動の活性化により，犬歯，大臼歯関係はⅠ級で緊密な咬頭嵌合が維持され，歯，歯周組織は健康である．喉頭蓋上部の腫れもの（次ページ参照）が肥大し，気道が狭窄し，口呼吸の再発傾向がみられ，被蓋が少し浅くなってきたため，舌挙上訓練とガムを用いた噛みしめ運動の継続実施を指導．

QUESTION 8 II級開咬症例はどのように治すのですか？

初診時（19歳11カ月）	動的治療終了時（22歳0カ月）	術後2年0カ月（24歳0カ月）
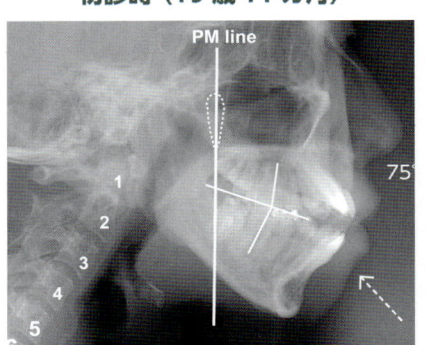	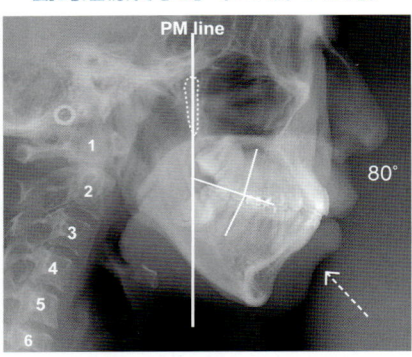	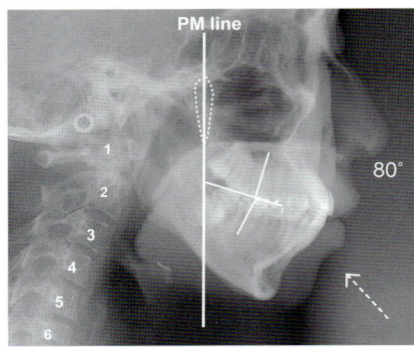
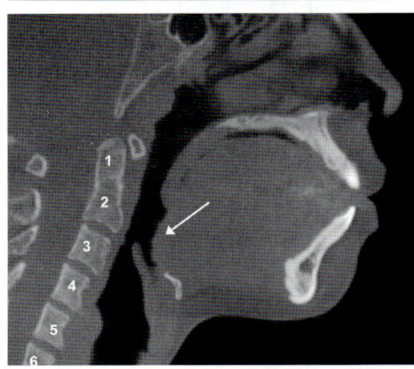	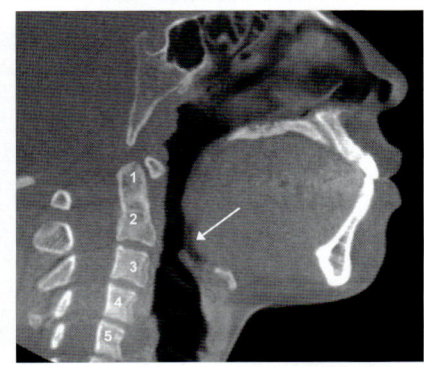	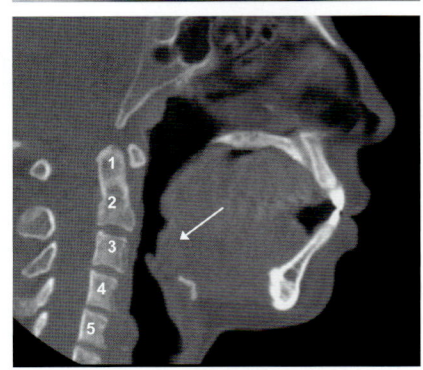
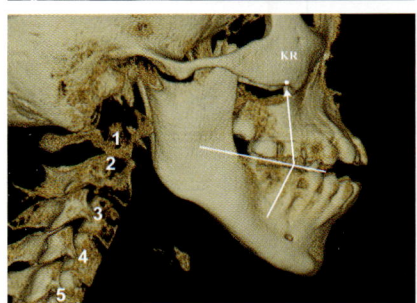	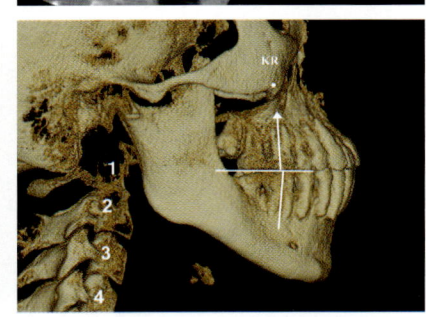	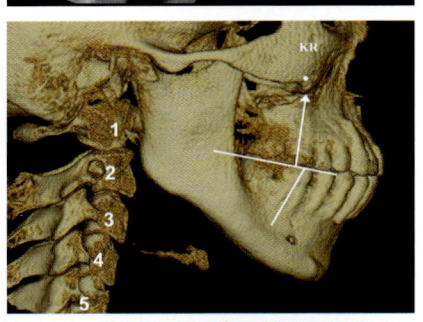
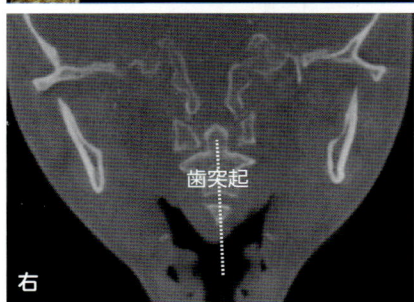	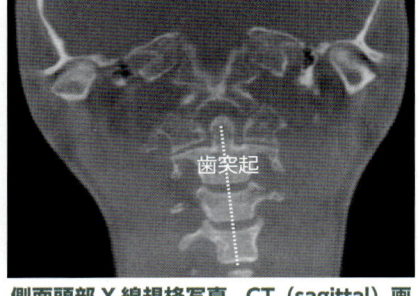	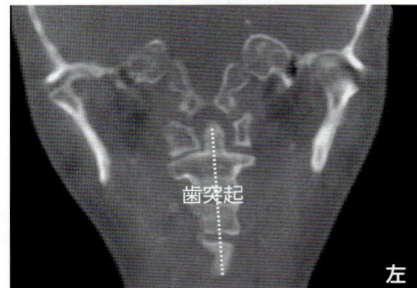

側面頭部X線規格写真，CT（sagittal）画像所見
- 舌骨上筋群・下筋群の緊張で舌骨は後下方位であるとともに喉頭蓋上部の腫れもの（実線矢印）で気道が狭窄され，口呼吸や異常嚥下癖が誘発されている．

3D 画像所見
- 上下顎第一大臼歯の歯軸は咬合平面に対し近心傾斜し，key ridge 上を通過する上顎第一大臼歯の歯軸の延長線は咬合平面に対して垂直でなく，咬合力が分散しやすい咬合形態である．

CT（curved MPR）画像所見
- 頸椎が彎曲，下顎頭は形態異常である．

側面頭部X線規格写真，CT（sagittal）画像所見
- 舌骨が前上方移動し良好な対顎関係が確立されるとともに，喉頭蓋上部の腫れものが縮小し，気道が開大し，鼻呼吸，正常嚥下が習得された．

3D 画像所見
- 上下顎第一大臼歯の歯軸は咬合平面に垂直で，咬合力が垂直に加わるポステリアサポートが確立された．

CT（curved MPR）画像所見
- 頸椎の彎曲，下顎頭の形態異常は是正されなかった．

側面頭部X線規格写真，CT（sagittal）画像所見
- 喉頭蓋上部の腫れものが肥大し気道が狭窄し口呼吸が再発傾向である．

3D 画像所見
- key ridge 上を通過する上顎第一大臼歯の歯軸の延長線は咬合平面に対して垂直．
- 下顎智歯が動的治療終了時以後に抜歯されたため，下顎第一大臼歯の近心傾斜が惹起された．

CT（curved MPR）画像所見
- 頸椎の彎曲，下顎頭の形態異常は変化がない．

1-3 初診時から術後2年0カ月の側面頭部X線規格写真，CT（sagittal），3D，CT（curved MPR）画像

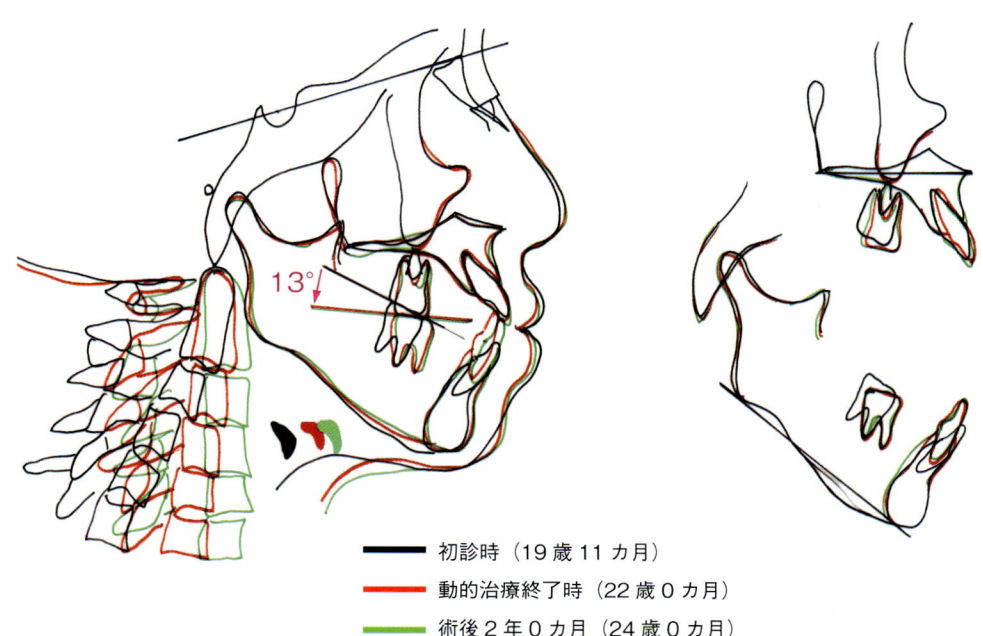

	初診時 (19歳11カ月)	動的治療終了時 (22歳0カ月)	術後2年0カ月 (24歳0カ月)	初診時から 術後2年0カ月の変化
SNA	84.0°	81.0°	81.0°	−3.0°
SNB	73.0°	75.0°	75.0°	+2.0°
ANB	11.0°	6.0°	6.0°	−5.0°
GoA	134.0°	133.0°	131.5°	−2.5°
F.Occp-AB	75.0°	87.0°	88.0°	+13.0°
U1 to SN	110.0°	107.0°	105.0°	−5.0°
L1 to Dc-L1i	80.0°	87.0°	88.0°	+8.0°

1-4 初診時から術後2年0カ月の側面頭部X線規格写真のトレースの重ね合わせ（S原点のSN，ANS原点のpul.p，Me原点のGoMe）と分析値

QUESTION 8 II級開咬症例はどのように治すのですか？

Case 2

成人の下顎後退 II 級開咬症例〔抜歯部位：$\frac{4|4}{4|4}$〕
上下顎切歯の著しい唇側傾斜が改善

患　者	21歳4カ月，女性．
主　訴	開咬，発音が不明瞭．
初診時所見	著しい開咬．口呼吸，異常嚥下癖，上下口唇を伸ばして閉鎖．
器械的治療	上下顎にフルブラケット装置（アンカレッジベンド付きライトワイヤー：治療開始時は0.014″で，アライメント終了後は0.016″，切歯のルートトルク実施時にオギジリアリー）を装着．短いII級ゴム，トライアングルゴム，平行ゴム（抜歯空隙閉鎖のため上下顎左右犬歯から第一大臼歯間）を使用．
機能回復治療	舌挙上訓練と噛みしめ運動と下顎前方移動訓練，リップトレーニングを実施．
抜歯について	上下顎犬歯関係がI級になった時点で，上下顎第一小臼歯を抜歯．
治療結果	鼻呼吸，正常嚥下が習得され，咬筋，側頭筋活動の左右差が是正された．咬合高径が減少し，咬合平面が再構成され，上下顎第一大臼歯の歯軸は咬合平面に垂直で咬合力が垂直に加わるポステリアサポートが確立された．上下顎犬歯，大臼歯関係がI級で，犬歯，臼歯部で緊密な咬頭嵌合の咬合形態が確立された．美しいナゾラビアルアングルとメンターリスサルカスの側貌に改善され，歯周組織は健康である．
動的治療期間	16カ月．

術者からのひとこと

この患者は子どもの頃に矯正治療を受けられなかったが，成人し就職後に治療を開始した．美しい歯並びと顔貌に満足し，喜んでいた笑顔に筆者も感激した．

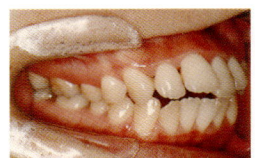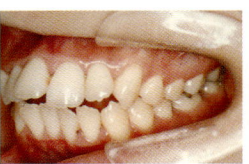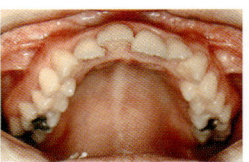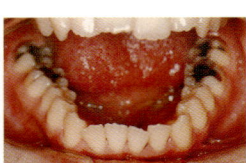

初診時（21歳4カ月） 舌挙上が不十分で，上顎歯列弓が狭窄され，下顎は左側に偏位．

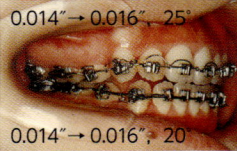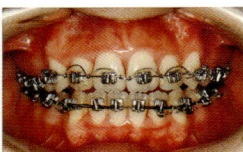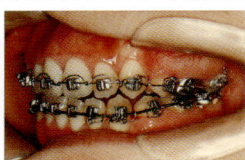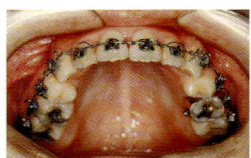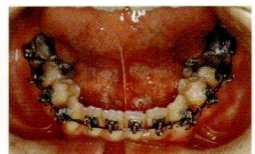

0.014″→0.016″，25°
0.014″→0.016″，20°

動的治療開始後5カ月（21歳9カ月） 上顎にオギジリアリーワイヤーを装着し，切歯のルートトルクをはかった．

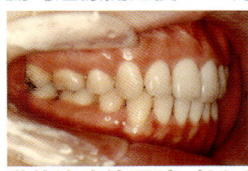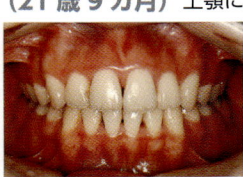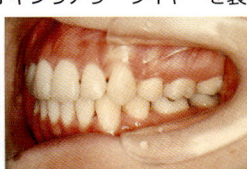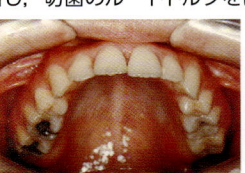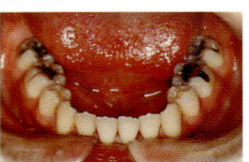

動的治療終了時（22歳8カ月） 上下顎正中線は一致し，犬歯，大臼歯関係はI級で安定した歯列弓，歯槽堤が形成．

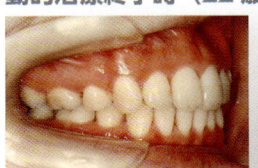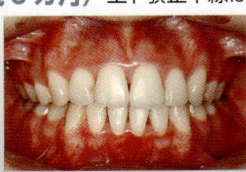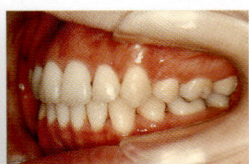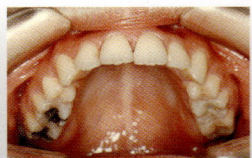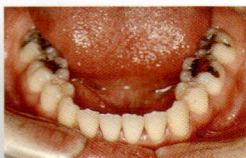

術後1年3カ月（23歳11カ月） 咬合はきわめて安定し，歯，歯周組織は健康である．

2-1　初診時から術後1年3カ月の口腔内写真

	初診時（21歳4カ月）	動的治療終了時（22歳8カ月）	術後1年3カ月（23歳11カ月）

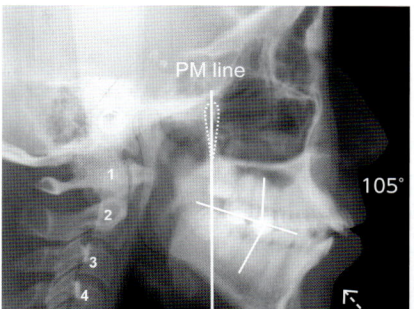 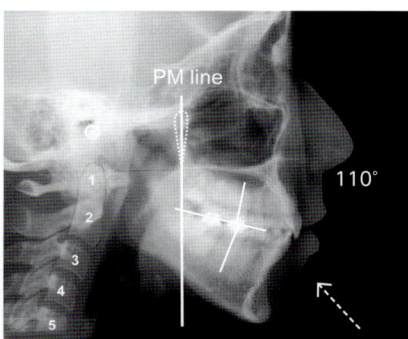 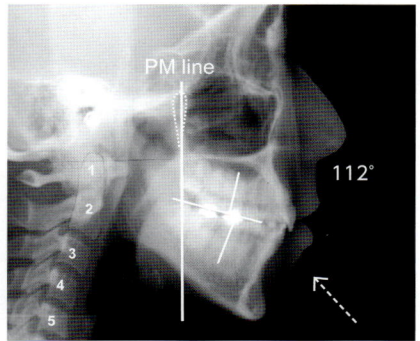

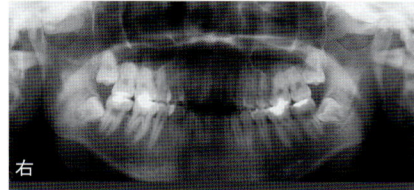 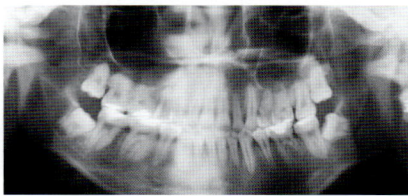 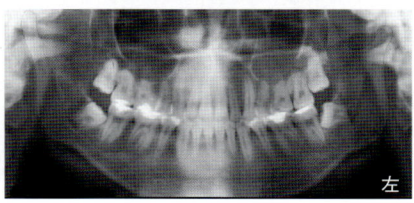

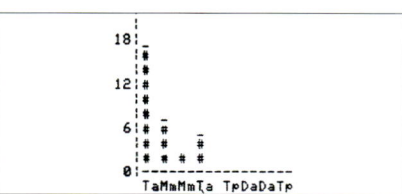 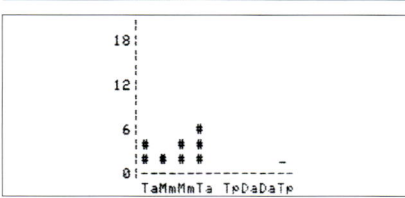 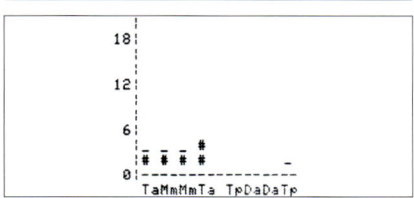

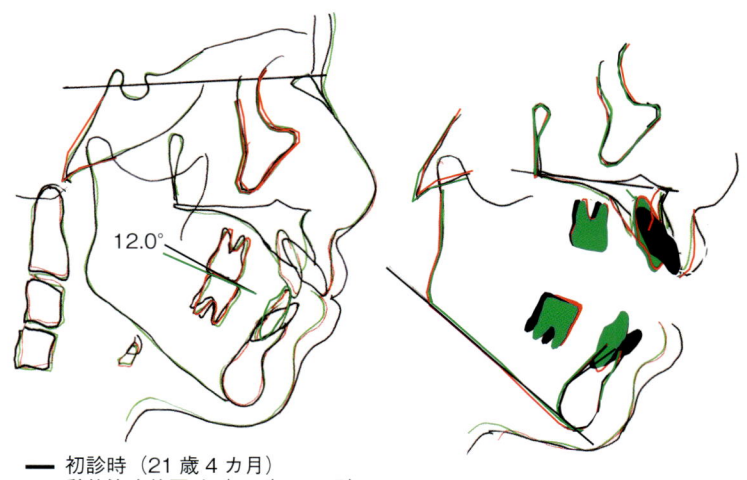

- ― 初診時（21歳4カ月）
- ― 動的治療終了時（22歳8カ月）
- ― 術後1年3カ月（23歳11カ月）

	初診時	動的治療終了時	術後1年3カ月	初診時から術後1年3カ月の変化
SNA	76.5°	76.5°	76.5°	0°
SNB	72.3°	73.0°	73.0°	+0.7°
ANB	4.2°	3.5°	3.5°	−0.7°
GoA	129.7°	129.7°	129.7°	0°
F.Occp-AB	78.0°	90.0°	90.0°	+12.0°
U1 to SN	122.8°	98.0°	99.3°	−23.5°
L1 to Dc-L1i	70.0°	90.0°	90.0°	+20.0°

2-2 初診時から術後1年3カ月の側面頭部X線規格写真，パノラマX線写真，EMG，側面頭部X線規格写真のトレースの重ね合わせと分析値

QUESTION 8　II級開咬症例はどのように治すのですか？

Case 3

成人の上顎過成長・下顎後退II級開咬症例〔抜歯部位：$\frac{4|4}{4|4}$〕

下顎第二大臼歯が不完全萌出であったが，小臼歯抜歯により完全萌出し，下顎第二大臼歯にブラケットを装着せずに頰舌的に整直

患　者	24歳9カ月，女性．
主　訴	開咬による審美的問題，前歯で嚙めない，発音が不明瞭．
初診時所見	著しい開咬，口呼吸，異常嚥下癖，オトガイが後方，浅いメンターリスサルカスの口唇側貌．
器械的治療	上顎に可撤式拡大床，上下顎にフルブラケット装置（アンカレッジベンド付きライトワイヤー：治療開始時は0.014″で，アライメント終了後は0.016″．下顎中切歯の捻転改善にNiTiワイヤー）を装着．短いII級ゴム，トライアングルゴム，平行ゴム（抜歯空隙閉鎖のため）を使用．
機能回復治療	舌挙上訓練とガムを用いた嚙みしめ運動とリップトレーニングを実施．
抜歯について	治療開始後10カ月までは非抜歯で治療した（PM lineの前方に第二大臼歯は排列された）が，上下顎切歯軸が著しく唇側傾斜していたために上下顎犬歯関係がI級に改善後，下顎左右第一小臼歯，1カ月後に上顎左右第一小臼歯を抜歯．
治療結果	器械的治療と鼻呼吸，正常嚥下の習得により咬合力が強化（咬筋，側頭筋活動の活性化）され，上下顎臼歯が整直，圧下され，臼歯部咬合高径が減少した．また，上顎歯列弓の後方移動，下顎歯列弓の前方移動により正常被蓋となり，上下顎犬歯，大臼歯関係がI級で犬歯，臼歯部で緊密な咬頭嵌合の咬合形態が確立され，歯周組織も健康である．
動的治療期間	44カ月（動的治療期間中に，2児を出産したため，治療期間が長くなった）．

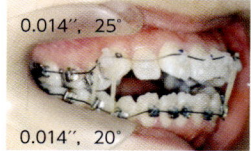 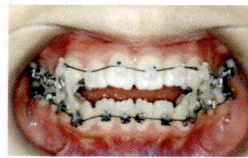 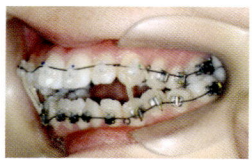 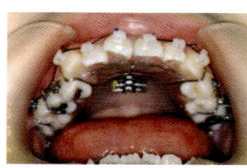 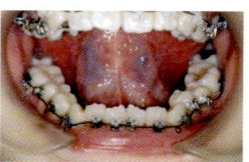

動的治療開始時（24歳10カ月）上顎に可撤式拡大床，犬歯，小臼歯部に短いII級ゴムとトライアングルゴムを装着．

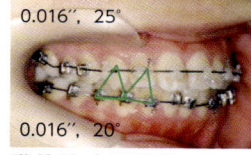 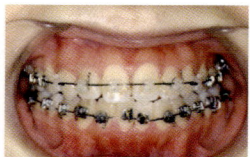 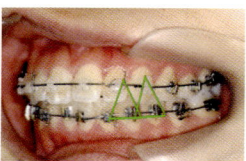 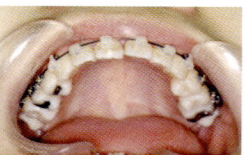 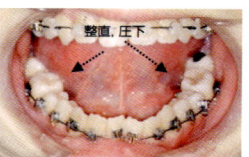

動的治療開始後10カ月（25歳8カ月）開咬が軽減し，上下顎犬歯，大臼歯関係がI級．トライアングルゴムを使用．この後4|4を抜歯．

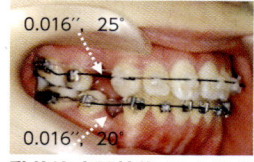 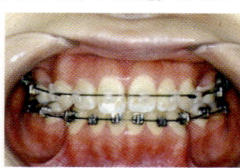 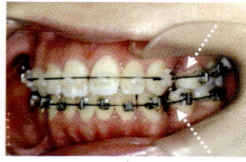 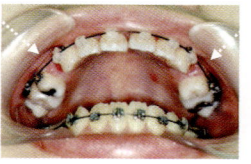 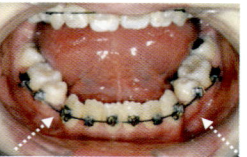

動的治療開始後11カ月（25歳9カ月）鼻呼吸，正常嚥下を習得．4|4を抜歯．上下顎に平行ゴム（矢印）．

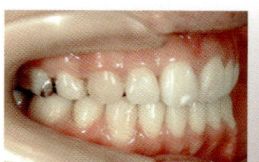 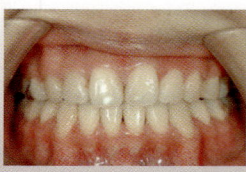 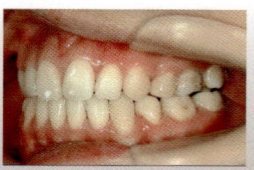 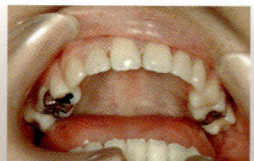 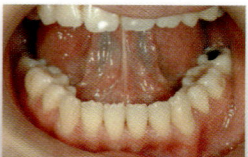

動的治療終了時（28歳6カ月）緊密な咬頭嵌合と良好な歯列弓の咬合形態．動的治療終了後8カ月に来院し，その後，海外に転勤．

3-1　初診時から動的治療終了時の口腔内写真

	初診時	動的治療終了時	初診時から動的治療終了時の変化
SNA	80.0°	79.0°	− 1.0°
SNB	71.0°	75.0°	+ 4.0°
ANB	9.0°	4.0°	− 5.0°
GoA	132.0°	128.0°	− 4.0°
F.Occp-AB	75.0°	88.0°	+ 13.0°
U1 to SN	117.0°	101.0°	− 16.0°
L1 to Dc-L1i	79.0°	90.0°	+ 11.0°

3－2　初診時から動的治療終了時の側面頭部X線規格写真，CT（sagittal）画像，パノラマX線写真，EMG，側面頭部X線規格写真のトレースの重ね合わせと分析値

> **コラム** アップライティングスプリングとトーキングオギジリアリーワイヤー

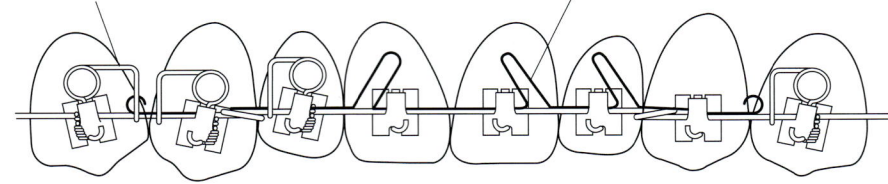

●アップライティングスプリング

歯軸を整直させる付属物で，アームを歯軸の傾斜側にかけることで歯軸が整直される．
たとえば，歯が近心傾斜しているときはアームを歯の近心側のワイヤーにかけ，歯が遠心傾斜しているときはアームを歯の遠心側のワイヤーにかけると歯が整直される．ライトワイヤーは必ず 0.016″ 以上のものを使用する．

●トーキングオギジリアリーワイヤー

上顎切歯軸のルートリンガルトルクを行う付属物で，0.018″のライトワイヤーに0.012″のライトワイヤーを巻きつけたり，0.014″で製作したものをメインワイヤーに加えたりして上顎切歯の歯根を舌側移動させ，歯軸を改善させるワイヤー．
現在では，ほとんど使用されていない．

以下，図と治療例で解説する．

▶ Case 1

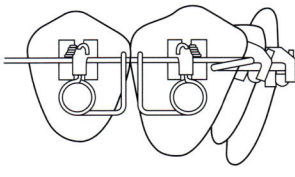 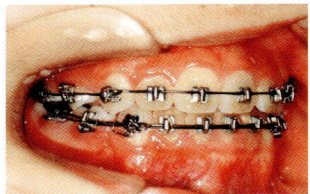 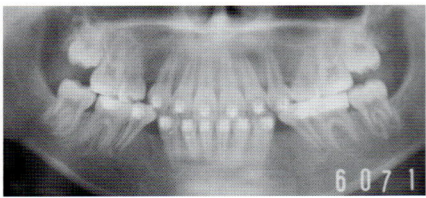

上下顎第二小臼歯は近心傾斜しているので，アップライティングスプリングのアームは歯の近心側のワイヤーにかける．下顎犬歯は遠心傾斜しているので犬歯の遠心側のワイヤーにかける．
この症例では下顎犬歯，第二小臼歯が著しく傾斜しているので，アップライティングスプリングの力でワイヤーの歪みを少なくするため，2本（0.016″と0.014″）使用した．

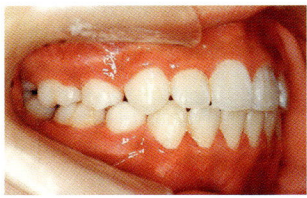 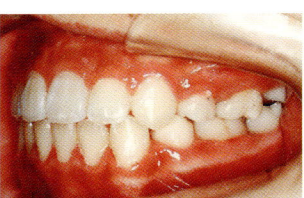 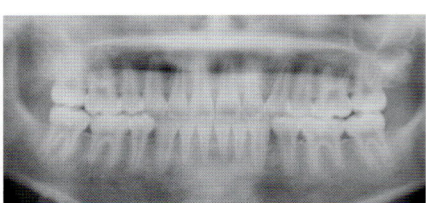

アップライティングスプリングの治療効果で，上下顎左右犬歯，小臼歯は整直され，すべての歯根はほぼ平行になった．
アップライティングスプリングを使用せずに整直することも可能である．

▶ Case 2

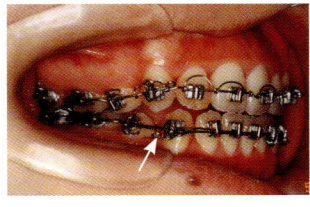 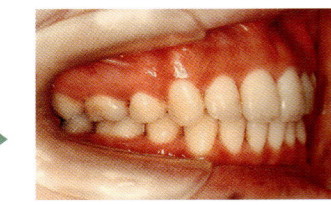

- 上顎にトーキングオギジリアリーワイヤーを装着し，舌側傾斜している上顎切歯軸を改善する．

- 傾斜している上下顎犬歯と第二小臼歯にアップライティングスプリングを装着し，整直させる（スプリング装着によるワイヤーの歪みを軽減する目的で下顎に2本のライトワイヤーを装着）．

- 上顎切歯軸，上下顎犬歯，小臼歯の歯軸が改善され，良好な咬合形態が確立する．

➡ **Q8-Case2 参照**

QUESTION 9

III級開咬症例はどのように治すのですか?

Keyword
- 鼻呼吸，正常嚥下の習得
- 咬合力の強化
- 臼歯の整直，圧下
- 臼歯部咬合高径の減少
- 上顎歯列弓の前方移動
- 下顎歯列弓の後方移動

　III級開咬症例の多くで，上顎臼歯は遠心傾斜し，下顎臼歯は近心傾斜し，III級関係を悪化させるとともに，口呼吸，異常嚥下癖で咬合力は弱く（咬筋が低活動），高い臼歯部咬合高径が形成されている．

　したがって，器械的治療により上下顎臼歯を整直，圧下し，臼歯部咬合高径を減少させ，上顎歯列弓を前方移動，下顎歯列弓を後方移動し，対顎，対咬関係を改善する．

　また，機能回復治療により鼻呼吸，正常嚥下を習得させ，咬合力の強化をはかることがポイントである（図1）．

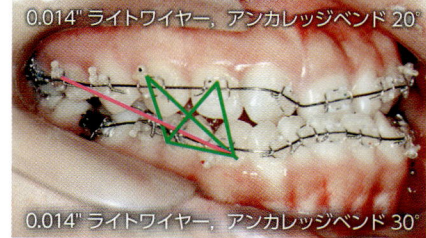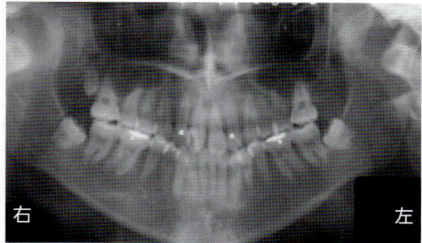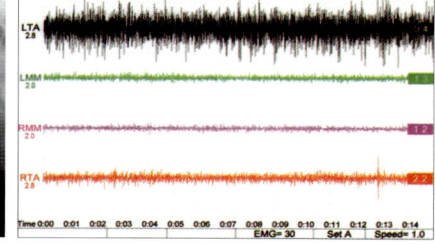

動的治療開始時（17歳3カ月）

　上顎に可撤式拡大床，上下顎にアンカレッジベンド付きライトワイヤーと上下顎側切歯，犬歯，小臼歯部でトライアングルゴムを装着し，舌挙上訓練と噛みしめ運動を実施させ，治療を開始した．

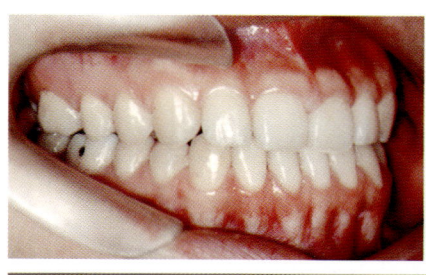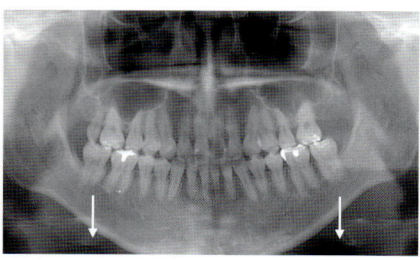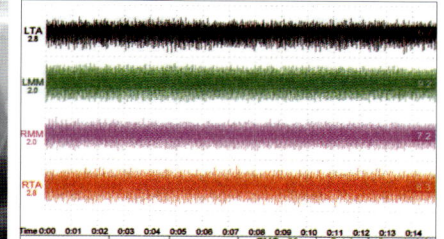

術後6年7カ月（26歳3カ月）

　咬筋，側頭筋活動の活性化（咬合力が強化）により，下顎左右第二大臼歯が整直，圧下（矢印）され，良好な被蓋で上下顎犬歯関係がI級で緊密な咬頭嵌合の咬合形態が維持されている．

➡ **Case1 参照**

図1 III級開咬症例の治療ポイント

QUESTION 9　Ⅲ級開咬症例はどのように治すのですか？

Case 1

上下顎切歯が著しく舌側傾斜している成人の上顎劣成長・下顎過成長Ⅲ級開咬傾向症例〔非抜歯〕

下顎臼歯部の整直，圧下によってフルクラスⅢの咬合が劇的に改善

患　者……………17歳2カ月，女性．

主　訴……………受け口，しゃべりにくい，下顎が出ているのが恥ずかしい．

初診時所見……フルクラスⅢの開咬（上顎劣成長・下顎過成長）．上顎右側第二大臼歯は矮小歯，左側は先天性欠如．口呼吸，異常嚥下癖．口角が下がり下顎突出の不機嫌そうな口元．

治療方針………①歯列弓，歯槽堤を形態修正し，舌がゆったりと収まる舌房を形成し，舌挙上を容易にする．
　　　　　　　　②すべての第二大臼歯をPM lineの前方の海綿骨内に排列させる．
　　　　　　　　③上顎臼歯を整直し，上顎歯列弓を前方移動．下顎臼歯を整直，圧下し，咬合高径を減少させて下顎歯列弓を後方移動させ，対顎，対咬関係を改善する．
　　　　　　　　④上下顎犬歯，大臼歯関係がⅠ級で，犬歯，臼歯部で緊密な咬頭嵌合が確立され，咬合力が垂直に加わる咬合形態に改善する．
　　　　　　　　⑤舌挙上訓練で舌骨下筋群をリラックスさせ，気道を開大させて鼻呼吸，正常嚥下を習得させる．
　　　　　　　　⑥咬筋，側頭筋活動を活性化させ，左右差を是正し，咬合力を高め，咬合高径の減少と左右差の是正をはかる．

器械的治療……上顎に可撤式拡大床と上下顎にフルブラケット装置（アンカレッジベンド付きライトワイヤーと短いⅢ級ゴム，トライアングルゴム）を装着．

機能回復治療…舌挙上訓練，噛みしめ運動．

抜歯部位………非抜歯．

治療結果………鼻呼吸，正常嚥下が習得され，咬筋，側頭筋活動が活性化し，左右差が是正され，咬合高径が減少した．その結果，咬合平面が再構成され，上下顎第一大臼歯の歯軸が咬合平面に垂直で，咬合力が垂直に加わるポステリアサポートが確立された．
　　　　　　　　上下顎犬歯，大臼歯関係がⅠ級で緊密な咬頭嵌合の咬合形態が形成された．
　　　　　　　　美しいメンターリスサルカスの口唇側貌に改善された．
　　　　　　　　歯周組織は健康で，術後6年以上も咬合の安定が得られている．

動的治療期間…30カ月．

〔考　察〕

犬歯，大臼歯関係がフルクラスⅢの難症例であったが，アンカレッジベンドとゴムの作用により，下顎臼歯部が十分に整直，圧下され，外科矯正することなく，咬合の改善を行うことができた．

初診時（17歳2カ月）

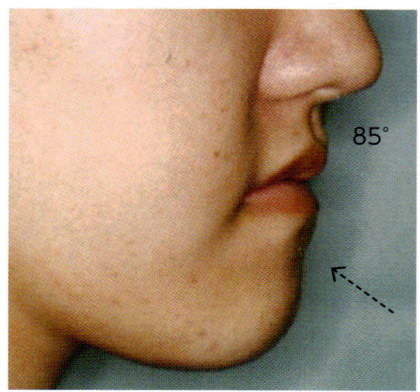

長い下顔面，浅いメンターリスサルカスの不調和な口唇側貌．

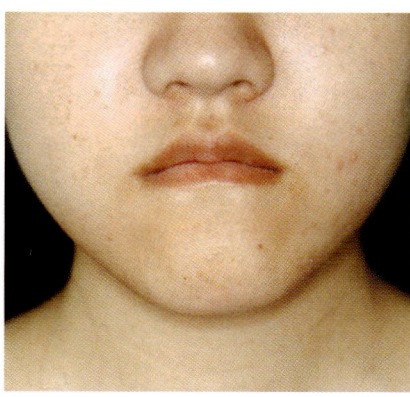

口角が下がり，不機嫌そうな口元．

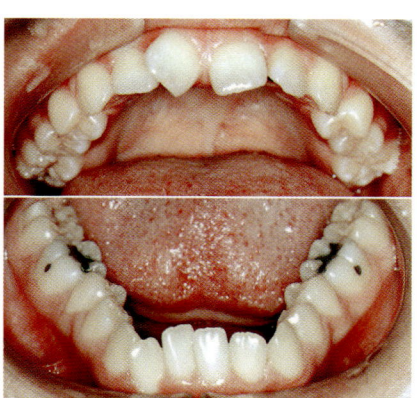

上顎歯列弓は狭窄，舌が肥大．下顎前歯，臼歯は舌側傾斜．

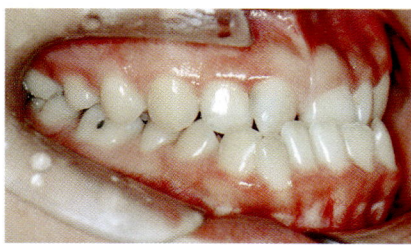

上下顎前歯は舌側傾斜し，犬歯，大臼歯関係はフルクラスⅢ．

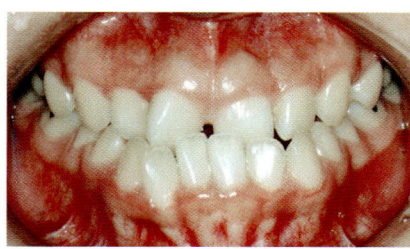

上顎左側臼歯部には咬合干渉があり，下顎は右側に偏位気味．

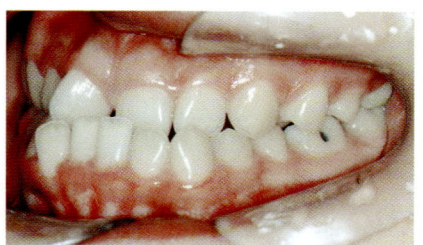

上下顎犬歯，大臼歯関係はフルクラスⅢ．下顎前歯部の歯槽骨が薄く，歯根露出に注意が必要．

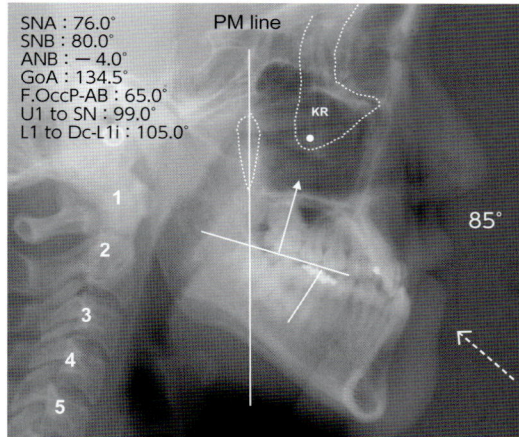

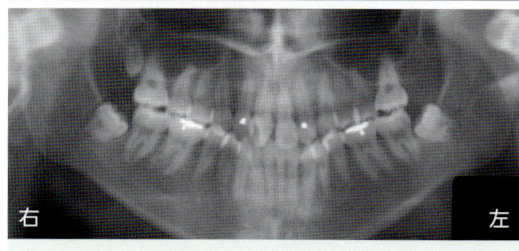

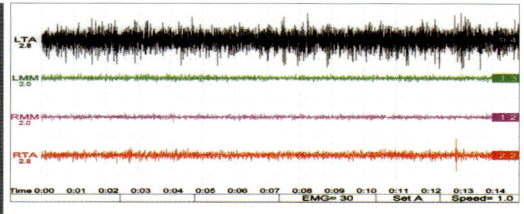

SNA : 76.0°
SNB : 80.0°
ANB : －4.0°
GoA : 134.5°
F.OccP-AB : 65.0°
U1 to SN : 99.0°
L1 to Dc-L1i : 105.0°

側面頭部X線規格写真所見
- 舌骨の水平位はPM lineに近接していることから，舌骨上筋群の弛緩により下顎の前方発育が促進された下顎過成長と上顎劣成長である（SNA：76.0°，SNB：80.0°，ANB：－4.0°）．
- 舌骨の垂直位は第四頸椎の下方にあり，舌骨下筋群の緊張で舌骨，舌，喉頭蓋が下方位となり，気道が狭窄され口呼吸，異常嚥下癖が誘発されていることがわかる．この結果，咬合力（咬筋活動）が低下し，高い咬合高径の顎顔面骨格が形成されている．
- 上下口唇を無理に伸ばして閉鎖するため浅いメンターリスサルカスが形成されている．
- 上顎第一大臼歯の歯軸は咬合平面に対しやや遠心傾斜し，下顎大臼歯の歯軸は近心傾斜し，咬合力が分散しやすい咬合形態である．
- 下顎第二大臼歯はPM lineの前方に排列されている．

パノラマX線写真所見
- 上顎右側第二大臼歯は矮小歯，左側は先天性欠如である．
- 下顎左右に埋伏智歯が存在している．

EMG所見
- 左右咬筋，右側側頭筋は著しく低活動．
- 左側側頭筋の高活動は交叉咬合による咬合干渉の結果と思われる．

1-1 初診時の口唇部写真，口腔内写真，側面頭部X線規格写真，パノラマX線写真，EMG

QUESTION 9 Ⅲ級開咬症例はどのように治すのですか？

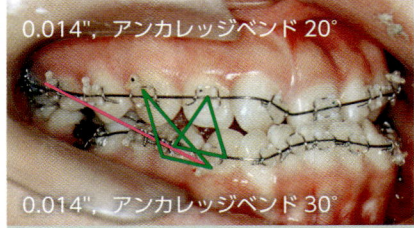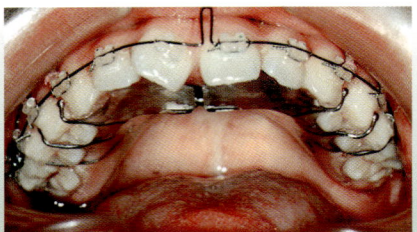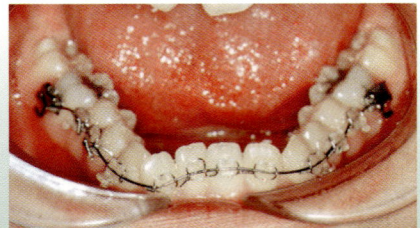

動的治療開始時（17歳2カ月） 上顎に可撤式拡大床，アンカレッジベンド付きライトワイヤー，短いⅢ級ゴムとトライアングルゴム（側切歯はリンガルボタン）を装着し，舌挙上訓練，噛みしめ運動を実施．

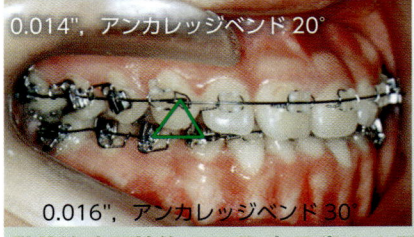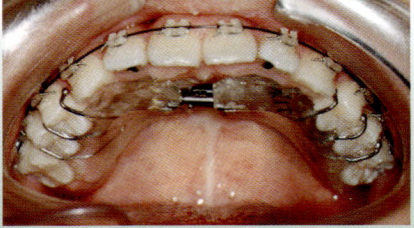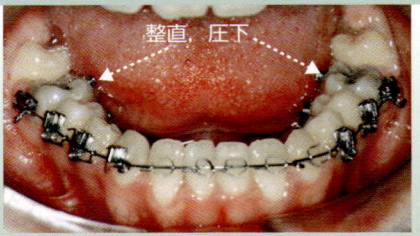

動的治療開始後7カ月（17歳9カ月） 上下顎犬歯関係がⅠ級に改善．上下顎歯列弓，歯槽堤が形態修正された．下顎臼歯が整直，圧下された．

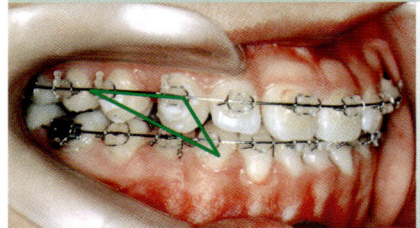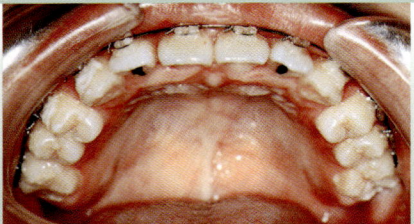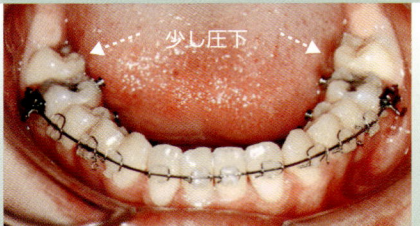

動的治療開始後11カ月（18歳1カ月） 広い舌房が形成され，鼻呼吸，正常嚥下も習得．咬合力の強化で下顎左右第二大臼歯が少し圧下された．

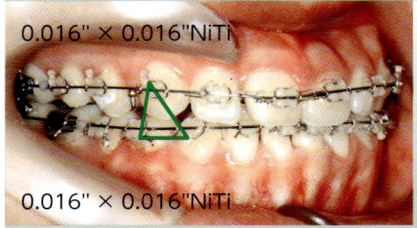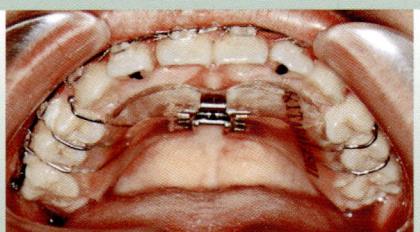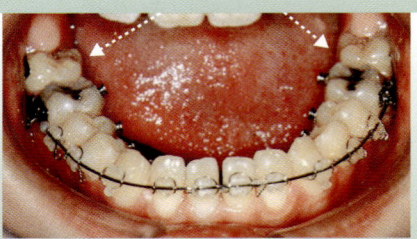

動的治療開始後21カ月（18歳11カ月） 下顎左右第二大臼歯に装置を装着し圧下を試みたが，圧下は不十分（矢印）．そこでワイヤーをカットし，咬合力での圧下を試みた．

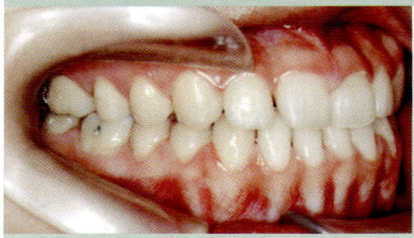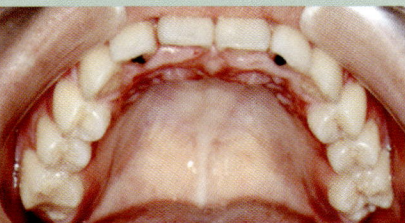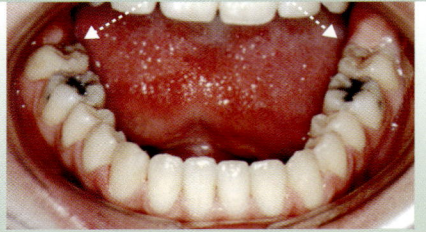

動的治療終了時（19歳8カ月） 下顎左右埋伏智歯があるため，下顎左右第二大臼歯の圧下が不十分（矢印）．

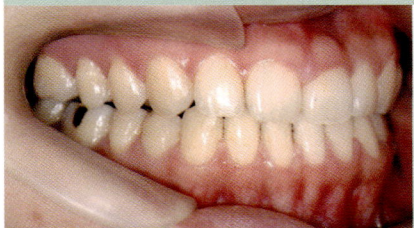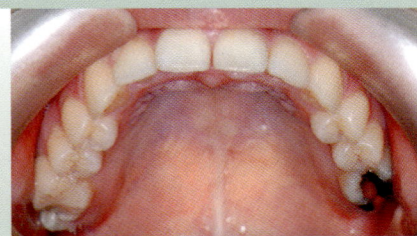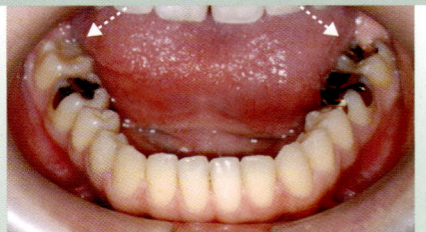

術後6年7カ月（26歳3カ月） 下顎左右埋伏智歯が抜歯され，強化された咬合力で下顎左右第二大臼歯は隣接歯と同じ高さまで圧下された（矢印）．

1-2 治療開始時から術後6年7カ月の口腔内写真，パノラマX線写真，EMG

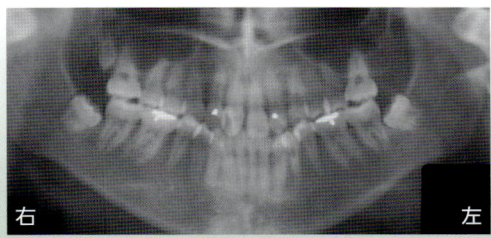
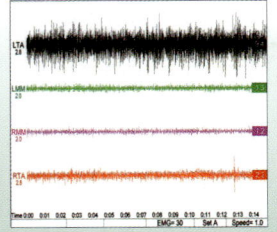

動的治療開始時の治療目的
上顎歯列弓，歯槽堤の形態修正．鼻呼吸，正常嚥下の習得．上下顎臼歯の整直，圧下．臼歯部咬合高径の減少．上下顎切歯軸と被蓋の改善．咬筋の活性化と左右差の是正．

方法
上下顎にフルブラケット装置（アンカレッジベンド付きライトワイヤー：0.014″ でアライメント後，0.016″，ゴム：短いⅢ級ゴムと，上下顎側切歯，犬歯，小臼歯部でトライアングルゴム）を装着．舌挙上訓練，噛みしめ運動を実施．

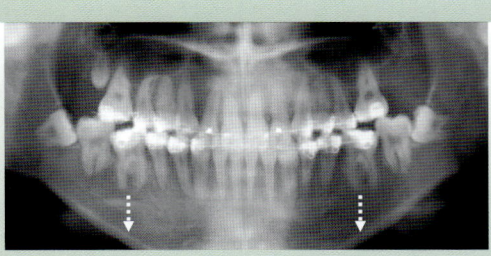
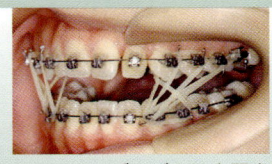

トライアングルゴムは上顎犬歯のリンガルボタンから下顎犬歯と第一小臼歯のフックにかける．また短いⅢ級ゴムは上顎第二小臼歯から下顎犬歯にかける．

動的治療開始後 7 カ月までの治療効果
上顎歯列弓，歯槽堤が形態修正．下顎臼歯が整直，圧下（矢印）．咬合高径が減少．被蓋と上下顎犬歯関係がⅠ級に改善された．

今後の治療目的
臼歯部で緊密な咬頭嵌合の確立．下顎左右第二大臼歯の圧下．

方法
0.016″ のアンカレッジベンド付きライトワイヤー（ベンド：上顎 20°，下顎 30°）と短いⅢ級ゴムとトライアングルゴム（左図参照）．歯軸の改善に小臼歯部でアップライティングスプリングを使用．舌挙上訓練と噛みしめ運動を実施．

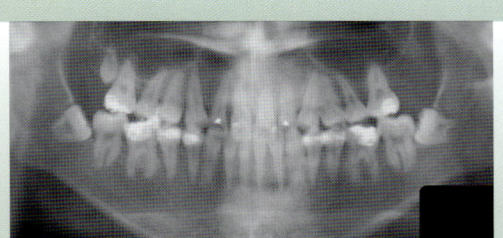
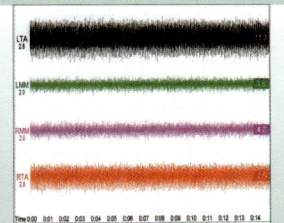

動的治療開始後 11 カ月までの治療効果
舌がスリムになり，ゆったりと収まる舌房が形成．鼻呼吸，正常嚥下を習得．咬筋，側頭筋活動が活性化（咬合力が強化）．

今後の治療目的
下顎左右第二大臼歯を隣接歯と同じ高さまで圧下させ，緊密な咬頭嵌合を確立させる．

方法
下顎左右第二大臼歯にブラケットを付け 0.016″ × 0.016″ の NiTi ワイヤーを装着し，上下顎犬歯，小臼歯部でトライアングルゴムを使用．舌挙上訓練と噛みしめ運動を実施．

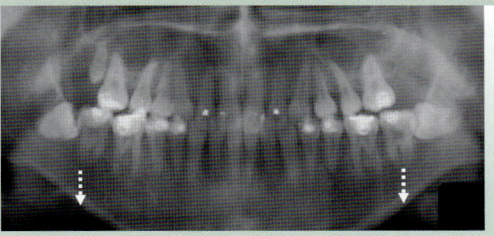
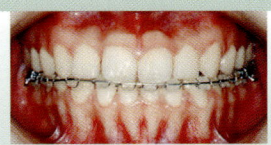

動的治療開始後 21 カ月までの治療効果
良好な被蓋に改善されたが，上下顎犬歯，大臼歯関係がⅢ級．下顎右側第二大臼歯の圧下が不十分（埋伏智歯が圧下を妨害）．

今後の治療目的
下顎左右第二大臼歯の圧下．緊密な喉頭嵌合を確立させる．

方法
下顎左右埋伏智歯を抜歯．上顎に可撤式拡大床と上下顎に 0.016″ × 0.016″ の NiTi ワイヤーを装着し，上顎犬歯，小臼歯部でトライアングルゴムを使用．舌挙上訓練，噛みしめ運動を実施．

動的治療開始後 26 カ月
良好な咬合形態が確立されたので，上顎装置を撤去し経過を観察．1 カ月後，咬合の安定を確認して下顎の装置を撤去し動的治療を完了．

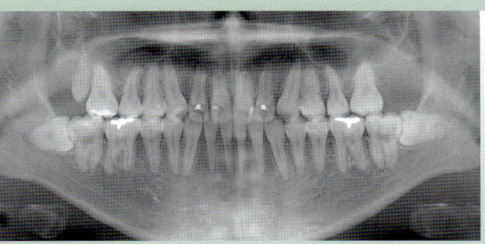
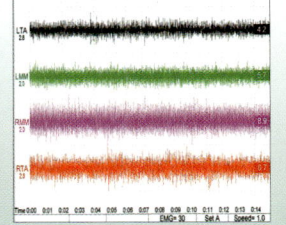

動的治療終了時までの治療効果
上下顎犬歯，臼歯部で緊密な喉頭嵌合で正常被蓋の咬合形態が確立．下顎左右埋伏智歯の抜歯を約束して動的治療を終了した．動的治療期間は 30 カ月．

今後の治療
下顎左右埋伏智歯の抜歯，舌挙上訓練，噛みしめ運動で下顎左右第二大臼歯の圧下をはかる．

保定
昼間は可撤式保定装置，おもに夜間にトゥースポジショナーを 2 年以上使用．

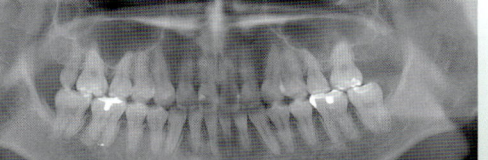
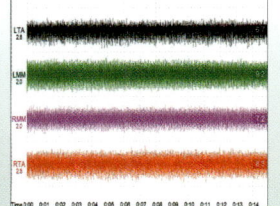

術後 6 年 7 カ月の所見
咬筋，側頭筋活動はさらに活性化し，ほぼ左右対称的になった．その結果，上下顎第二大臼歯は隣接歯と同じ歯冠の高さに圧下され，良好な咬合形態が形成され維持されている．歯周組織は健康である．

QUESTION 9 Ⅲ級開咬症例はどのように治すのですか？

初診時（17歳2カ月）	動的治療終了時（19歳8カ月）	術後6年7カ月（26歳3カ月）

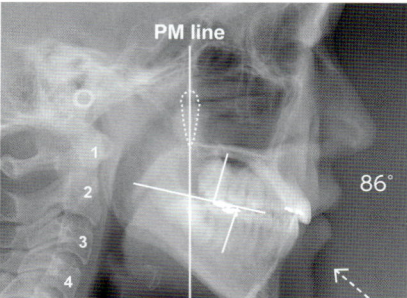
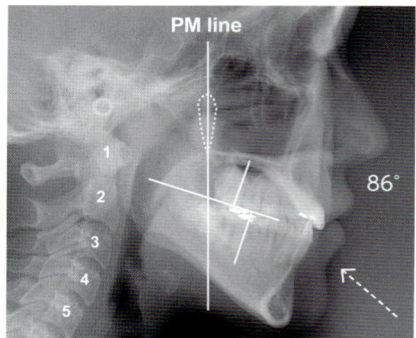

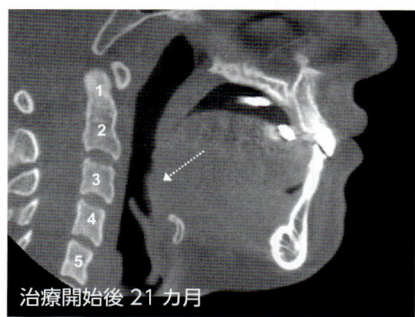
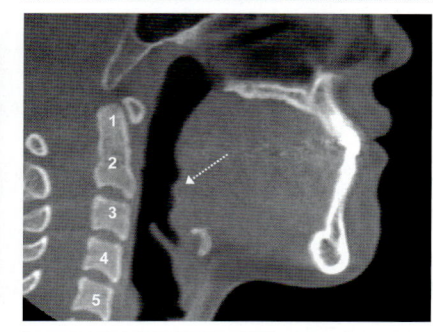
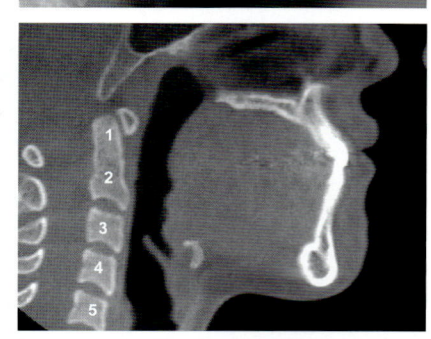

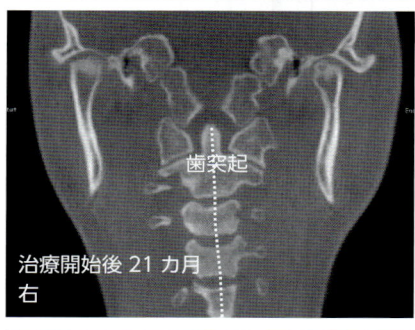
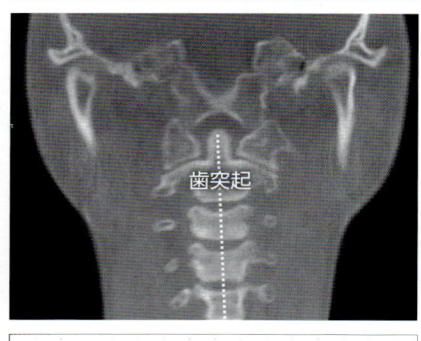
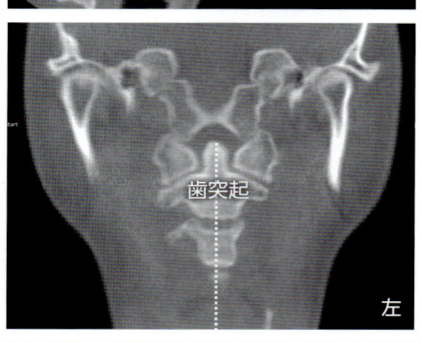

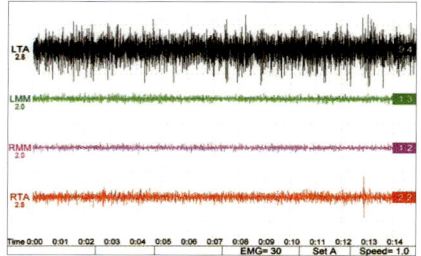
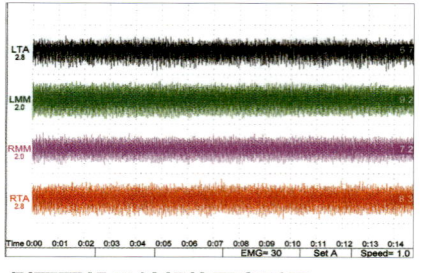

側面頭部X線規格写真所見
- 浅いメンターリスサルカスの側貌．
- 舌骨は前下方位で気道が狭窄．
- 上顎第一大臼歯の歯軸は咬合平面に対し遠心傾斜，下顎第一大臼歯の歯軸は近心傾斜し，咬合力が分散しやすい咬合形態．

CT（sagittal）画像所見
- 喉頭蓋上部の腫れ物（矢印）もあり，舌は下方位で，喉頭蓋が横向きとなり，気道が狭窄され，口呼吸，異常嚥下癖が誘発．

CT（curved MPR）画像所見
- 頸椎はやや左側に彎曲し，下顎頭は少し左右非対称．

EMG所見
- 左右咬筋，右側側頭筋は低活動．

側面頭部X線規格写真所見
- 良好な口唇側貌が形成された．
- 舌骨は水平位，垂直位とも望ましい位置．
- 上下顎第一大臼歯の歯軸は咬合平面に垂直で，咬合力が垂直に加わる咬合形態．

CT（sagittal）画像所見
- 喉頭蓋上部の腫れ物（矢印）の縮小と舌骨下筋群のリラックスで，舌骨，舌，喉頭蓋が挙上され，気道が開大し，鼻呼吸，正常嚥下が習得された．

CT（curved MPR）画像所見
- 頸椎の彎曲は是正され，下顎頭は左右対称．

EMG所見
- 咬筋，側頭筋活動は活性化（咬合力が強化）．
- 咬合が改善されて咬頭干渉が排除されると，左側側頭筋の高活動は落ち着いた．

側面頭部X線規格写真所見
- 美しいメンターリスサルカスの口唇側貌，良好な対顎，対咬関係，安定した咬合形態が維持されている．

CT（sagittal）画像所見
- 気道が開大し，鼻呼吸，正常嚥下が維持されている．

CT（curved MPR）画像所見
- 頸椎の彎曲，下顎頭の左右差が是正され，健全な顎運動が営まれていることがわかる．

EMG所見
- 咬筋，側頭筋活動はより活性化（咬合力が強化）した．

1-3 初診時から術後6年7カ月の側面頭部X線規格写真，CT（sagittal，curved MPR）画像，EMG

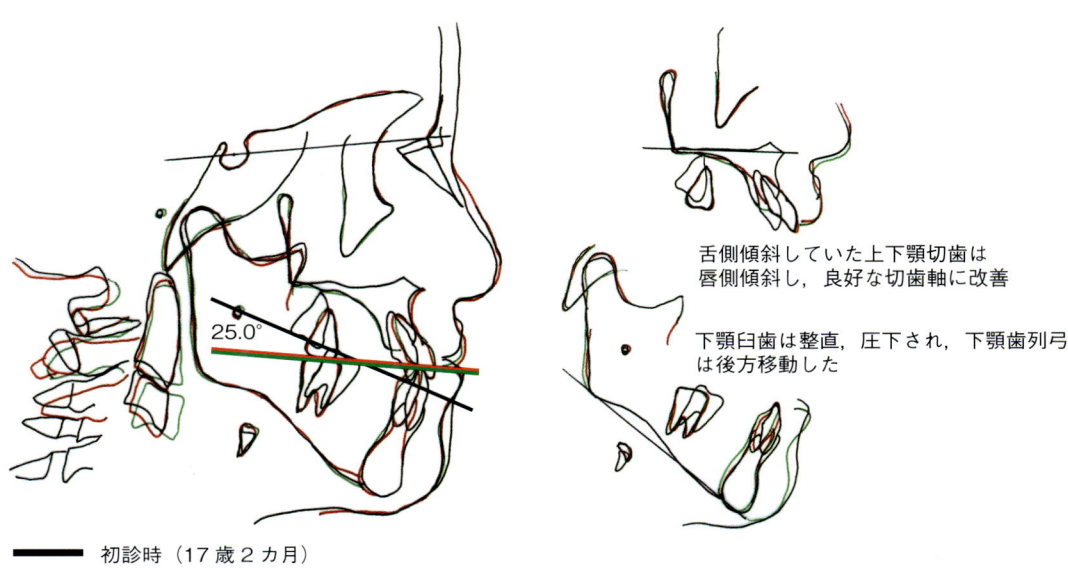

	初診時（17歳2カ月）	動的治療終了時（19歳8カ月）	術後6年7カ月（26歳3カ月）	初診時から術後6年7カ月の変化
SNA	76.0°	77.0°	77.0°	+1.0°
SNB	80.0°	77.0°	76.5°	−3.5°
ANB	−4.0°	0.0°	0.5°	+4.5°
GoA	134.5°	131.5°	131.0°	−3.5°
F.Occp-AB	65.0°	90.0°	90.0°	+25.0°
U1 to SN	99.0°	110.0°	108.0°	+9.0°
L1 to Dc-L1i	105.0°	100.0°	99.0°	−6.0°

1−4 初診時から術後6年7カ月の側面頭部X線規格写真のトレースの重ね合わせ（S原点のSN，ANS原点のpul.p，Me原点のGoMe）と分析値

QUESTION 9 III級開咬症例はどのように治すのですか？

Case 2

成人の上顎劣成長フルクラスIII開咬症例〔非抜歯〕

協力的な患者であったため，15カ月で動的治療終了

患　者	19歳8カ月，女性．
主　訴	受け口，発音が不明瞭．
初診時所見	フルクラスIIIの開咬（上顎劣成長）．口呼吸，異常嚥下癖，上下顎歯列弓，歯槽堤が狭窄．
器械的治療	上顎に可撤式拡大床，上下顎にフルブラケット装置（アンカレッジベンド付きライトワイヤー）を装着．短いIII級ゴム，犬歯，小臼歯部でトライアングルゴムを使用．
機能回復治療	舌挙上訓練，嚙みしめ運動とリップトレーニングを実施．
治療結果	鼻呼吸，正常嚥下が習得され，咬筋，側頭筋活動が活性化し左右差が是正された．上下顎犬歯，大臼歯関係がI級で，犬歯，臼歯部で緊密な咬頭嵌合の咬合形態が確立された．咬合高径が減少し咬合平面が再構築され，上下顎第一大臼歯の歯軸は咬合平面に垂直で，咬合力が垂直に加わるポステリアサポートが確立された．すべての第二大臼歯はPM lineの前方の海綿骨内に排列され，良好な側貌に改善された．歯周組織は健康である．
動的治療期間	15カ月．
術者からのひとこと	矯正治療に非常に協力的な患者であったため，動的治療期間の短縮がもたらされた．

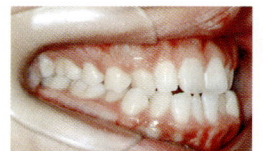 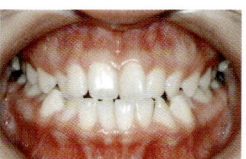 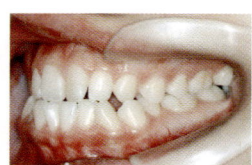 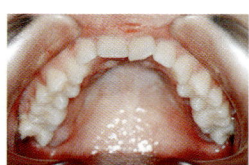 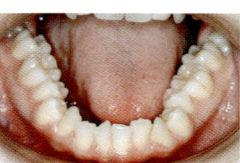

初診時（19歳8カ月） 上下顎犬歯，大臼歯関係がフルクラスIIIで，上下顎臼歯は舌側傾斜し，歯列弓，歯槽堤が狭窄．

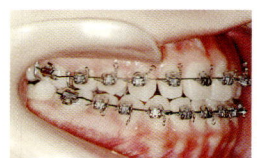 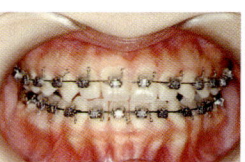 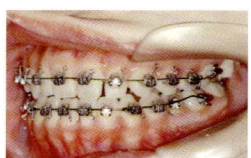 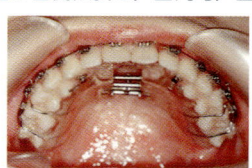 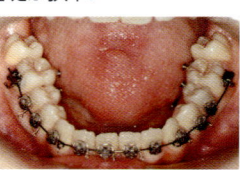

動的治療開始後8カ月（20歳4カ月） 短いIII級ゴムと犬歯，小臼歯部でのトライアングルゴムにより下顎臼歯が整直，圧下され，前歯部被蓋が改善．上顎の可撤式拡大床により歯列弓，歯槽堤は形態修正．

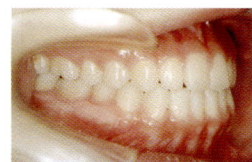 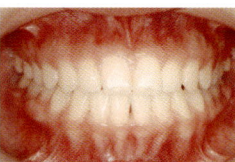 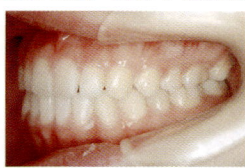 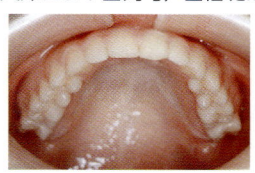 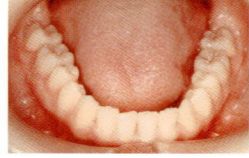

動的治療終了時（20歳11カ月） 上下顎犬歯，大臼歯関係はI級の咬合形態に改善．

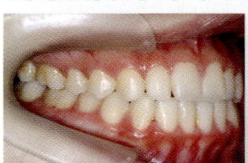 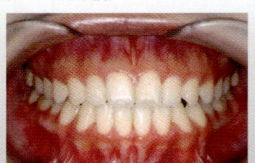 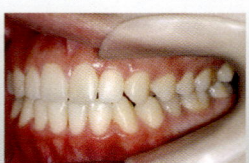 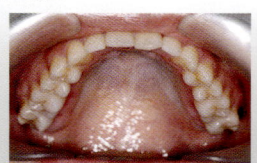 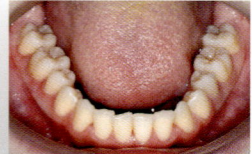

術後2年3カ月（23歳2カ月） 咬合形態は安定しており，歯，歯周組織も健康．

2-1　初診時から術後2年3カ月の口腔内写真

	初診時	動的治療終了時	術後 2 年 3 カ月	初診時から 術後 2 年 3 カ月の変化
SNA	76.0°	76.5°	76.5°	+ 0.5°
SNB	78.0°	75.5°	75.0°	− 3.0°
ANB	− 2.0°	1.0°	1.5°	+ 3.5°
GoA	126.0°	126.0°	123.0°	− 3.0°
F.Occp-AB	70.0°	87.0°	90.0°	+ 20.0°
U1 to SN	95.0°	100.0°	102.0°	+ 7.0°
L1 to Dc-L1i	99.0°	98.0°	93.0°	− 6.0°

2−2 初診時から術後 2 年 3 カ月の側面頭部 X 線規格写真，CT（curved MPR, oblique）画像，EMG，側面頭部 X 線規格写真のトレースの重ね合わせと分析値

QUESTION 9 Ⅲ級開咬症例はどのように治すのですか？

Case 3
（術者：荒井志保）

巨大舌を伴う成人の下顎過成長Ⅲ級開咬症例〔非抜歯〕

外科矯正と診断されたフルクラスⅢが7カ月でⅠ級になり，非抜歯で劇的に改善

患　者	18歳9カ月，男性．
主　訴	下顎前突，不明瞭な発音，左側顎関節部の違和感．
初診時所見	フルクラスⅢの開咬（下顎過成長），舌小帯短縮，巨大舌，口呼吸，異常嚥下癖，下顔面が長く浅いメンターリスサルカスの口唇側貌．
器械的治療	上顎に可撤式拡大床，上下顎にフルブラケット装置（アンカレッジベンド付きライトワイヤー：治療開始時は0.014"で，アライメント終了後は0.016"，NiTiワイヤー）を装着．短いⅢ級ゴム，切歯，犬歯，小臼歯部にトライアングルゴム，下顎にアップライティングスプリングを使用．
機能回復治療	舌挙上訓練とガムを用いた噛みしめ運動とリップトレーニングを実施．　　その他……舌小帯切除．
動的治療期間	34カ月．
治療結果	器械的治療と鼻呼吸，正常嚥下の習得により咬合力が強化（咬筋，側頭筋活動の活性化）され，下顎臼歯が整直，圧下され，臼歯部咬合高径が減少し，上顎歯列弓の前方移動，下顎歯列弓の後方移動と下顎の後方回転により対顎，対咬関係が改善され，緊密な咬頭嵌合の咬合形態が確立された．
術者からのひとこと	外科矯正と診断された難症例でも術後12年でさらに安定した咬合形態を維持している．

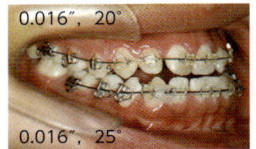 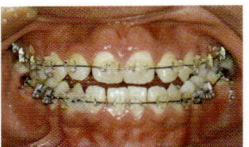 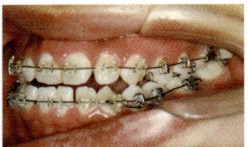 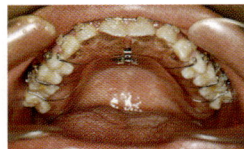 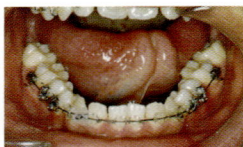

動的治療開始後1カ月（18歳10カ月） 可撤式拡大床，短いⅢ級ゴムとトライアングルゴム，アップライティングスプリングを装着．

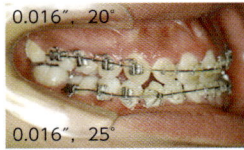 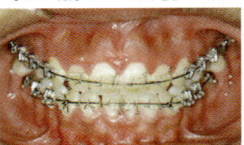 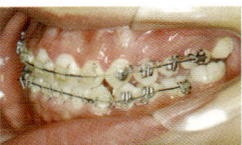 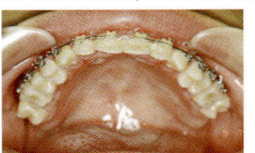 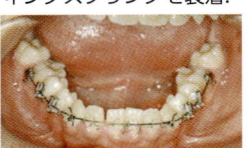

動的治療開始後4カ月（19歳1カ月） 下顎臼歯が整直，圧下され，前歯部被蓋が改善．舌小帯切除．

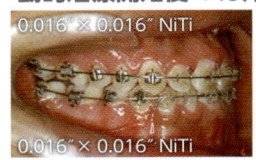 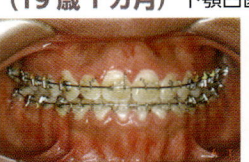 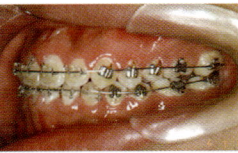 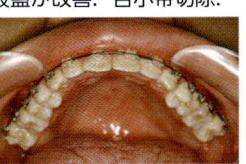 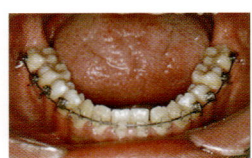

動的治療開始後7カ月（19歳4カ月） 鼻呼吸，正常嚥下習得．上下顎犬歯，大臼歯関係がⅠ級．7|7 は圧下された．

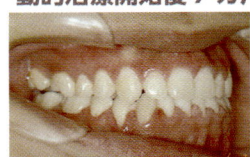 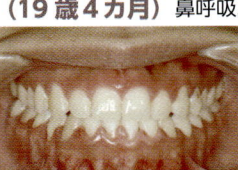 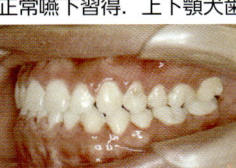 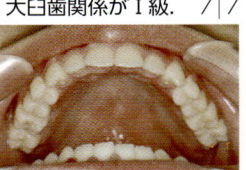 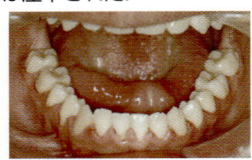

動的治療終了時（21歳7カ月） さらに緊密な咬頭嵌合と良好な歯列弓の咬合形態に改善．7| は萌出が不十分で |7 が挺出．

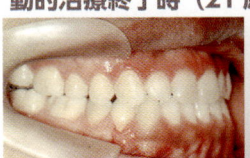 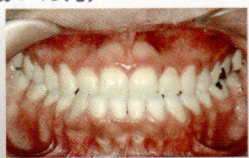 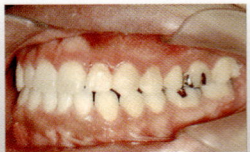 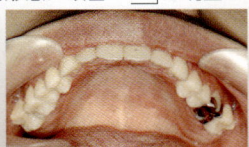 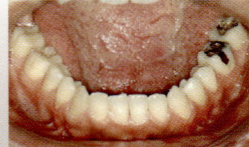

術後12年0カ月（33歳7カ月） 咬合と歯列弓形態は安定．歯周組織の健康が維持されているが齲蝕治療の跡がみられる．

3-1 初診時から術後12年0カ月の口腔内写真

初診時（18歳9カ月）	動的治療終了時（21歳7カ月）	術後12年0カ月（33歳7カ月）
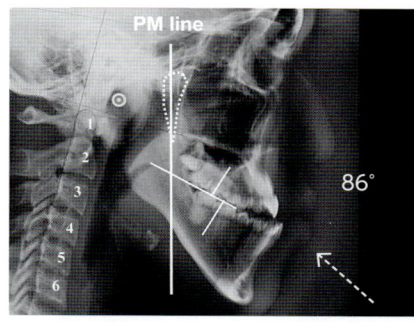	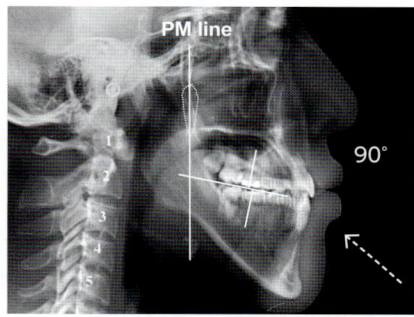	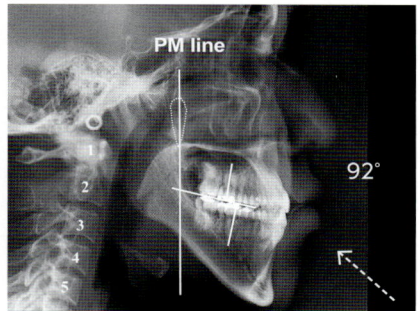
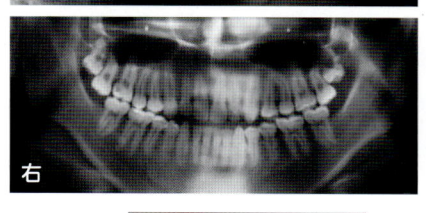	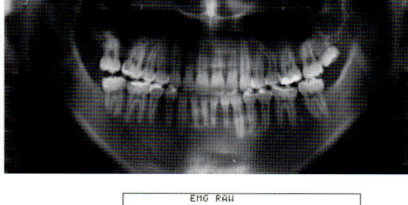	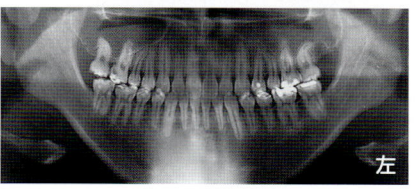
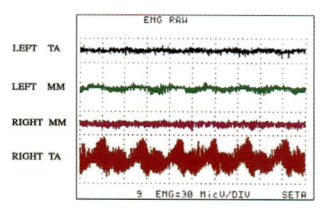	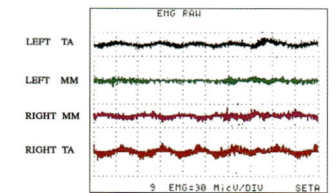	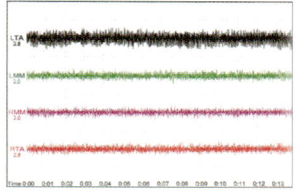

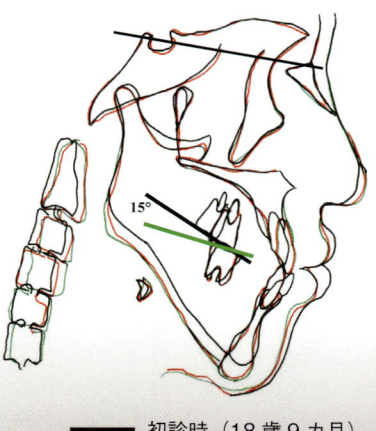

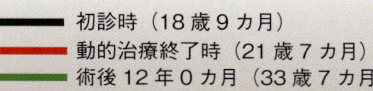

- 初診時（18歳9カ月）
- 動的治療終了時（21歳7カ月）
- 術後12年0カ月（33歳7カ月）

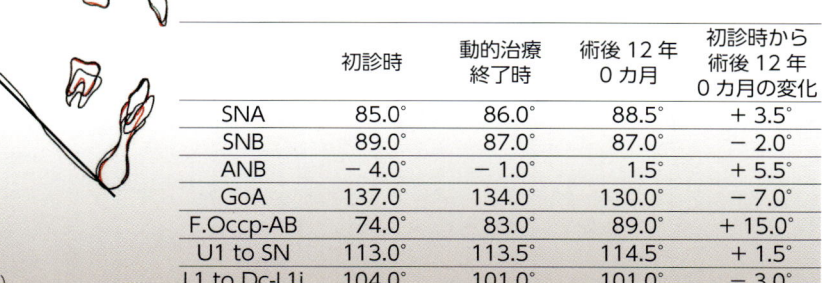

	初診時	動的治療終了時	術後12年0カ月	初診時から術後12年0カ月の変化
SNA	85.0°	86.0°	88.5°	+3.5°
SNB	89.0°	87.0°	87.0°	−2.0°
ANB	−4.0°	−1.0°	1.5°	+5.5°
GoA	137.0°	134.0°	130.0°	−7.0°
F.Occp-AB	74.0°	83.0°	89.0°	+15.0°
U1 to SN	113.0°	113.5°	114.5°	+1.5°
L1 to Dc-L1i	104.0°	101.0°	101.0°	−3.0°

3−2 初診時から術後12年0カ月の側面頭部X線規格写真，パノラマX線写真，EMG，側面頭部X線規格写真のトレースの重ね合わせと分析値

術後4年0カ月（25歳7カ月）	術後12年0カ月（33歳7カ月）
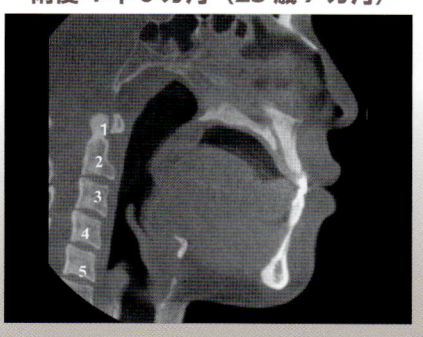	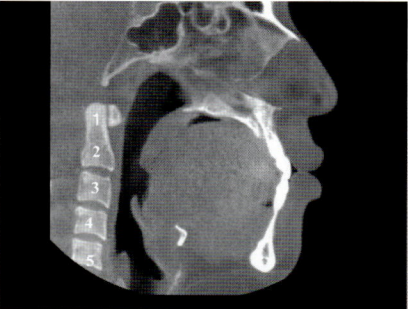

3−3 術後4年0カ月と術後12年0カ月のCT（sagittal）画像

Case 4

著しい舌小帯短縮を伴う成人の下顎過成長Ⅲ級開咬症例〔非抜歯〕

患　者……… 19歳11カ月，女性．　**主　訴**……受け口，発音が不明瞭．
初診時所見…… Ⅲ級開咬（下顎過成長）．口呼吸，異常嚥下癖，上顎歯列弓，歯槽堤が狭窄，舌小帯短縮．
器械的治療…… 上顎に可撤式拡大床，上下顎にフルブラケット装置（アンカレッジベンド付きライトワイヤー）を装着．短いⅢ級ゴム，犬歯，小臼歯部でトライアングルゴムを使用．
機能回復治療… 舌挙上訓練，噛みしめ運動とリップトレーニングを実施．
その他………… 舌小帯切除．
治療結果……… 鼻呼吸，正常嚥下が習得され，咬筋，側頭筋活動が活性化し左右差が是正された．咬合高径が減少し，咬合平面が再構成され，上下顎第一大臼歯の歯軸は咬合平面に垂直で，咬合力が垂直に加わるポステリアサポートが確立された．すべての第二大臼歯はPM lineの前方に排列され，上下顎犬歯，大臼歯関係がⅠ級で，犬歯，臼歯部で緊密な咬頭嵌合の咬合形態が確立され，良好な正貌，側貌に改善された．歯周組織は健康である．
動的治療期間… 24カ月．
術者からのひとこと……上顎洞底と歯根との関係をみることが重要である．その理由は，上顎洞底の下降で左右第一大臼歯と第二小臼歯の歯根が彎曲していることがあるからである（次頁参照）．この症例では歯根の彎曲は改善できなかった．

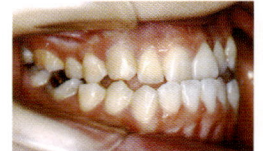 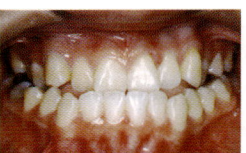 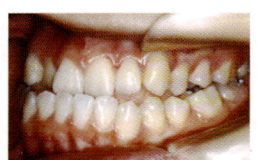 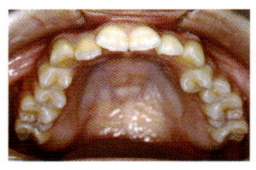 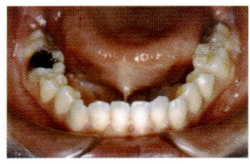

初診時（19歳11カ月） 上顎歯列弓，歯槽堤が狭窄．|4 は舌側転位．　　　　　　　　　　　　著しい舌小帯短縮．

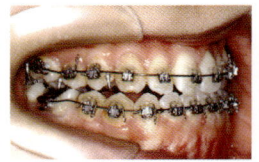 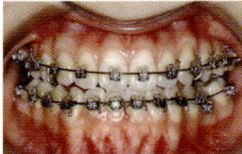 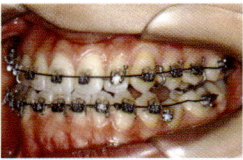 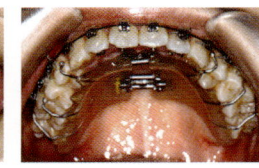 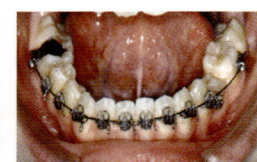

動的治療開始後6カ月（20歳5カ月） 可撤式拡大床により上顎歯列弓，歯槽堤は形態修正．

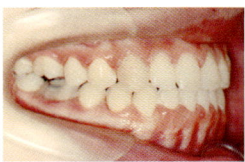 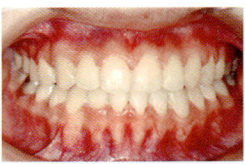 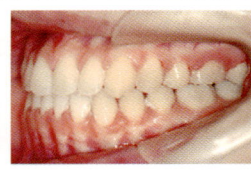 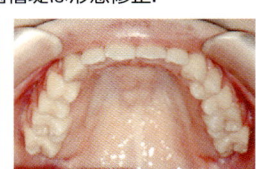 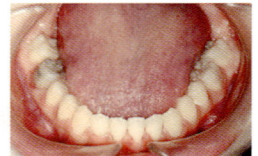

動的治療終了時（21歳11カ月） 上下顎犬歯，大臼歯関係はⅠ級の咬合形態に改善．

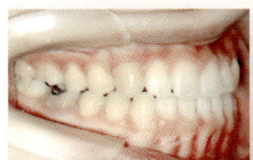 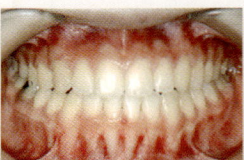 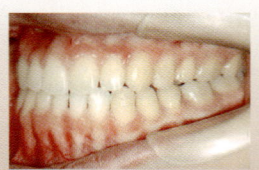 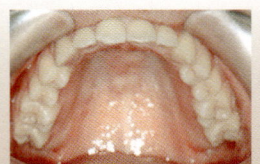 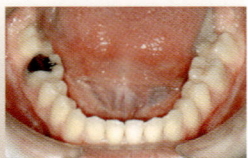

術後8カ月（22歳7カ月） 咬合形態は安定しており，歯，歯周組織は健康．

4-1 初診時から術後8カ月の口腔内写真

	初診時	動的治療終了時	術後 8 カ月	初診時から術後 8 カ月の変化
SNA	79.0°	81.0°	81.0°	+ 2.0°
SNB	82.0°	80.0°	80.0°	− 2.0°
ANB	− 3.0°	1.0°	1.0°	+ 4.0°
GoA	138.0°	137.0°	137.0°	− 1.0°
F.Occp-AB	72.0°	86.0°	86.0°	+ 14.0°
U1 to SN	96.0°	102.0°	102.5°	+ 6.5°
L1 to Dc-L1i	100.0°	96.0°	96.0°	− 4.0°

4－2 初診時から術後 8 カ月の側面頭部 X 線規格写真，CT（curved MPR, oblique）画像，EMG，側面頭部 X 線規格写真のトレースの重ね合わせと分析値

QUESTION 9　Ⅲ級開咬症例はどのように治すのですか？

Case 5

頸部筋の左右差と著しい舌小帯短縮を伴う成人の下顎過成長Ⅲ級開咬症例〔非抜歯〕

患　者………40歳7カ月，女性．　**主　訴**……受け口，発音が不明瞭でコンプレックスがある．

初診時所見……Ⅲ級開咬（下顎過成長），口呼吸，異常嚥下癖，上顎歯列弓，歯槽堤が狭窄，舌小帯短縮，左側胸鎖乳突筋の緊張で頸椎彎曲が誘発．

器械的治療……上顎に可撤式拡大床，上下顎にフルブラケット装置（アンカレッジベンド付きライトワイヤー）を装着．短いⅢ級ゴム，犬歯，大臼歯部にトライアングルゴムを使用．

機能回復治療…舌挙上訓練，噛みしめ運動とリップトレーニングを実施．　**その他**……舌小帯切除．

治療結果………鼻呼吸，正常嚥下が習得され，咬筋，側頭筋活動が活性化し左右差が是正された．上下顎第一大臼歯の歯軸は咬合平面に垂直で，咬合力が垂直に加わるポステリアサポートが確立された．すべての第二大臼歯は PM line の前方に排列され，上下顎犬歯，大臼歯関係がⅠ級で，犬歯，臼歯部で緊密な咬頭嵌合の咬合形態が確立された．側貌は良好に改善されたが，正貌の傾斜，頸椎の彎曲は改善されなかった．歯周組織は健康である．

動的治療期間…39カ月．

術者からのひとこと……成人のため，頸部筋の左右差まで是正できず，上下顎の正中線を一致させることはできなかったが，患者からは「長年のコンプレックスが解消し，人生が明るくなった．矯正治療をしてよかった」と感謝の一言を聞くことができた．

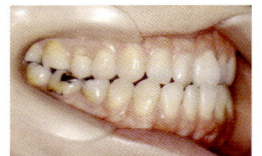 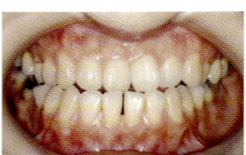 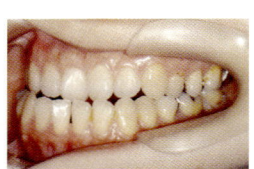 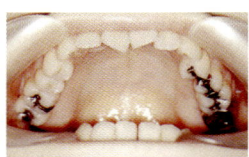 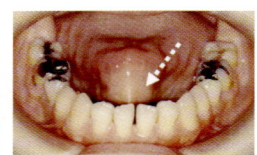

初診時（40歳7カ月）　下顎は右側に偏位し，上下顎の嵌合はみられず切端咬合であった．　　　　　　　　　舌小帯短縮（矢印）

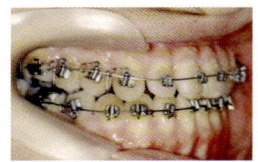 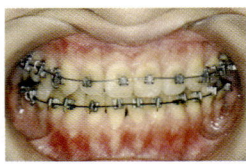 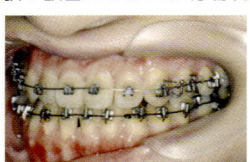 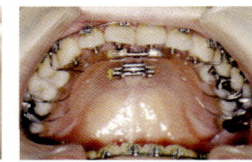 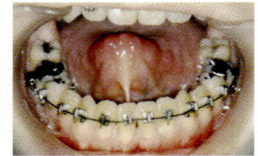

動的治療開始後9カ月（41歳4カ月）　可撤式拡大床により上顎歯列弓，歯槽堤は形態修整．舌小帯を切除し，舌挙上訓練開始．

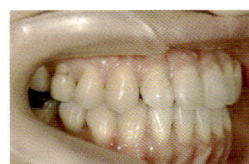 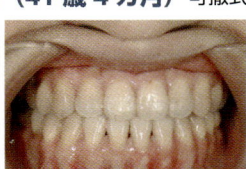 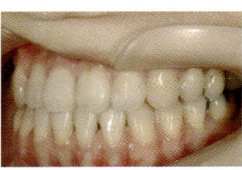 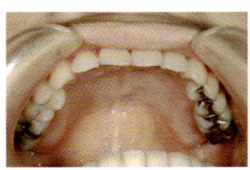 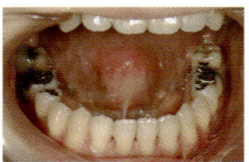

動的治療終了時（43歳10カ月）　上下顎犬歯，大臼歯関係はⅠ級の咬合形態に改善．

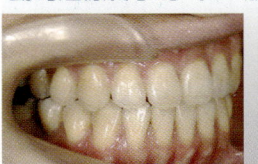 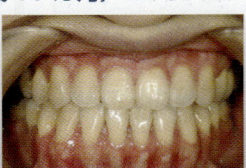 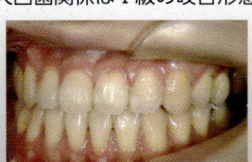 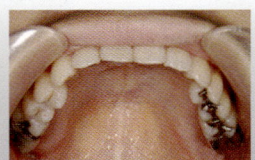 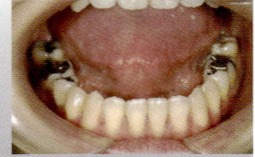

術後11カ月（44歳9カ月）　頸部筋の左右差が残っているため，上下顎正中線は一致しなかったが，歯，歯周組織は健康である．

5－1　初診時から術後11カ月の口腔内写真

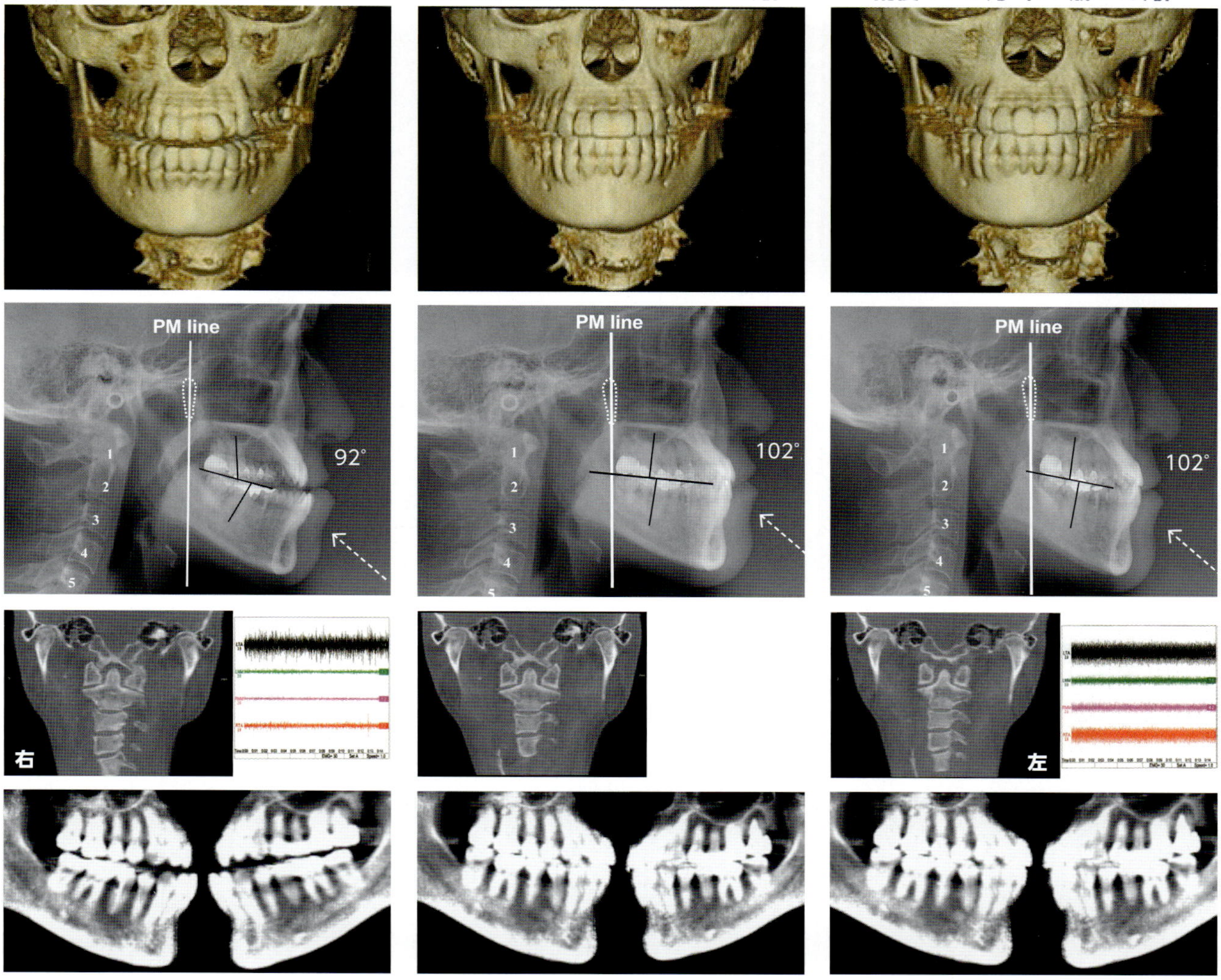

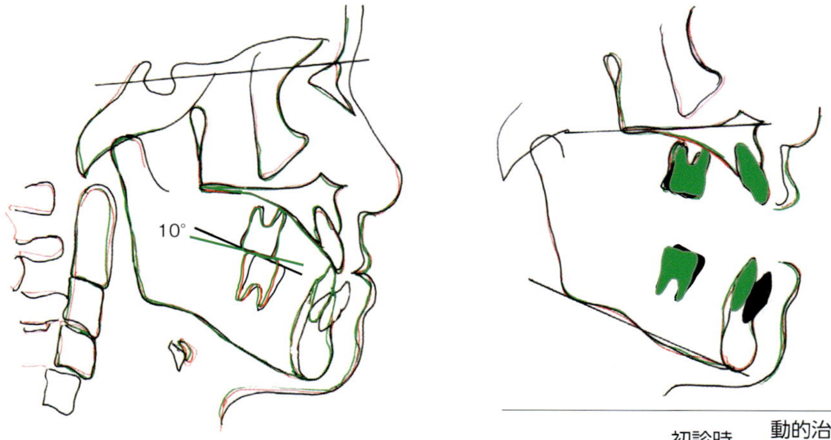

	初診時	動的治療終了時	術後11カ月	初診時から術後11カ月の変化
SNA	79.0°	79.0°	80.0°	+1.0°
SNB	86.0°	84.5°	84.0°	−2.0°
ANB	−7.0°	−5.5°	−4.0°	+3.0°
GoA	127.0°	126.0°	126.0°	−1.0°
F.Occp-AB	71.0°	80.0°	81.0°	+10.0°
U1 to SN	96.0°	111.0°	111.5°	+15.5°
L1 to Dc-L1i	94.0°	100.0°	99.0°	+5.0°

5−2 初診時から術後11カ月の3D画像，側面頭部X線規格写真，CT（curved MPR, oblique）画像，EMG，側面頭部X線規格写真のトレースの重ね合わせと分析値

初診時（40歳7カ月）
動的治療終了時（43歳10カ月）
術後11カ月（44歳9カ月）

■ 初診時（40歳7カ月）
■ 動的治療終了時（43歳10カ月）
■ 術後11カ月（44歳9カ月）

QUESTION 9 Ⅲ級開咬症例はどのように治すのですか？

Case 6 （術者：荒井志保）

頸部筋の左右差と |3 の埋伏を伴う永久歯列完成後の下顎過成長Ⅲ級開咬症例〔非抜歯〕

患　者……… 15歳2カ月，男子．　　**主　訴**…… 反対咬合，上顎左側犬歯の未萌出，発音が不明瞭．

初診時所見…… Ⅲ級開咬（下顎過成長）．右側胸鎖乳突筋，左側上部僧帽筋の緊張により頸椎が右側に傾斜，口呼吸，異常嚥下癖，長い下顔面，臼歯部交叉咬合，上顎左側犬歯埋伏．

器械的治療…… 上顎に可撤式拡大床，上下顎にフルブラケット装置（アンカレッジベンド付きライトワイヤー：治療開始時は0.012″で，アライメント終了後は0.016″，0.016″×0.016″のNiTiワイヤー）を装着．短いⅢ級ゴム，トライアングルゴムを使用．

機能回復治療… 舌挙上訓練と左右均等を意識した噛みしめ運動とリップトレーニングを実施．

その他………… 上顎左側犬歯を開窓し，歯列弓内に排列．

動的治療期間… 13カ月．

治療結果……… 器械的治療と鼻呼吸，正常嚥下の習得，咬合力の左右差の是正により上下顎臼歯が整直，圧下され，上下顎正中線は一致した．また，下顎歯列弓の後方移動により対顎，対咬関係が改善され，上顎埋伏犬歯が歯列弓内に排列され，良好な咬合形態が確立された．

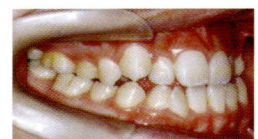 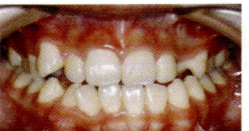 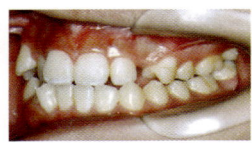 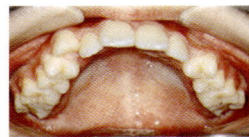 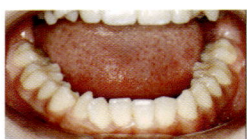

初診時（15歳2カ月） 上顎歯列弓，歯槽堤は狭窄しており，臼歯部は交叉咬合，前歯部は叢生を伴う開咬．上顎左側犬歯は埋伏．

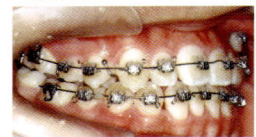 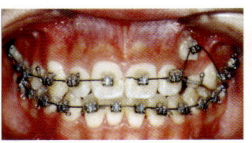 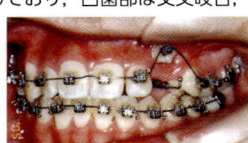 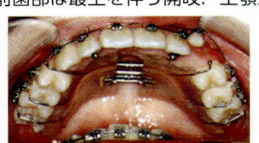 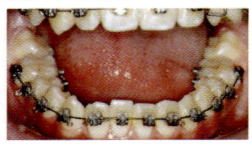

動的治療開始後3カ月（15歳6カ月） 上顎に可撤式拡大床を装着．上顎左側埋伏犬歯を開窓し，アンカレッジベンドを付与した0.012″のライトワイヤーで歯列弓内に萌出誘導．

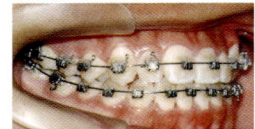 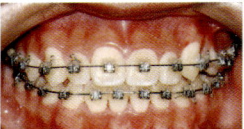 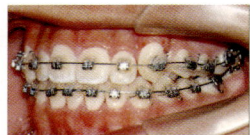 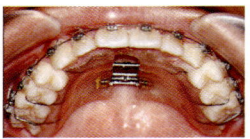 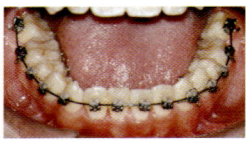

動的治療開始後7カ月（15歳10カ月） 埋伏犬歯が歯列弓内に排列．正常被蓋で上下顎正中線が一致し，犬歯，大臼歯関係がⅠ級の咬合形態に改善．可撤式拡大床を撤去．

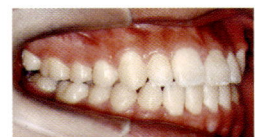 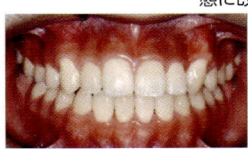 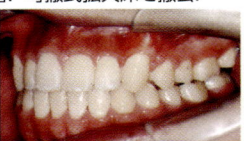 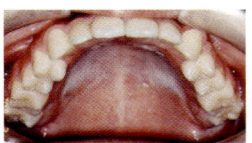 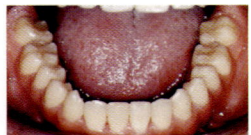

動的治療終了時（16歳4カ月） 犬歯，大臼歯関係がⅠ級で，さらに安定した歯列弓，歯槽堤の咬合形態に改善．

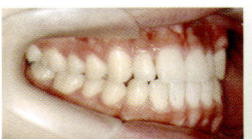 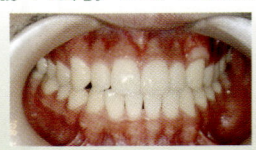 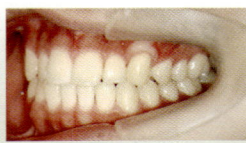 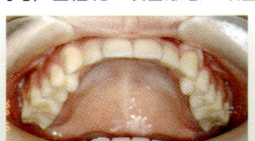 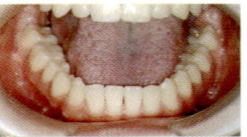

術後3年4カ月（19歳8カ月） 歯，歯周組織は健康で咬合は安定しているが，頸部筋，咬合力の左右差が残っているため，舌挙上訓練と左右均等の噛みしめ運動を継続実施するよう指導．

6-1 初診時から術後3年4カ月の口腔内写真

初診時(15歳2カ月)	動的治療終了時(16歳4カ月)	術後3年4カ月(19歳8カ月)
SNA : 80.0° SNB : 83.0° ANB : -3.0° GoA : 134.0° F.OccP-AB : 68.0° U1 to SN : 102.0° L1 to Dc-L1i : 98.0°	SNA : 82.0° SNB : 80.0° ANB : 2.0° GoA : 135.0° F.OccP-AB : 81.0° U1 to SN : 104.0° L1 to Dc-L1i : 99.0°	SNA : 82.0° SNB : 80.0° ANB : 2.0° GoA : 134.0° F.OccP-AB : 82.0° U1 to SN : 104.0° L1 to Dc-L1i : 99.0°

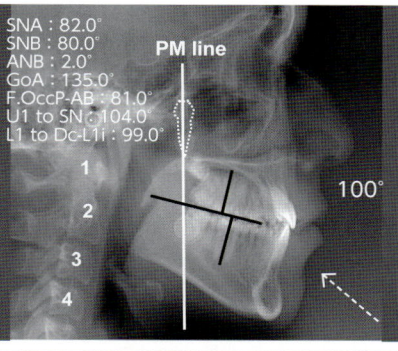
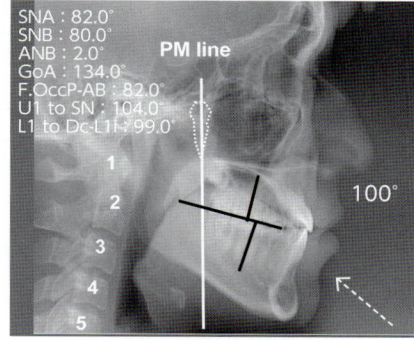
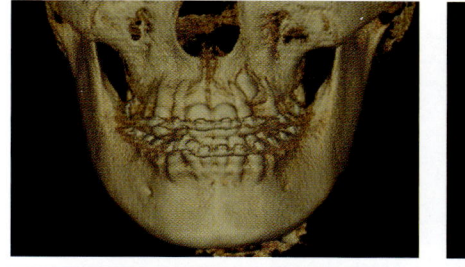
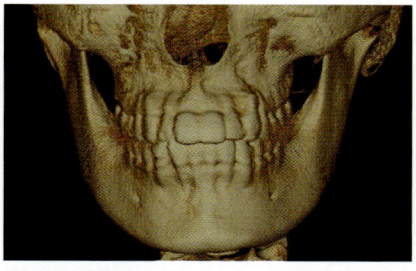
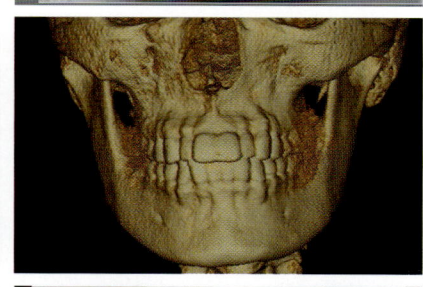
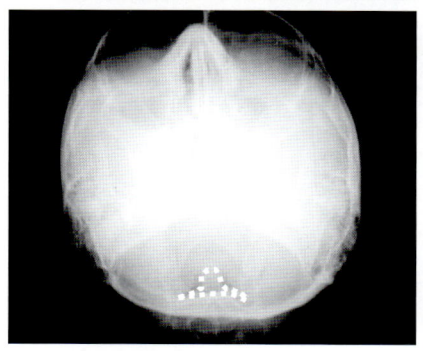
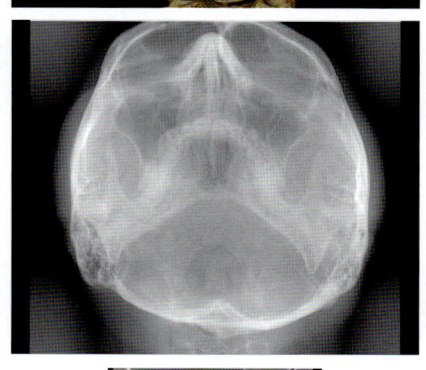
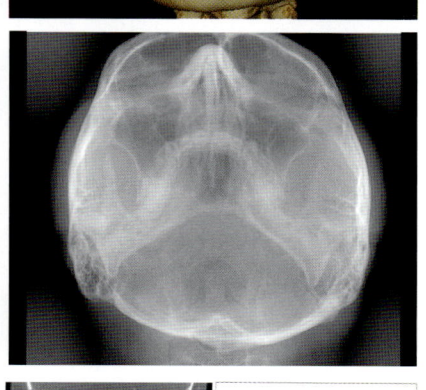
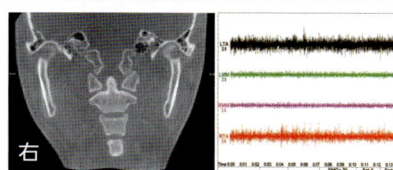

側面頭部X線規格写真所見
- 舌骨の水平位はPM lineに近接し,垂直位はやや下方.
- 上下顎第一大臼歯の歯軸は咬合平面に対し傾斜し,不安定な咬合形態.
- 下顎第二大臼歯はPM lineの前方に排列可能と予測.

3D画像所見
- 頭蓋,頸椎は右側に傾斜.

CT(axial)画像所見
- 頭蓋は左後方に傾斜.

CT(curved MPR)画像所見
- 歯突起,頸椎は右側に傾斜.

EMG所見
- 咬筋は低活動,側頭筋は高活動で左右差が存在.

側面頭部X線規格写真所見
- 舌骨の水平位,垂直位とも望ましい位置に移動し,良好な対顎,対咬関係に改善.
- 上下顎第一大臼歯の歯軸は咬合平面に対し垂直で,ポステリアサポートが確立された咬合形態に改善.
- 下顎第二大臼歯はPM lineの前方の海綿骨内に排列.

3D画像所見
- 頭蓋,頸椎は右側に傾斜.

CT(axial)画像所見
- 頭蓋は左後方に傾斜.

CT(curved MPR)画像所見
- 歯突起,頸椎は右側へ傾斜.右側下顎頭のほうが大きく,左側下顎枝は短く左右非対称.

側面頭部X線規格写真所見
- 舌骨の水平位,垂直位とも望ましい位置で,良好な対顎,対咬関係が維持.
- 上下顎第一大臼歯の歯軸は咬合平面に対し垂直で,ポステリアサポートが確立された咬合形態が維持.
- 下顎第二大臼歯はPM lineの前方の海綿骨内に排列.

3D画像所見
- 頭蓋,頸椎の傾斜は是正できなかった.

CT(axial)画像所見
- 頭蓋の左側後方への捻転がやや増加した.

CT(curved MPR)画像所見
- 歯突起,頸椎の傾斜はやや軽減.
- 下顎枝,下顎頭の左右差もやや軽減.

EMG所見
- 咬筋活動は活性化し,側頭筋活動は左右差が存在.

6-2 初診時から術後3年4カ月の側面頭部X線規格写真,3D,CT(axial, curved MPR)画像,EMG

QUESTION 9 Ⅲ級開咬症例はどのように治すのですか？

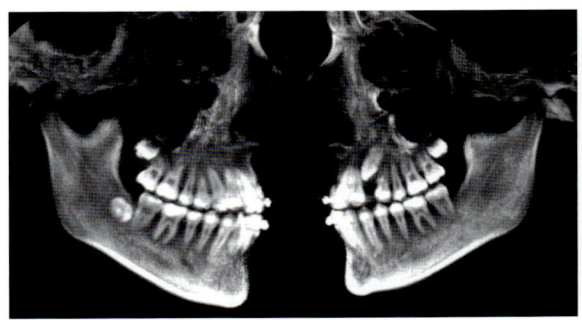

動的治療開始時（15歳3カ月）
上顎左側犬歯は埋伏し，歯根未完成である．咬合平面に対して上顎第一大臼歯は遠心傾斜，下顎大臼歯は近心傾斜し，咬合力が分散しやすい咬合形態．

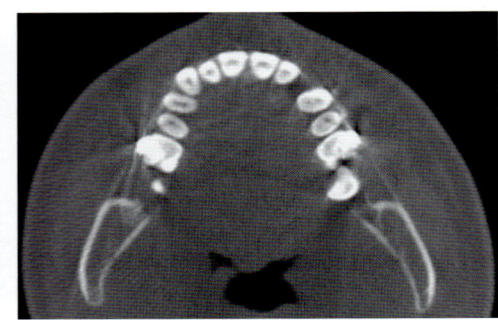

上顎左側犬歯は埋伏し，萌出余地不足．

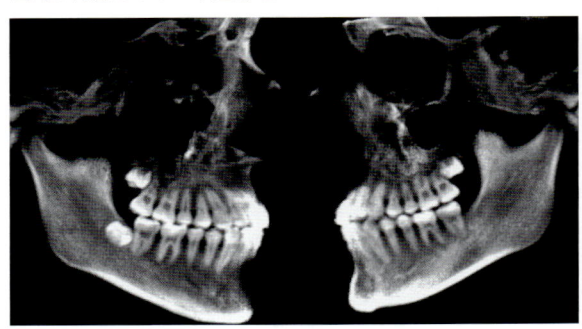

動的治療終了時（16歳4カ月）
上顎左側埋伏犬歯は歯列弓内に排列され，歯根を形成．上下顎犬歯，大臼歯関係はⅠ級で，上下顎第一大臼歯は咬合平面に垂直で，咬合力が垂直に加わるポステリアサポートが確立された咬合形態に改善．

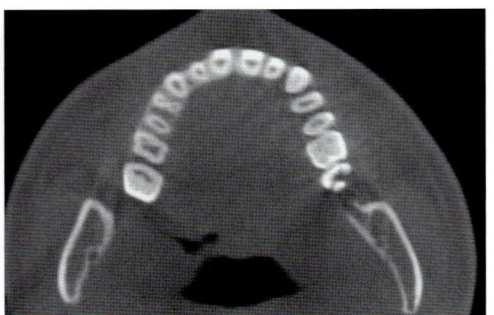

安定した歯列弓，歯槽堤が形成され，上顎左側埋伏犬歯は海綿骨内の歯列弓内に排列．

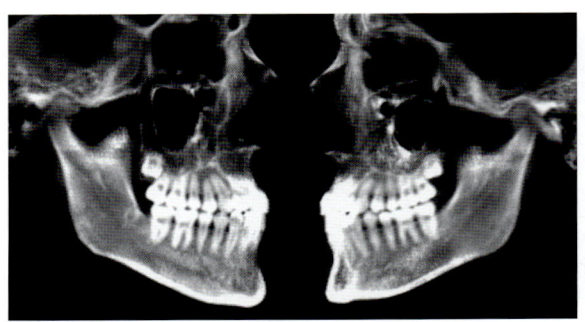

術後3年4カ月（19歳8カ月）
上顎左側埋伏犬歯に異常はなく，すべての歯根は平行で咬合力が垂直に加わる咬合形態を維持．

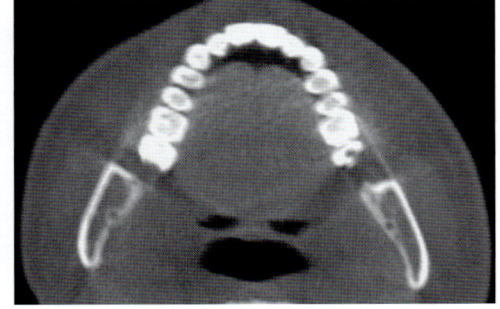

より安定した歯列弓，歯槽堤が形成され，すべての歯は海綿骨内に排列．

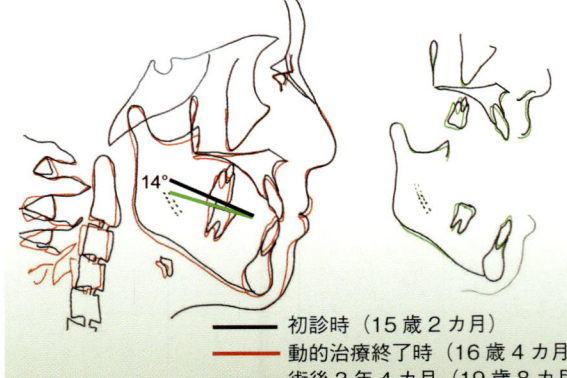

― 初診時（15歳2カ月）
― 動的治療終了時（16歳4カ月）
― 術後3年4カ月（19歳8カ月）

	初診時	動的治療終了時	術後3年4カ月	初診時から術後3年4カ月の変化
SNA	80.0°	82.0°	82.0°	＋2.0°
SNB	83.0°	80.0°	80.0°	－3.0°
ANB	－3.0°	2.0°	2.0°	＋5.0°
GoA	134.0°	135.0°	134.0°	0°
F.Occp-AB	68.0°	81.0°	82.0°	＋14.0°
U1 to SN	102.0°	104.0°	104.5°	＋2.5°
L1 to Dc-L1i	98.0°	99.0°	99.0°	＋1.0°

6-3 初診時から術後3年4カ月のCT（oblique，axial）画像，側面頭部X線規格写真のトレースの重ね合わせと分析値

QUESTION 10 II級過蓋咬合症例はどのように治すのですか？

Keyword
・咬合力の緩和
・臼歯の整直
・臼歯部咬合高径の増加
・上顎歯列弓の後方移動
・下顎歯列弓の前方移動

　II級過蓋咬合症例の多くで，上顎臼歯は近心，舌側傾斜し，II級関係を悪化させるとともに，咬合力は強く（咬筋が高活動），低い臼歯部咬合高径と深いメンターリスサルカスが形成されている．

　したがって，器械的治療により上下顎臼歯を整直し，臼歯部咬合高径を増加させ，上顎歯列弓を後方移動，下顎歯列弓を前方移動し，対顎，対咬関係を改善する．

　また，機能回復治療により咬合力を緩和させることがポイントである（図1）．

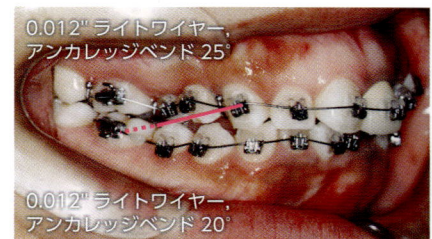 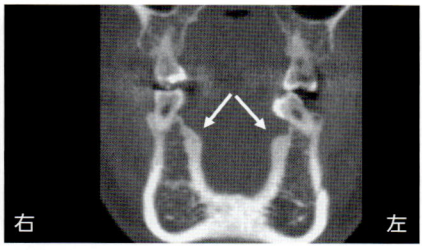 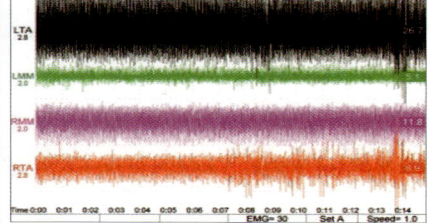

動的治療開始時（27歳9カ月）

下顎小臼歯部の舌側に骨瘤（矢印）が形成されるほど咬合力が強く，上下顎臼歯が近心，舌側傾斜し，低い臼歯部咬合高径と狭い歯列弓，歯槽堤が形成されている．上顎に可撤式拡大床と上下顎にアンカレッジベンド付きライトワイヤーを装着し，舌挙上訓練と開閉口運動によって咬合力を弱め，臼歯部咬合高径の増加をはかるために長いII級ゴムは下顎のリンガルボタンを使用する．

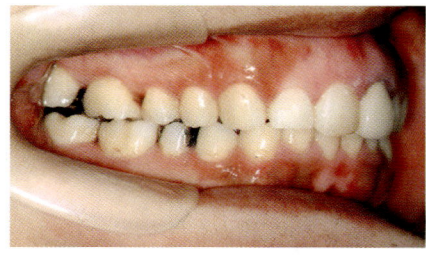 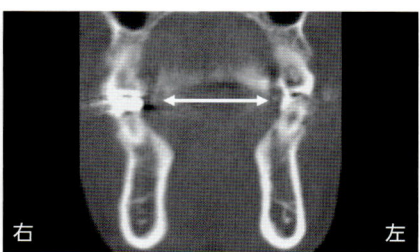 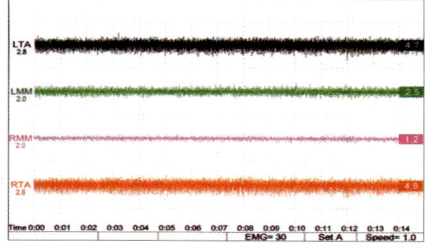

術後2年4カ月（33歳1カ月）

咬合力の緩和により，臼歯の近遠心的，頬舌的整直（矢印）を容易にした結果，臼歯部咬合高径が増加するとともに上顎歯列弓の形態修正と後方移動によってII級過蓋咬合が改善され，維持されている．

→ Case1 参照

図1　II級過蓋咬合症例の治療ポイント

QUESTION 10　Ⅱ級過蓋咬合症例はどのように治すのですか？

Case 1

ガミースマイルを伴う成人の下顎後退Ⅱ級過蓋咬合症例〔非抜歯〕

咬筋，側頭筋活動の緩和により臼歯部咬合高径が増加し，咬合が改善

患　者	27歳9カ月，女性．
主　訴	歯ぐきがみえる，出っ歯（矯正専門医からの紹介）．
初診時所見	Ⅱ級過蓋咬合症例（下顎後退）．著しいガミースマイル．強い咬合力により上下顎臼歯が著しく舌側傾斜し，歯列弓，歯槽堤の狭窄が惹起．低い臼歯部咬合高径と深い前歯部被蓋．
治療方針	咬合力を弱め，臼歯部咬合高径の増加をはかり，過蓋咬合を改善する．上下顎歯列弓，歯槽堤を形態修正し，上顎切歯軸を改善する．上顎歯列弓を後方移動，下顎歯列弓を前方移動させ，上下顎犬歯，大臼歯関係がⅠ級の咬合形態を確立する．上顎の前歯部歯槽突起高の減少と切歯の圧下によりガミースマイルを是正する．
器械的治療	上顎に可撤式拡大床，上下顎にフルブラケット装置装着．アンカレッジベンド付きライトワイヤーとゴム（長いⅡ級ゴム，トライアングルゴム）を使用．
機能回復治療	舌挙上訓練，三横指開口運動と下顎前方移動訓練，リップトレーニング．
抜歯部位	非抜歯．
治療結果	咬筋，側頭筋活動の緩和と，上下顎臼歯の整直により，臼歯部咬合高径が増加し，上顎歯列弓の後方移動，下顎歯列弓の前方移動で対顎，対咬関係が改善され，上下顎犬歯，大臼歯関係がⅠ級で，犬歯，臼歯部で緊密な咬頭嵌合の咬合形態が形成された． 特に，上下顎第一大臼歯の歯軸は咬合平面に垂直で，咬合力が垂直に加わるポステリアサポートが確立された咬合形態に改善され，美しいメンターリスサルカスの口唇側貌が形成された． 歯と歯周組織は健康で，術後の咬合の安定がもたらされている．
動的治療期間	36カ月．

〔考　察〕

器械的治療に加えて機能回復治療（舌骨上筋群の緊張緩和，咬筋，側頭筋活動の是正）で上顎前歯部歯槽突起高が減少し，ガミースマイルが改善された．

コラム　咬筋，側頭筋活動を緩和させるトレーニングの例

1. 顔を温める．
2. 開閉口を繰り返す．
3. ガムを使用し舌挙上訓練を行う．

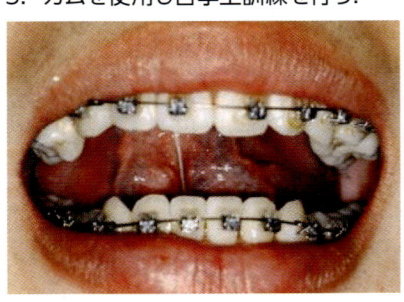

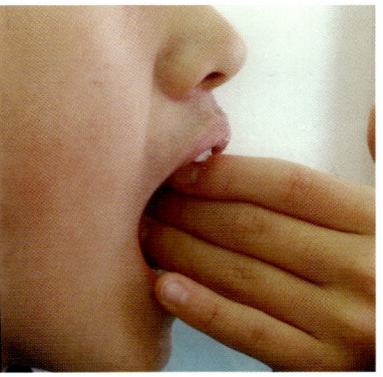

三横指開口運動の様子

初診時（27歳9カ月）

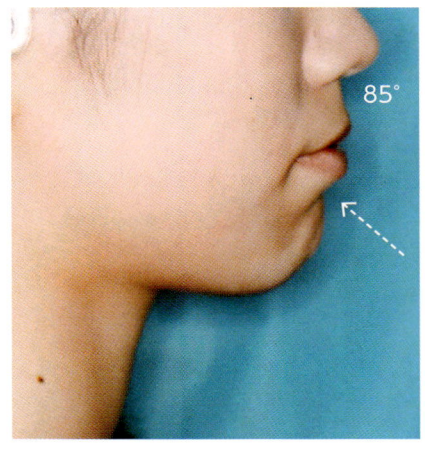
深いメンターリスサルカスの口唇側貌．

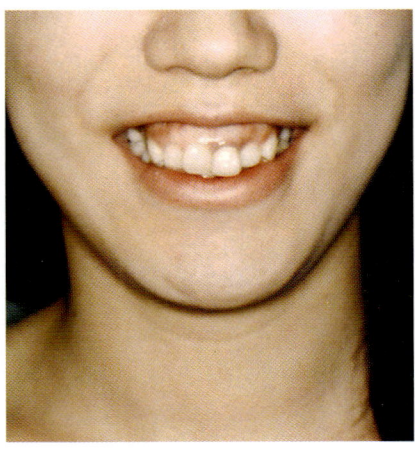
ガミースマイル．

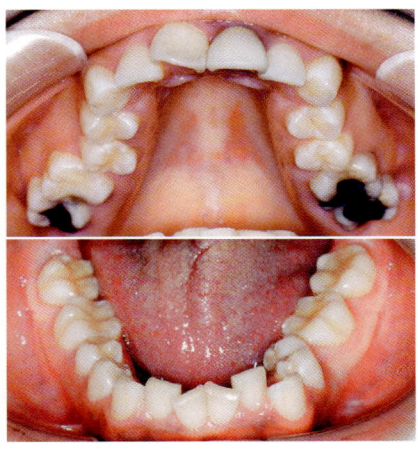
上下顎臼歯の舌側傾斜で歯列弓，歯槽堤が狭窄，下顎前歯部は叢生．

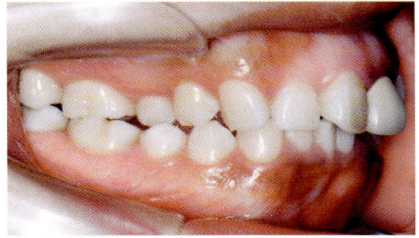
上下顎臼歯は近心舌側傾斜し，不安定な咬頭嵌合である．

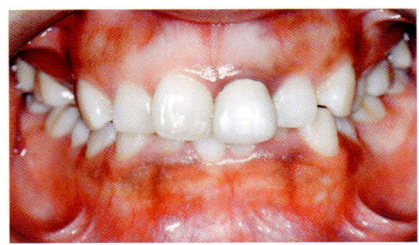
上顎の前歯部歯槽突起が長い．下顎は低い臼歯部咬合高径の左側に偏位し，上下顎正中線は不一致．

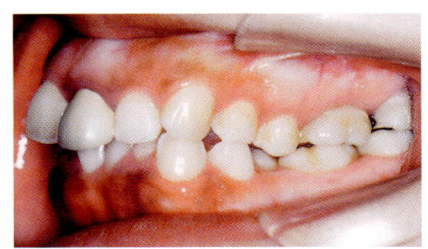
上下顎臼歯の近心舌側傾斜で上下顎犬歯関係はⅡ級．

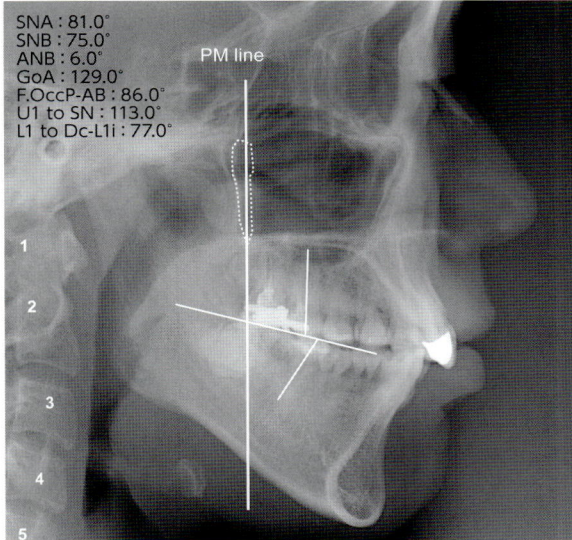

SNA : 81.0°
SNB : 75.0°
ANB : 6.0°
GoA : 129.0°
F.OccP-AB : 86.0°
U1 to SN : 113.0°
L1 to Dc-L1i : 77.0°

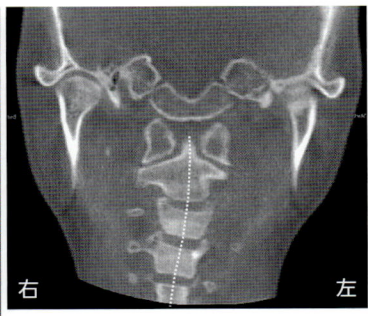

側面頭部X線規格写真，CT（curved MPR）画像所見
- 舌骨はPM lineのやや後方にあることから，舌骨上筋群の緊張で，下顎の前方発育が抑制され，下顎後退が惹起されていた（SNA：81.0°，SNB：75.0°，ANB：6.0°）．
- 上下顎第一大臼歯は咬合平面に対し近心傾斜し，咬合力が分散しやすい咬合形態であった．
- 頸椎は胸鎖乳突筋が拘縮している右側に彎曲し，下顎頭は左右非対称であった．

パノラマX線写真所見
- 強い咬合力で上下顎臼歯は近心傾斜．
- 上顎右側と下顎左右側に智歯が存在．

EMG所見
- 右側咬筋，左側側頭筋は高活動．

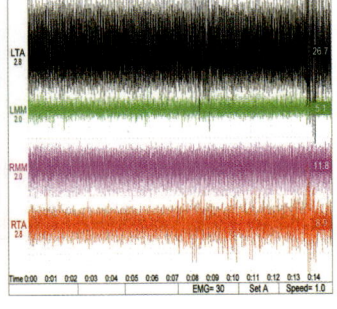

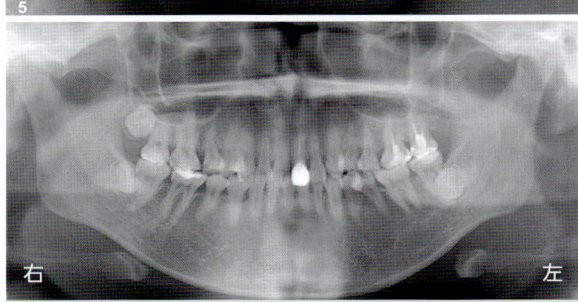

1-1 初診時の口唇部および口腔内写真，側面頭部X線規格写真，パノラマX線写真，CT（curved MPR）画像，EMG

QUESTION 10 II級過蓋咬合症例はどのように治すのですか？

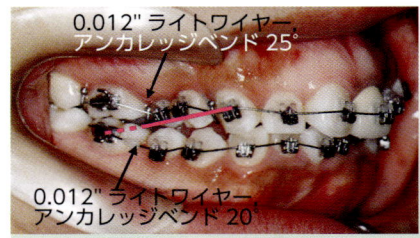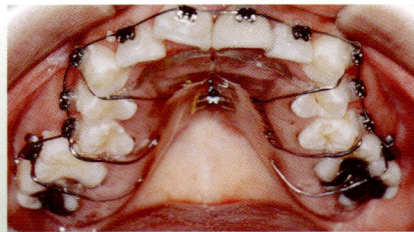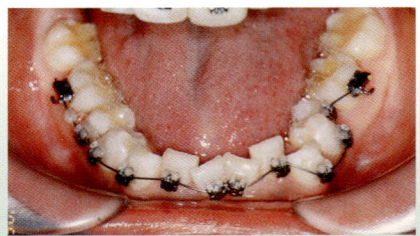

0.012" ライトワイヤー アンカレッジベンド 25°
0.012" ライトワイヤー アンカレッジベンド 20°

動的治療開始時（27歳9カ月） 上顎に可撤式拡大床，上下顎にアンカレッジベンド付きライトワイヤーとゴムを装着し，三横指開口運動を指導し，治療を開始した．

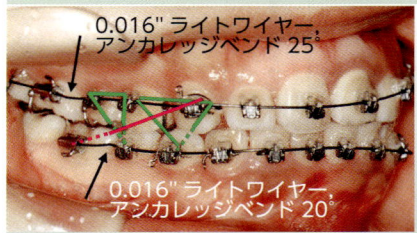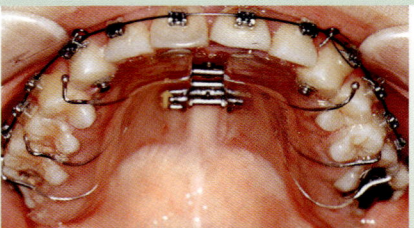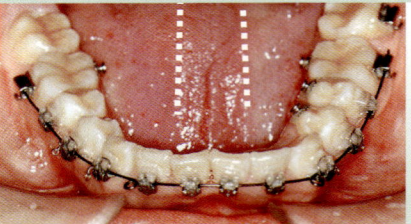

0.016" ライトワイヤー アンカレッジベンド 25°
0.016" ライトワイヤー アンカレッジベンド 20°

動的動的治療開始後8カ月（28歳5カ月） 上下顎歯列弓，歯槽堤が形態修正された．舌背についた可撤式拡大床の跡（白線）により舌挙上が確認されたため拡大床を撤去した．

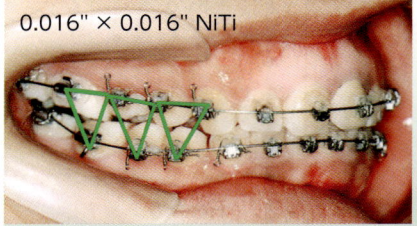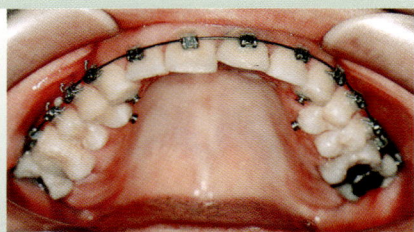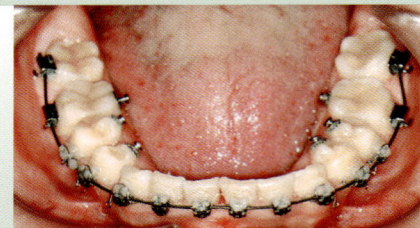

0.016" × 0.016" NiTi

動的治療開始後18カ月（29歳3カ月） 臼歯部咬合高径を増加するため，臼歯部でトライアングルゴムを使用した．

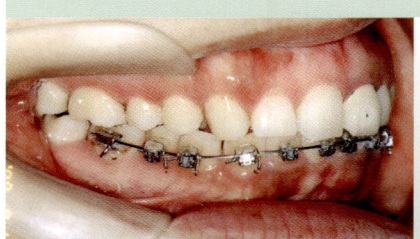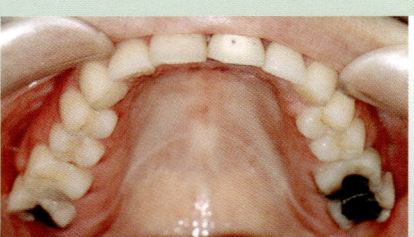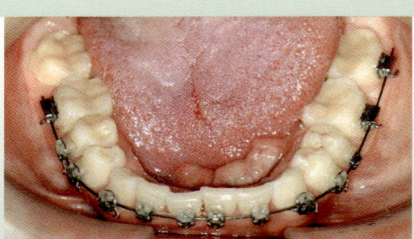

動的治療開始後34カ月（30歳7カ月） 7］はブラケットの位置が深く，挺出し始めたため，上下顎犬歯・大臼歯関係がⅠ級で正常被蓋に改善されたことを確認し，撤去した．上顎装置を撤去し，経過を観察する．

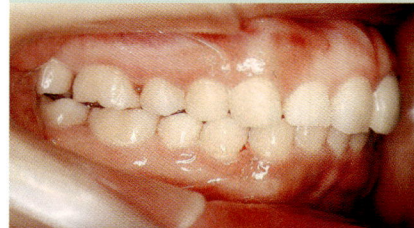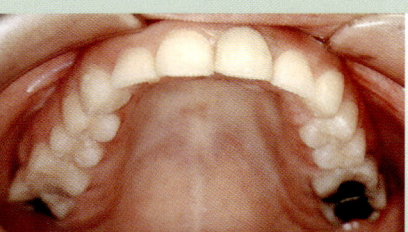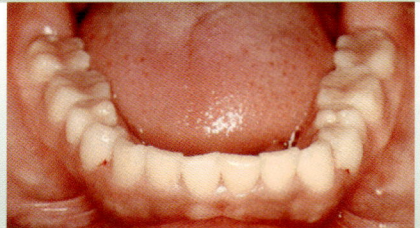

動的治療終了時（30歳9カ月） 咬合が安定したため下顎の装置を撤去し，動的治療を終了した．上下顎歯列弓，歯槽堤の形態維持のため舌挙上訓練，咬合力緩和のため三横指開口運動を継続させた．

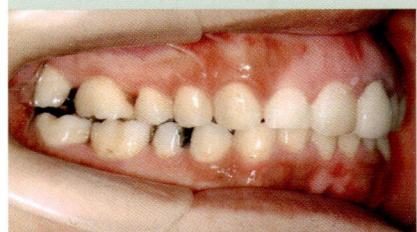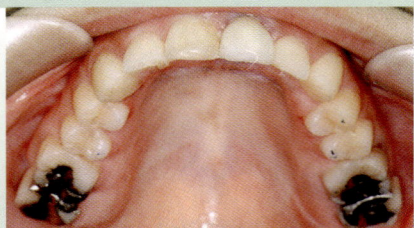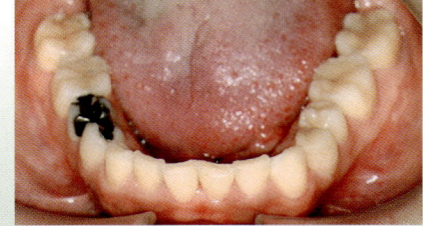

術後2年4カ月（33歳1カ月） 上下顎犬歯，大臼歯関係はⅠ級で良好な歯列弓，歯槽堤形態が維持されている．

1-2 動的治療開始時から術後2年4カ月の口腔内写真，CT (oblique, sagittal, curved MPR, axial) 画像，3D 画像，EMG

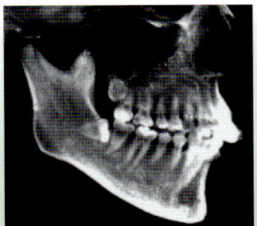
上下顎臼歯の近心傾斜で低い咬合高径が惹起されている．

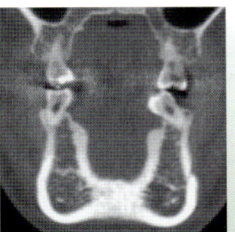
上下顎臼歯は強い咬合力で舌側傾斜し舌側に骨隆起がある．

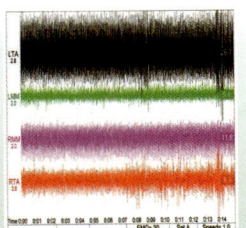
咬筋，側頭筋は高活動で左右差が存在している．

動的治療開始時の治療目的
咬合力を弱める．上下顎臼歯を整直し，咬合高径の増加，上下顎歯列弓，歯槽堤の形態修正，上顎歯列弓の後方移動と下顎歯列弓の近心移動をはかる．咬筋，側頭筋活動を緩和し咬合力を弱めるとともに，左右差ならびにガミースマイルを是正する．

方法
上顎に可撤式拡大床を装着し，0.012″のライトワイヤーでアライメントを行った後，0.016″のライトワイヤー，長いⅡ級ゴム（上顎犬歯から下顎第一大臼歯のリンガルボタン）とトライアングルゴム（犬歯，小臼歯，大臼歯部）を使用．舌挙上訓練，三横指開口運動とリップトレーニングを実施．

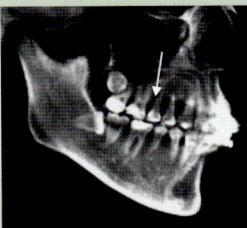
上下顎臼歯の整直で上顎歯列弓は遠心移動した（矢印）．

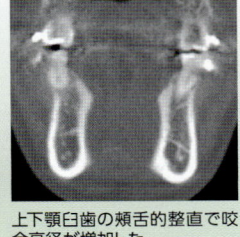
上下顎臼歯の頰舌的整直で咬合高径が増加した．

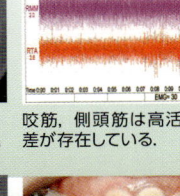
ゴムは，下顎臼歯のリンガルボタンから上顎臼歯の頰側フックにかける（上顎歯列弓の狭窄防止に可撤式拡大床は装着しておく）．

動的治療開始後8カ月までの治療効果
上下顎臼歯が近遠心的，頰舌的に整直．上顎歯列弓，歯槽堤が形態修正された．咬合高径が増加．上顎歯列弓が後方移動，下顎歯列弓が前方移動．上顎切歯が圧下され，正常被蓋で上下顎犬歯関係がⅠ級の咬合形態が確立．ガミースマイルが軽減された．

今後の治療目的
犬歯，臼歯部で緊密な咬頭嵌合を確立．

方法
0.016″のライトワイヤー，長いⅡ級ゴム，トライアングルゴムを使用．舌挙上訓練，三横指開口運動（以後，継続実施）．

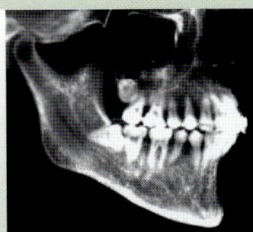
上下顎臼歯の整直で上顎歯列弓はさらに遠心移動した（矢印）．

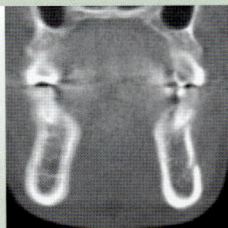
上下顎臼歯の頰舌的整直で咬合高径が増加した．

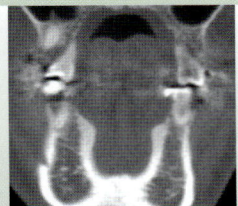
下顎歯列弓，歯槽堤が形態修正された．

動的治療開始後18カ月までの治療効果
歯列弓，歯槽堤の形態修正で舌挙上が容易となり，舌がゆったりと収まる舌房が形成された．

今後の治療目的
下顎左右第二大臼歯の歯冠高を揃える．犬歯，臼歯部で緊密な咬頭嵌合の確立．

方法
下顎左右第二大臼歯にブラケットを付け，上下顎に0.016″×0.016″のNiTiワイヤーとトライアングルゴム（上顎犬歯，下顎犬歯，小臼歯部）を使用．

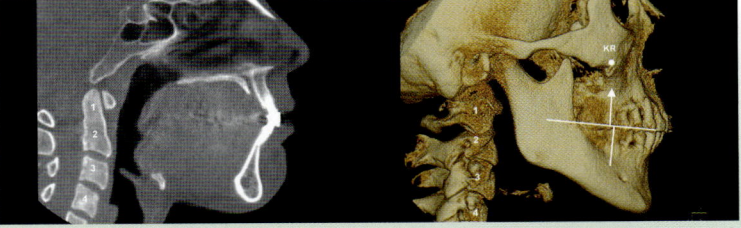

舌骨は望ましい位置で，舌が挙上され鼻呼吸，正常嚥下が確立されたことがわかる．

key ridge 上を通過する上顎第一大臼歯の歯軸の延長線は咬合平面に対して垂直になり，咬合力が垂直に加わる咬合形態を確立した．

治療開始後34カ月までの治療効果
正常被蓋で上下顎犬歯，大臼歯関係がⅠ級で緊密な咬頭嵌合の咬合形態に改善された．

今後の治療目的
咬合が安定した後，動的治療を終了．

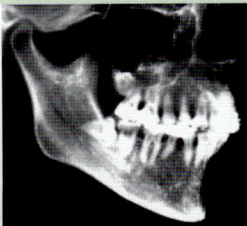
上下顎臼歯関係はⅠ級になった．

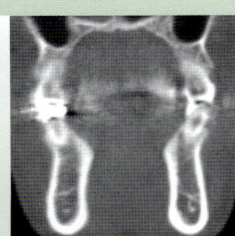
臼歯は頰舌的に整直され，咬合高径がさらに増加した．

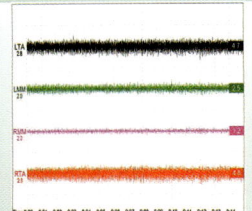
咬筋，側頭筋活動がやや緩和された．

動的治療終了時までの治療効果
ガミースマイルが是正．正常被蓋で上下顎犬歯，大臼歯関係がⅠ級で緊密な咬頭嵌合の咬合形態が確立．咬筋，側頭筋が緩和され，咬合力が弱まり咬合高径の増加に貢献した．舌挙上訓練と三横指開口運動で上下顎臼歯の頰舌的整直が促進され，歯列弓，歯槽堤の形態が維持された．動的治療期間は36カ月であった．

保定
昼間は可撤式保定装置，おもに夜間にトゥースポジショナーを2年間使用．
舌挙上訓練の継続実施と口腔衛生管理の充実を指示．

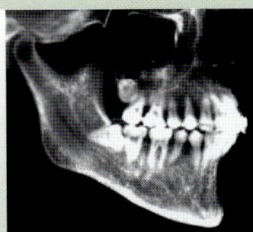
上下顎臼歯関係はⅠ級が維持されている．

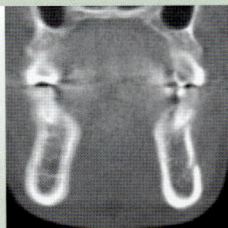
良好な咬頭嵌合が確立している．

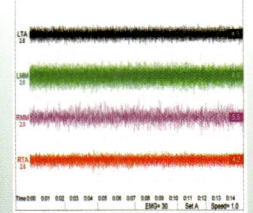
咬筋，側頭筋は緩和され，左右差もほぼ是正された．

術後2年4カ月の所見
上下顎歯列弓，歯槽堤の形態は安定しており，犬歯，大臼歯関係がⅠ級で緊密な咬頭嵌合の咬合形態が維持されている．咬筋，側頭筋活動は緩和され，左右差も是正され，左右対称な咬合高径が形成され咬合の安定がもたらされている．
舌挙上訓練，三横指開口運動の継続的な実施を促し，齲蝕の増発を防止するため口腔清掃を指導．

QUESTION 10　II級過蓋咬合症例はどのように治すのですか？

初診時（27歳9カ月）	動的治療終了時（30歳9カ月）	術後2年4カ月（33歳1カ月）
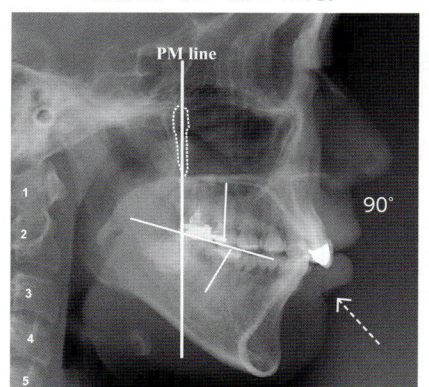	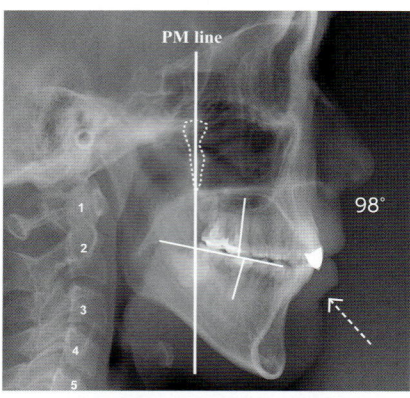	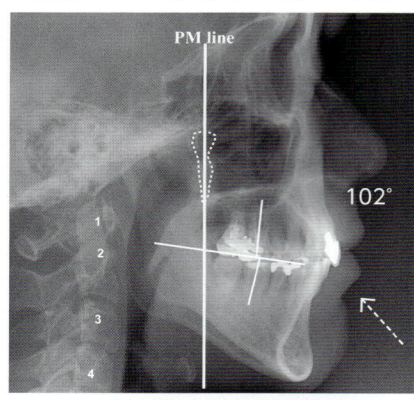
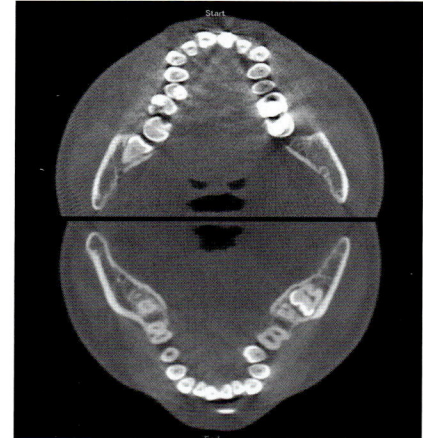	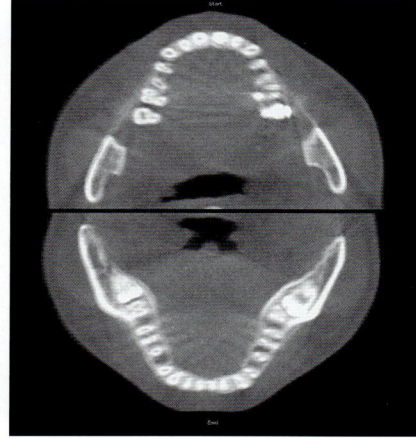	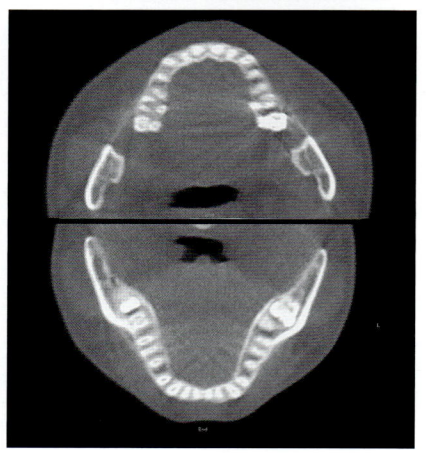
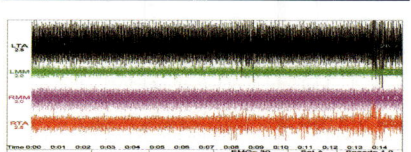		

側面頭部X線規格写真所見
- 小さいナゾラビアルアングルと深いメンターリスサルカスの口唇側貌.
- 前歯部歯槽突起高が長く，深い被蓋.
- 舌骨はPM lineのやや後方で下顎後退.
- 上下顎第二大臼歯はPM lineの前方に排列.
- 上下顎第一大臼歯の歯軸は咬合平面に対し近心傾斜し，咬合力が分散しやすい咬合形態.

CT（axial）画像所見
- 強い咬合力で上下顎臼歯は舌側傾斜し，歯列弓，歯槽堤が狭窄し，臼歯部海綿骨の頬舌幅が狭い.

EMG所見
- 咬筋，側頭筋は高活動で著しく左右非対称.

側面頭部X線規格写真所見
- 良好なナゾラビアルアングルと美しいメンターリスサルカスの側貌に改善された.
- 前歯部歯槽突起高が減少し被蓋が改善.
- 舌骨はPM lineに近づき，下顎が前方移動し良好な対顎関係に改善された.
- 上下顎第二大臼歯はPM lineの前方に排列.
- 上下顎第一大臼歯の歯軸は咬合平面に垂直で，咬合力が垂直に加わるポステリアサポートが確立された咬合形態に改善.

CT（axial）画像所見
- 咬合力が弱まり，上下顎臼歯は頬舌的に整直され，歯列弓，歯槽堤が形態修正され海綿骨幅が増加し，すべての歯は海綿骨内に排列されていた.

EMG所見
- 咬筋，側頭筋活動は緩和され，左右差が軽減.

側面頭部X線規格写真所見
- より美しい口唇側貌が形成されている.
- 正常被蓋が維持されている.
- 舌骨の水平位，垂直位とも望ましい位置で良好な対顎関係が確立，維持されている.
- 上下顎第一大臼歯の歯軸は咬合平面に垂直で，咬合力が垂直に加わるポステリアサポートが確立された咬合形態が維持されている.

CT（axial）画像所見
- 歯列弓，歯槽堤と咬合形態は安定している.

EMG所見
- 咬筋，側頭筋活動はさらに緩和され，左右差もほぼ是正された.

1-3　初診時から術後2年4カ月の側面頭部X線規格写真，CT（axial）画像，EMG

初診時(27歳9カ月)	動的治療終了時(30歳9カ月)	術後2年4カ月(33歳1カ月)
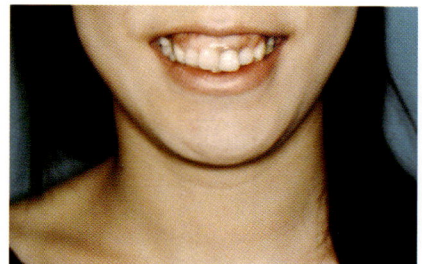	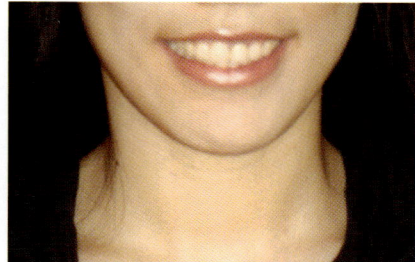	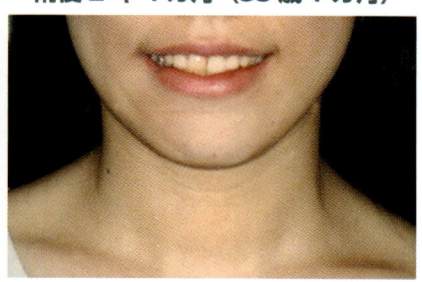
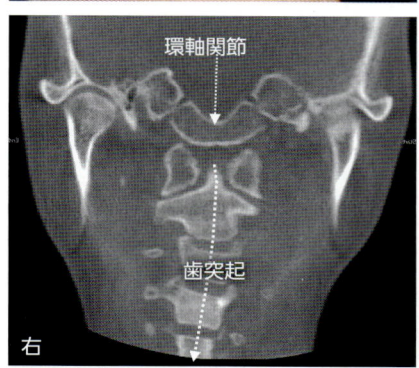	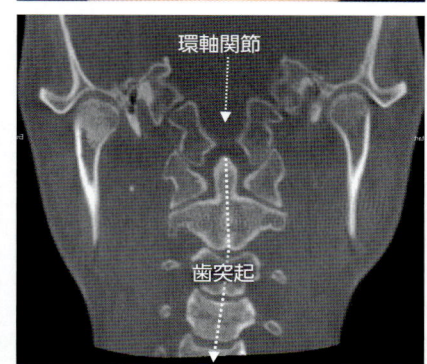	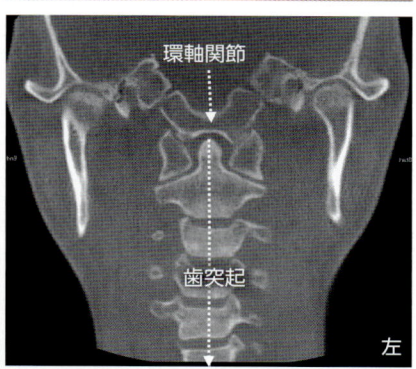
正貌所見 ・正貌は右側に傾き,ガミースマイル. **CT(curved MPR)画像所見** ・右側胸鎖乳突筋の緊張で頸椎と歯突起は右側に著しく彎曲していた. ・下顎枝,下顎頭は左右非対称であった.	**正貌所見** ・正貌の傾きが軽減され,ガミースマイルは是正. **CT(curved MPR)画像所見** ・頸椎と歯突起の彎曲が軽減された.	**正貌所見** ・正貌は左右対称でガミースマイルが是正. **CT(curved MPR)画像所見** ・頸椎と歯突起の彎曲は是正されたが,成人であったため下顎枝,下顎頭の左右差は是正できなかった.

1-4 初診時から術後2年4カ月の正貌写真,CT(curved MPR)画像

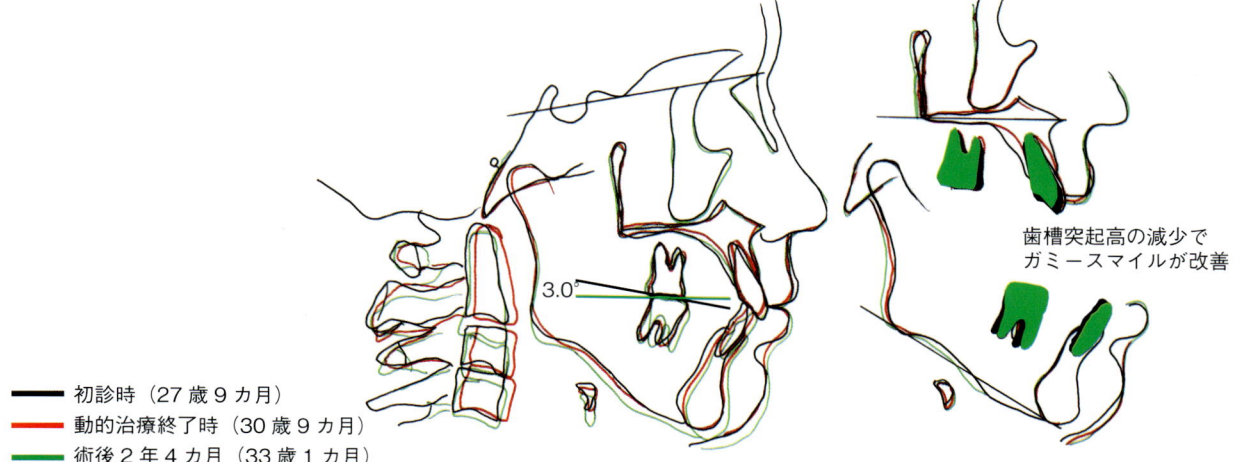

― 初診時(27歳9カ月)
― 動的治療終了時(30歳9カ月)
― 術後2年4カ月(33歳1カ月)

	初診時	動的治療終了時	術後2年4カ月	初診時から術後2年4カ月の変化
SNA	81.0°	80.0°	80.0°	-1.0°
SNB	75.0°	75.5°	76.5°	+1.5°
ANB	6.0°	4.5°	3.5°	-2.5°
GoA	131.0°	131.0°	133.0°	+2.0°
F.Occp-AB	86.0°	88.0°	89.0°	+3.0°
U1 to SN	113.0°	96.0°	95.5°	-17.5°
L1 to DC-L1i	77.0°	89.0°	90.0°	+13.0°

1-5 初診時から術後2年4カ月の側面頭部X線規格写真のトレースの重ね合わせ(S原点のSN,ANS原点のpul.P,Me原点のGoMe)と分析値

QUESTION 10 Ⅱ級過蓋咬合症例はどのように治すのですか？

Case 2

成長発育期の上顎過成長Ⅱ級過蓋咬合症例〔非抜歯〕

他院においてインプラント適応と診断されたが，咬筋，側頭筋活動の緩和で臼歯部咬合高径が増加し，被蓋が改善

患　者	15歳10カ月，男子．
主　訴	出っ歯．
初診時所見	Ⅱ級過蓋咬合（上顎過成長）．上顎切歯の唇側傾斜により上顎歯列弓，歯槽堤が狭窄．
器械的治療	上顎に可撤式拡大床，上下顎にフルブラケット装置（アンカレッジベンド付きライトワイヤーと長いⅡ級ゴム．犬歯，臼歯部でトライアングルゴム）を装着．
機能回復治療	舌挙上訓練，三横指開口運動と下顎前方移動訓練，リップトレーニング．
治療結果	咬筋，側頭筋活動の緩和と，上下顎臼歯の整直で臼歯部咬合高径が増加し，咬合平面が再構築され，上下顎第一大臼歯の歯軸は咬合平面に垂直になり，咬合力が垂直に加わるポステリアサポートが確立された咬合状態に改善された． 上下顎犬歯，大臼歯関係がⅠ級で，犬歯，臼歯部で緊密な咬頭嵌合の咬合形態が確立した． すべての第二大臼歯はPM lineの前方の海綿骨内に排列された． 良好な正貌，側貌に改善され，歯周組織は健康で術後の咬合の安定がもたらされている．
動的治療期間	32カ月．

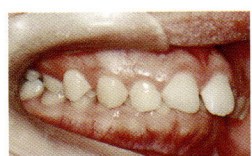 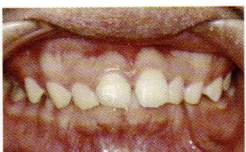 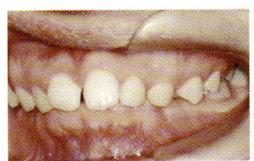 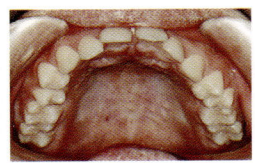 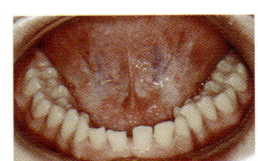

初診時（15歳10カ月）強い咬合力で，低い臼歯部咬合高径が形成されていた．

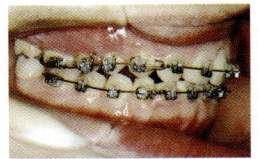 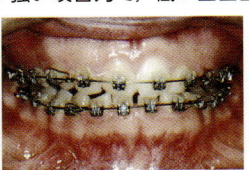 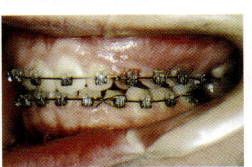 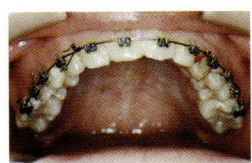 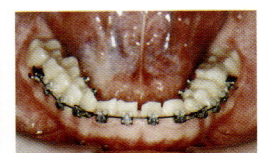

動的治療開始後6カ月（16歳4カ月）上下顎臼歯の整直で咬合高径が増加し，被蓋が改善された．

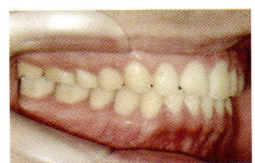 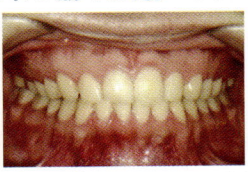 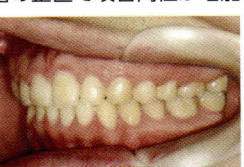 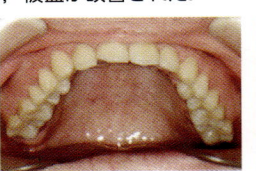 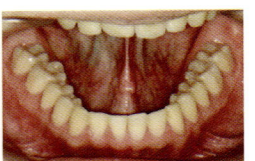

動的治療終了時（18歳6カ月）上下顎犬歯，大臼歯関係がⅠ級で正常被蓋の咬合形態が確立した．

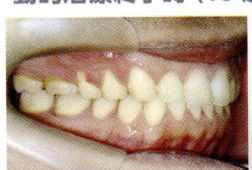 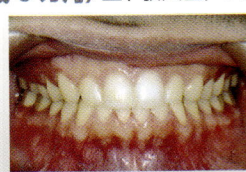 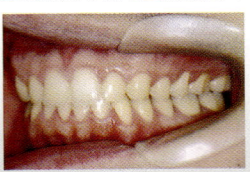 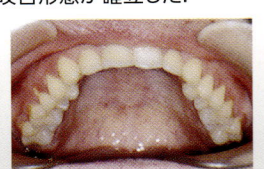 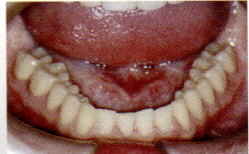

術後3年1カ月（21歳7カ月）安定した咬合形態が維持されている．歯肉の発赤が目立つため口腔衛生指導を実施した．

2-1　初診時から術後3年1カ月の口腔内写真

	初診時（15歳10カ月）	動的治療終了時（18歳6カ月）	術後3年1カ月（21歳7カ月）
	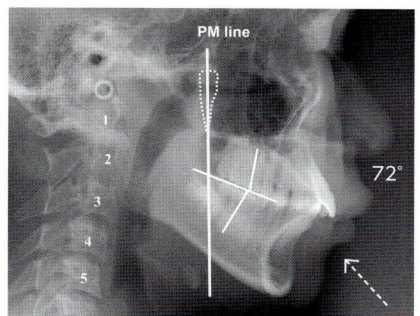	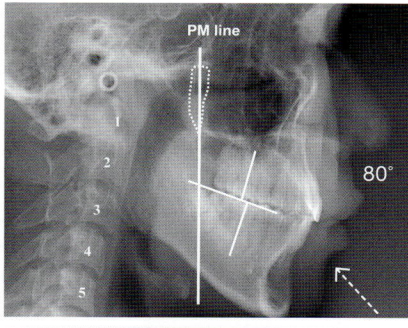	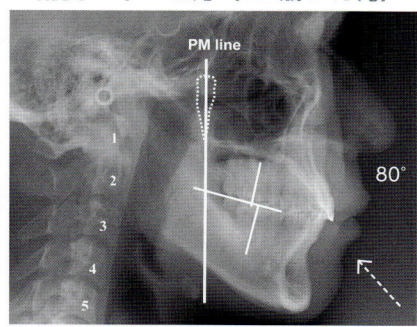
	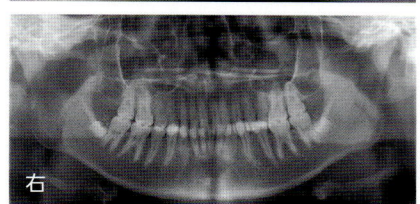	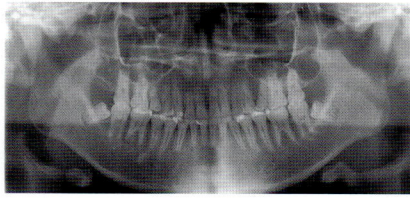	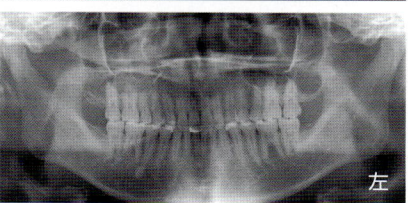
	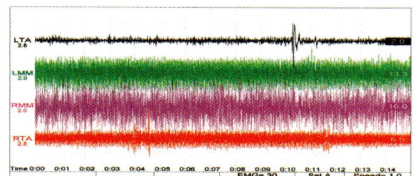	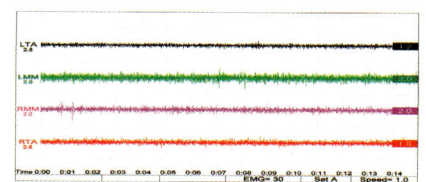	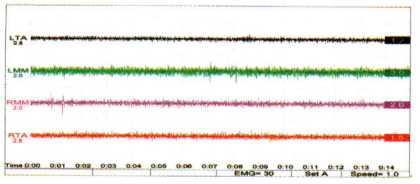

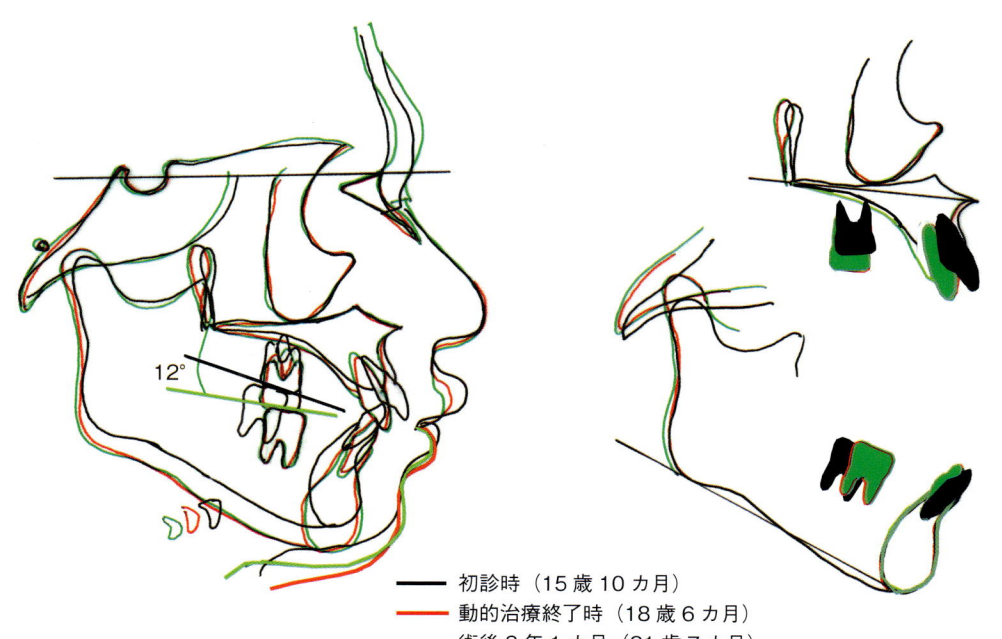

— 初診時（15歳10カ月）
— 動的治療終了時（18歳6カ月）
— 術後3年1カ月（21歳7カ月）

	初診時	動的治療終了時	術後3年1カ月	初診時から術後3年1カ月の変化
SNA	89.0°	85.0°	84.5°	−4.5°
SNB	81.0°	82.0°	82.5°	＋1.5°
ANB	8.0°	3.0°	2.0°	−6.0°
GoA	123.0°	129.0°	128.5°	＋5.5°
F.Occp-AB	78.0°	90.0°	90.0°	＋12.0°
U1 to SN	115.0°	101.0°	101.5°	−13.5°
L1 to Dc-L1i	83.0°	91.0°	90.5°	＋7.5°

2-2 初診時から術後3年1カ月の側面頭部X線規格写真，パノラマX線写真，EMG，側面頭部X線規格写真のトレースの重ね合わせと分析値

QUESTION 10　II級過蓋咬合症例はどのように治すのですか？

Case 3

成長発育期の下顎後退II級過蓋咬合症例〔非抜歯〕

機能回復治療と歯間幅が広めのワイヤーで咬合が劇的に改善

患　者…………	13歳0カ月，女子．
主　訴…………	出っ歯で，噛むと下の歯が上顎の内側に当たって痛い．
初診時所見……	II級過蓋咬合（下顎後退）．上顎切歯の唇側傾斜により上顎歯列弓，歯槽堤が狭窄．
器械的治療……	上下顎にフルブラケット装置（アンカレッジベンド付きライトワイヤーと長いII級ゴム，犬歯，臼歯部でトライアングルゴム：下顎はリンガルボタンを使用）を装着．
機能回復治療…	舌挙上訓練，三横指開口運動と下顎前方移動訓練，リップトレーニング．
治療結果………	咬筋，側頭筋活動の緩和と，上下顎臼歯の整直で臼歯部咬合高径が増加し，咬合平面が再構築され，上下顎第一大臼歯の歯軸は咬合平面に垂直になり，咬合力が垂直に加わるポステリアサポートが確立された咬合形態に改善された．
	上下顎犬歯，大臼歯関係がI級で，犬歯，臼歯部で緊密な咬頭嵌合の咬合形態が確立した．
	すべての第二大臼歯はPM lineの前方の海綿骨内に排列された．
	美しい正貌，側貌に改善され，歯周組織は健康で術後の咬合の安定がもたらされている．
動的治療期間…	29カ月．

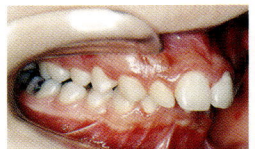 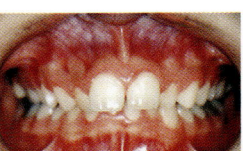 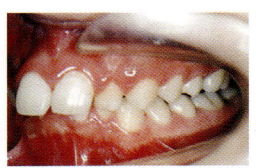 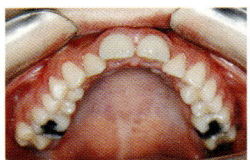 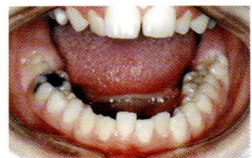

初診時（13歳0カ月） 上下顎臼歯の著しい舌側傾斜で低い臼歯部咬合高径が形成され，上顎歯列弓はV字形態であった．

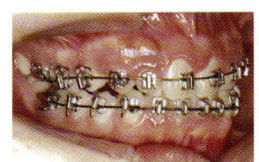 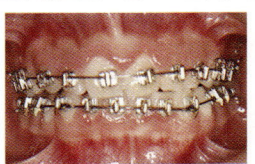 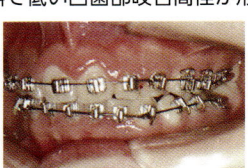 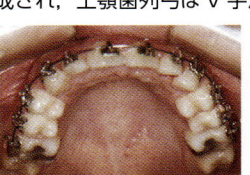 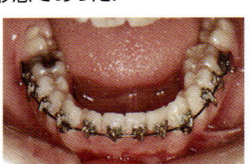

動的治療開始後8カ月（13歳8カ月） 上顎は可撤式拡大床ではなく，歯間幅が広めのライトワイヤーで歯列弓を形態修正した．

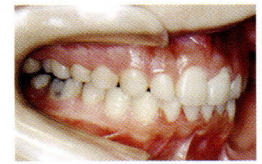 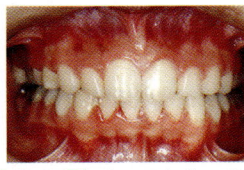 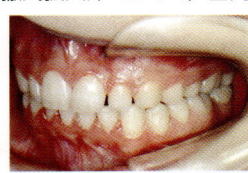 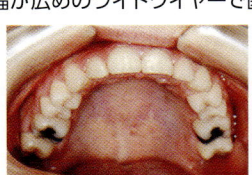 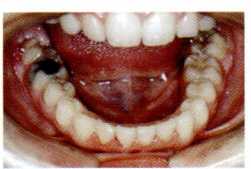

動的治療終了時（15歳5カ月） 上下顎臼歯の整直で咬合高径が増加し，上顎歯列弓の後方移動で咬合が改善された．

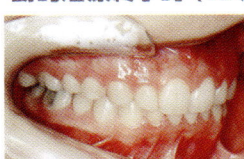 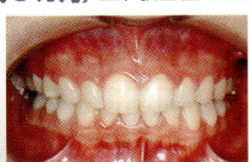 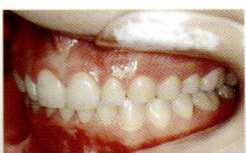 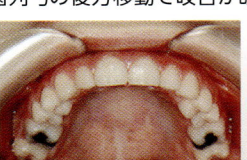 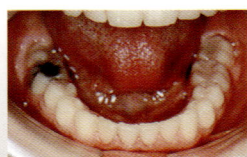

術後5年0カ月（20歳5カ月） 上下顎犬歯，大臼歯関係がI級で，安定した歯列弓，歯槽堤の咬合形態が維持されている．

3-1 初診時から術後5年0カ月の口腔内写真

	初診時	動的治療終了時	術後5年0カ月	初診時から術後5年0カ月の変化
SNA	83.0°	81.0°	81.0°	−2.0°
SNB	74.5°	75.5°	75.5°	+1.0°
ANB	8.5°	5.5°	5.5°	−3.0°
GoA	121.0°	121.5°	123.0°	+2.0°
F.Occp-AB	93.0°	90.0°	90.0°	−3.0°
U1 to SN	109.0°	102.0°	107.0°	−2.0°
L1 to Dc-L1i	87.0°	88.5°	89.0°	+2.0°

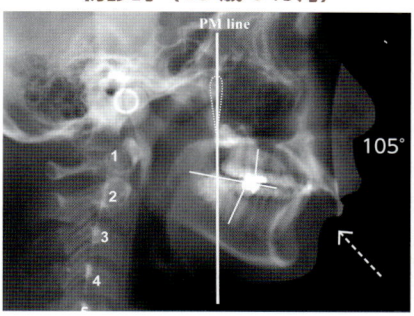
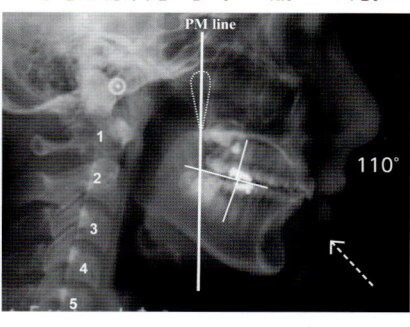
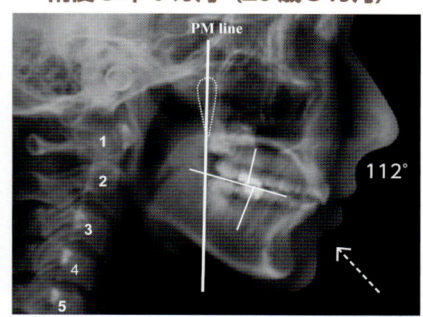
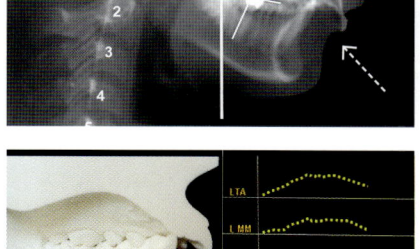
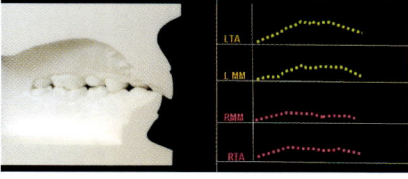
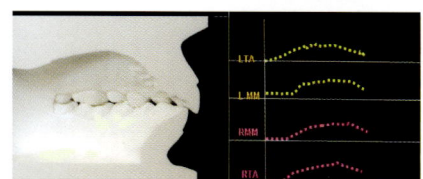
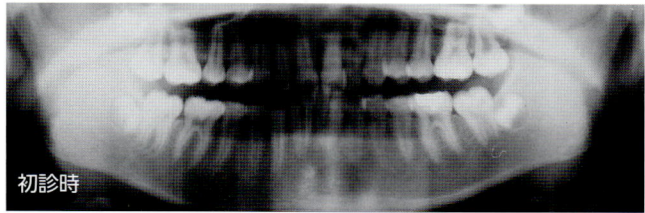
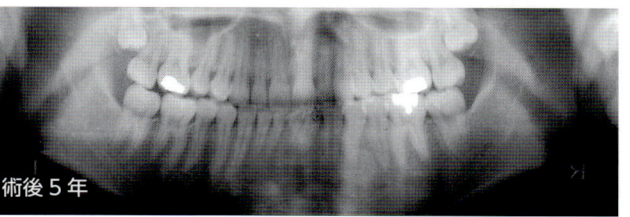
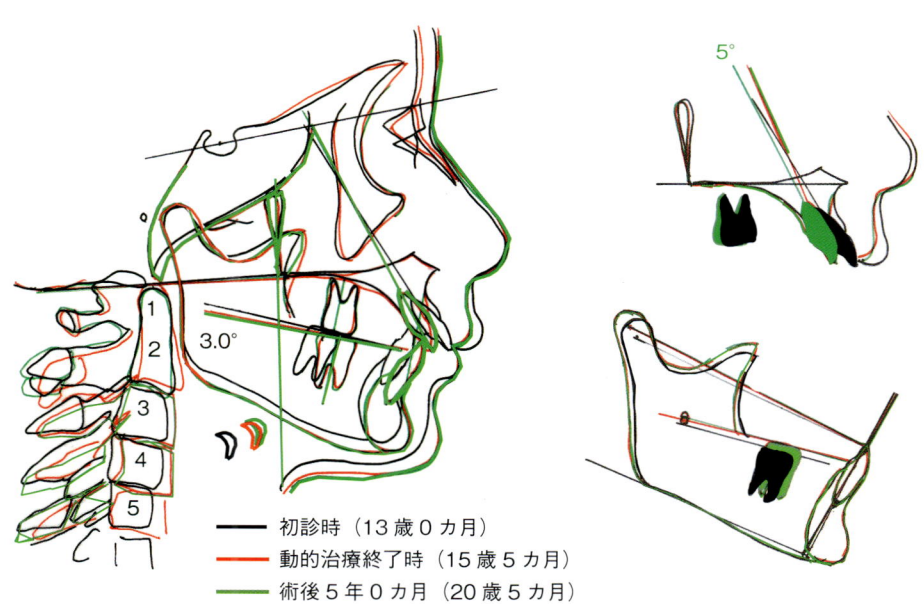

3-2 初診時から術後5年0カ月の側面頭部X線規格写真，矢状断模型，EMG，パノラマX線写真，側面頭部X線規格写真のトレースの重ね合わせと分析値

QUESTION 10　Ⅱ級過蓋咬合症例はどのように治すのですか？

Case 4

成長発育期の下顎後退Ⅱ級過蓋咬合症例〔抜歯部位：$\frac{4|4}{4|4}$〕

機能の健全化が術後の成長発育に好影響をもたらし，美しい顎顔面骨格と口唇側貌を形成

患　者	15歳5カ月，男子．
主　訴	前歯で噛めない，しゃべりにくい．
初診時所見	Ⅱ級過蓋咬合（下顎後退）．水平的開咬．口呼吸，異常嚥下癖．上顎臼歯の舌側傾斜により歯列弓，歯槽堤が狭窄．
器械的治療	治療開始時，昼間は上顎に可撤式拡大床，夜間はFKOを使用．上下顎の犬歯関係がⅠ級に改善されたところで上下顎にフルブラケット装置（アンカレッジベンド付きライトワイヤーと短いⅡ級ゴム）を装着．
機能回復治療	舌挙上訓練，三横指開口運動と下顎前方移動訓練，リップトレーニング．
抜歯部位	上下顎第一小臼歯4本．
治療結果	咬合高径はわずかに増加し，咬合平面が再構築され，上下顎第一大臼歯の歯軸は咬合平面に垂直で，咬合力が垂直に加わるポステリアサポートが確立された咬合形態に改善された．
	上下顎犬歯，大臼歯関係がⅠ級で，犬歯，臼歯部で緊密な咬頭嵌合の咬合形態が確立した．
	すべての第二大臼歯はPM lineの前方の海綿骨内に排列された．
	歯周組織は健康である．
動的治療期間	36カ月．

〔考　察〕　動的治療終了時が18歳5カ月で成長発育期以降であったが，術後に下顎の前方発育が促進され，美しい顎顔面骨格と側貌が形成されたことから，健全化された機能が術後の顎顔面骨格に好影響を与えることが証明された．

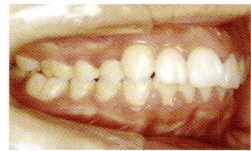 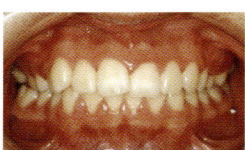 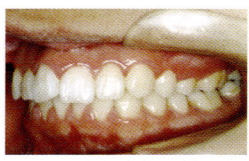 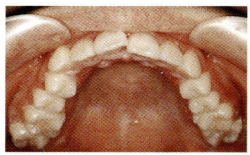 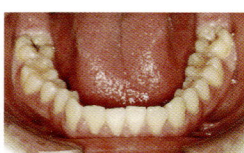

初診時（15歳5カ月） 上顎歯列弓，歯槽堤が狭窄され，下顎臼歯部は低い咬合高径であった．

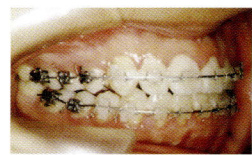 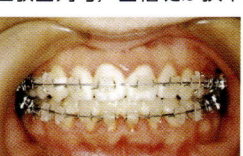 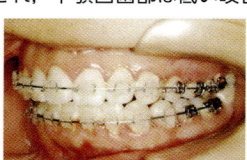 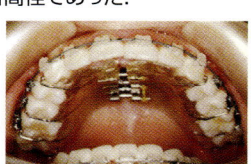 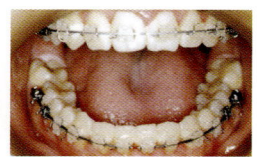

動的治療開始後6カ月（15歳11カ月） 上下顎犬歯，大臼歯関係がⅠ級になった後，$\overline{4|4}$を抜歯し，その後，$\overline{4|4}$を抜歯した．

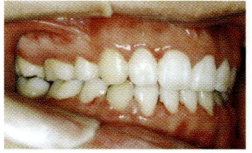 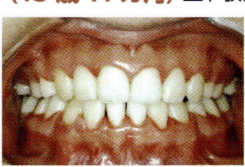 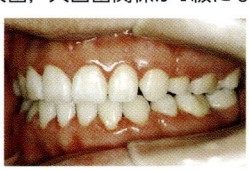 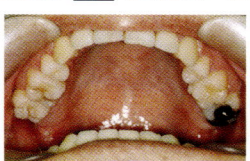 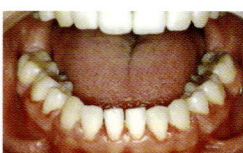

動的治療終了時（18歳5カ月） 上下顎犬歯，大臼歯関係がⅠ級の咬合形態にさらに改善された．

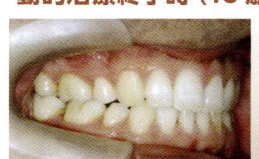 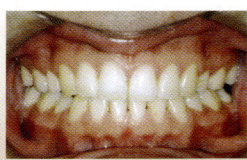 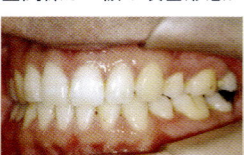 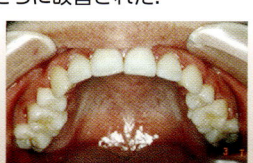 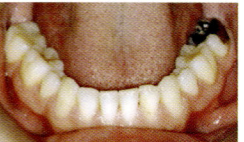

術後9年10カ月（28歳3カ月） 良好な咬合形態が維持され，歯，歯周組織は健康である．

　4－1　初診時から術後9年10カ月の口腔内写真

	初診時（15歳5カ月）	動的治療終了時（18歳5カ月）	術後9年10カ月（28歳3カ月）
	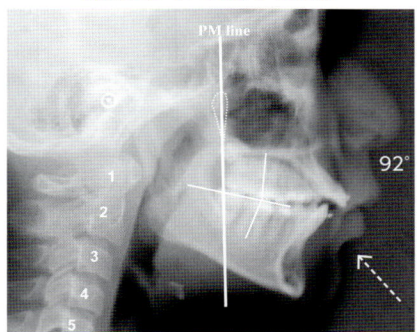	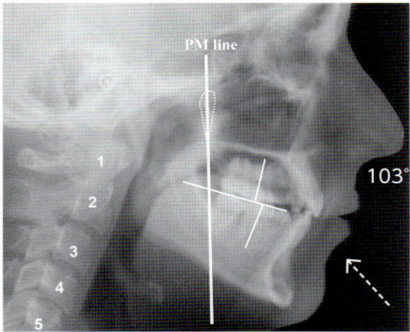	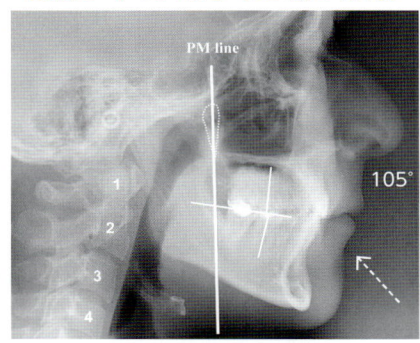
	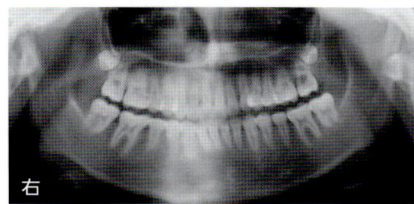	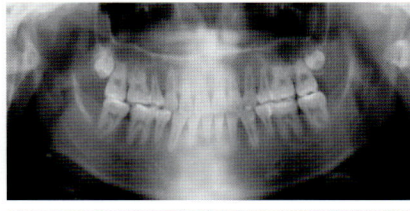	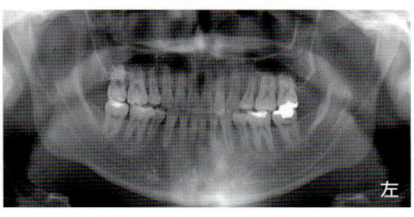
	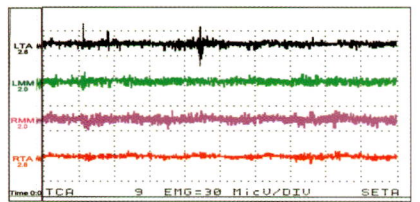	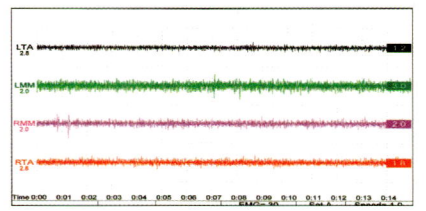	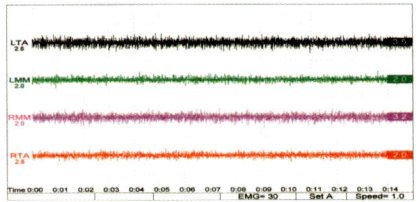

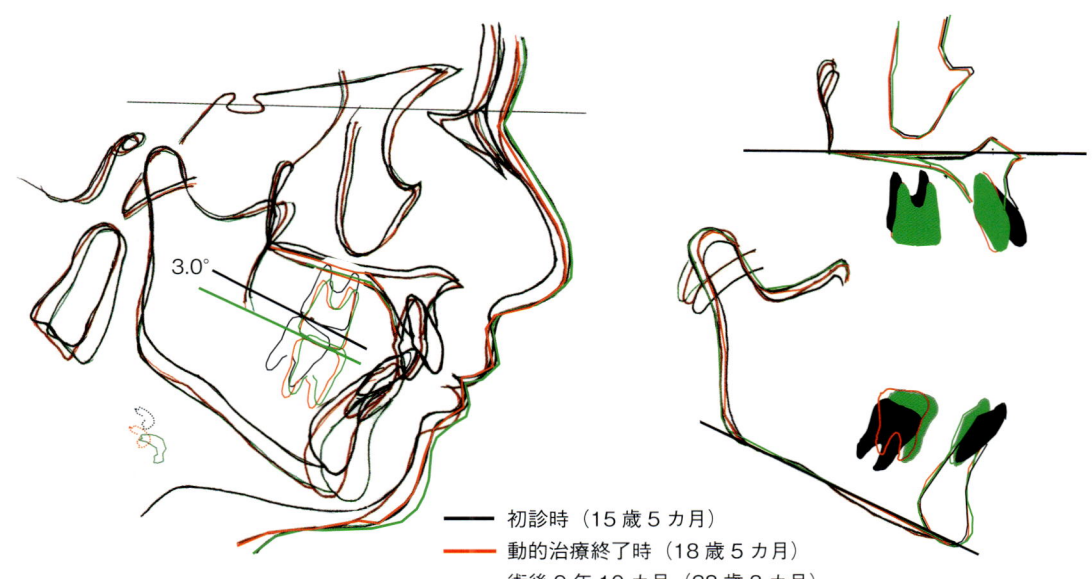

	初診時	動的治療終了時	術後9年10カ月	初診時から術後9年10カ月の変化
SNA	82.0°	81.5°	80.0°	−2.0°
SNB	75.0°	76.0°	78.0°	+3.0°
ANB	7.0°	5.5°	2.0°	−5.0°
GoA	127.0°	128.0°	123.0°	−4.0°
F.Occp-AB	93.0°	89.0°	90.0°	−3.0°
U1 to SN	110.0°	104.0°	106.0°	−4.0°
L1 to DC-L1i	75.0°	92.0°	91.0°	+16.0°

4−2 初診時から術後9年10カ月の側面頭部X線規格写真，パノラマX線写真，EMG，側面頭部X線規格写真のトレースの重ね合わせと分析値

QUESTION 10 Ⅱ級過蓋咬合症例はどのように治すのですか？

Case 5

補綴医との協力により咬合の改善を行った成人の上顎過成長Ⅱ級過蓋咬合症例〔非抜歯〕

咬合力を弱め，咬合高径を増加し，臼歯部の著しい舌側傾斜を改善し，補綴物の装着を容易にした

患　者	43歳7カ月，女性．
主　訴	下顎右側臼歯の舌側傾斜でものが噛みにくい．補綴医からの紹介．
初診時所見	Ⅱ級過蓋咬合（上顎過成長）．上下顎右側臼歯の著しい舌側傾斜で歯列弓，歯槽堤が狭窄され，低い臼歯部咬合高径と深い前歯部被蓋．下顎左側第二大臼歯は欠損．
器械的治療	補綴処置が可能な咬合形態に改善するため，既存の補綴物を撤去し，補綴医が仮の修復物を装着後に矯正治療を開始．上顎に可撤式拡大床，上下顎にフルブラケット装置（アンカレッジベンド付きライトワイヤーと長いⅡ級ゴムとトライアングルゴム）を装着．
機能回復治療	舌挙上訓練，三横指開口運動と下顎前方移動訓練を実施．
治療結果	上下顎歯列弓，歯槽堤は良好な形態に修正された．下顎左側第二大臼歯部にインプラントが装着可能な高さに咬合が挙上され，上下顎犬歯，大臼歯関係がほぼⅠ級で，臼歯の歯軸は咬合平面に垂直で，咬合力が垂直に加わるポステリアサポートが確立された咬合形態に改善された．歯周組織は健康で，動的治療終了後，下顎左側第二大臼歯部にインプラントが埋入され，咬合は安定している．
動的治療期間	12カ月．

〔考　察〕　矯正治療で咬合を改善し患者の咀嚼機能を健全化できたことは，健康増強をもたらすとともに，補綴的修復を容易にし歯科医療の向上をもたらすと思われる．

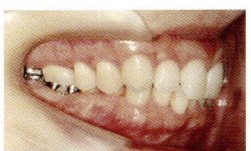 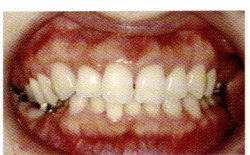 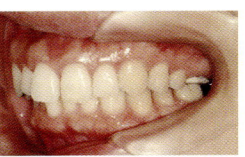 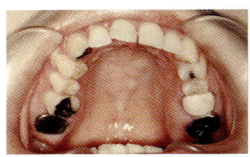 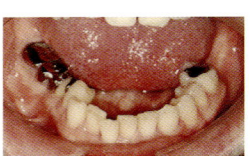

初診時（43歳7カ月） 強い咬合力により上下顎右側臼歯部は著しく舌側傾斜していた．

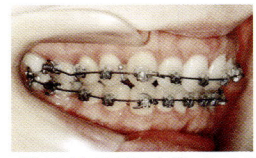 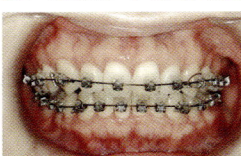 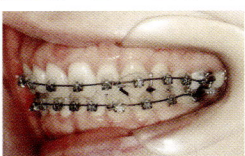 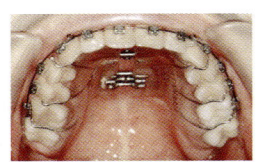 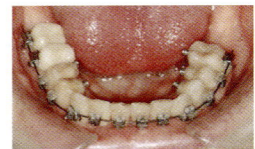

動的治療開始後3カ月（43歳10カ月） 臼歯の整直で咬合高径が増加し，上下顎歯列弓，歯槽堤の形態修整で咬合が改善された．

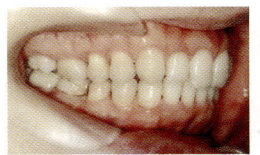 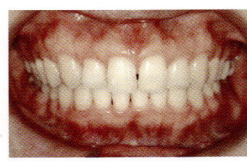 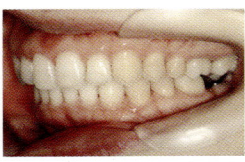 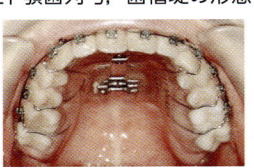 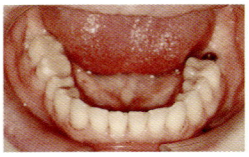

動的治療終了時（44歳7カ月） 右側はいま一歩であったが上下顎犬歯，大臼歯関係がほぼⅠ級になり，7部にインプラント埋入を依頼した．

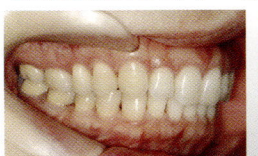 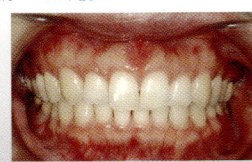 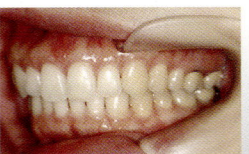 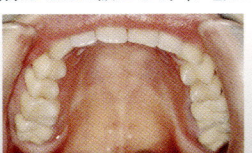 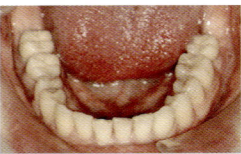

術後2年0カ月（46歳7カ月） 右側の咬合状態もよくなり，より安定した咬合形態に改善されている．

インプラント埋入：Dr. 別部尚司（東京都開業）

5-1　初診時から術後2年0カ月の口腔内写真

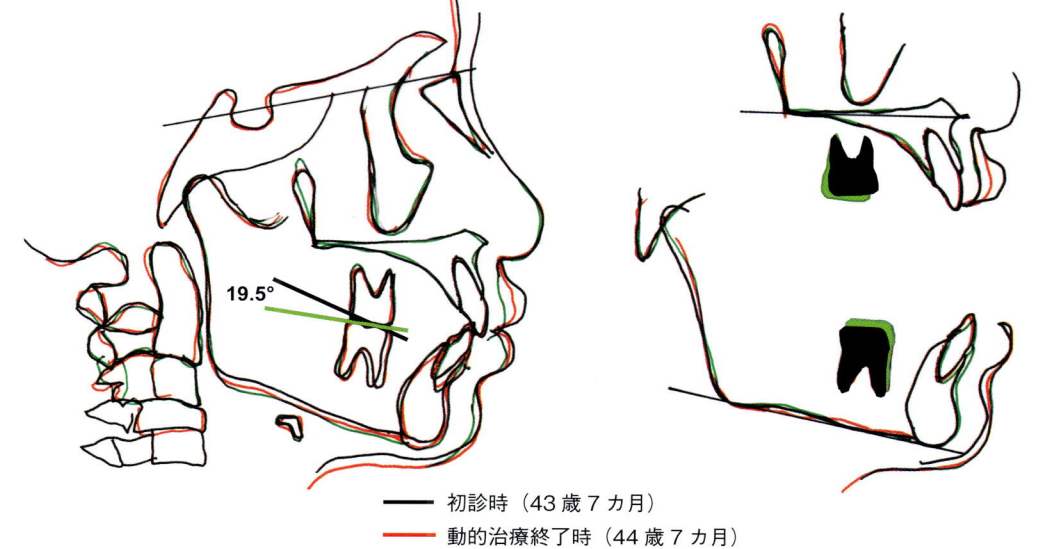

	初診時	動的治療終了時	術後2年0カ月	初診時から 術後2年0カ月の変化
SNA	84.0°	84.0°	84.0°	0.0°
SNB	78.0°	79.0°	79.0°	+1.0°
ANB	6.0°	5.0°	5.0°	−1.0°
GoA	108.0°	109.0°	109.5°	+1.5°
F.Occp-AB	69.0°	88.0°	88.5°	+19.5°
U1 to SN	100.0°	91.0°	91.5°	−8.5°
L1 to Dc-L1i	80.0°	88.5°	88.5°	+8.5°

5-2 初診時から術後2年0カ月の側面頭部X線規格写真，CT（oblique，axial），EMG，側面頭部X線規格写真のトレースの重ね合わせと分析値

Case 6

ガミースマイルを伴う成人の上下顎前突Ⅰ級症例〔抜歯部位：$\frac{4|4}{4|4}$〕

前歯部歯槽突起高の減少により，美しい顎顔面骨格と口唇側貌を形成

患　者………23歳4カ月，女性．　**主　訴**……出っ歯，上あごがみえる口元を治したい．
初診時所見……上下顎前突Ⅰ級．著しいガミースマイル．上顎臼歯の舌側傾斜により歯列弓，歯槽堤が狭窄．
器械的治療……まず上顎にリンガルアーチとフルブラケット装置（アンカレッジベンド付きライトワイヤーと平行ゴム：上顎犬歯から上顎第一大臼歯間）を装着（リンガルアーチは，アンカレッジベンドによる第一大臼歯の遠心傾斜や，平行ゴムによる近心傾斜を防止し，歯列弓の後方移動，切歯軸の改善，歯槽突起高の減少をはかるために使用）．上下顎犬歯関係がⅠ級に改善後，下顎に装置を装着．
機能回復治療…ガムを用いた舌挙上訓練，開閉口運動と噛みしめ運動，リップトレーニング．
抜歯部位………先に上顎左右第一小臼歯を，上下顎犬歯関係がⅠ級に改善された後に下顎左右第一小臼歯を抜歯．
治療結果………上顎歯列弓が後方移動，下顎歯列弓が前方移動し上下顎切歯軸が改善され，上顎前歯部歯槽突起高とsymphysis高が減少し，良好な咬合形態が確立した．その結果，咬合平面が再構築され，上下顎第一大臼歯の歯軸が咬合平面に垂直で，咬合力が垂直に加わる安定した咬合形態に改善された．すべての第二大臼歯はPM lineの前方の海綿骨内に排列され，良好な対咬関係と美しいメンタリスサルカスを有した口唇側貌が形成された．歯周組織は健康で，術後の咬合の安定がもたらされている．
動的治療期間…36カ月．

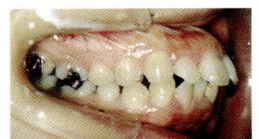 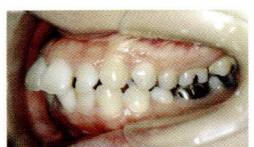 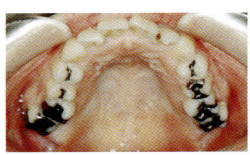 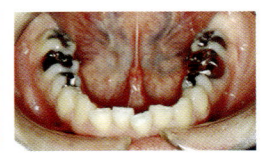

初診時（23歳4カ月） 著しい上下顎前突であった．

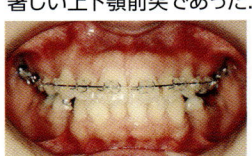 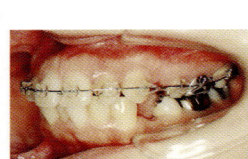 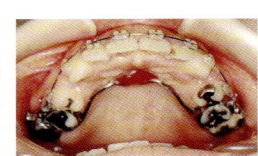 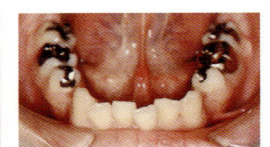

動的治療開始後4カ月（23歳8カ月） 上顎歯列弓を後方移動し，上下顎犬歯関係がⅠ級になったら下顎に装置を装着しリンガルアーチ撤去．

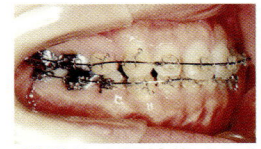 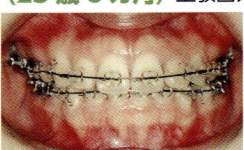 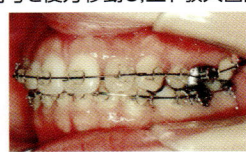 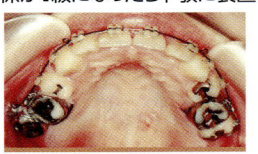 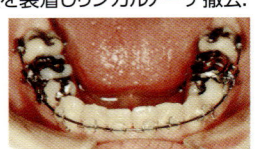

動的治療開始後23カ月（25歳3カ月） 抜歯空隙閉鎖のため上顎に平行ゴム，犬歯，小臼歯部でトライアングルゴムを使用した．

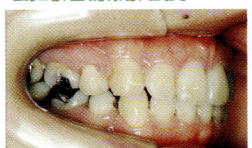 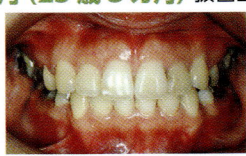 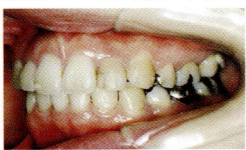 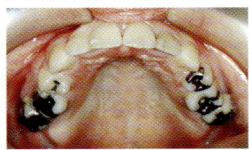 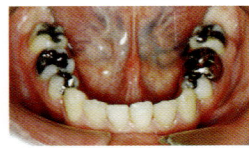

動的治療終了時（26歳4カ月） 上下顎歯列弓が後方移動し，咬合が改善された．

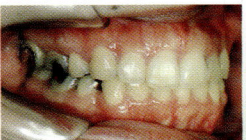 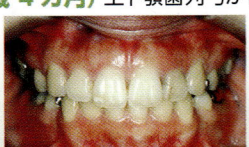 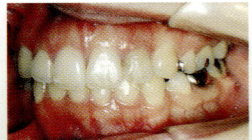 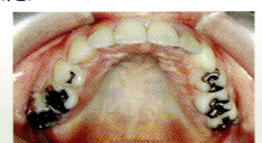 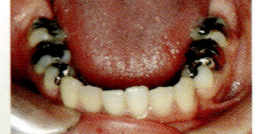

術後3年0カ月（29歳4カ月） 安定した咬合形態が維持されている．

6－1 初診時から術後3年0カ月の口腔内写真

	初診時（23歳4カ月）	動的治療終了時（26歳4カ月）	術後3年0カ月（29歳4カ月）
	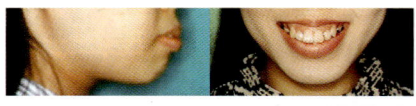	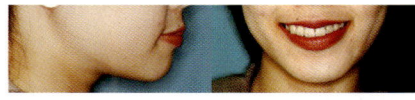	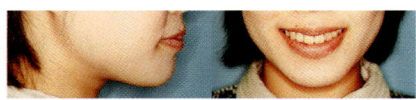
	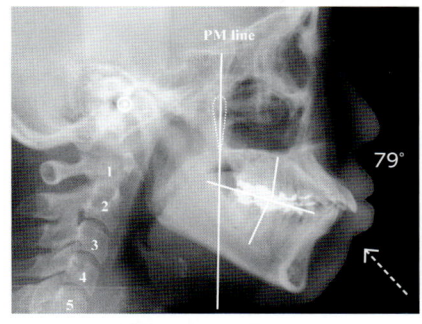	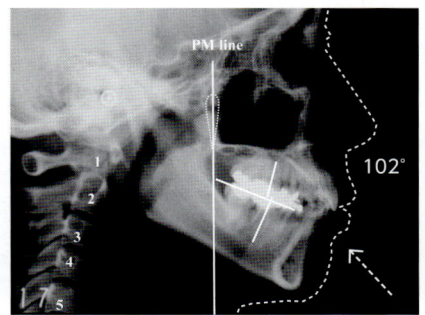	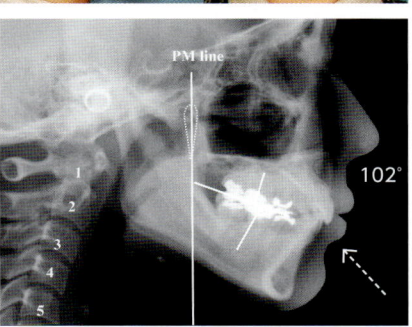
	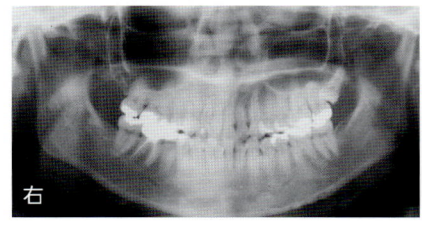	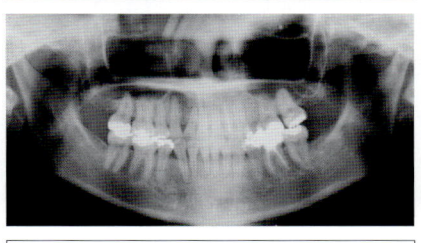	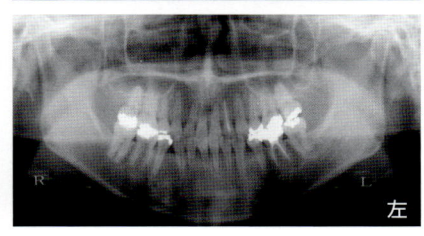
	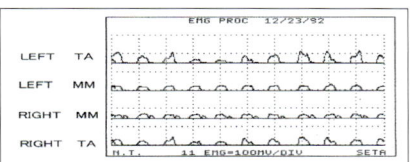	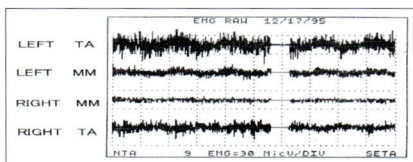	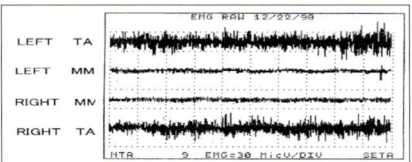

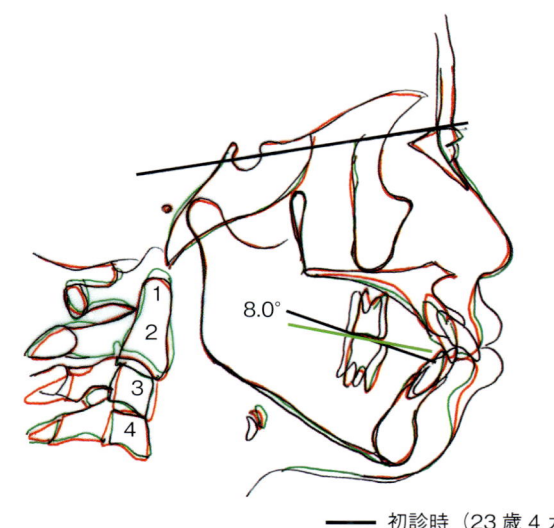
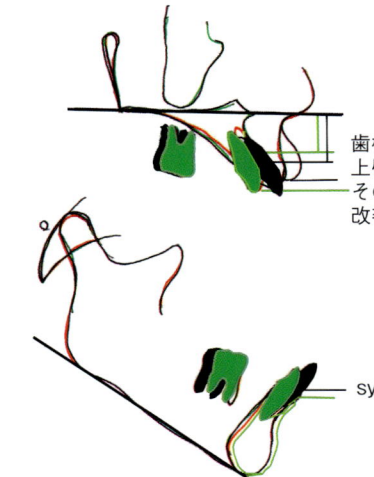

歯槽突起高 5.0 mm 減少
上唇の長さ 5.0 mm 増加
その結果，ガミースマイルが改善

symphysis 高 5.0 mm 減少

—— 初診時（23歳4カ月）
—— 動的治療終了時（26歳4カ月）
—— 術後3年0カ月（29歳4カ月）

	初診時	動的治療終了時	術後3年0カ月	初診時から術後3年0カ月の変化
SNA	80.0°	80.0°	80.0°	0.0°
SNB	77.0°	77.5°	77.5°	+0.5°
ANB	3.0°	2.5°	2.5°	-0.5°
GoA	127.5°	126.0°	126.0°	-1.5°
F.Occp-AB	82.0°	90.0°	90.0°	+8.0°
U1 to SN	123.0°	100.0°	101.0°	-22.0°
L1 to Dc-L1i	73.0°	90.0°	90.0°	+17.0°

6-2 初診時から術後3年0カ月の顔貌，側面頭部Ｘ線規格写真，パノラマＸ線写真，EMG，側面頭部Ｘ線規格写真のトレースの重ね合わせと分析値

QUESTION 10 Ⅱ級過蓋咬合症例はどのように治すのですか？

コラム　舌小帯切除のタイミング

舌小帯短縮の場合，舌挙上訓練前に切除し，舌を挙上しやすい環境を整える．

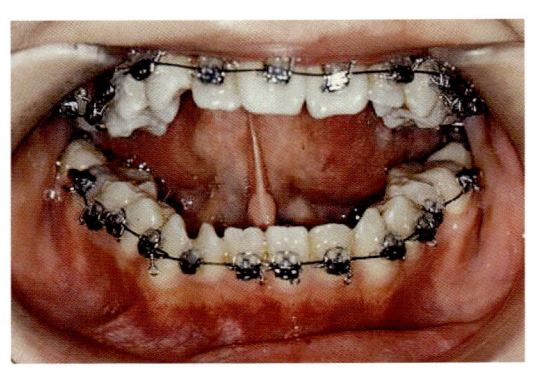

① 舌小帯切除前

舌小帯短縮により，舌の可動域が狭く，舌背を口蓋に押しつけることができない状態である．

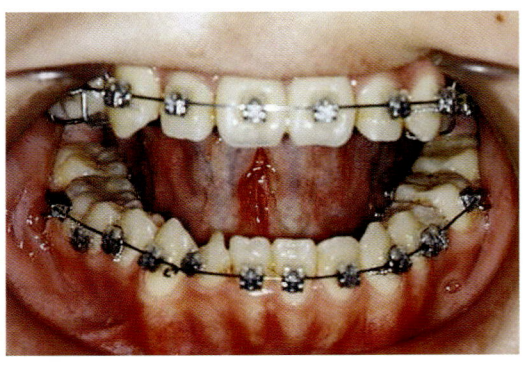

② 舌小帯切除後

舌小帯を切除したことで，舌の可動域が広がり，舌背を口蓋に押しつけることが容易になった．

コラム　舌挙上訓練

ガムを用いて行う舌挙上訓練は，上下顎歯列弓，歯槽堤の形態修正（舌房の拡大），維持に大いに役立つ．

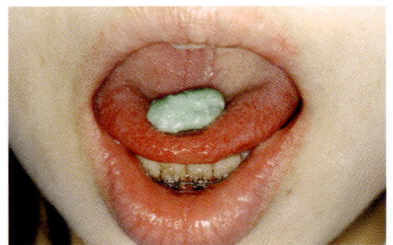

①ガムを噛んで丸めて舌尖に置く．

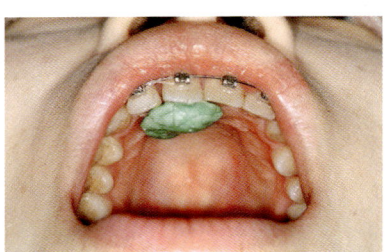

②ガムを上顎切歯の口蓋側に舌尖で置く．

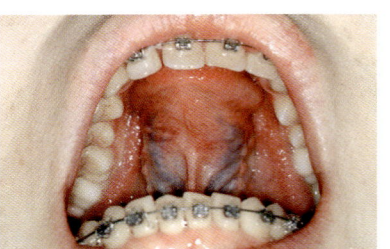

③ガムを舌背で口蓋に押しつける．

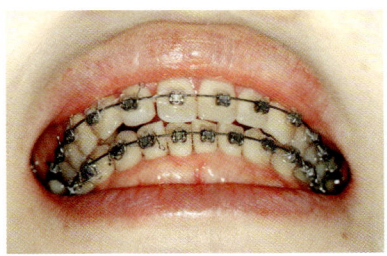

④ガムを舌背で口蓋に押しつけたまま唾液を飲み込む．

＊注意：鼻呼吸が習得されていないと，舌背は口蓋に貼りつかず噛みしめることができない．

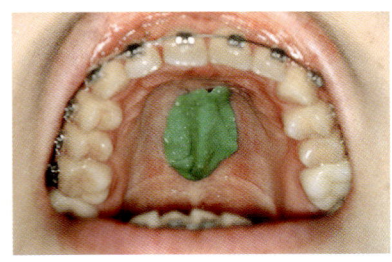

⑤ガムを舌背で口蓋に押しつけたまま唾液を飲み込むと，ガムは写真のように咽頭方向に伸びる．

QUESTION 11

Ⅲ級過蓋咬合症例はどのように治すのですか？

Keyword
- 咬合力の緩和
- 臼歯の整直
- 臼歯部咬合高径の増加
- 上顎歯列弓の前方移動
- 下顎歯列弓の後方移動

　Ⅲ級過蓋咬合症例の多くで，上顎臼歯は遠心傾斜，下顎臼歯は近心傾斜し，Ⅲ級関係を悪化させるとともに，咬合力は強く（咬筋，側頭筋が高活動），低い臼歯部咬合高径と深いメンターリスサルカスが形成されている．

　したがって，器械的治療により上下顎臼歯を整直し，臼歯部咬合高径を増加させ，上顎歯列弓を前方移動，下顎歯列弓を後方移動し，対顎，対咬関係を改善する．

　また，機能回復治療により咬合力を緩和させることがポイントである（図1）．

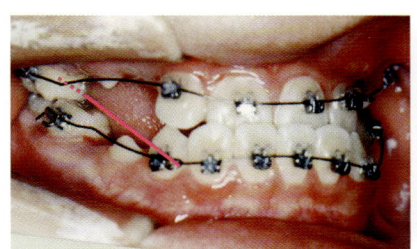
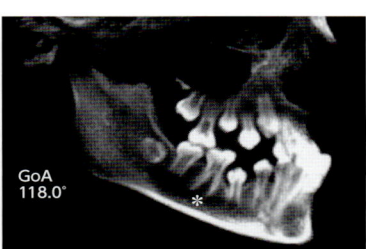
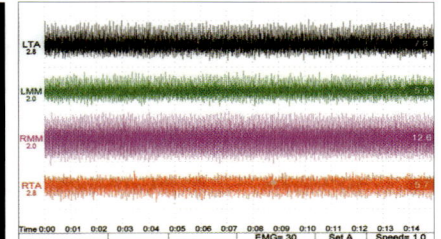

動的治療開始時（12歳5カ月）

　被蓋改善と臼歯部咬合高径の増加をはかるために，上下顎にアンカレッジベンド付きライトワイヤーと長いⅢ級ゴム（上顎第一大臼歯はリンガルボタンを使用）を装着し，舌挙上訓練と開閉口運動によって咬筋，側頭筋活動の緩和をはかった．＊低い臼歯部咬合高径．

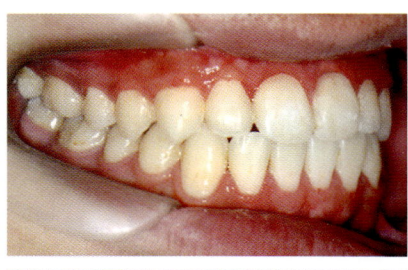
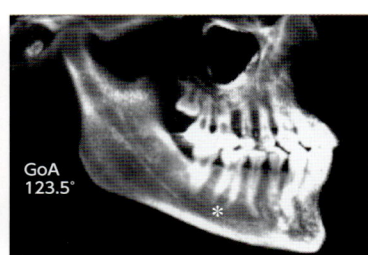
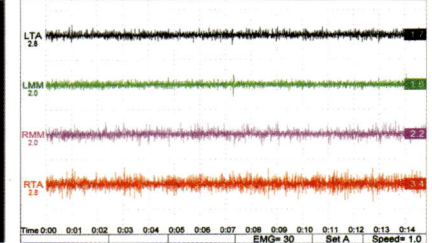

術後3年10カ月（18歳4カ月）

　咬筋，側頭筋活動は緩和され，左右差が是正された．その結果，上下顎臼歯が整直され，臼歯部咬合高径の増加と上顎歯列弓の前方移動と下顎歯列弓の後方移動によって正常被蓋となり，上下顎犬歯，大臼歯関係がⅠ級で，緊密な咬頭嵌合の咬合形態が維持されている．＊臼歯部咬合高径が増加．

➡ Case1 参照

図1 Ⅲ級過蓋咬合症例の治療ポイント

QUESTION 11 Ⅲ級過蓋咬合症例はどのように治すのですか？

Case 1

下顎枝，下顎頭の著しい左右差を伴う成長発育期の上顎劣成長・下顎過成長Ⅲ級過蓋咬合症例〔非抜歯〕

他院において外科適応と診断されたが，咬筋，側頭筋活動の緩和で臼歯部咬合高径が増加し，被蓋が改善

患　者………… 12歳4カ月，男子．
主　訴………… 反対咬合，外科矯正でなく治したい．
初診時所見…… Ⅲ級過蓋咬合（上顎劣成長・下顎過成長）．低い臼歯部咬合高径と下顎枝，下顎頭の左右差．
治療方針……… 咬合力を緩和し，臼歯部咬合高径の増加をはかり，臼歯部歯槽突起の垂直的発育を促進させる．上顎歯列弓を前方移動，下顎歯列弓を後方移動させ，上下顎犬歯，大臼歯関係がⅠ級の咬合形態を確立する．短い上顎前歯部歯槽突起高を増加させ，口唇側貌を改善する．
器械的治療…… 側方歯群交換期のため，咬合挙上板を使用せず，上顎第一大臼歯の咬合面にレジンを添加し咬合を挙上．上下顎にフルブラケット装置（アンカレッジベンド付きライトワイヤーと長いⅢ級ゴム，犬歯，臼歯部でトライアングルゴム：上顎はリンガルボタンを使用）を装着．
機能回復治療… 舌挙上訓練，三横指開口運動とリップトレーニング．
抜歯部位……… 非抜歯．
治療結果……… 咬筋，側頭筋活動の緩和と左右差の是正，上下顎臼歯の整直により臼歯部咬合高径が増加し，左右対称的な下顎枝，下顎頭が形成され，上顎歯列弓の前方移動，下顎歯列弓の後方移動で対顎，対咬関係が改善された．
上下顎犬歯，大臼歯関係がⅠ級で，犬歯，臼歯部で緊密な咬頭嵌合の咬合形態が形成された．
特に，上下顎第一大臼歯の歯軸は咬合平面に垂直で，咬合力が垂直に加わるポステリアサポートが確立された咬合形態に改善され，美しいメンターリスサルカスの口唇側貌が形成された．
歯と歯周組織は健康で，術後の咬合の安定がもたらされている．
動的治療期間… 25カ月．

〔**考　察**〕
　成長発育期の早期の段階で被蓋が改善された結果，下顎の前方発育に伴って上顎がスムーズに前方移動し，良好な咬合の改善が行われた．本症例を通して，成長発育期の被蓋改善は上顎の前方発育を促進させることがわかった．

初診時（12歳4カ月）

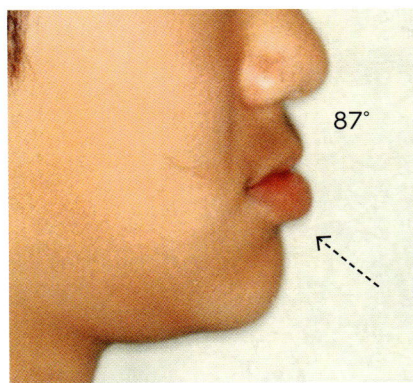

下顎突出で，下唇が翻転し，深いメンタリスサルカスの口唇側貌．

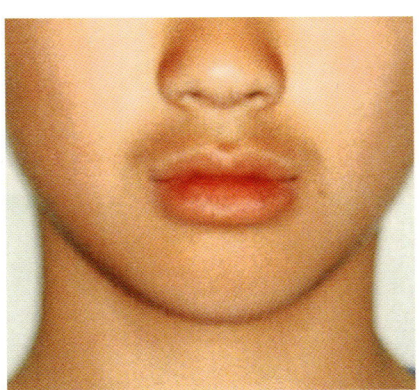

厚い口唇．

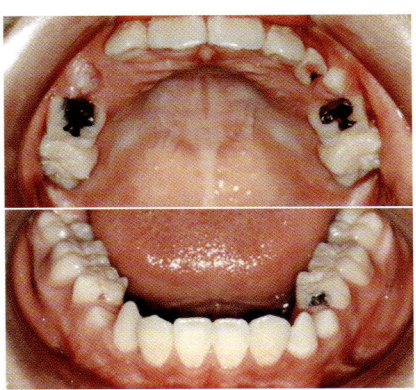

側方歯群交換期で齲蝕が多発し，上下顎第二小臼歯の萌出余地が不足．

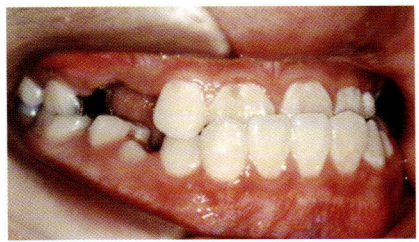

低い臼歯部咬合高径，上下顎大臼歯関係はフルクラスⅢ．

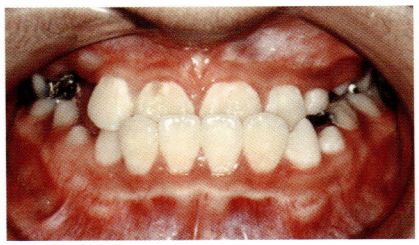

下顎は咬合高径の低い左側に偏位．

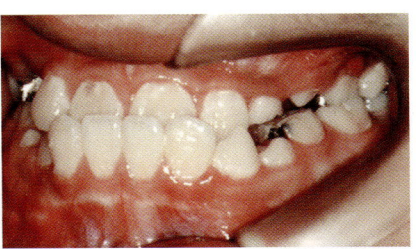

下顎第一大臼歯の近心傾斜で小臼歯の萌出余地が不足．

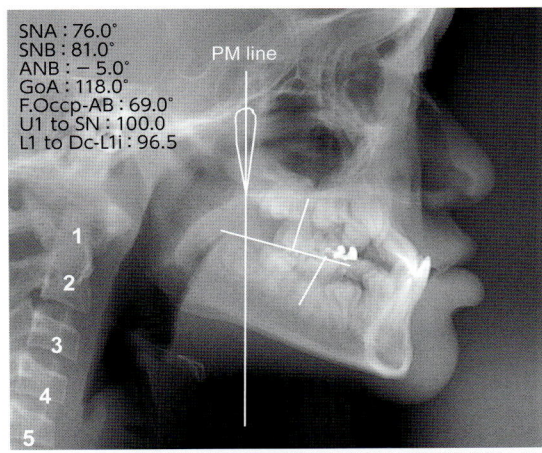

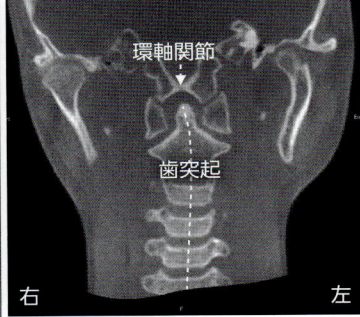

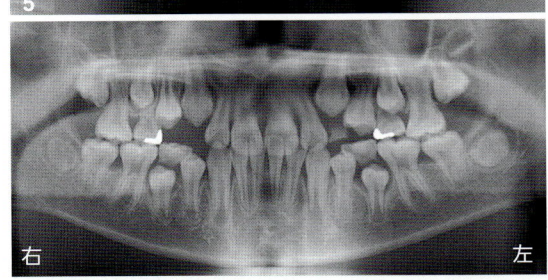

CT（curved MPR）画像
左側下顎頭は形成不全で左右非対称．頸椎は右側に彎曲している．

側面頭部X線規格写真，CT（curved MPR）画像所見
- 舌骨の垂直位は望ましい位置で，上顎劣成長・下顎過成長であった．
- 下顎第二大臼歯の1/2はPM lineの後方であるが，成長発育期なので排列可能と考えられた．
- 上顎第一大臼歯は咬合平面に対し遠心傾斜し，下顎第一大臼歯は近心傾斜し，咬合力が分散しやすい咬合形態であった．
- 頸椎は右側に彎曲し，左側の下顎頭は形成不全で左右非対称であった．
- 深いメンタリスサルカスの不調和な口唇側貌であった．

パノラマX線写真所見
- 上顎第一大臼歯の根尖は口蓋に接し，下顎第一大臼歯の根尖は下顎下縁の上縁に近接しており，低い臼歯部咬合高径が形成されていた．
- 上下顎第二小臼歯の萌出余地が不足していた．
- 上顎右側と下顎左右側に智歯が存在していた．

EMG所見
- 右側咬筋，左側側頭筋は過活動であった．

1-1 初診時の顔貌および口腔内写真，側面頭部X線規格写真，パノラマX線写真，CT（curved MPR）画像，EMG

QUESTION 11　Ⅲ級過蓋咬合症例はどのように治すのですか？

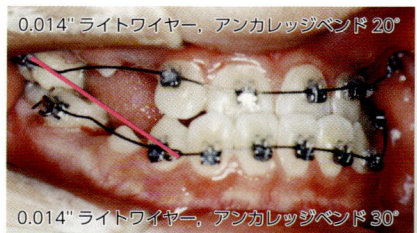 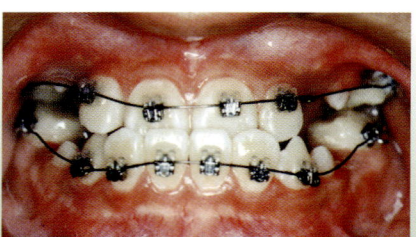 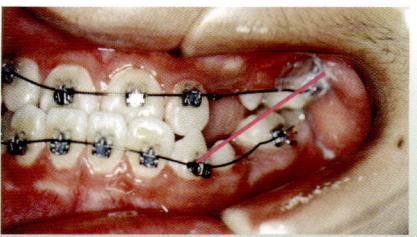

0.014" ライトワイヤー，アンカレッジベンド 20°
0.014" ライトワイヤー，アンカレッジベンド 30°

動的治療開始時（12 歳 5 カ月） 長いⅢ級ゴムは上顎第一大臼歯のリンガルボタンから下顎犬歯唇側のフックにかける．咬合力を弱めるため，三横指開口運動を実施．

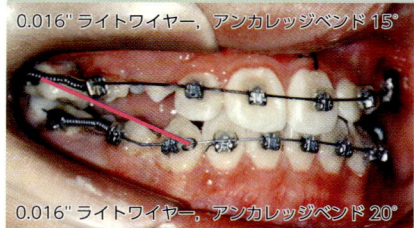 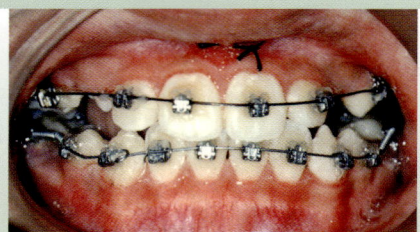 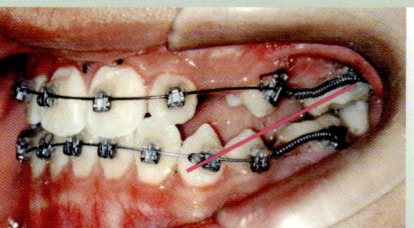

0.016" ライトワイヤー，アンカレッジベンド 15°
0.016" ライトワイヤー，アンカレッジベンド 20°

動的治療開始後 3 カ月（12 歳 8 カ月） 上下顎第一大臼歯と第一小臼歯間にコイルスプリングを挿入し，長いⅢ級ゴムを使用し，5|5 の萌出余地確保と上顎歯列弓の前方移動，下顎歯列弓の後方移動をはかった．上唇小帯切除．

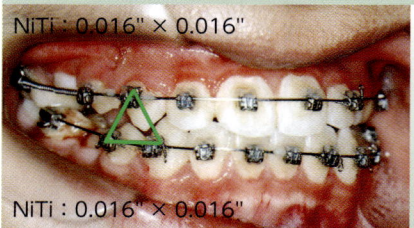 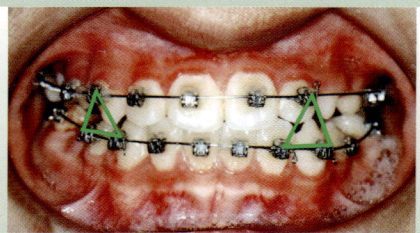 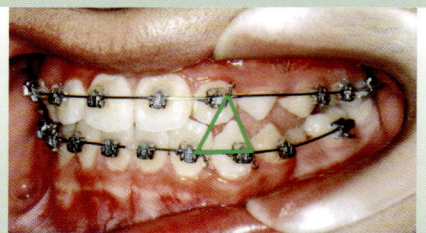

NiTi : 0.016" × 0.016"
NiTi : 0.016" × 0.016"

動的治療開始後 8 カ月（13 歳 1 カ月） 上下顎犬歯関係をⅠ級で，犬歯部で緊密な咬頭嵌合を確立させるためにトライアングルゴムを使用．

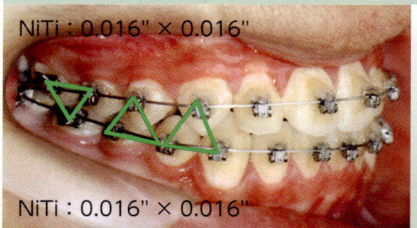 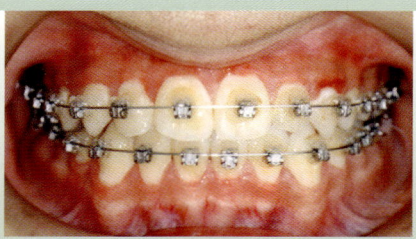 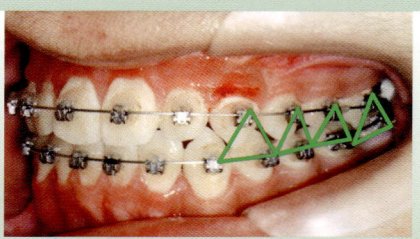

NiTi : 0.016" × 0.016"
NiTi : 0.016" × 0.016"

動的治療開始後 20 カ月（14 歳 1 カ月） 左側の咬合高径を増加し左右差を是正するため，犬歯，臼歯部でトライアングルゴムを使用．咬合高径が低い左側では 1 カ所多くかける．

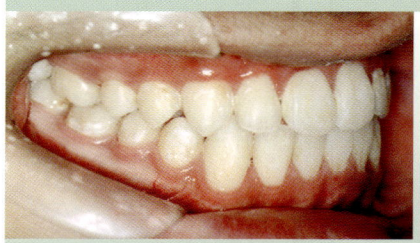 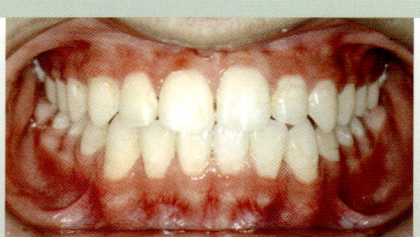 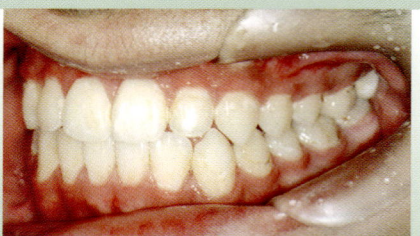

動的治療終了時（14 歳 6 カ月） 臼歯部咬合高径の増加と左右差の是正で上下顎正中線が一致し，正常被蓋となり，上下顎犬歯，大臼歯関係がⅠ級で緊密な咬頭嵌合の咬合形態に非抜歯で改善された．

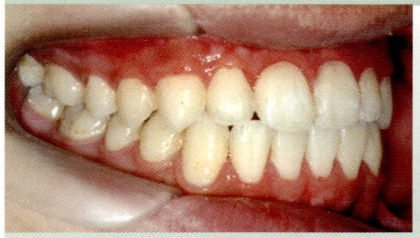 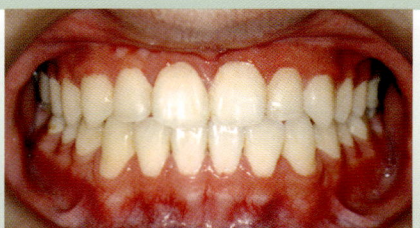 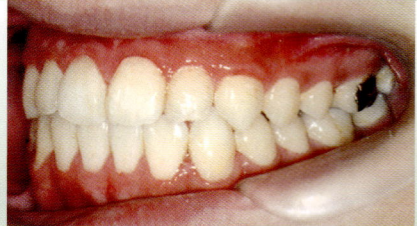

術後 3 年 10 カ月（18 歳 4 カ月） 安定した咬合形態と歯周組織の健康が維持されている．

1-2　動的治療開始時から術後 3 年 10 カ月の口腔内写真

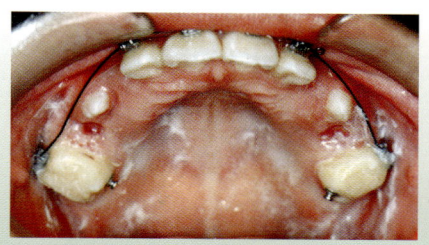
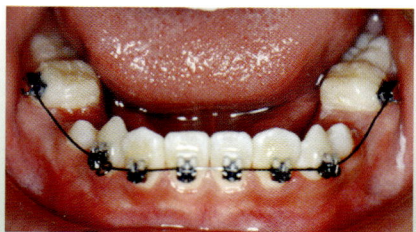

動的治療開始時の治療目的
咬合力を弱める．臼歯部咬合高径の増加，被蓋の改善，下顎枝，下顎頭の左右差を是正．

方法
フルブラケット装置（アンカレッジベンド：上顎 20°，下顎 30°を付与した 0.014″のライトワイヤーと長いⅢ級ゴム）を装着．舌挙上訓練，頬を温め，三横指開口運動とリップトレーニングを実施．噛みやすい側と反対側で噛ませ，咬筋，側頭筋活動の左右差を是正．

側方歯群交換期で咬合挙上板を使用できないため，上顎第一大臼歯の咬合面にコンポジットレジンを添加し咬合を挙上させた．

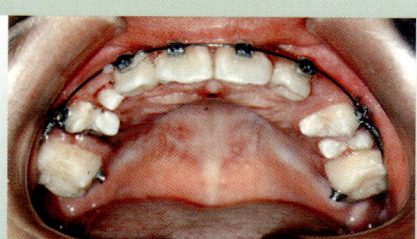
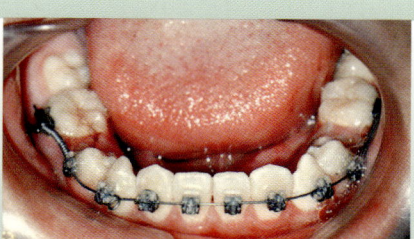

動的治療開始後 3 カ月までの治療効果
前歯部被蓋が改善．上下顎正中線が一致．

今後の治療目的
上下顎犬歯，大臼歯関係をⅠ級に改善．上下顎第二小臼歯の萌出余地を確保．

方法
アンカレッジベンド付き 0.016″のライトワイヤーを装着．長いⅢ級ゴムを使用し，舌挙上訓練，開閉口運動と上唇を伸ばすリップトレーニングを動的治療終了時まで実施．

コンポジットレジンを削除した．上顎のライトワイヤーは拡大気味にし，交叉咬合を防止した．

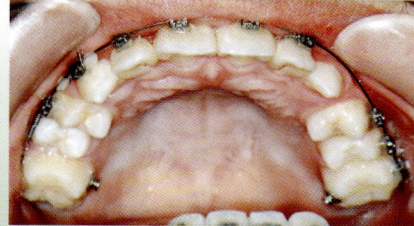
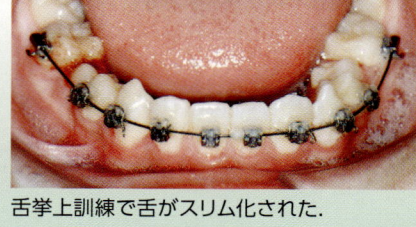

動的治療開始後 8 カ月までの治療効果
5|5，5|5 の萌出余地を確保．上下顎犬歯，大臼歯関係がほぼⅠ級に改善．歯列弓，歯槽堤が形態修正され，舌がゆったりと収まる舌房が形成された．

今後の治療目的
上下顎犬歯，臼歯部で緊密な咬頭嵌合の確立．

方法
0.016″×0.016″NiTi ワイヤーと犬歯部でトライアングルゴムを使用．

舌挙上訓練で舌がスリム化された．

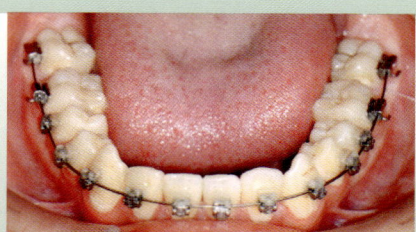

動的治療開始後 20 カ月までの治療効果
5|5，5|5 が歯列弓内に排列．上下顎犬歯，大臼歯関係がⅠ級に改善．

今後の治療目的
犬歯，大臼歯部で緊密な咬頭嵌合の確立．

方法
下顎第二大臼歯に装置を装着．0.016″×0.016″NiTi ワイヤーと犬歯，臼歯部でトライアングルゴムを使用．

下顎第二大臼歯に装置を装着．上顎臼歯にリンガルボタンを付けてトライアングルゴムをかけ，咬合高径の左右差を是正し緊密な咬頭嵌合の確立をはかった．

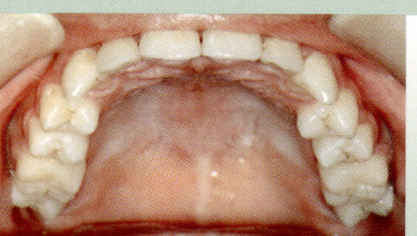
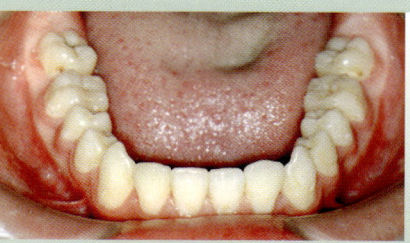

動的治療終了時
上下犬歯，大臼歯関係がⅠ級で緊密な咬頭嵌合の咬合形態が確立．咬筋，側頭筋の緩和と左右差の是正で，咬合高径が増加し，左右対称的となった．舌挙上訓練と開閉口運動と噛みにくい側で噛ませる運動は今後も継続させた．

保定
昼間は可撤式保定装置，おもに夜間にトゥースポジショナーを 2 年以上使用．

下顎第二大臼歯は頬舌的にほぼ整直され，安定した上下顎歯列弓形態が形成（右側は智歯が存在しているため整直と捻転の改善が不十分）．

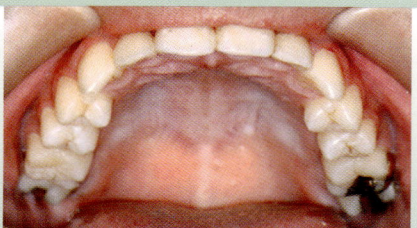
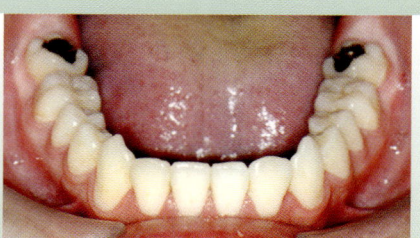

術後 3 年 10 カ月の所見
上下顎犬歯，大臼歯関係はⅠ級で，歯列弓，歯槽堤は安定した形態で犬歯，臼歯部で緊密な咬頭嵌合が維持され，咬合は安定している．口腔衛生管理を行い，齲蝕増加防止に努めるよう指導した．

舌がゆったりと収まる安定した上下顎歯列弓形態が維持されているが，齲蝕が増えている．

QUESTION 11 Ⅲ級過蓋咬合症例はどのように治すのですか？

初診時（12歳4カ月）	動的治療終了時（14歳6カ月）	術後3年10カ月（18歳4カ月）
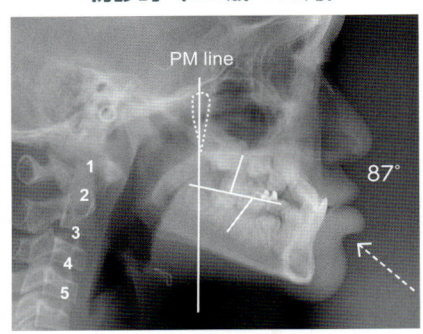	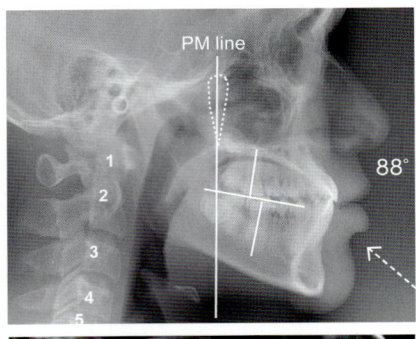	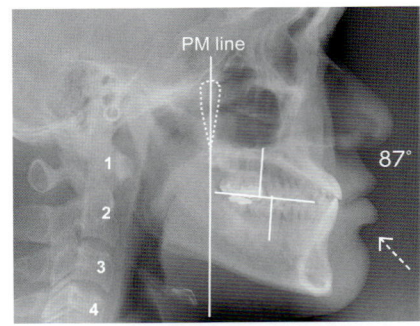
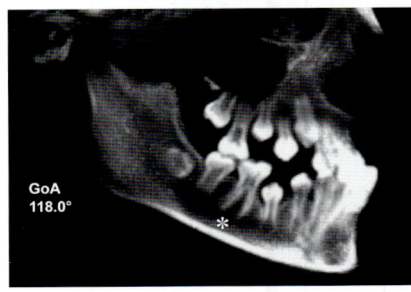	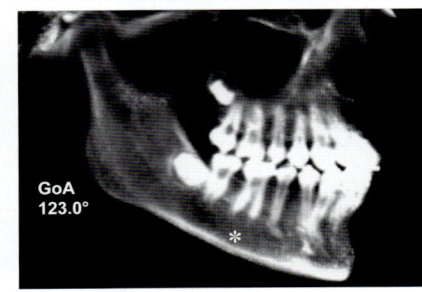	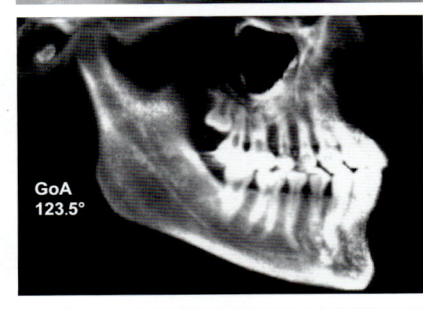
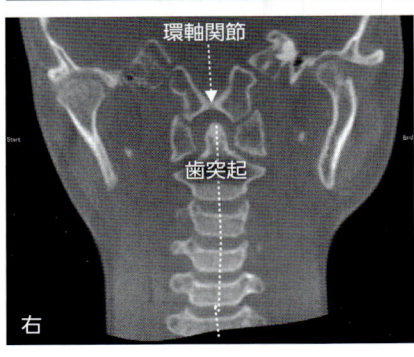	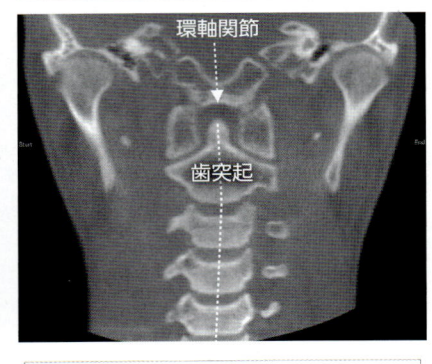	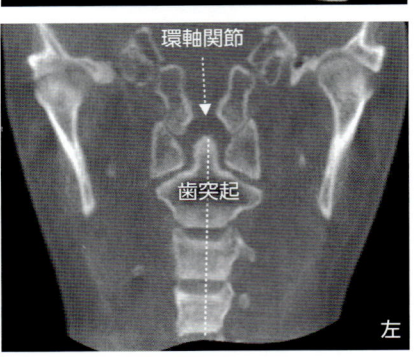

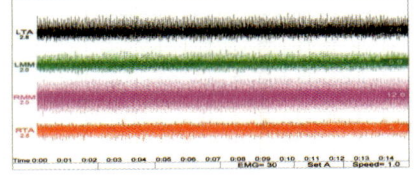

側面頭部X線規格写真，CT（oblique）画像所見
- 下顎突出の不調和な側貌．
- 舌骨は望ましい垂直位で，上顎劣成長・下顎過成長．
- すべての第二大臼歯はPM lineの前方に排列．
- 上顎第一大臼歯の歯軸は咬合平面に対し遠心傾斜，下顎は近心傾斜．
- 低い臼歯部咬合高径（*）．

CT（curved MPR）画像所見
- 頸椎と歯突起は右側に彎曲し，左側下顎枝，下顎頭は形成不全で著しい左右差．

EMG所見
- 咬筋，側頭筋は高活動で左右非対称．

側面頭部X線規格写真，CT（oblique）画像所見
- 美しい側貌が形成された．
- 良好な対顎，対咬関係に改善．
- 上下顎第一大臼歯の歯軸は咬合平面に垂直となり，臼歯部の咬合高径が増加（*）し，被蓋が改善．

CT（curved MPR）画像所見
- 頸椎と歯突起の彎曲は軽減され，下顎枝，下顎頭の左右差がほぼ是正された．

EMG所見
- 咬筋，側頭筋活動は緩和され，ほぼ左右対称的になった．

側面頭部X線規格写真，CT（oblique）画像所見
- 太りぎみの側貌である．
- 舌骨がPM lineに近接し，上顎の前方発育が促進された．
- 上下顎第一大臼歯の歯軸は咬合平面に垂直で，良好な咬合形態が維持．
- 動的治療終了時には平行ではなかった下顎の歯根が平行になっていた．機能が健全化され，緊密な咬頭嵌合が確立されたためと思われる．

CT（curved MPR）画像所見
- 頸椎と歯突起の彎曲がほぼ是正された．

EMG所見
- 咬筋，側頭筋活動はさらに緩和され，左右対称的になった．

1-3 初診時から術後3年10カ月の側面頭部X線規格写真，CT（oblique, curved MPR）画像，EMG

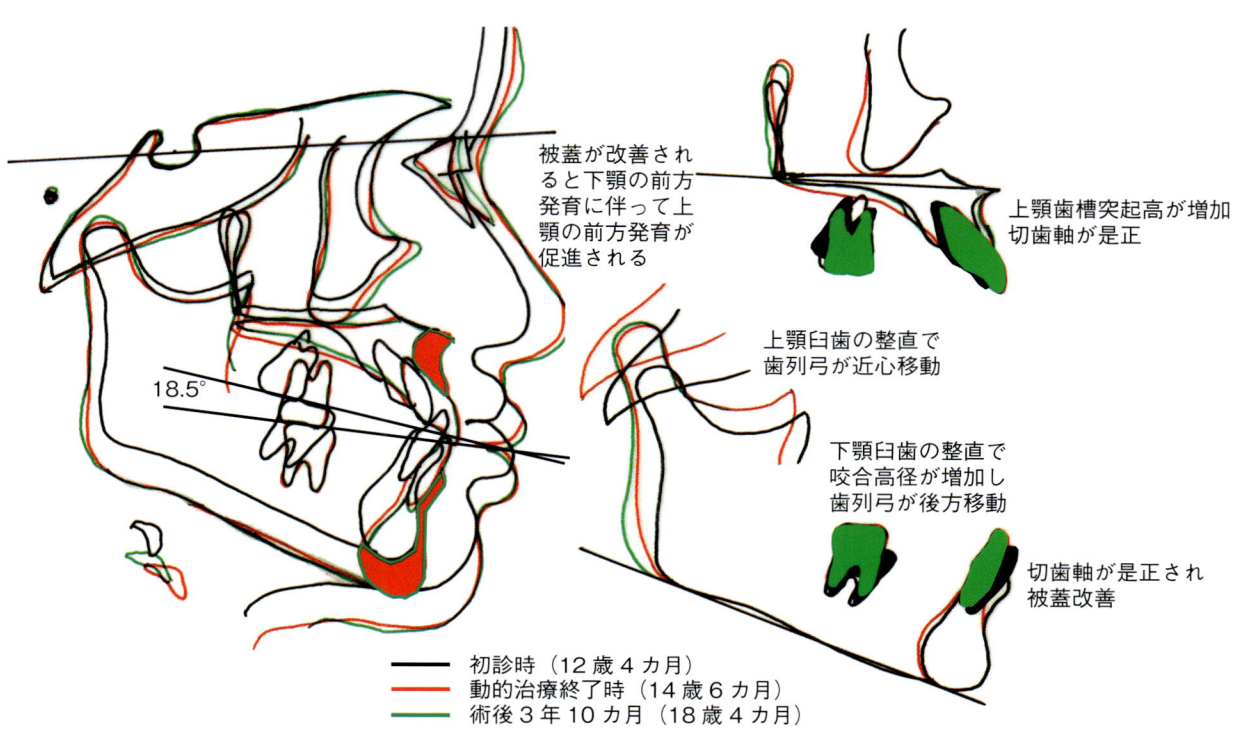

	初診時	動的治療終了時	術後 3 年 10 カ月	初診時から術後 3 年 10 カ月の変化
SNA	76.0°	85.0°	85.0°	+9.0°
SNB	81.0°	85.0°	85.5°	+4.5°
ANB	－5.0°	0.0°	－0.5°	+4.5°
GoA	118.0°	123.0°	123.5°	+5.5°
F.Occp-AB	69.0°	88.0°	87.5°	+18.5°
U1 to SN	105.0°	111.0°	111.0°	+6.0°
L1 to Dc-L1i	96.5°	94.5°	94.0°	－2.5°

1－4 初診時から術後 3 年 10 カ月の側面頭部 X 線規格写真のトレースの重ね合わせと分析値
（S 原点の SN，ANS 原点の pulp，Me 原点の GoMe）

QUESTION 11 Ⅲ級過蓋咬合症例はどのように治すのですか？

Case 2

（術者：小野美代子）

前歯部の叢生を伴う成長発育期の上顎劣成長・下顎過成長のⅢ級過蓋咬合症例〔非抜歯〕

他院において外科適応と診断されたが，咬筋，側頭筋活動の緩和で臼歯部咬合高径が増加し，9カ月で被蓋が改善

患　者……… 13歳4カ月，女子．
主　訴……… 反対咬合，前歯部の叢生，外科矯正でなく治したい．
初診時所見… フルクラスⅢの過蓋咬合（上顎劣成長・下顎過成長）．上顎歯列弓，歯槽堤の狭窄と叢生．
器械的治療… 上下顎にフルブラケット装置（アンカレッジベンド付きライトワイヤーと長いⅢ級ゴム，犬歯，臼歯部でトライアングルゴム）を装着．
機能回復治療… 舌挙上訓練，三横指開口運動とリップトレーニング．
治療結果…… 臼歯部咬合高径が増加し，咬合が挙上され，前歯部被蓋が改善された．また，上下顎犬歯，大臼歯関係がⅠ級で，緊密な咬頭嵌合の咬合形態が確立された．特に，上下顎第一大臼歯の歯軸は咬合平面に垂直で，咬合力が垂直に加わる．ポステリアサポートが確立された咬合状態に改善され，美しいメンターリスサルカスの口唇側貌が形成された．歯周組織は健康で術後の咬合の安定がもたらされている．
動的治療期間… 22カ月．

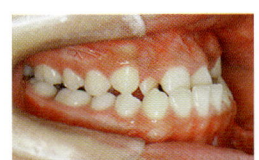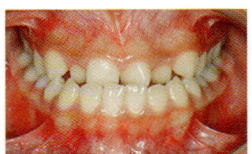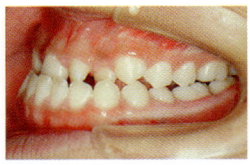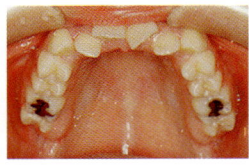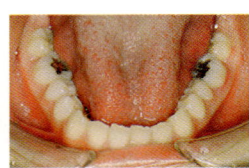

初診時（13歳4カ月） 上下顎犬歯，大臼歯関係はフルクラスⅢで，上顎前歯部は叢生であった．

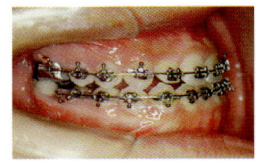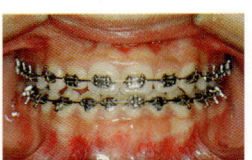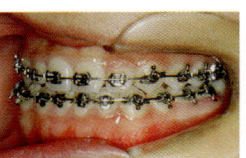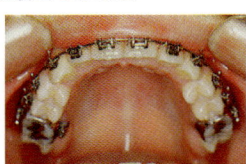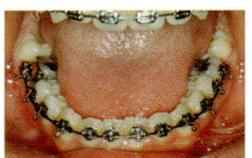

動的治療開始後9カ月（14歳1カ月） 長いⅢ級ゴムで被蓋を改善した後，トライアングルゴムを犬歯，臼歯部にかけた．

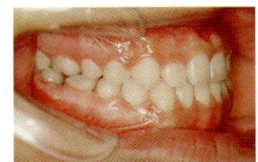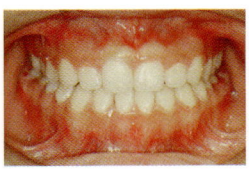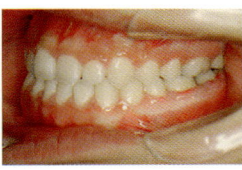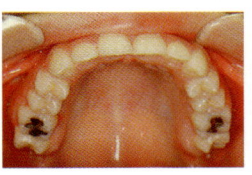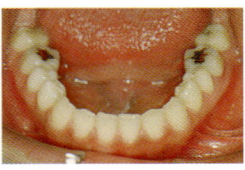

動的治療終了時（15歳2カ月） 外科処置をすることなく，上下顎犬歯，大臼歯関係がⅠ級で，緊密な咬頭嵌合が確立した．

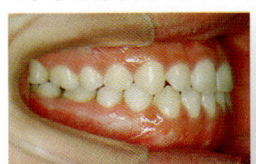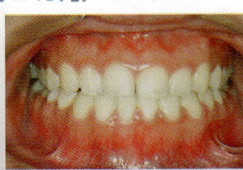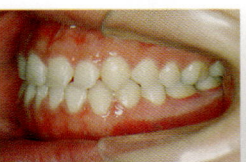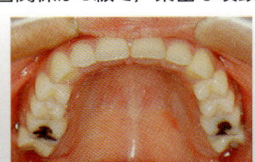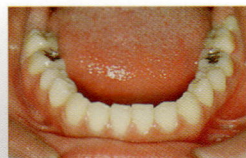

術後5年2カ月（20歳4カ月） 良好な咬合形態が維持され，歯周組織も健康である．

2-1 初診時から術後5年2カ月の口腔内写真

	初診時（13歳4カ月）	動的治療終了時	術後5年2カ月	初診時から術後5年2カ月の変化
SNA	78.5°	80.0°	80.0°	＋1.5°
SNB	82.5°	81.0°	80.0°	－2.5°
ANB	－4.0°	－1.0°	0.0°	＋4.0°
GoA	140.0°	137.0°	135.0°	－5.0°
F.Occp-AB	75.0°	85.0°	90.0°	＋15.0°
U1 to SN	102.0°	106.0°	108.0°	＋6.0°
L1 to Dc-L1i	81.5°	81.0°	81.0°	－0.5°

2-2 初診時から術後5年2カ月の側面頭部X線規格写真，矢状断模型，EMG，パノラマX線写真，側面頭部X線規格写真のトレースの重ね合わせと分析値

QUESTION 12 長期咬合の安定症例にはどのような共通点がありますか？

Keyword
- 鼻呼吸，正常嚥下
- 下顔面の黄金比（1.0：1.7）
- ポステリアサポート
- オーバーコレクション

長期にわたって咬合が安定している症例を分析した結果，成長発育の有無，抜歯，非抜歯などに関係なく，共通してみられた所見がある．それらを動的治療終了時と術後に分けて提示する．

1．動的治療終了時，顔貌，対顎関係，咬合形態と機能にみられた共通点

1）顔 貌
正貌の左右差は軽減され，下顔面は黄金比（1.0：1.7）に近づいた（図1）．

2）対顎関係（顎顔面骨格形態）
Ⅱ級症例では，ANBが正常咬合者の1SD内に改善できなかったが，Ⅲ級症例では改善できた（図2）．

3）咬合形態
① 上下顎犬歯，大臼歯関係がⅠ級の咬合形態に確立された．
② 臼歯部咬合高径は左右ほぼ対称的で，上下顎正中線がほぼ一致していた．
③ 歯列弓，歯槽堤は安定した形態に形成された．
④ 犬歯，臼歯部で緊密な咬頭嵌合が確立された．
⑤ 上下顎第一大臼歯の歯軸は咬合平面に垂直で，ポステリアサポートが確立された（咬合力が垂直に加わり，顎関節に負荷が少ない状態）咬合形態となっていた（図2）．
⑥ 前歯部被蓋はオーバーコレクション気味[注1]に改善された（図3）．
⑦ 上顎切歯軸もオーバーコレクション気味[注2]に改善された．

4．機 能（図4）
① 舌が挙上され，鼻呼吸，正常嚥下が習得された．
② 咬筋，側頭筋活動が適正化され，左右差がほぼ是正された．
③ 口唇形態が整った．

注1：過蓋咬合症例では，Ⅱ級，Ⅲ級症例とも被蓋はやや浅めに改善する．なぜなら，過蓋咬合症例では術後，強い咬合力に戻り，臼歯部咬合高径が減少し，被蓋が深くなる傾向があるためである．
一方，開咬症例では，Ⅱ級，Ⅲ級症例とも被蓋はやや深めに改善する．なぜなら，開咬症例では術後，咬合力が弱まり，臼歯部咬合高径が増加し，被蓋が浅くなる傾向があるためである．

注2：Ⅱ級症例では，上顎切歯軸は舌側傾斜気味に改善する．なぜなら，術後，上唇の弛緩，下顎の成長発育や顎運動で上顎切歯軸が唇側傾斜しやすいためである．逆にⅢ級症例では，術後，上唇の緊張で上顎切歯軸が舌側傾斜しやすいため，上顎切歯軸は唇側傾斜気味に改善する．

動的治療終了時が成長発育期間中の
下顎後退Ⅱ級過蓋咬合非抜歯症例

初診時（7歳10カ月）	動的治療終了時（14歳0カ月）
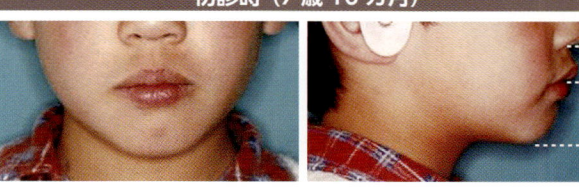	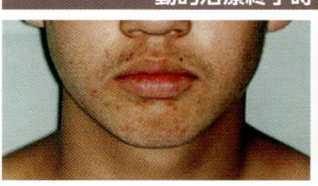 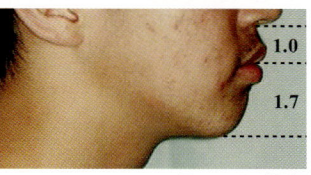

➡ Case1 参照

動的治療終了時が成長発育期間中の
下顎後退Ⅱ級開咬抜歯症例

初診時（7歳7カ月）	動的治療終了時（12歳6カ月）
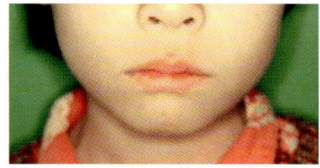 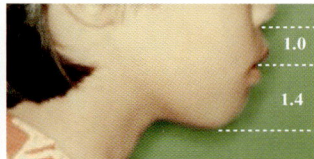	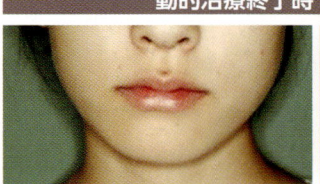 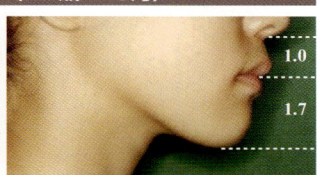

➡ Case3 参照

動的治療終了時が成長発育終期の
上顎劣成長・下顎過成長Ⅲ級開咬抜歯症例

初診時（11歳11カ月）	動的治療終了時（15歳6カ月）
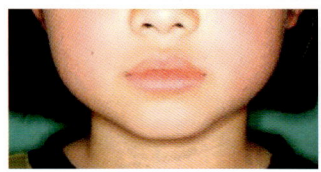 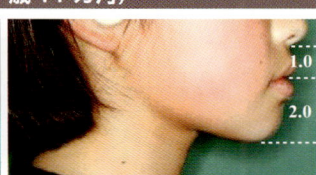	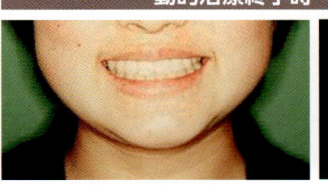 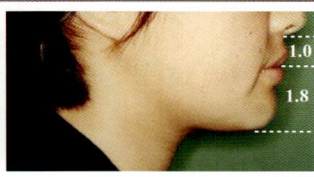

➡ Case4 参照

動的治療開始時が成長発育終了後の
下顎過成長Ⅲ級開咬抜歯症例

初診時（25歳3カ月）	動的治療終了時（29歳0カ月）
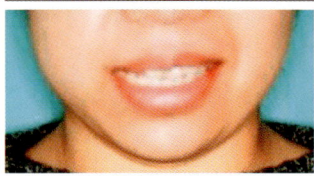 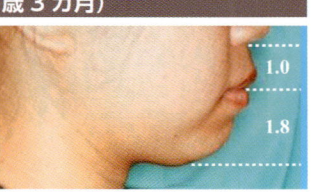	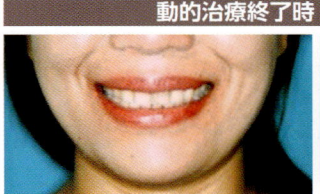 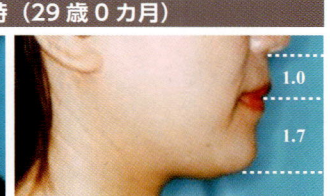

➡ Case7 参照

図1　動的治療終了時，顔貌にみられた共通点
　初診時にみられた左右差は軽減され，下顔面は黄金比（1.0：1.7）に近づいていた．

QUESTION 12 長期咬合の安定症例にはどのような共通点がありますか？

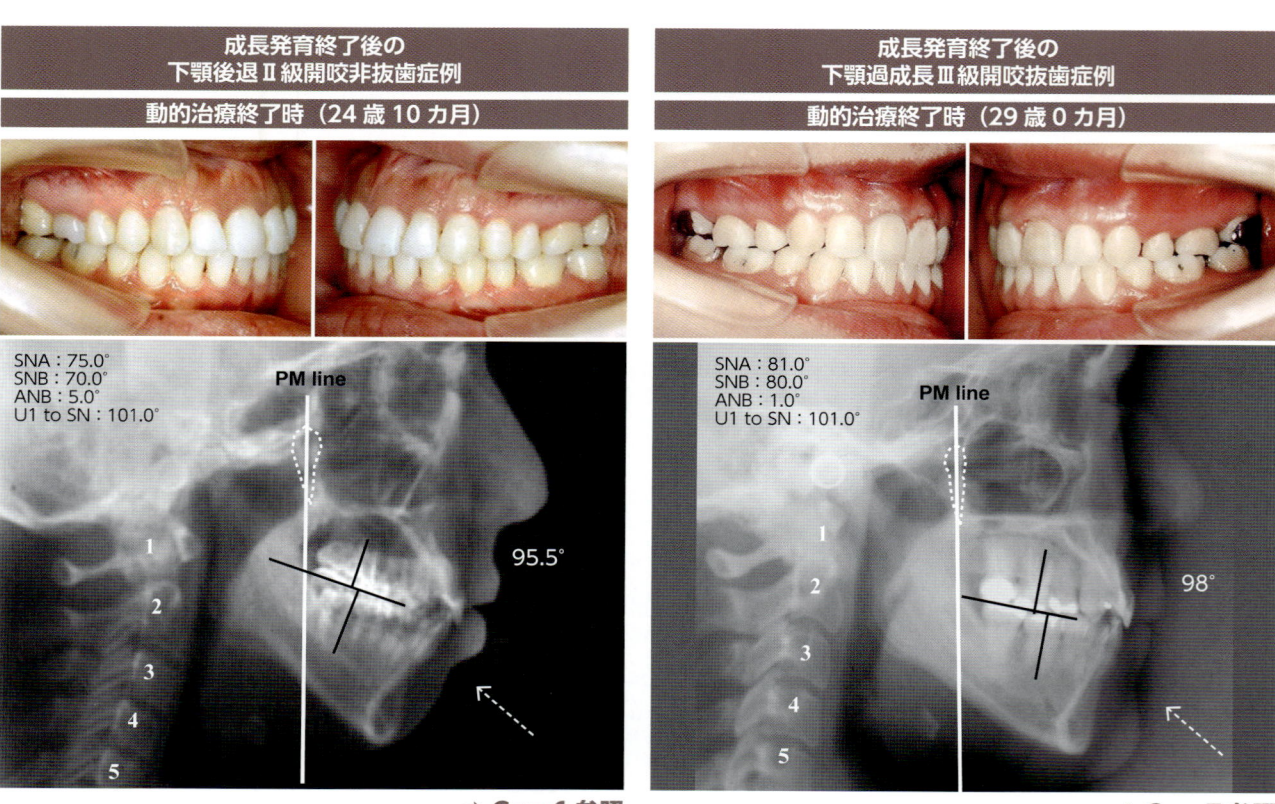

➡ 図2 動的治療終了時，対顎関係，咬合形態にみられた共通点
　対顎関係：Ⅱ級症例では，ANBが正常咬合者の1SD内に改善できなかったが，Ⅲ級症例では改善できた．
　咬合形態：上下顎犬歯，大臼歯関係はⅠ級で，咬合平面に対して上下顎臼歯歯軸は垂直で，緊密な咬頭嵌合で，咬合力が垂直に加わるポステリアサポートが確立された咬合形態が形成されていた．

成長発育期間中の下顎後退Ⅱ級過蓋咬合抜歯症例		
初診時（9歳9カ月）	動的治療終了時（12歳4カ月）	術後45年2カ月（57歳6カ月）
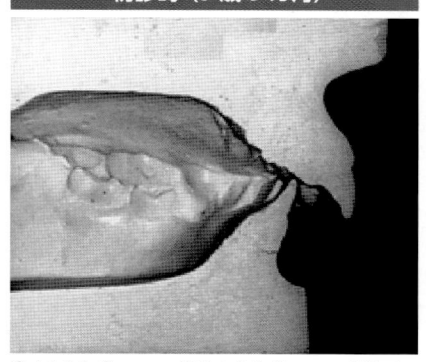	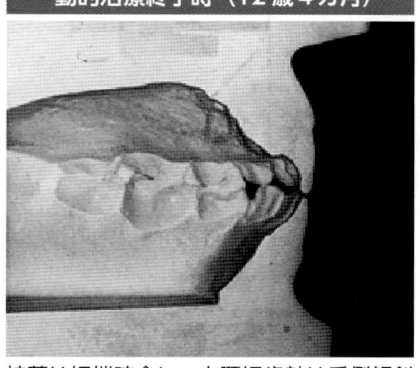	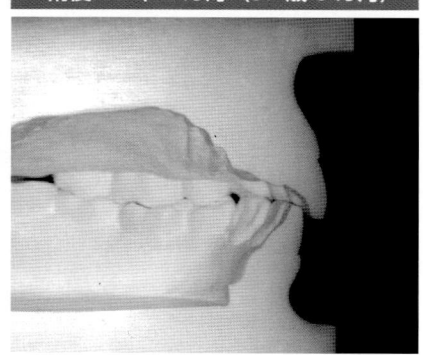
OJ：11.0mm，OB：10.0mm，U1 to SN：106.0°で，被蓋は深く，上顎切歯軸は唇側傾斜していた．	被蓋は切端咬合に，上顎切歯軸は舌側傾斜気味に（U1 to SN：81.0°）オーバーコレクションした．	正常咬合者の1SD内の被蓋となり，良好な上下顎切歯軸（OJ：2.0mm，OB：2.5mm，U1 to SN：100.5°）が形成された．

成長発育期間中の下顎後退Ⅱ級開咬抜歯症例		
初診時（9歳7カ月）	動的治療終了時（14歳9カ月）	術後15年0カ月（29歳9カ月）
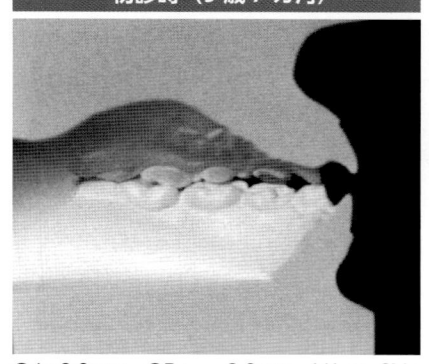	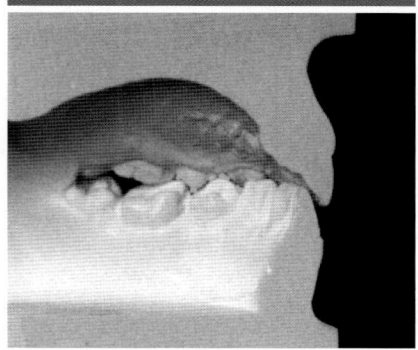	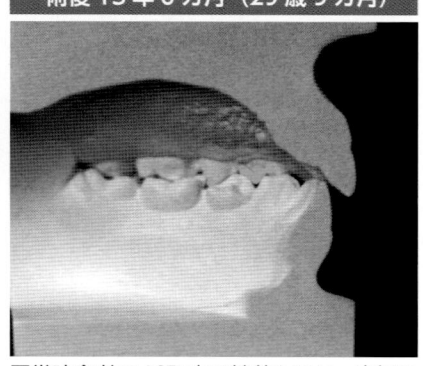
OJ：0.0mm，OB：−3.0mm，U1 to SN：109.5°で，開咬で上顎切歯軸は唇側傾斜していた．	被蓋は深めに（OB：3.0mm），上顎切歯軸は舌側傾斜気味に（U1 to SN：91.0°）オーバーコレクションした．	正常咬合者の1SD内の被蓋となり，良好な上下顎切歯軸（OJ：2.5mm，OB：2.0mm，U1 to SN：105.0°）が形成された．

図3　動的治療終了時，咬合形態（特に前歯部被蓋）にみられた共通点

　成長発育期間中の下顎後退Ⅱ級過蓋咬合抜歯症例と下顎後退Ⅱ級開咬抜歯症例のいずれにおいても，前歯部被蓋，上顎切歯軸はオーバーコレクション気味に改善されていたが，術後には望ましい前歯部被蓋，上顎切歯軸の咬合形態が形成された．

QUESTION 12 長期咬合の安定症例にはどのような共通点がありますか？

下顎過成長Ⅲ級開咬非抜歯症例

動的治療開始時（20歳7カ月）

1.0
2.0

動的治療終了時（22歳1カ月）

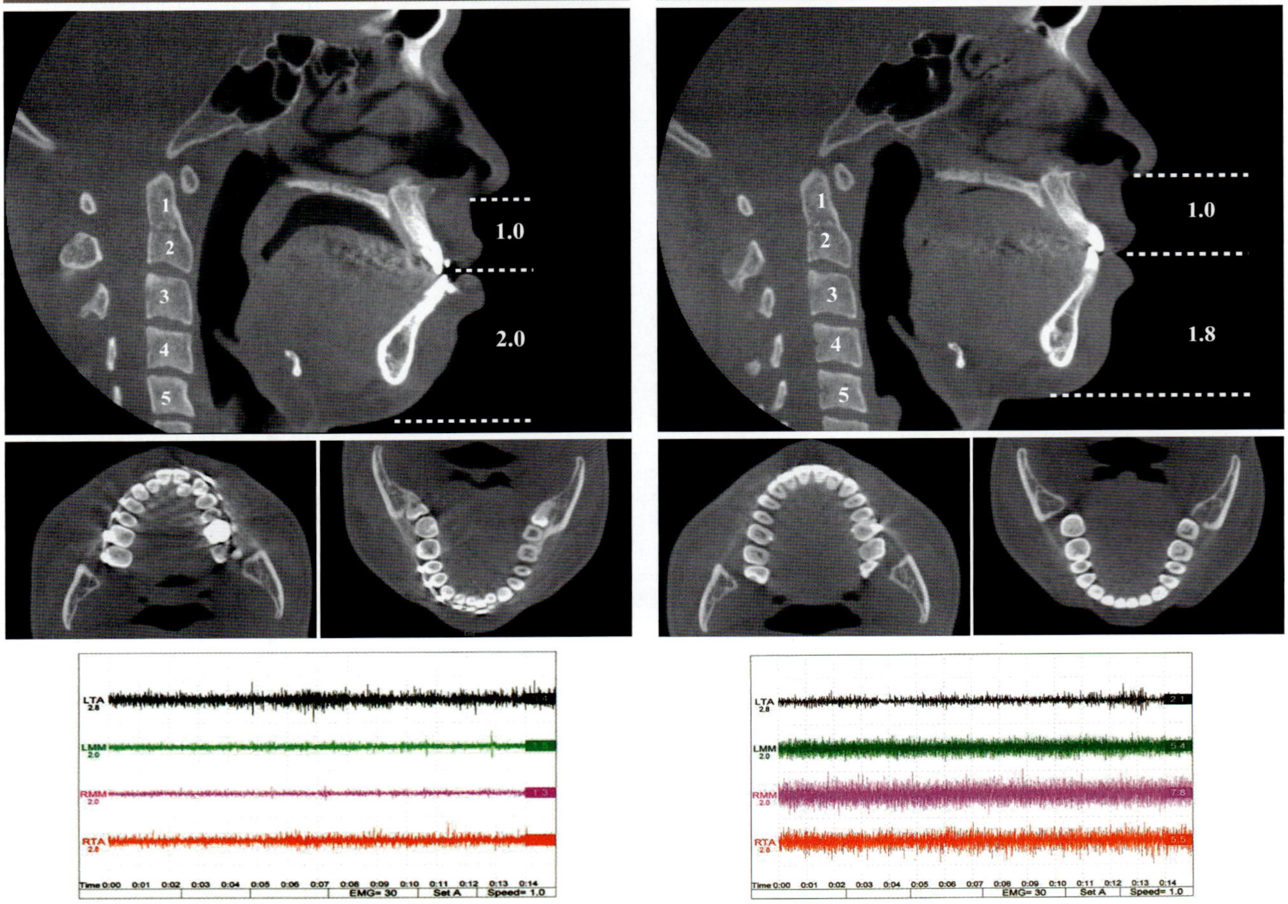

1.0
1.8

1. 舌骨は望ましい垂直位より下方で，舌が挙上できず（舌背が口蓋に届かず），気道が狭窄して口呼吸，異常嚥下癖が誘発され，上下顎歯列弓，歯槽堤の狭窄，下顎切歯軸の唇側傾斜がみられる．また，臼歯の一部は舌側傾斜し，歯槽堤の海綿骨内に排列されていない．
2. 咬筋が低活動（咬合力の弱小化）で，高い臼歯部咬合高径，浅い前歯部被蓋が惹起されている．

1. 舌骨は望ましい垂直位に挙上され，舌が挙上された結果，舌背は口蓋にピッタリと貼りつき，気道が開大し，鼻呼吸，正常嚥下が習得された．その結果，口腔内外からの力のバランスが整い，上下顎歯列弓，歯槽堤の形態が修正され，下顎切歯軸も改善し，すべての歯は歯槽堤の海綿骨内に排列された．
2. 咬筋が活性化（咬合力の強化）し，臼歯部咬合高径の減少と前歯部被蓋の増加に貢献していた．

図4 動的治療終了時，対顎関係，咬合形態，筋機能にみられた共通点

2. 術後，顔貌，対顎関係，咬合形態と機能にみられた共通点

1）顔　貌

正貌は動的治療終了時より左右対称的に形成され，下顔面は黄金比（1.0：1.7）となり，美しいナゾラビアルアングルとメンターリスサルカスが形成されていた（図5）．

（例外：下顎過成長Ⅲ級過蓋咬合症例では，ANBが-10.0°となり，改善できなかった）

2）対顎関係（顎顔面骨格形態）

動的治療終了時が成長発育期間中のⅡ級症例では，抜歯，非抜歯にかかわらず，ANBが正常咬合者の1SD内に改善されていた．しかし，成長発育終了後に動的治療を終了したⅡ級症例では，抜歯，非抜歯にかかわらず，ANBは正常咬合者の1SD内に改善されていなかった．

Ⅲ級症例では，動的治療終了時よりもさらによい対顎関係に改善されていた．

（例外：下顎過成長Ⅲ級過蓋咬合抜歯症例では，ANBが-10.0°から-5.0°で1SD内に改善できなかった）

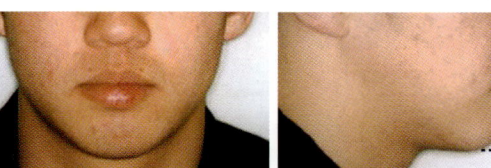
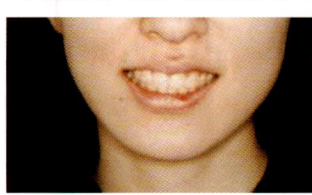
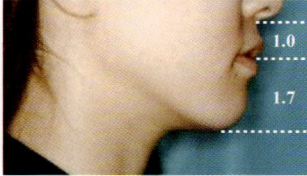
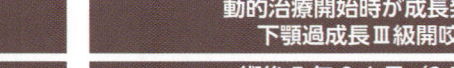
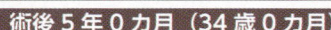
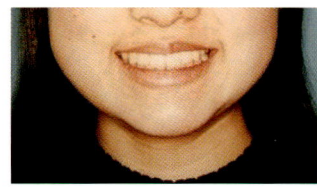
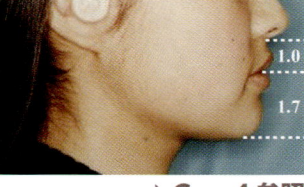
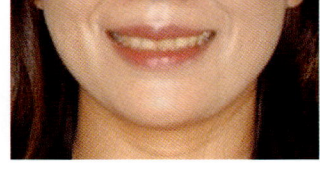
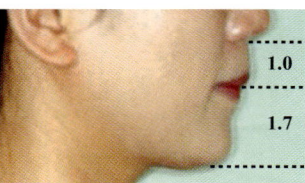

図5　術後，顔貌にみられた共通点
正貌は左右対称的に形成され，下顔面は黄金比（1.0：1.7）となり，美しいナゾラビアルアングルとメンターリスサルカスが形成されていた．

3）咬合形態（図6〜9）

① 上下顎犬歯，大臼歯関係はⅠ級が維持されていた．
② 臼歯部咬合高径は左右対称で，上下顎正中線が一致していた．
③ 歯列弓，歯槽堤は安定した形態が維持されていた．
④ 犬歯，臼歯部で緊密な咬頭嵌合が維持されていた．
⑤ 上下顎第一大臼歯の歯軸は咬合平面に垂直で，ポステリアサポートが確立された咬合状態が維持されていた．
⑥ key ridge 上を通過する上顎第一大臼歯の歯軸の延長線は，咬合平面に垂直であった．
⑦ アンテリアガイダンスとポステリアガイダンスが形成され，顎関節に負荷が少ない機能的な咬合形態が確立されていた．
⑧ 前歯部被蓋は正常になっていた．
⑨ 上顎切歯軸は正常咬合者の 1SD 内になっていた．
⑩ 動的治療終了時と同数の歯が存在し，歯と歯周組織の健康が維持されていた．

4）機　能（図9, 10）

① 舌が挙上され，鼻呼吸，正常嚥下が維持されていた．
② 咬筋，側頭筋活動が適正化され，左右差が是正されていた．
③ 適正な口唇形態が維持されていた．

以上の共通点から，成長発育の有無，抜歯，非抜歯などに関係なく，動的治療終了時に共通してみられた咬合形態に改善しておくことが，長期咬合の安定を得る鍵といえる．

実際の症例（Case1〜7）を通して，目指すべき咬合形態を供覧したい．

QUESTION 12 長期咬合の安定症例にはどのような共通点がありますか？

動的治療終了時が成長発育期間中の 下顎後退Ⅱ級開咬抜歯症例	動的治療終了時が成長発育期間中の 上顎劣成長・下顎過成長Ⅲ級開咬抜歯症例
術後 15 年 0 カ月（29 歳 9 カ月）	術後 12 年 8 カ月（28 歳 1 カ月）

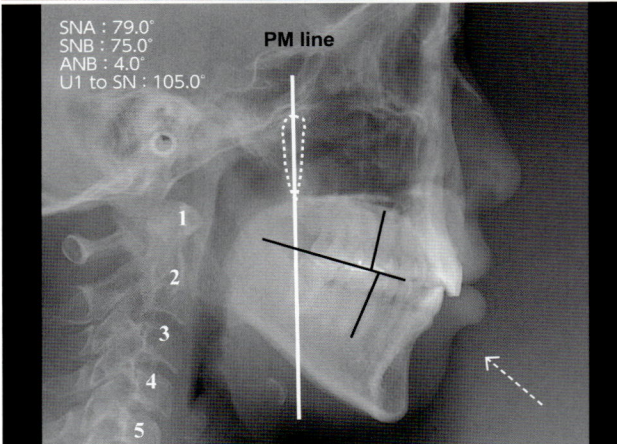

SNA：79.0°
SNB：75.0°
ANB：4.0°
U1 to SN：105.0°

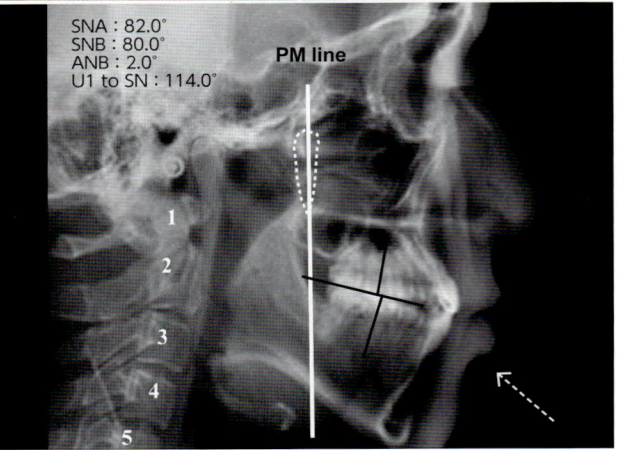

SNA：82.0°
SNB：80.0°
ANB：2.0°
U1 to SN：114.0°

動的治療開始時が成長発育終了後の 下顎後退Ⅱ級開咬非抜歯症例	動的治療開始時が成長発育終了後の 下顎過成長Ⅲ級開咬抜歯症例
術後 4 年 2 カ月（29 歳 0 カ月）	術後 5 年 0 カ月（34 歳 0 カ月）

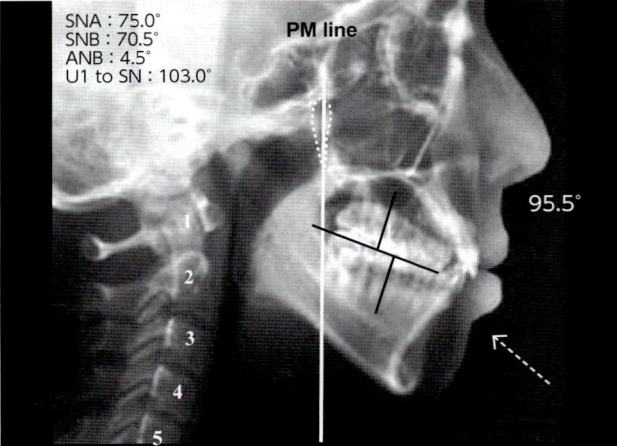

SNA：75.0°
SNB：70.5°
ANB：4.5°
U1 to SN：103.0°

95.5°

➡ Case6 参照

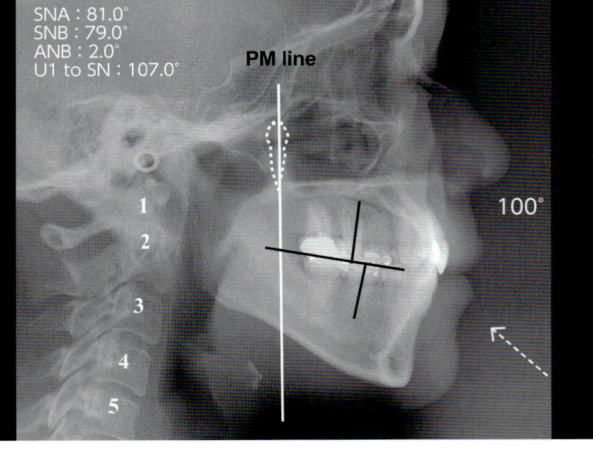

SNA：81.0°
SNB：79.0°
ANB：2.0°
U1 to SN：107.0°

100°

➡ Case7 参照

図6　術後，対顎関係，咬合形態にみられた共通点

対顎関係：動的治療終了時が成長発育期間中のⅡ級症例では，ANBが正常咬合者の1SD内に改善されていたが，動的治療開始時が成長発育終了後のⅡ級症例では，ANBが正常咬合者の1SD内に改善されていなかった．Ⅲ級症例では，動的治療終了時よりもさらによい対顎関係に改善されていた．

咬合形態：上下顎犬歯，大臼歯関係はⅠ級で，咬合平面に対し上下顎臼歯歯軸は垂直で，緊密な咬頭嵌合となり，ポステリアサポートが維持された咬合形態であった．

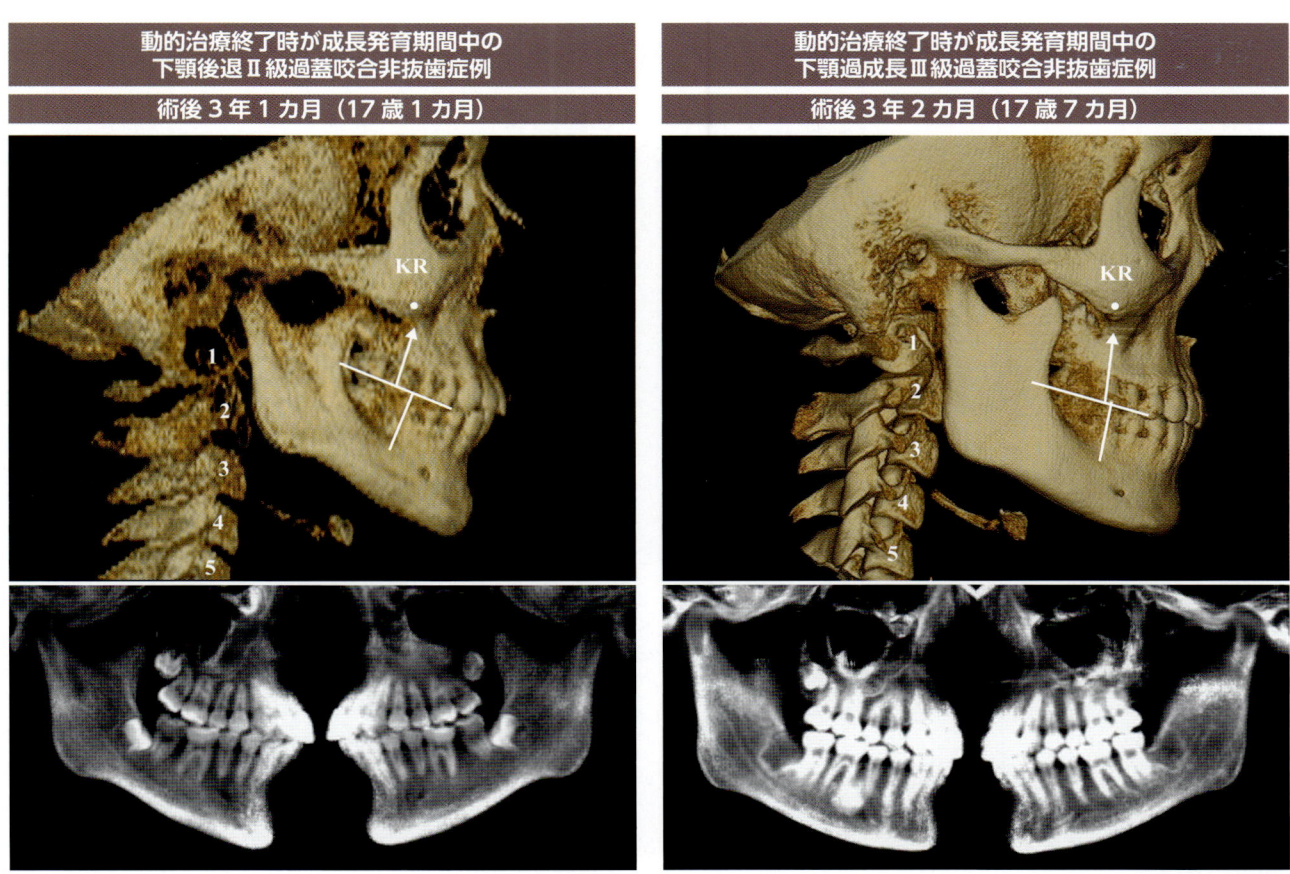

図7 術後，咬合形態にみられた共通点
上顎第一大臼歯の歯軸の延長線は key ridge (KR) 上を垂直に通過し，咬合力に耐えうる歯軸が形成されていた．

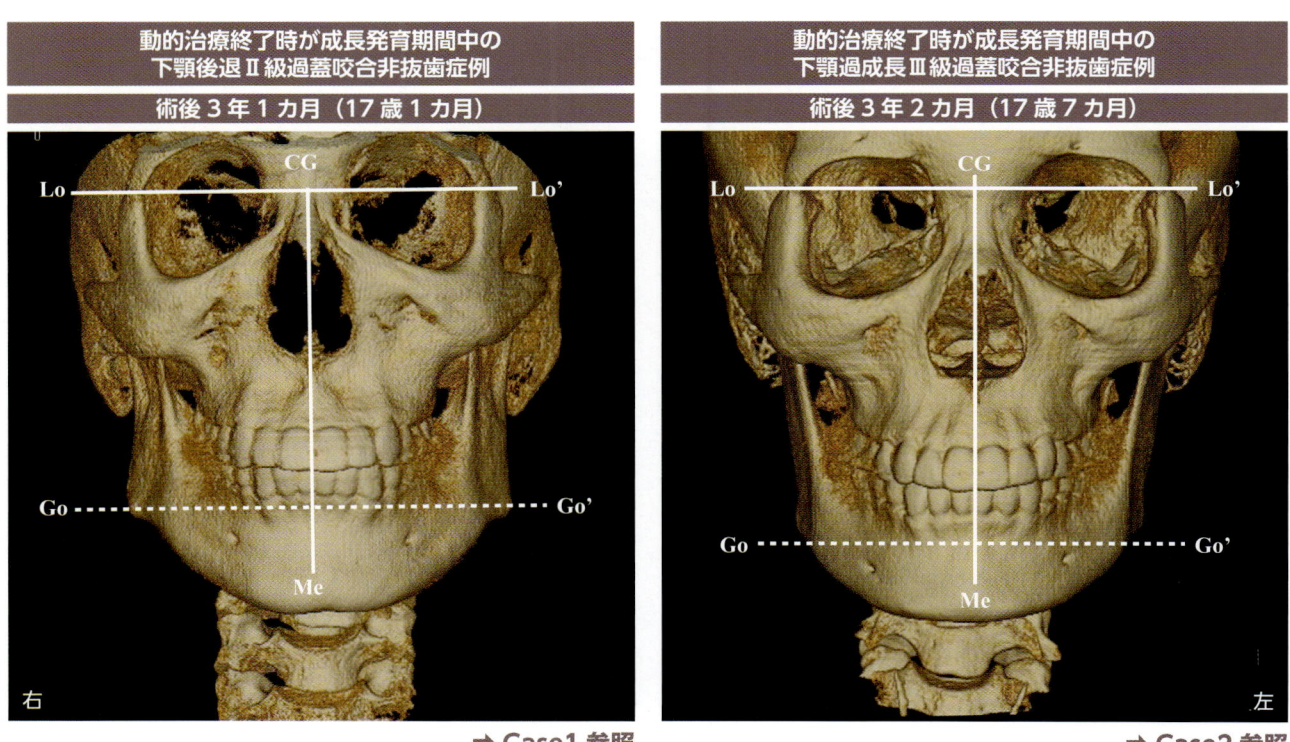

図8 術後，顎顔面骨格にみられた共通点
Lo–Lo' を水平線とし，CG を通る垂直線を正中線とすると，Ⅱ級，Ⅲ級症例ともに上下顎正中線と Me（メントン）はこの正中線上にあり，顎顔面骨格は左右対称に形成されていた．

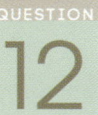

QUESTION 12 長期咬合の安定症例にはどのような共通点がありますか？

動的治療開始時が成長発育終了後の 下顎後退Ⅱ級開咬非抜歯症例	動的治療開始時が成長発育終了後の 上顎劣成長・下顎過成長Ⅲ級開咬非抜歯症例
術後4年2カ月（29歳0カ月）	術後16年5カ月（33歳3カ月）

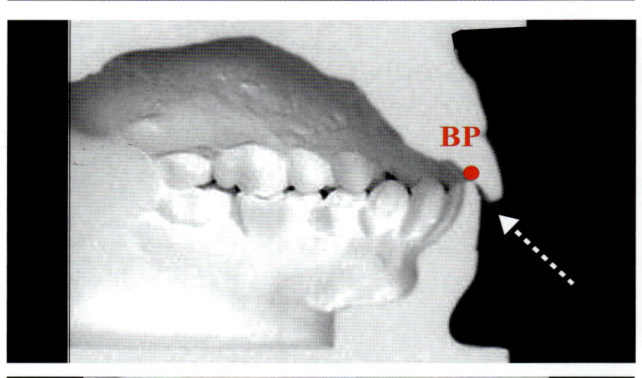
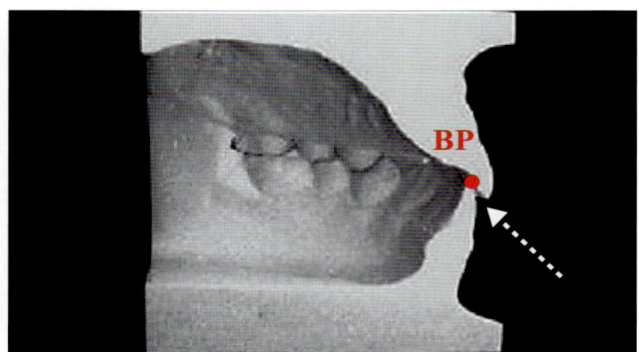

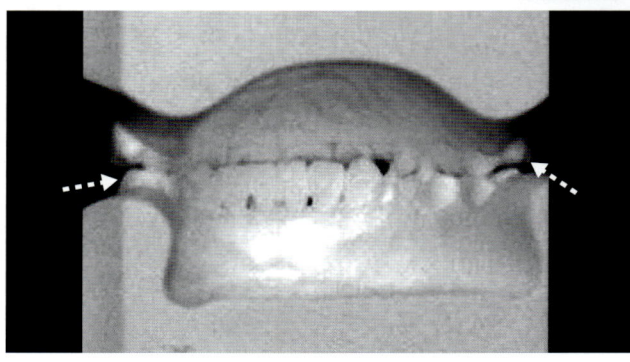
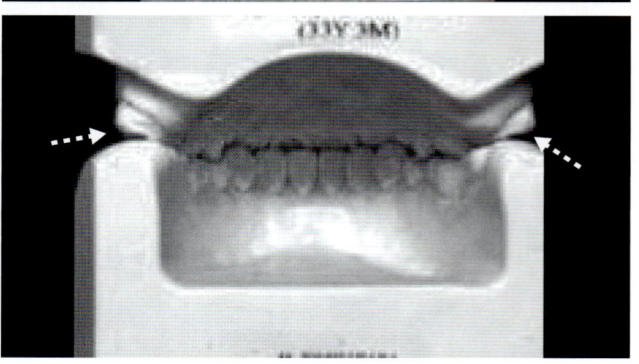

動的治療終了時（24歳10カ月）	動的治療終了時（16歳10カ月）

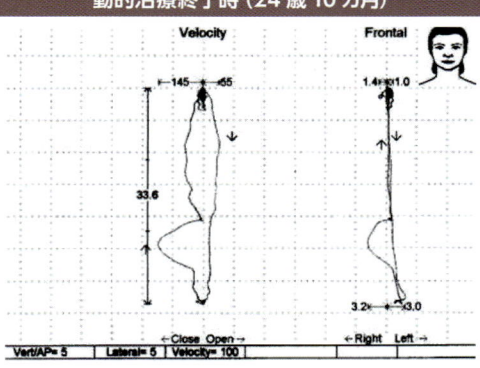
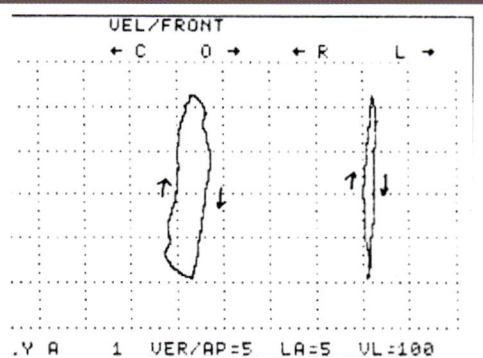

術後4年2カ月（29歳0カ月）	術後16年2カ月（33歳5カ月）

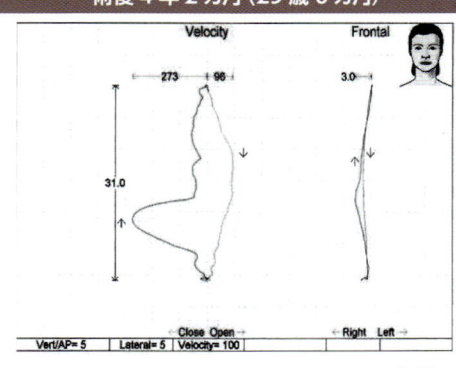
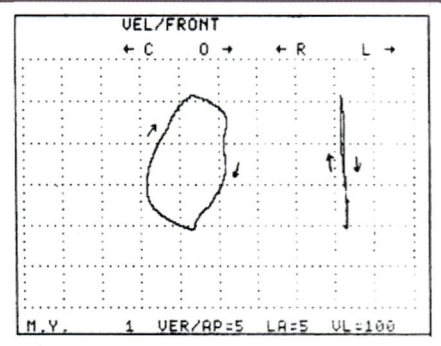

➡ Case6 参照

図9 術後，咬合形態にみられた共通点
　模型による所見：下顎切歯切端は上顎切歯舌面のインフレクションポイント（Bp）に接し，下顎を前方へ誘導するアンテリアガイダンス（矢印）を形成していた．また，上顎臼歯はわずかに頬側傾斜し，下顎を側方へ誘導するポステリアガイダンス（矢印）を形成していた．
　ＭＫＧ所見：動的治療終了時に比べて，いずれも術後のほうがスムーズな顎運動になった．

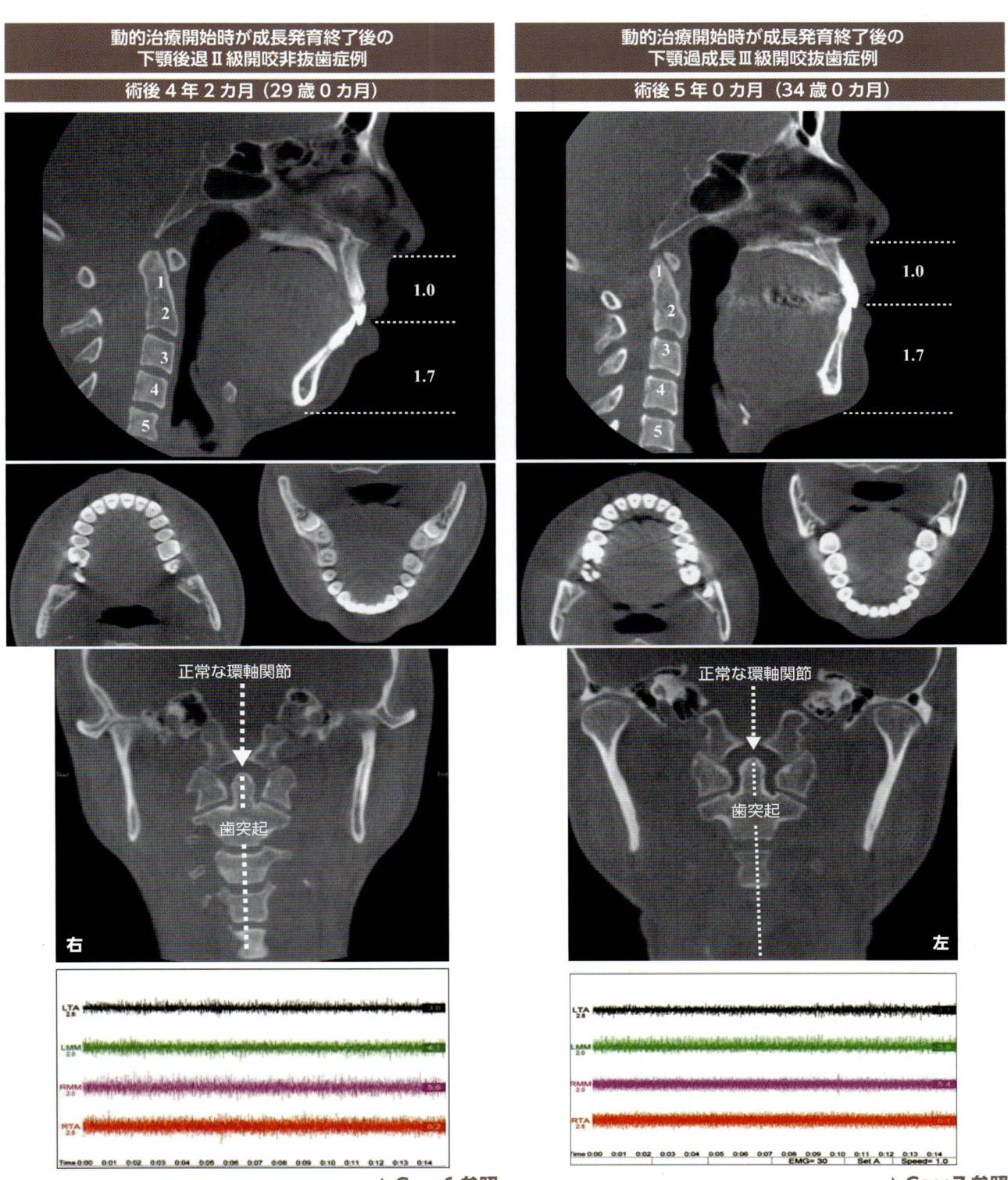

図10 術後,対顎関係,咬合形態,筋機能にみられた共通点
1. 舌骨は望ましい垂直位に維持され,舌は挙上され,舌背は口蓋にピッタリと貼りつき,気道は開大し,鼻呼吸,正常嚥下が維持されていた.その結果,上下顎歯列弓,歯槽堤の形態も維持され,すべての歯は歯槽堤の海綿骨内に排列されていた.
2. 頸椎,歯突起にも異常がなく,左右対称に下顎枝,下顎頭が形成されていた.
3. 咬筋活動のバランスも維持されており,咬合力が適正であることがわかる.

QUESTION 12 長期咬合の安定症例にはどのような共通点がありますか？

Case1 （術者：荒井志保）

動的治療終了時が成長発育期間中の下顎後退Ⅱ級過蓋咬合症例〔非抜歯〕

患　者……7歳10カ月，男子．　　**主　訴**……出っ歯，下顎前歯部の2列の歯を治したい．　　**全身症状**……異常なし．

初診時
1. **顔貌所見**：正貌は左右非対称で，側貌は下顎後退．
2. **口腔内所見**：上下顎大臼歯関係はⅡ級で，下顎前歯部は著しい叢生．
3. **側面頭部X線規格写真所見**：
   1) 呼吸，嚥下様式：舌骨の垂直位は良好で，舌が挙上され，気道は開大しており，鼻呼吸，正常嚥下．
   2) 対顎関係：舌骨はPM lineのかなり後方で，下顎後退（SNB：72.0°，ANB：6.0°）．
   3) 咬合形態：上下顎第一大臼歯は咬合平面に対し近心傾斜し，咬合力が分散しやすい咬合形態．
4. **矢状断模型所見**：上下顎第一大臼歯の歯冠が低く，低い臼歯部咬合高径を形成（**1-1**の模型写真内：黒矢印），オーバージェット1.5mm，オーバーバイト10.0mm．上顎切歯は舌側傾斜．

治療方法
1. **器械的治療**：下顎に咬合挙上板を装着し，咬合挙上後，上顎に可撤式拡大床と上下顎にフルブラケット装置を装着〔アンカレッジベンド付きライトワイヤー，長いⅡ級ゴムとトライアングルゴム（犬歯，臼歯部）を使用〕し，上顎歯列弓，歯槽堤の形態修正，上顎歯列弓の後方移動，下顎と下顎歯列弓の前方移動を行い，臼歯部咬合高径を増加し，対顎，対咬関係を改善．
2. **機能回復治療**：舌挙上訓練，下顎前方移動訓練，開閉口運動，リップトレーニング．
3. **抜歯部位**：なし．
4. **動的治療期間**——第Ⅰ期：2年4カ月，第Ⅱ期：2年4カ月．　／　**5．保定期間**：2年．

治療結果：動的治療終了時の所見
1. **顔貌所見**：正貌はほぼ左右対称で，側貌は下顔面が黄金比（1.0：1.7）に改善．
2. **口腔内所見**：上顎切歯軸は唇側傾斜気味にオーバーコレクション．すべての上下顎前歯が歯列弓内に排列され，上下顎正中線は一致し，犬歯，大臼歯関係はⅠ級で，犬歯，臼歯部は緊密な咬頭嵌合が確立された咬合形態に改善．
3. **側面頭部X線規格写真所見**：
   1) 呼吸，嚥下様式：舌骨は望ましい垂直位で気道が開大し，鼻呼吸，正常嚥下を維持．
   2) 対顎関係：ANBは6.0°から4.5°になり，正常咬合者のほぼ1SD内の対顎関係を確立．
   3) 咬合形態：上顎切歯軸はオーバーコレクションし，唇側傾斜気味（U1 to SN：83.5°→104.0°）上下顎第一大臼歯の歯軸は咬合平面に垂直で，ポステリアサポートが確立された咬合形態．
4. **矢状断模型所見**：上下顎臼歯の歯冠高が増加（**1-1**の模型写真内：黒矢印）．その結果，オーバーバイトは2.5mmに改善．上顎切歯の唇側傾斜でオーバージェットは2.0mmとなり，アンテリアガイダンスを形成．

術後3年1カ月の所見
1. **顔貌所見**：正貌は左右対称で，側貌は下顔面が黄金比（1.0：1.7）を維持．
2. **口腔内所見**：上下顎正中線は一致し，安定した形態の歯列弓，歯槽堤が維持され，犬歯，大臼歯関係はⅠ級で，犬歯，臼歯部は緊密な咬頭嵌合が確立された咬合形態を維持．齲蝕の発生もなく，歯周組織はきわめて健康．
3. **側面頭部X線規格写真所見**：
   1) 呼吸，嚥下様式：鼻呼吸，正常嚥下を維持．
   2) 対顎関係：ANBは3.5°で正常咬合者の1SD内の対顎関係を維持
   3) 咬合形態：良好な上下顎臼歯歯軸（U1 to SN：105.0°，L1 to Dc-L1i：85.0°）が形成され，上下顎第一大臼歯の歯軸は咬合平面に垂直で，ポステリアサポートが確立された咬合形態を維持．
4. **矢状断模型所見**：オーバージェット，オーバーバイトともに2.0mmで，下顎切歯切端は上顎切歯舌面のインフレクションポイント（Bp）に接し，アンテリアガイダンスが形成された機能的な咬合形態を維持．
5. **EMG所見**：咬筋，側頭筋活動は左右対称でやや高活動．その結果，左右対称な臼歯部咬合咬合高径と上下顎正中線の一致に貢献．しかし，臼歯部咬合高径が減少し被蓋が深くなる傾向がある．

	初診時（7歳10カ月）	動的治療終了時（14歳0カ月）	術後3年1カ月（17歳1カ月）
	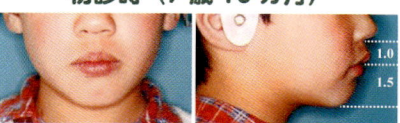 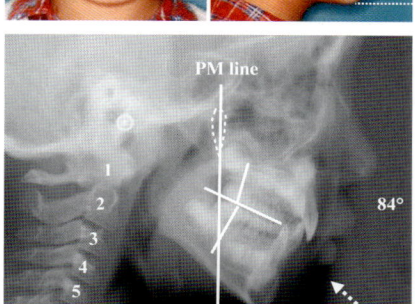 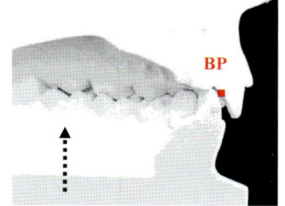	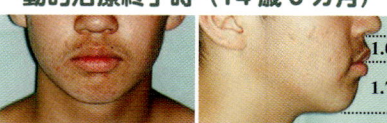 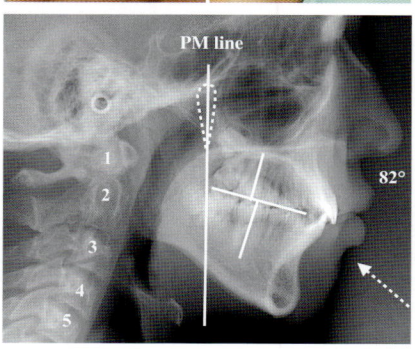 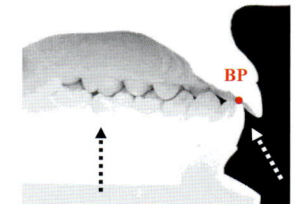	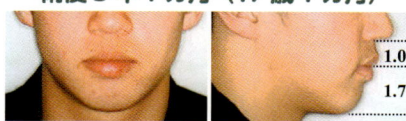 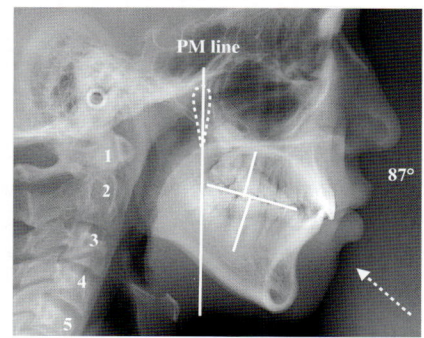 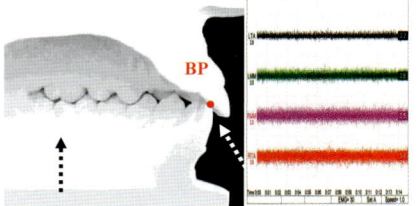

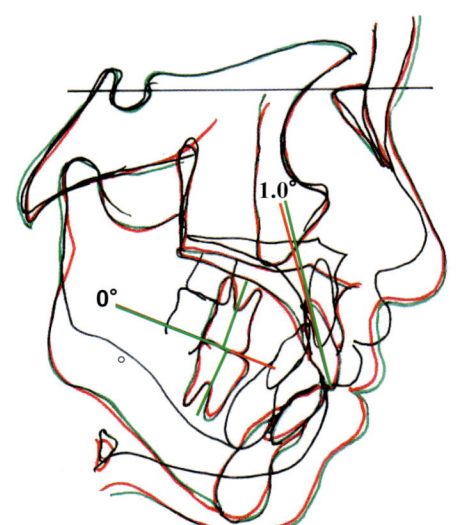

— 初診時（7歳10カ月）
— 動的治療終了時（14歳0カ月）
— 術後3年1カ月（17歳1カ月）

	初診時	動的治療終了時	術後3年1カ月	術後の変化	Control subjects Mean ±SD
SNA	78.0°	79.0°	79.0°	0°	
SNB	72.0°	74.5°	75.5°	+1.0°	
ANB	6.0°	4.5°	3.5°	−1.0°	2.7° ±1.54°
GoA	130.0°	128.0°	128.0°	0°	
F.Occp-AB	85.0°	90.0°	90.0°	0°	91.3° ±4.42°
U1 to SN	83.5°	104.0°	105.0°	+1.0°	106.4° ±5.08°
L1 to Dc-L1i	83.0°	81.0°	85.0°	+4.0°	88.9° ±3.67°

下顎は前下方に成長発育した．上顎第一大臼歯の歯軸は咬合平面と垂直の関係を保ち，ポステリアサポートが確立された咬合形態が維持されていた．また，上顎切歯軸は術後に1.0°唇側傾斜し，アンテリアガイダンスを形成，維持していた．

1-1 初診時から術後3年1カ月の正貌，側貌，側面頭部X線規格写真，矢状断模型写真とEMG，側面頭部X線規格写真のトレースの重ね合わせと分析値

QUESTION 12 長期咬合の安定症例にはどのような共通点がありますか？

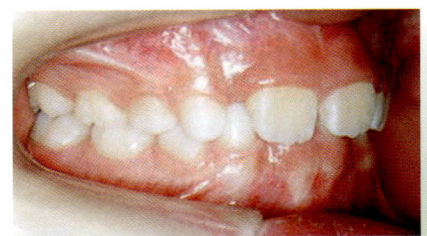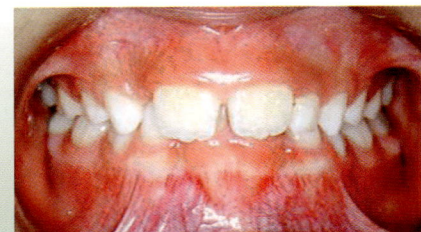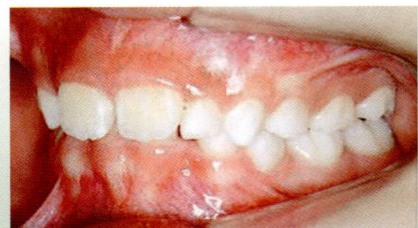
初診時（7歳10カ月）

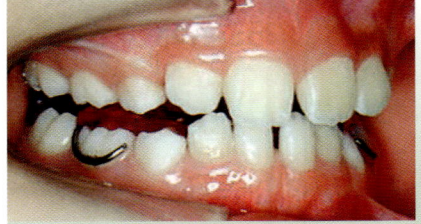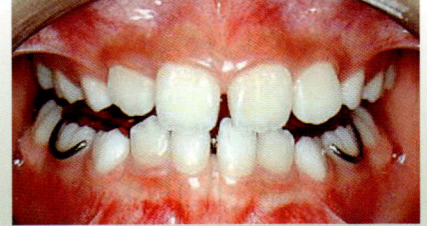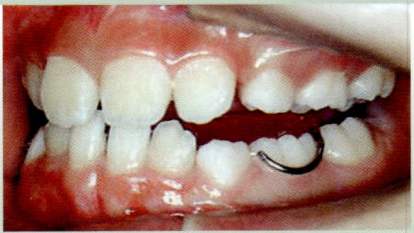
第Ⅰ期治療終了時（10歳2カ月）

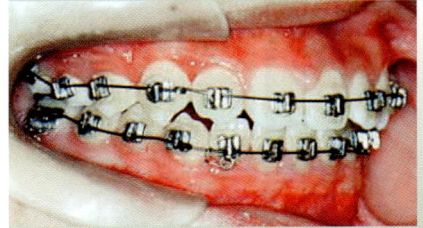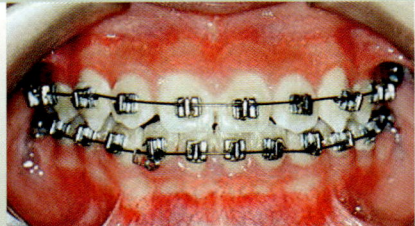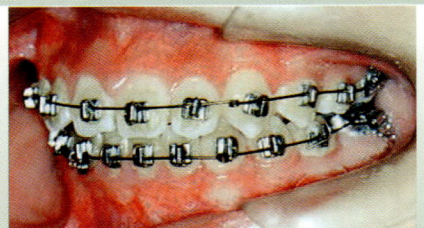
第Ⅱ期治療開始後10カ月（12歳6カ月）

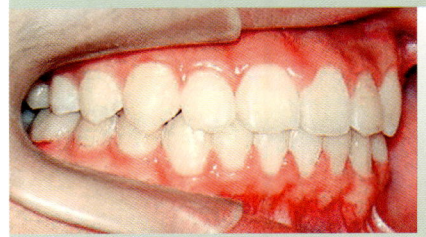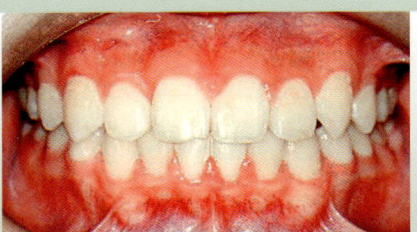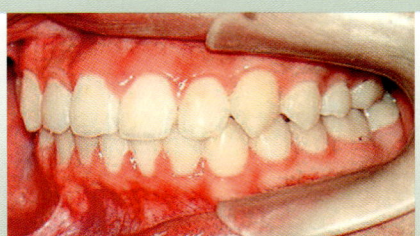
動的治療終了時（14歳0カ月）

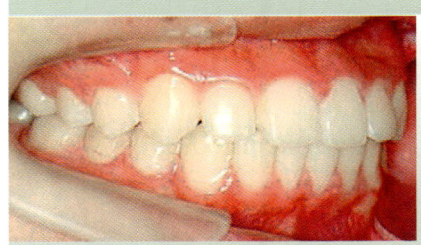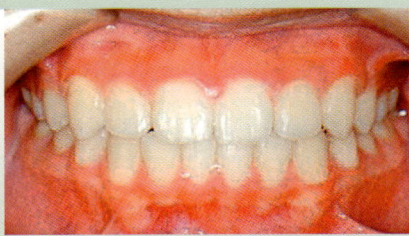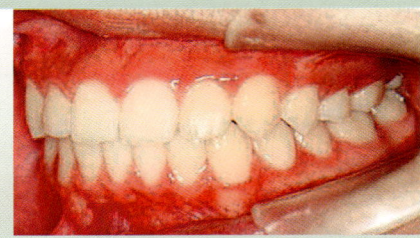
術後3年1カ月（17歳1カ月）

1-2 初診時から術後3年1カ月の口腔内写真

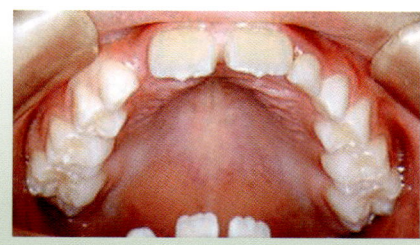 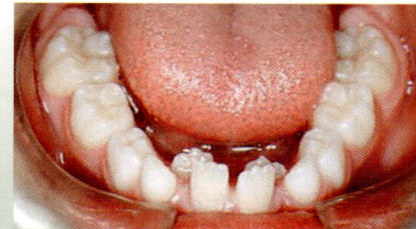

上下第一大臼歯関係はⅡ級で，前歯部被蓋は深く，上顎切歯は舌側傾斜していた．
上下顎歯列弓は狭窄しており，上顎右側の乳側切歯は萌出余地不足のため未萌出で，下顎前歯部は著しい叢生であった．
OJ：1.5mm，OB：1.0mm．

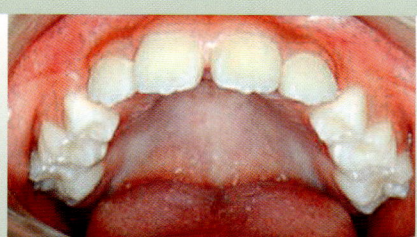 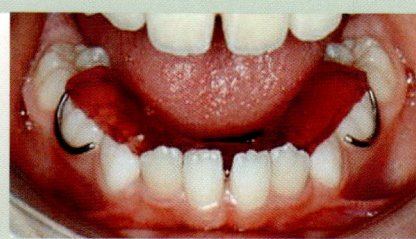

下顎に咬合挙上板を装着し，咬合挙上を行った．
下顎前歯部の叢生は是正されたが，上顎左右犬歯の萌出余地が不足していた．

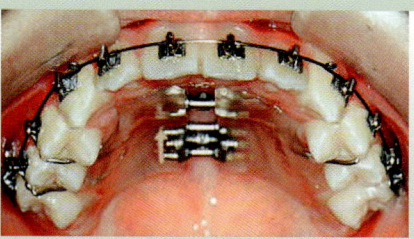 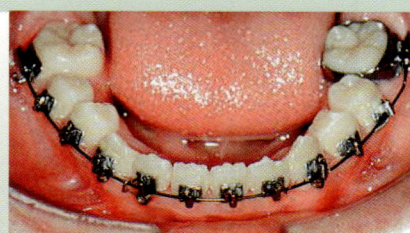

上顎に可撤式拡大床を装着し，歯列弓，歯槽堤が形態修正された後，上下顎左右犬歯は歯列弓内に排列された．
この後，上下顎第二大臼歯の萌出を待つ．

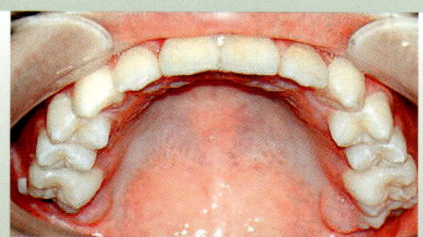 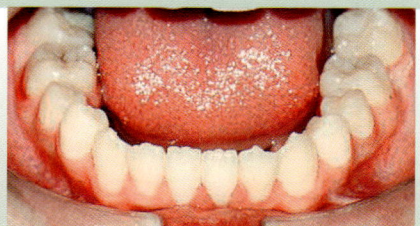

上下顎犬歯，大臼歯関係はⅠ級で，上下顎切歯，犬歯は歯列弓内に排列された．
前歯部被蓋はやや浅めに，上顎切歯軸は唇側傾斜気味にオーバーコレクションして動的治療を終了した．
OJ：2.0mm，OB：2.5mm．

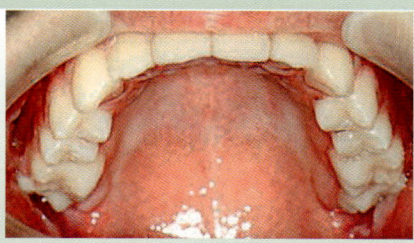 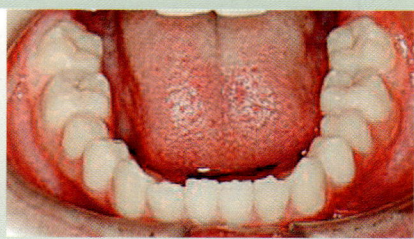

正常被蓋で良好な上顎切歯軸が形成されている．
上下顎犬歯，大臼歯関係がⅠ級で犬歯，臼歯部で緊密な咬頭嵌合の咬合形態が維持され，歯周組織は健康である．
OJ：2.0mm，OB：2.0mm．

OJ：オーバージェット，OB：オーバーバイト．

QUESTION 12 長期咬合の安定症例にはどのような共通点がありますか？

Case2 （術者：荒井志保）

動的治療終了時が成長発育期間中の下顎過成長Ⅲ級過蓋咬合症例〔非抜歯〕

患　者……7歳7カ月，女子．　**主　訴**……反対咬合，下顎前歯部のでこぼこを治したい．　**全身症状**……異常なし．

初診時
1. **顔貌所見**：正貌は左右非対称で，側貌は上唇が短く下顎突出．
2. **口腔内所見**：上下顎大臼歯関係はⅢ級で，上下顎前歯部は叢生，右側臼歯部は交叉咬合．上唇小帯短縮．
3. **側面頭部 X 線規格写真所見**：
   1) 呼吸，嚥下様式：舌骨の垂直位は良好で，舌が挙上され，気道が開大し，鼻呼吸，正常嚥下．
   2) 対顎関係：舌骨は PM line に近接し，下顎過成長（SNB：86.0°，ANB：－5.0°）．
   3) 咬合形態：上顎第一大臼歯は咬合平面に対し遠心傾斜し，下顎第一大臼歯は近心傾斜し，Ⅲ級関係を悪化させるとともに，咬合力が分散しやすい咬合形態．
4. **矢状断模型所見**：上下顎第一大臼歯の歯冠が短く，低い臼歯部咬合高径を形成（**2-1** の模型写真内：黒矢印），オーバージェット－1.0mm，オーバーバイト 5.0mm．下顎切歯は舌側傾斜．

治療方法
1. **器械的治療**：上顎に拡大気味のリンガルアーチ，上下顎にフルブラケット装置を装着〔アンカレッジベンド付きライトワイヤーと長いⅢ級ゴムとトライアングルゴム（犬歯，臼歯部）使用〕し，上顎歯列弓，歯槽堤の形態修正，上顎歯列弓の前方移動，下顎歯列弓の後方移動と臼歯部咬合高径を増加し対顎対咬関係を改善．
2. **機能回復治療**：舌挙上訓練，開閉口運動，リップトレーニング（上唇を伸ばすため），強く噛みしめないよう指示．
3. **抜歯部位**：なし．／　4. **その他**：上唇小帯切除．
5. **動的治療期間**——第Ⅰ期：1年10カ月，第Ⅱ期：1年6カ月．／　6. **保定期間**：2年．

治療結果：動的治療終了時の所見
1. **顔貌所見**：正貌はほぼ左右対称で，側貌は下顎面がほぼ黄金比（1.0：1.8）に改善．
2. **口腔内所見**：被蓋はやや浅めにオーバーコレクション．良好な上下顎歯列弓，歯槽堤形態が形成され，右側臼歯部の交叉咬合は是正され，犬歯，大臼歯関係はⅠ級で，緊密な咬頭嵌合が確立された咬合形態に改善．
3. **側面頭部 X 線規格写真所見**：
   1) 呼吸，嚥下様式：舌骨は望ましい垂直位で気道が開大し，鼻呼吸，正常嚥下を維持．
   2) 対顎関係：ANB は－5.0°から 1.0°になり，正常咬合者のほぼ 1SD 内の対顎関係を確立．
   3) 咬合形態：上下顎第一大臼歯の歯軸は咬合平面に垂直で，咬合力が垂直に加わるポステリアサポートが確立された咬合形態．
4. **矢状断模型所見**：上下顎臼歯の歯冠高が増加（**2-1** の模型写真内：黒矢印）．その結果，オーバーバイトは 1.5mm に改善．上顎切歯の唇側傾斜でオーバージェットは 1.5mm となり，アンテリアガイダンスをわずかに形成．
5. **EMG 所見**：咬筋，側頭筋活動は左右非対称．

術後 3 年 2 カ月の所見
1. **顔貌所見**：正貌は左右対称で，側貌は上唇が伸びた結果，下顔面は黄金比（1.0：1.7）で，美しいメンターリスサルカスが形成．
2. **口腔内所見**：上下顎正中線は一致し，安定した形態の歯列弓，歯槽堤が維持され，犬歯，大臼歯関係はⅠ級で，犬歯，臼歯部は緊密な咬頭嵌合が確立された咬合形態を維持．齲蝕の発生もなく，歯周組織はきわめて健康．
3. **側面頭部 X 線規格写真所見**：
   1) 呼吸，嚥下様式：鼻呼吸，正常嚥下を維持．
   2) 対顎関係：ANB は 2.0°で正常咬合者の 1SD 内の対顎関係を維持．
   3) 咬合形態：上下顎臼歯の歯軸は咬合平面に垂直で，ポステリアサポートが確立された咬合形態．
4. **矢状断模型所見**：オーバージェット 1.5mm，オーバーバイト 2.5mm で，下顎切歯切端は上顎切歯舌面のインフレクションポイント（Bp）に接し，アンテリアガイダンスが形成された機能的な咬合形態を確立．
5. **EMG 所見**：咬筋，側頭筋は適正な活動で左右対称．その結果，左右対称な臼歯部咬合高径と正常被蓋の形成，上下顎正中線の一致に貢献．

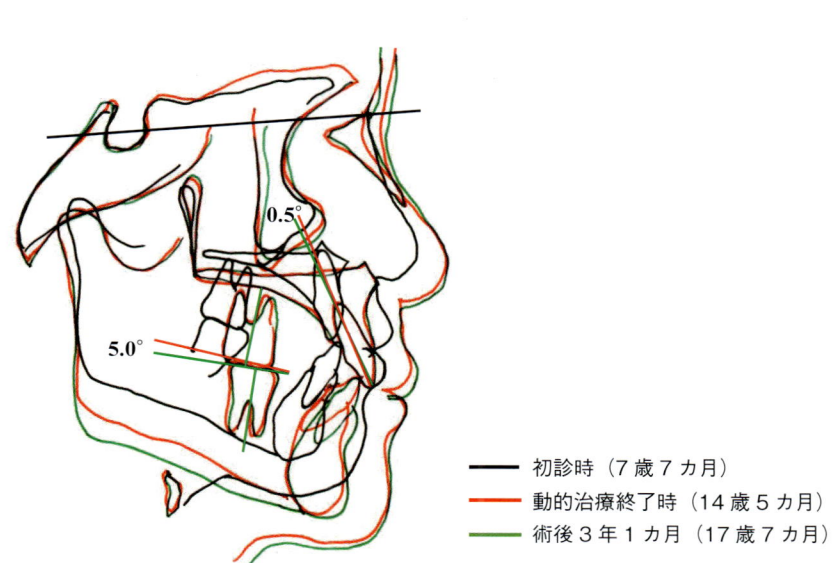

	初診時	動的治療終了時	術後3年2カ月	術後の変化	Control subjects Mean ±SD
SNA	81.0°	83.0°	84.5°	+1.5°	
SNB	86.0°	82.0°	82.5°	+0.5°	
ANB	−5.0°	1.0°	2.0°	+1.0°	2.7° ±1.54°
GoA	118.0°	118.0°	120.0°	+2.0°	
F.Occp-AB	69.0°	83.0°	88.0°	+5.0°	91.3° ±4.42°
U1 to SN	101.0°	104.0°	104.5°	+0.5°	106.4° ±5.08°
L1 to Dc-L1i	103.0°	105.0°	104.0°	−1.0°	88.9° ±3.67°

動的治療終了時が成長発育期間中で，上下顎は前下方に成長発育した．
この結果，術後の咬合平面は 5.0°変化し，上顎第一大臼歯は近心傾斜し，歯軸は咬合平面と垂直の関係を保ち，ポステリアサポートが確立された咬合形態を維持していた．上顎切歯軸は術後に 0.5°唇側傾斜し，アンテリアガイダンスを形成，維持していた．

2-1 初診時から術後3年2カ月の正貌，側貌，側面頭部X線規格写真，矢状断模型写真とEMG，側面頭部X線規格写真のトレースの重ね合わせと分析値

QUESTION 12 長期咬合の安定症例にはどのような共通点がありますか？

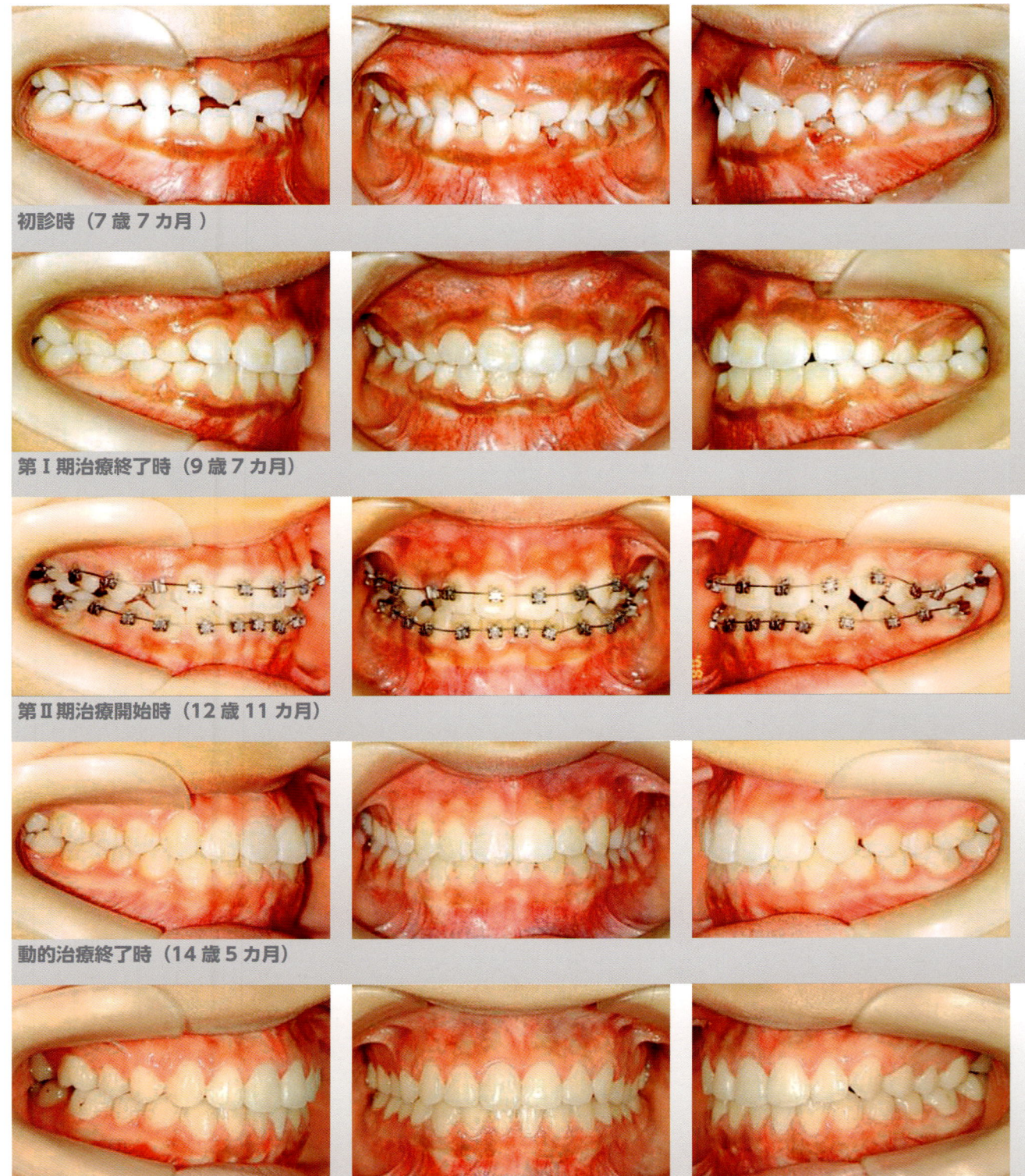

初診時（7歳7カ月）

第Ⅰ期治療終了時（9歳7カ月）

第Ⅱ期治療開始時（12歳11カ月）

動的治療終了時（14歳5カ月）

術後3年2カ月（17歳7カ月）

2-2 初診時から術後3年2カ月の口腔内写真

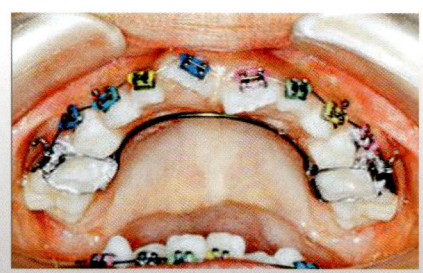
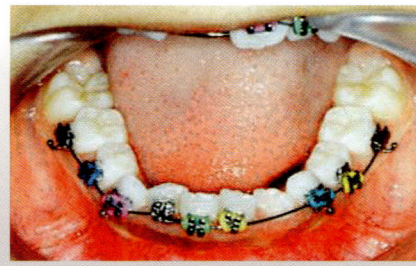

第Ⅰ期治療開始時（7歳9カ月）

上下顎大臼歯関係はⅢ級で，上下顎前歯部は叢生であった．
右側臼歯部は交叉咬合で下顎は右側に偏位していた．
上顎のリンガルアーチワイヤーはアンカレッジベンドの作用で上顎第一大臼歯が遠心傾斜するのを防止するためで，被蓋が改善された後は撤去した．
OJ：1.0mm，OB：5.0mm.

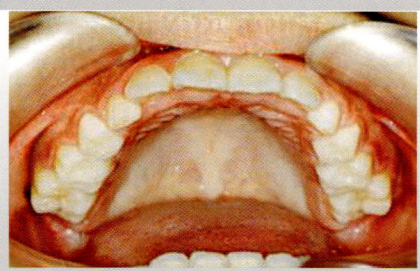
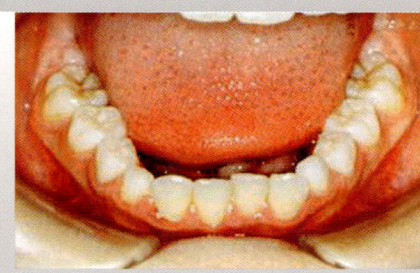

右側臼歯部の交叉咬合と被蓋が改善された．
上顎左右中切歯の捻転は是正され，上下顎正中線はほぼ一致し，大臼歯関係はⅠ級の咬合形態が形成されたため装置を撤去し，側方歯群の萌出を待った．

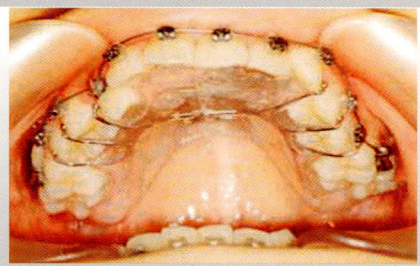
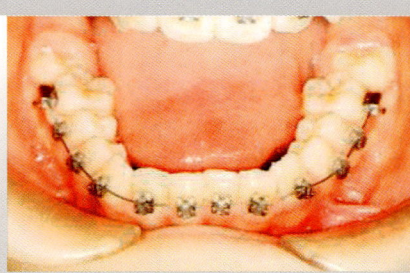

上顎に可撤式拡大床と上下顎にフルブラケット装置を装着し，舌挙上訓練を実施して第Ⅱ期治療を開始した．
上下顎正中線は一致した．

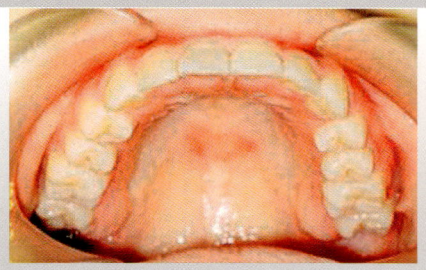
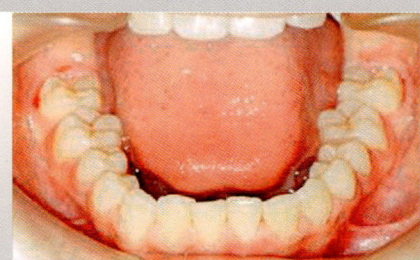

正常被蓋で良好な上下顎歯列弓，歯槽堤形態が形成され，右側臼歯部の交叉咬合は是正された．犬歯，大臼歯関係はⅠ級で，犬歯，臼歯部は緊密な咬頭嵌合が確立された咬合形態に改善された．
OJ：1.5mm，OB：1.5mm.

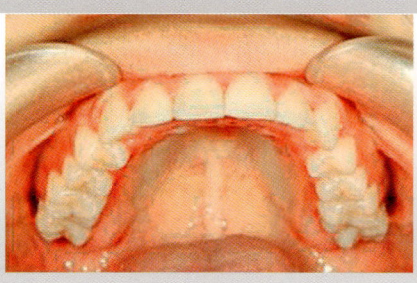
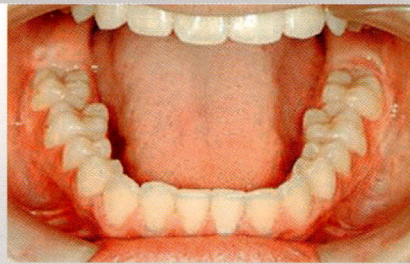

上下顎正中線は一致しており，上下顎犬歯，大臼歯関係はⅠ級で，歯列弓，歯槽堤は安定した形態で，犬歯，臼歯部は緊密な咬頭嵌合が確立された咬合形態が維持されている．
齲蝕の発生もなく，歯周組織はきわめて健康である．
OJ：1.5mm，OB：2.5mm.

OJ：オーバージェット，OB：オーバーバイト．

QUESTION 12　長期咬合の安定症例にはどのような共通点がありますか？

Case3

動的治療終了時が成長発育期間中の下顎後退Ⅱ級開咬症例〔抜歯部位：$\frac{4|4}{4|4}$〕

患　者……7歳7カ月，女子．　**主　訴**……開咬，サ行の発音がおかしい．　**全身症状**……異常なし．

初診時
1．**顔貌所見**：左側胸鎖乳突筋の緊張で正貌は左側に傾斜し，左右非対称．側貌は下顎後退．
2．**口腔内所見**：指しゃぶりで前歯部は開咬．上顎歯列弓，歯槽堤は狭窄，上顎切歯は著しく唇側傾斜．
3．**側面頭部X線規格写真**：
　1）呼吸，嚥下様式：舌骨の垂直位は下方で，気道は狭窄し，口呼吸，異常嚥下癖を誘発．
　2）対顎関係：舌骨はPM lineのかなり後方で下顎の前方発育が抑制された下顎後退（SNB：76.0°，ANB：9.0°）．
　3）咬合形態：咬合平面に対し下顎第一大臼歯は近心傾斜し，咬合力が分散しやすい咬合形態．
4．**矢状断模型所見**：上顎切歯は著しく唇側傾斜．オーバージェット5.0mm，オーバーバイト－8.0mm．

治療方法
1．**器械的治療**：側方歯群が萌出したら，上下顎にフルブラケット装置を装着〔アンカレッジベンド付きライトワイヤー，短いⅡ級ゴムとトライアングルゴム（切歯，犬歯，小臼歯部），平行ゴム（抜歯空隙閉鎖）を使用〕し，上下顎臼歯を整直し，上顎歯列弓の後方移動，下顎歯列弓の前方移動で対顎，対咬関係を改善．
2．**機能回復治療**：指しゃぶり習癖の是正（指しゃぶり側の腕に包帯を巻く），舌挙上訓練，リップトレーニング．
3．**抜歯部位**：上下顎左右第一小臼歯4本．／　4．**機能回復治療と側方歯群萌出までの経過観察期間**：3年1カ月．
5．**動的治療期間（フルブラケットでの治療期間）**：1年5カ月．／　6．**保定期間**：2年．

治療結果：動的治療終了時の所見
1．**顔貌所見**：正貌は左右非対称，側貌は下顔面が黄金比（1.0：1.7）で美しいメンターリスサルカスを形成．
2．**口腔内所見**：被蓋は深めにオーバーコレクション．下顎はやや右側偏位だが，犬歯，大臼歯関係はⅠ級で，良好な上下顎歯列弓，歯槽堤，舌がゆったり収まる舌房を形成．犬歯，臼歯部で緊密な咬頭嵌合の咬合形態に改善．
3．**側面頭部X線規格写真所見**：
　1）呼吸，嚥下様式：舌骨は望ましい垂直位で，舌が挙上され，気道が開大し，鼻呼吸，正常嚥下を習得．
　2）対顎関係：ANBは5.0°で，正常咬合者の1SD外の対顎関係．
　3）咬合形態：上顎切歯軸は舌側傾斜気味で（U1 to SN：101.0°），下顎第一大臼歯の歯軸は咬合平面に垂直で，咬合力が垂直に加わるポステリアサポートが確立された咬合形態に改善．
4．**矢状断模型所見**：上顎切歯軸は舌側傾斜気味に，被蓋は深めにオーバーコレクション．オーバージェット1.3mm，オーバーバイト2.5mm．下顎第二大臼歯は舌側傾斜（**3－1**の模型写真内：黒矢印）．
5．**EMG所見**：右側の咬筋が高活動で左右非対称．その結果，下顎右側臼歯が舌側傾斜し，低い臼歯部咬合高径が形成され，下顎が右側に偏位し，上下顎正中線の不一致を惹起．

術後12年3カ月の所見
1．**顔貌所見**：正貌は左右非対称であるが，側貌は下顔面が黄金比（1.0：1.7）で美しいナゾラビアルアングルとメンターリスサルカスの口唇側貌．
2．**口腔内所見**：上下顎犬歯，大臼歯関係はⅠ級で，きわめて安定した咬合形態と健康な歯周組織を維持．
3．**側面頭部X線規格写真所見**：
　1）呼吸，嚥下様式：舌骨は望ましい垂直位で，舌が挙上され，気道が開大し，鼻呼吸，正常嚥下を維持．
　2）対顎関係：ANBは2.0°で，正常咬合者の1SD内の対顎関係を確立．
　3）咬合形態：上顎切歯軸は正常咬合者の1SD内（U1 to SN：109.0°）となり，上下顎第一大臼歯の歯軸は咬合平面に垂直でポステリアサポートが確立された咬合形態を維持．
4．**矢状断模型所見**：オーバージェット2.0mm，オーバーバイト2.5mmで，下顎切歯切端は上顎切歯舌面のインフレクションポイント（Bp）に接し，アンテリアガイダンスを形成（**3－1**の模型写真内：白矢印），緊密な咬頭嵌合を確立（**3－1**の模型写真内：黒矢印）．
5．**EMG所見**：咬筋は右側が高活動で左右非対称．その結果，右側臼歯は舌側傾斜し，低い臼歯部咬合高径が形成され左右差が生じ，下顎は右側に偏位し，上下顎正中線の不一致を惹起．

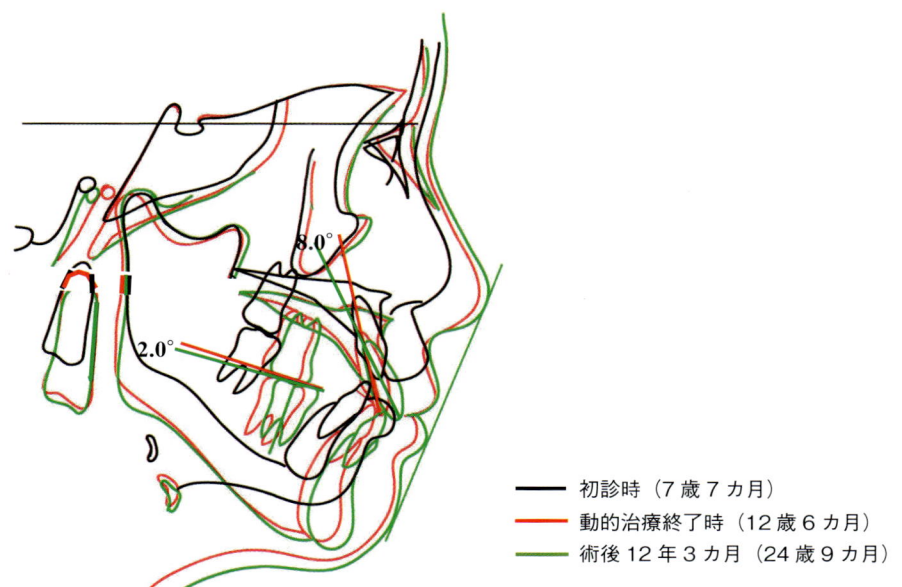

	初診時	動的治療終了時	術後12年3カ月	術後の変化	Control subjects Mean ±SD
SNA	85.0°	87.0°	87.0°	0°	
SNB	76.0°	82.0°	85.0°	+3.0°	
ANB	9.0°	5.0°	2.0°	-3.0°	2.7° ±1.54°
GoA	131.0°	129.0°	127.0°	-2.0°	
F.Occp-AB	86.0°	87.0°	89.0°	+2.0°	91.3° ±4.42°
U1 to SN	114.0°	101.0°	109.0°	+8.0°	106.4° ±5.08°
L1 to Dc-L1i	76.0°	94.0°	91.0°	-3.0°	88.9° ±3.67°

動的治療終了時が成長発育期中で，下顎の前方発育が旺盛で，咬合平面は 2.0°変化し，上下顎臼歯の歯軸と垂直の関係で，ポステリアサポートが維持されていた．動的治療終了時にオーバーコレクションした上顎切歯軸は術後 8.0°唇側傾斜し，正常咬合者の 1SD 内となり，アンテリアガイダンスを形成していた．

3-1 初診時から術後 12 年 3 カ月の正貌，側貌，側面頭部 X 線規格写真，矢状断模型写真と EMG，側面頭部 X 線規格写真のトレースの重ね合わせと分析値

QUESTION 12

長期咬合の安定症例にはどのような共通点がありますか？

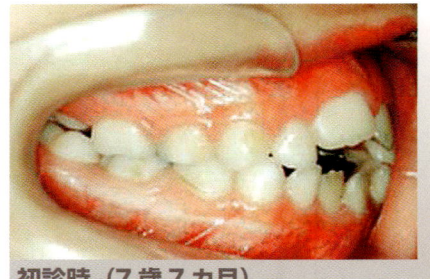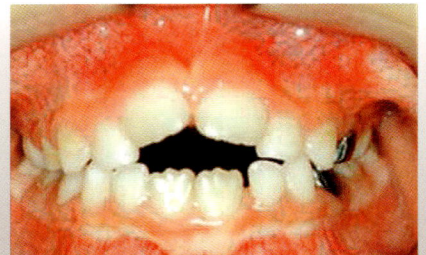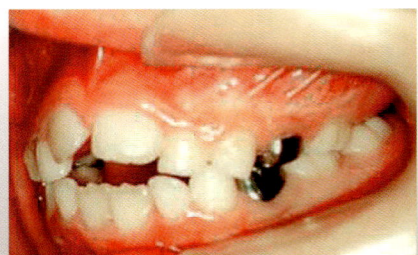

初診時（7歳7カ月）

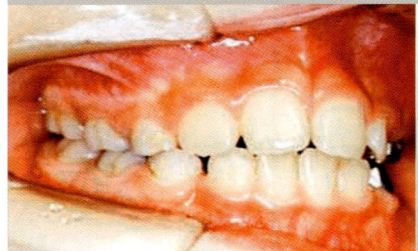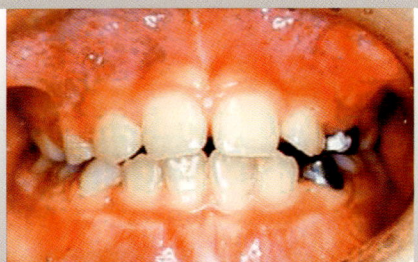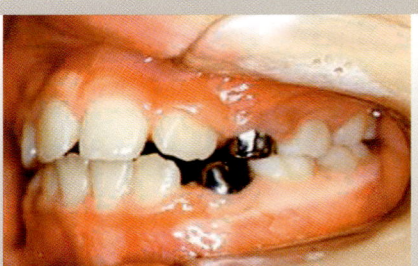

舌挙上訓練，リップトレーニング開始後13カ月（8歳8カ月）

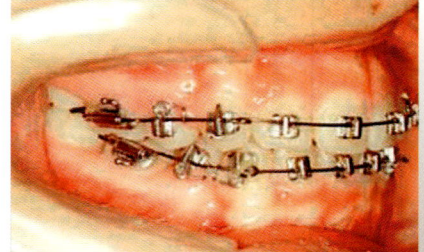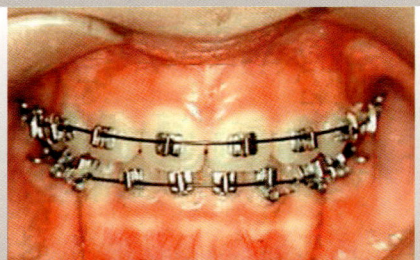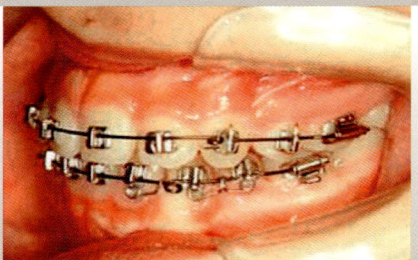

フルブラケット治療開始後17カ月（12歳1カ月）（フルブラケット開始時は10歳8カ月）

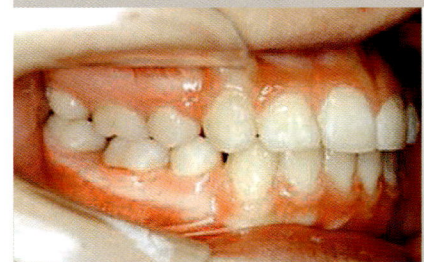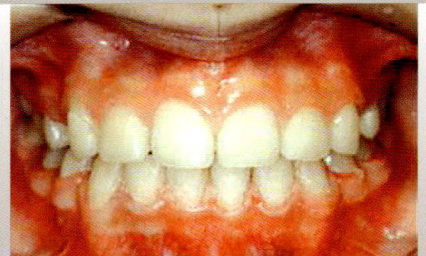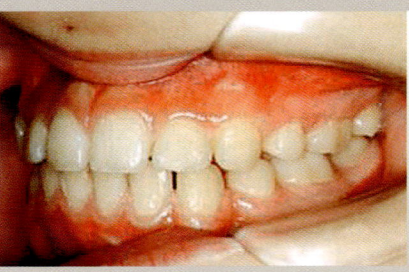

動的治療終了時（12歳6カ月）

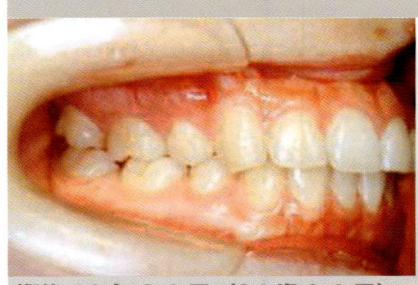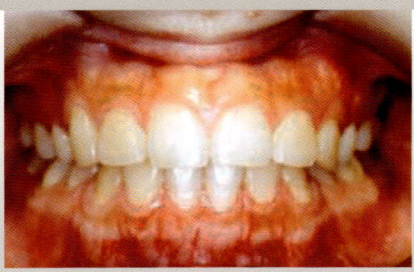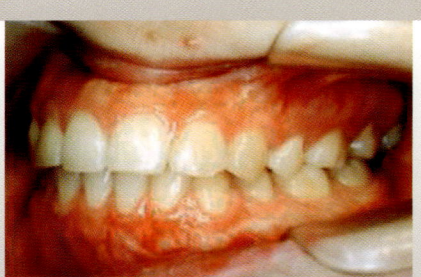

術後12年3カ月（24歳9カ月）

3-2 初診時から術後12年3カ月の口腔内写真

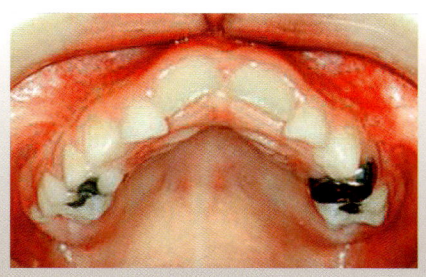 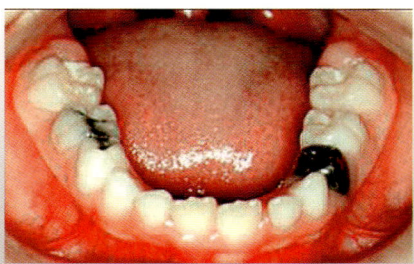

指しゃぶりで開咬，口呼吸，異常嚥下癖が誘発されていた．
上顎歯列弓，歯槽堤は狭窄し，狭い舌房が惹起され，上顎切歯は著しく唇側傾斜していた．
OJ：5.0mm，OB：－8.0mm．

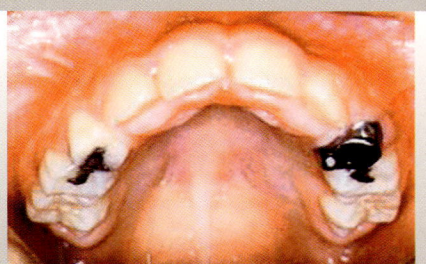 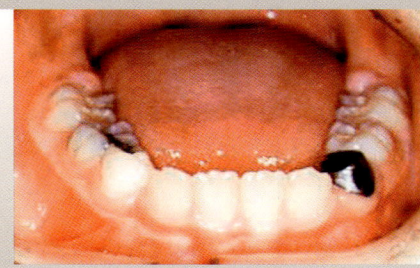

腕を曲がらないようにし，指しゃぶりを是正した．
舌挙上訓練で上下顎歯列弓，歯槽堤は形態修正され，舌がゆったりと収まる舌房が形成され，鼻呼吸，正常嚥下が習得された．
リップトレーニングで上顎切歯の唇側傾斜は軽減され，OJ：1.5mm，OB：1.5mmに改善された．
この後，側方歯群の萌出を待った．

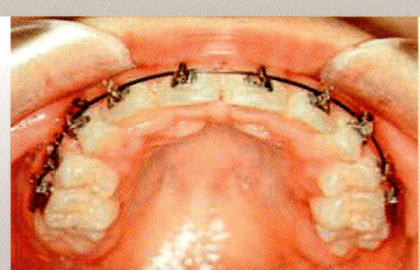 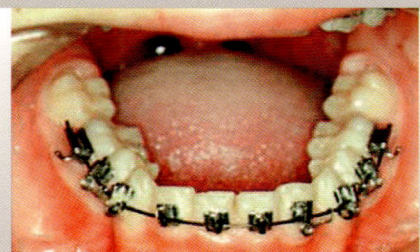

抜歯空隙は閉鎖され，すべての第二大臼歯は歯槽堤の海綿骨内に排列され，上下顎正中線はほぼ一致した．
犬歯，大臼歯関係はⅠ級で，犬歯，臼歯部は緊密な咬頭嵌合の咬合形態に改善された．
上顎切歯軸は舌側傾斜気味に，被蓋は深めにオーバーコレクションした．
OJ：1.0mm，OB：2.5mm．

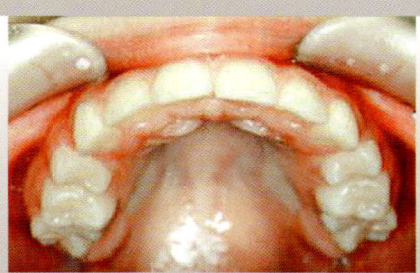 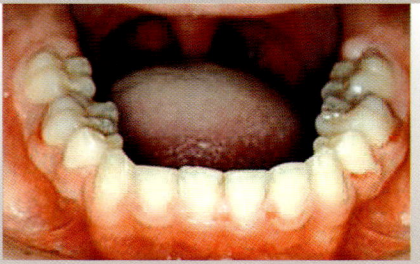

上下顎犬歯，大臼歯関係はⅠ級で，犬歯，臼歯部は緊密な咬頭嵌合でポステリアサポートが確立された咬合形態に改善された．
上顎切歯軸は舌側傾斜気味に，被蓋は深めにオーバーコレクションした．
OJ：1.3mm，OB：2.5mm．

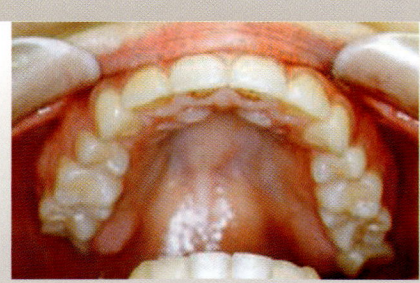 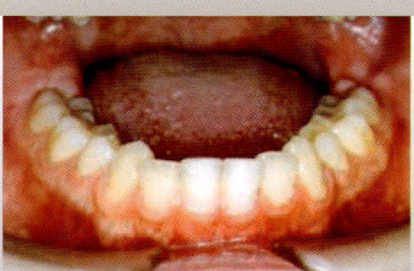

鼻呼吸，正常嚥下は維持されている．
良好な上顎切歯軸と正常被蓋で，上下顎犬歯，大臼歯関係はⅠ級で，犬歯，臼歯部は緊密な咬頭嵌合でポステリアサポートが確立された咬合形態を維持していた．
齲蝕は1本もなく，きわめて健康な歯周組織が維持されている．
OJ：2.0mm，OB：2.5mm．

OJ：オーバージェット，OB：オーバーバイト．

QUESTION 12 長期咬合の安定症例にはどのような共通点がありますか？

Case4

動的治療終了時が成長発育終期の上顎劣成長・下顎過成長Ⅲ級開咬症例〔抜歯部位：$\frac{4|4}{4|4}$〕

患　者……11 歳 11 カ月，女子．　**主　訴**……上顎前歯部の発音異常，でこぼこを治したい．　**全身症状**……異常なし．

初診時
1．**顔貌所見**：正貌は左右非対称．側貌は上唇が短く不調和．
2．**口腔内所見**：上唇小帯，舌小帯が短縮で，開咬．上下顎犬歯，大臼歯関係はⅢ級で，上顎前歯部は著しい叢生．
3．**側面頭部 X 線規格写真所見**：
　　1）呼吸，嚥下様式：舌小帯短縮で舌は低位となり，気道は狭窄し，口呼吸，異常嚥下癖を誘発．
　　2）対顎関係：下顎の前方発育は良好で，上顎劣成長（SNA：75.0° SNB：80.0°，ANB：－5.0°）．
　　3）咬合形態：咬合平面に対し上顎第一大臼歯の歯軸は遠心傾斜，下顎第一大臼歯の歯軸は近心傾斜し，Ⅲ級関係を悪化させるとともに咬合力が分散しやすい咬合形態．
4．**矢状断模型所見**：オーバージェット－1.0mm，オーバーバイト 0mm．

治療方法
1．**器械的治療**：上下顎にフルブラケット装置を装着〔アンカレッジベンド付きライトワイヤー，短いⅢ級ゴムとトライアングルゴム（切歯，犬歯，小臼歯部），平行ゴム（抜歯空隙閉鎖）を使用〕し，上顎歯列弓の前方移動，下顎歯列弓の後方移動で対顎，対咬関係を改善．
2．**機能回復治療**：舌挙上訓練，リップトレーニング（短い上唇を伸ばすため），左右均等の噛みしめ運動．
3．**抜歯部位**：上下顎左右第一小臼歯 4 本．　／　4．**その他**：上唇・舌小帯を切除．
5．**動的治療期間**：3 年 7 カ月．　／　6．**保定期間**：2 年．

治療結果：動的治療終了時の所見
1．**顔貌所見**：正貌はほぼ左右対称で，側貌は下顔面がやや長い（1.0：1.8）が，良好なナゾラビアルアングルとメンターリスサルカスを形成．
2．**口腔内所見**：正常被蓋で，上下顎正中線は一致し，犬歯，大臼歯関係はⅠ級，歯列弓，歯槽堤形態は良好で，犬歯，臼歯部で緊密な咬頭嵌合が確立された．舌小帯切除と舌挙上訓練で舌癖を是正．
3．**側面頭部 X 線規格写真所見**：
　　1）呼吸，嚥下様式：舌骨は望ましい垂直位で舌が挙上され，気道が開大し，鼻呼吸，正常嚥下を習得．
　　2）対顎関係：ANB は 1.5°で，正常咬合者の 1SD 内の対顎関係を形成．
　　3）咬合形態：上下顎第一大臼歯の歯軸は咬合平面に垂直で，咬合力が垂直に加わるポステリアサポートが確立された咬合形態．
4．**矢状断模型所見**：オーバーバイト，オーバージェットともに 2.0mm で，アンテリアガイダンスを形成．

術後 5 年 0 カ月の所見
1．**顔貌所見**：正貌は左右対称で，側貌は下顔面が黄金比（1.0：1.7）となり，美しいナゾラビアルアングルとメンターリスサルカスの口唇側貌を形成．
2．**口腔内所見**：犬歯，臼歯部で動的治療終了時より緊密な咬頭嵌合が確立された咬合形態と，きわめて健康な歯周組織を維持．
3．**側面頭部 X 線規格写真所見**：
　　1）呼吸，嚥下様式：鼻呼吸，正常嚥下を維持．
　　2）対顎関係：ANB は 2.0°で，正常咬合者の 1SD 内の対顎関係を形成．
　　3）咬合形態：上下顎第一大臼歯の歯軸は咬合平面に垂直で，ポステリアサポートが確立された咬合形態を維持．
4．**矢状断模型所見**：オーバーバイト，オーバージェットが増加して 2.5mm となり，下顎切歯切端は上顎切歯舌面のインフレクションポイント（Bp）に接し，アンテリアガイダンスが形成された機能的な咬合形態を確立（**4－1** の模型写真内：白矢印）
5．**EMG 所見**：噛みしめ運動で咬合力が強化され，咬筋活動が活性化．その結果，臼歯部咬合高径が減少し，前歯部被蓋の増加に貢献．

	初診時（11歳11カ月）	動的治療終了時（15歳6カ月）	術後5年0カ月（20歳6カ月）
	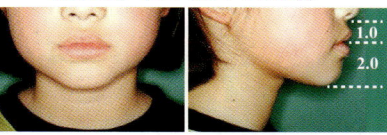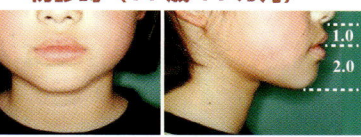	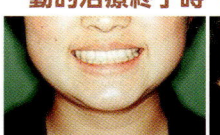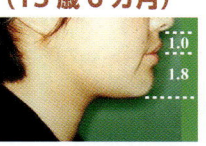	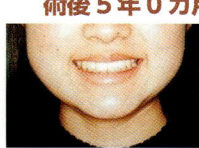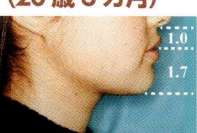
	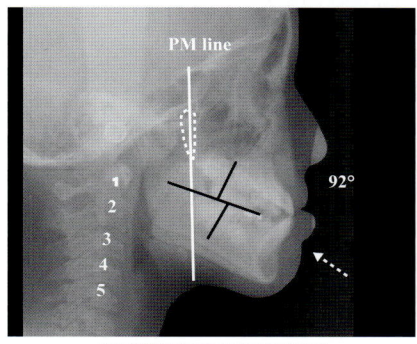	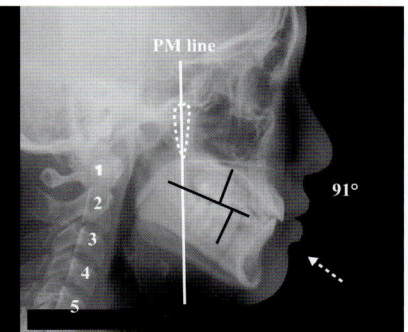	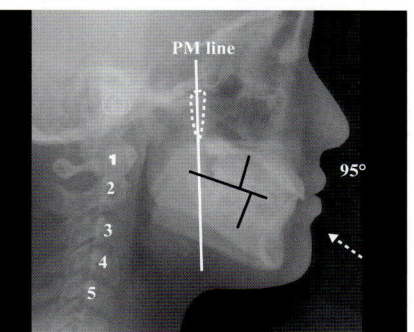
	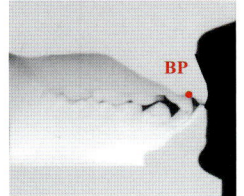	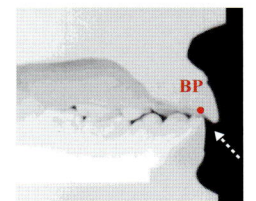	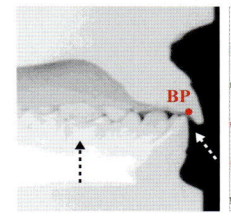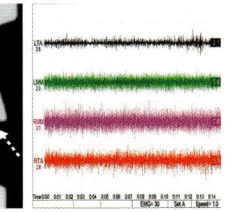

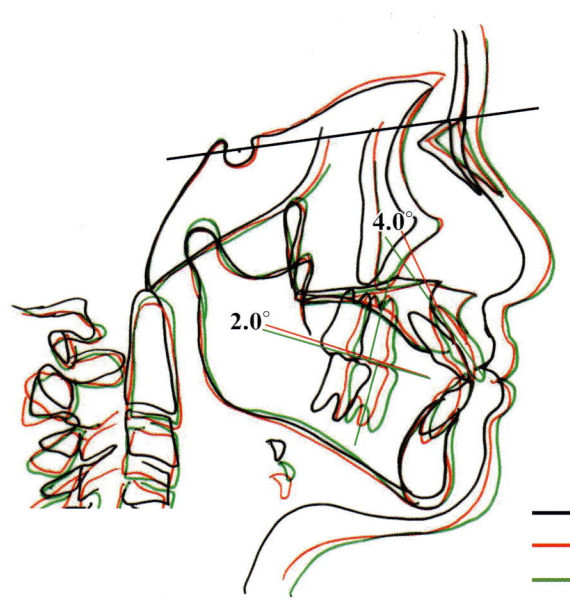

― 初診時（11歳11カ月）
― 動的治療終了時（15歳6カ月）
― 術後5年0カ月（20歳6カ月）

	初診時	動的治療終了時	術後5年0カ月	術後の変化	Control subjects Mean ±SD
SNA	75.0°	80.0°	83.0°	+3.0°	
SNB	80.0°	78.5°	81.0°	+2.5°	
ANB	−5.0°	1.5°	2.0°	+0.5°	2.7° ±1.54°
GoA	129.0°	126.5°	126.5°	0°	
F.Occp-AB	72.0°	85.0°	86.0°	+1.0°	91.3° ±4.42°
U1 to SN	120.0°	106.0°	110.0°	+4.0°	106.4° ±5.08°
L1 to Dc-L1i	76.0°	90.0°	90.0°	0°	88.9° ±3.67°

動的治療終了時が成長発育期で，上下顎の前方発育が旺盛であったが咬合平面は変化せず，上顎臼歯歯軸と垂直の関係で，ポステリアサポートが維持された．
上顎切歯は術後10.0°唇側傾斜し，正常咬合者の1SD内の歯軸となり，アンテリアガイダンスを形成していた．

4-1 初診時から術後5年0カ月の正貌，側貌，側面頭部X線規格写真，矢状断模型写真とEMG，側面頭部X線規格写真のトレースの重ね合わせと分析値

QUESTION 12 長期咬合の安定症例にはどのような共通点がありますか？

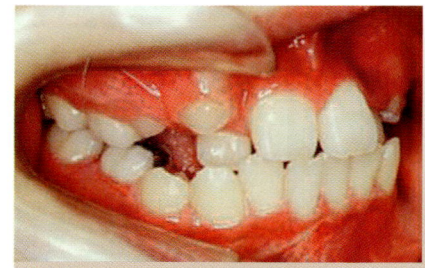
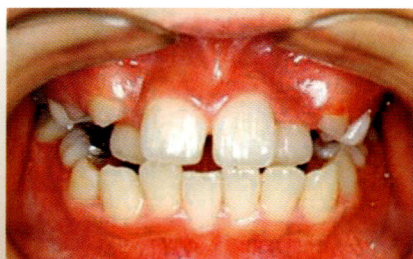
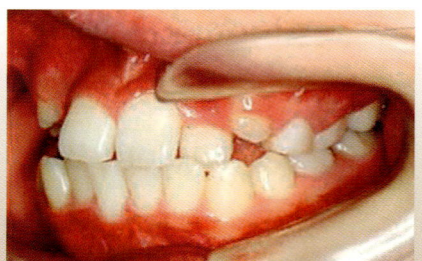

初診時（11歳11カ月）

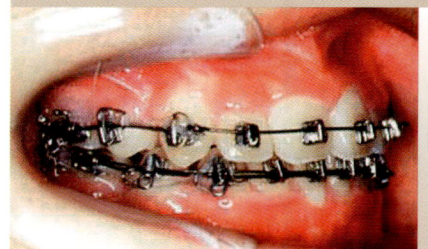
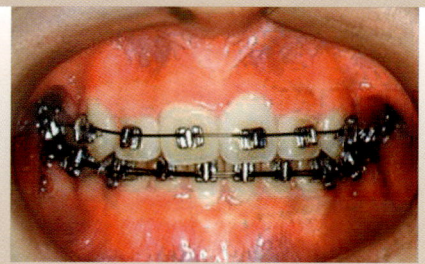
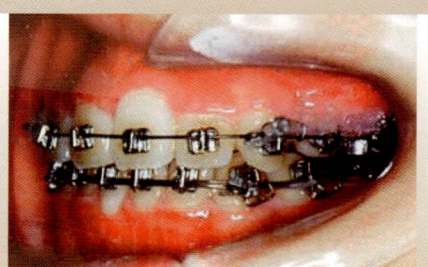

動的治療開始後19カ月（13歳6カ月）

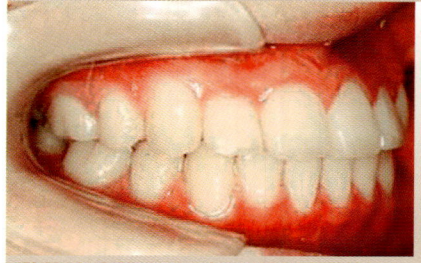
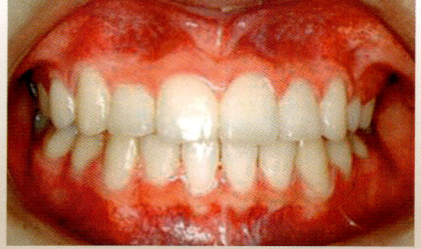
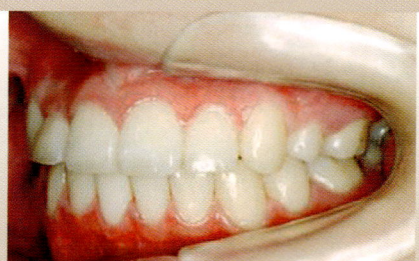

動的治療終了時（15歳6カ月）

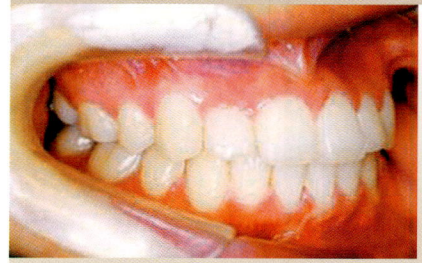
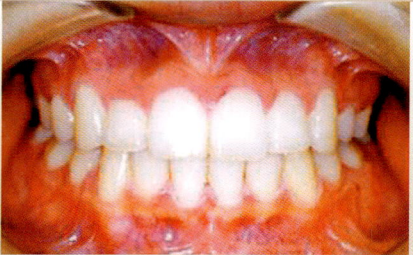
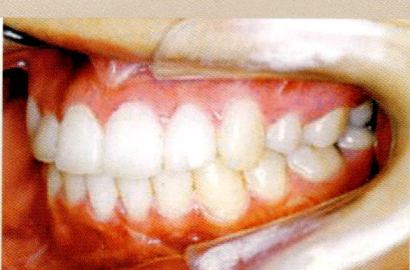

術後5年0カ月（20歳6カ月）

4-2 初診時から術後5年0カ月の口腔内写真

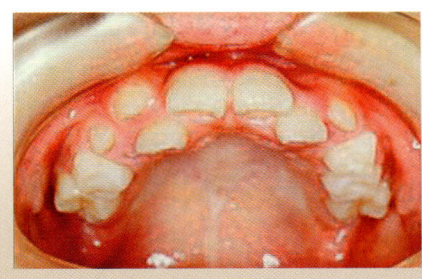 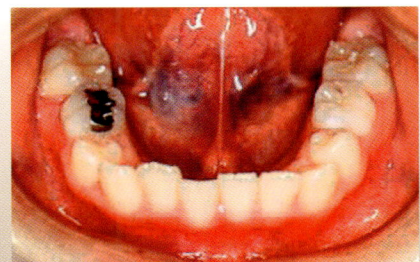

口呼吸，異常嚥下癖が誘発され，上下顎犬歯，大臼歯関係はⅢ級であった．
上顎歯列弓，歯槽堤は狭窄し，右側臼歯部は交叉咬合で，下顎は左側に偏位していた．
OJ：−1.0mm，OB：0mm．

舌小帯短縮．

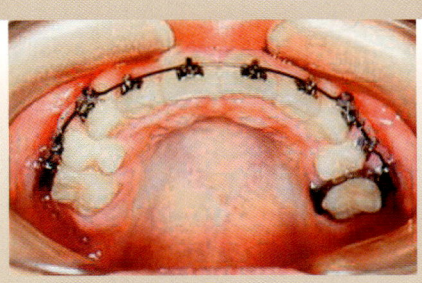 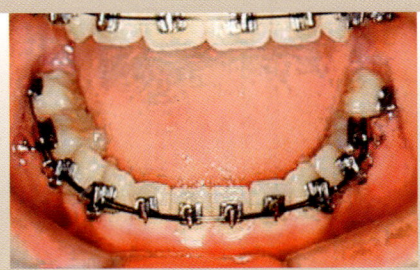

舌小帯切除で舌が挙上され，鼻呼吸，正常嚥下が習得された．
抜歯空隙は完全に閉鎖され，上下顎歯列弓，歯槽堤は良好な形態で，上下顎正中線が一致し，犬歯，大臼歯関係はⅠ級で，犬歯，臼歯部は緊密な咬頭嵌合が確立された咬合形態に改善された．
OJ：2.0mm，OB：2.0mm．

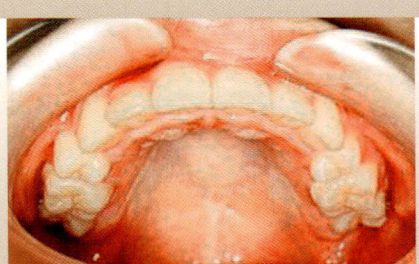 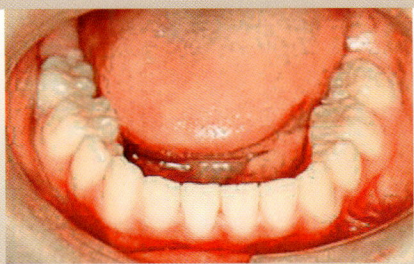

上下顎犬歯，大臼歯関係はⅠ級で，緊密な咬頭嵌合で正常被蓋の咬合形態に改善された．
舌小帯がまだ短いため，舌挙上訓練と噛みしめ運動の回数を増やすよう指示した．
OJ：2.0mm，OB：2.0mm．

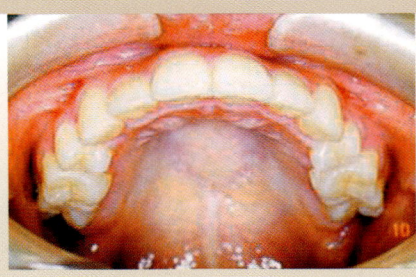 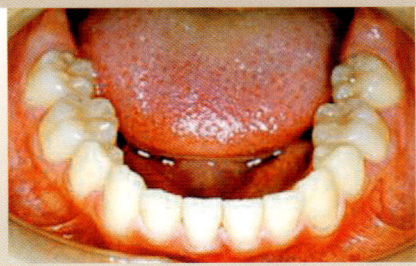

鼻呼吸，正常嚥下が維持されている．良好な上顎切歯軸と正常被蓋で，上下顎正中線は一致し，犬歯，大臼歯関係はⅠ級で，犬歯，臼歯部は緊密な咬頭嵌合でポステリアサポートが確立された咬合形態が維持されている．
齲蝕の発生もなく，健康な歯周組織が維持されている．
OJ：2.5mm，OB：2.5mm．

OJ：オーバージェット，OB：オーバーバイト．

QUESTION 12 長期咬合の安定症例にはどのような共通点がありますか？

Case5

動的治療終了時が成長発育期間中のⅠ級叢生症例〔抜歯部位：$\frac{4|4}{4|4}$〕

患　者……10歳3カ月，女子．**主　訴**……前歯部のでこぼこを治したい．**全身症状**……異常なし．

初診時
1．**顔貌所見**：正貌は左右非対称で，側貌は上下口唇が突出し不調和．
2．**口腔内所見**：上下顎大臼歯関係はⅠ級で，歯列弓，歯槽堤が狭窄し，前歯部は叢生．
3．**側面頭部 X 線規格写真所見**：
　1）呼吸，嚥下様式：舌骨は望ましい垂直位で，気道が開大し，鼻呼吸，正常嚥下．
　2）対顎関係：ANB は 2.5°で良好．
　3）咬合形態：上下顎第一大臼歯の歯軸は咬合平面に対し近心傾斜し，咬合力が分散しやすい咬合形態．上下顎第二大臼歯歯冠の 1/2 は PM line の後方で歯列弓内への排列は困難．
4．**矢状断模型所見**：上顎切歯は唇側傾斜．上下顎第一大臼歯の歯冠は低く（**5－1** の模型写真内：黒矢印），低い臼歯部咬合高径．オーバージェット 4.5mm，オーバーバイト 3.0mm．

治療方法
1．**器械的治療**：上下顎にフルブラケット装置を装着〔アンカレッジベンド付きライトワイヤー，長いⅡ級ゴムとトライアングルゴム（犬歯，小臼歯部），平行ゴム（犬歯〜第一大臼歯間，抜歯空隙を閉鎖）を使用〕し，上下顎臼歯を整直し，咬合高径の増加，上下顎歯列弓の後方移動で対顎，対咬関係を改善．
2．**機能回復治療**：舌挙上訓練，開閉口運動，リップトレーニング，左右均等の噛みしめ運動．
3．**抜歯部位**：上下顎左右第一小臼歯 4 本．／　4．**動的治療期間**：2 年 2 カ月．／　5．**保定期間**：2 年．

治療結果：動的治療終了時の所見
1．**顔貌所見**：正貌は左右対称で，側貌は下顔面が黄金比（1.0：1.7）となり，美しいナゾラビアルアングルとメンタリスサルカスの口唇側貌を形成．
2．**口腔内所見**：上顎切歯軸は舌側傾斜気味に，被蓋は浅めにオーバーコレクション．上下顎犬歯，大臼歯関係はⅠ級で上下顎正中線は一致し，犬歯，臼歯部で緊密な咬頭嵌合が確立された咬合形態に改善．抜歯空隙は完全に閉鎖．上下顎第二大臼歯は歯列弓内に排列．
3．**側面頭部 X 線規格写真所見**：
　1）呼吸，嚥下様式：舌骨は望ましい垂直位で舌が挙上され，気道が開大し，鼻呼吸，正常嚥下を維持．
　2）対顎関係：ANB は 5.0°で下顎後退（上下顎犬歯，大臼歯関係はⅠ級）．
　3）咬合形態：上下顎第一大臼歯の歯軸は咬合平面に垂直，咬合力が垂直に加わるポステリアサポートを確立．
4．**矢状断模型所見**：上下顎臼歯の整直で，咬合高径が増加（**5－1** の模型写真内：黒矢印）．その結果，オーバージェットとオーバーバイトは 1.5mm に減少し，アンテリアガイダンスを形成（**5－1** の模型写真内：白矢印）．

術後 23 年 1 カ月の所見
1．**顔貌所見**：動的治療終了時より美しい正貌と口唇側貌を形成．
2．**口腔内所見**：良好な切歯軸，正常被蓋で上下顎正中線は一致し，安定した形態の歯列弓，歯槽堤で，犬歯，大臼歯関係はⅠ級，犬歯，臼歯部で緊密咬頭嵌合が確立された咬合形態を維持．歯と歯周組織はきわめて健康．
3．**側面頭部 X 線規格写真所見**：
　1）呼吸，嚥下様式：鼻呼吸，正常嚥下を維持．
　2）対顎関係：ANB は 4.5°で，正常咬合者の 1SD 内の対顎関係を確立．
　3）咬合形態：上下顎第一大臼歯の歯軸は咬合平面に垂直で，咬合力が垂直に加わるポステリアサポートが確立された咬合形態を維持．
4．**矢状断模型所見**：上顎切歯軸は良好（U1 to SN：105.0°），オーバージェット，オーバーバイトは 2.5mm で，下顎切歯切端は上顎切歯舌面のインフレクションポイント（Bp）に接し，アンテリアガイダンスが形成された機能的な咬合形態を確立（**5－1** の模型写真内：白矢印）．
5．**EMG 所見**：咬筋，側頭筋とも左右対称で適正な活動．その結果，左右対称な咬合高径と被蓋の形成と上下顎正中線の一致に貢献．

	初診時（10歳3カ月）	動的治療終了時（12歳5カ月）	術後23年1カ月（35歳6カ月）
	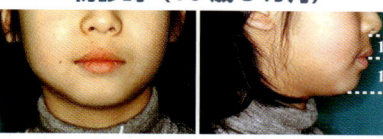 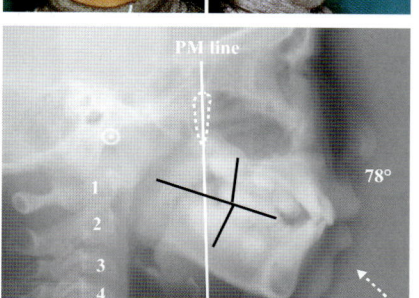 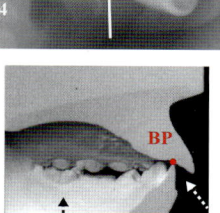	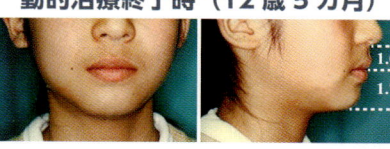 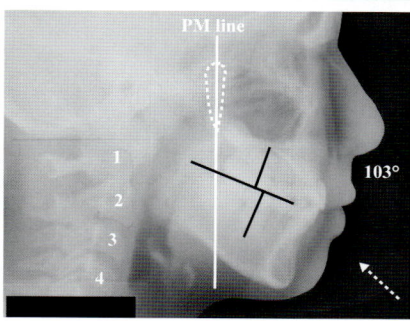 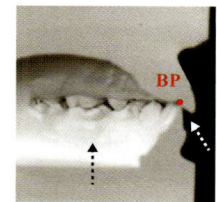	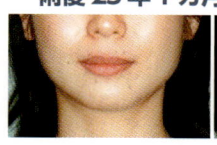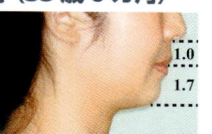 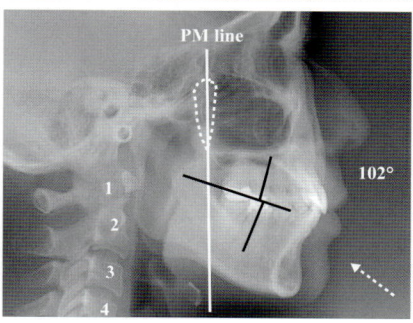 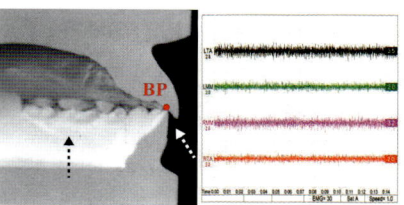

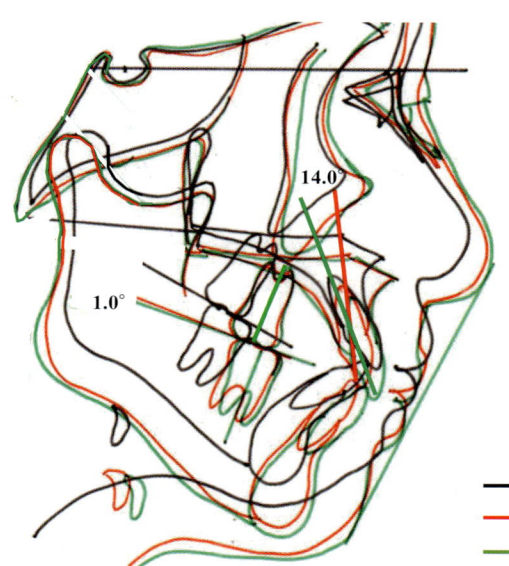

― 初診時（10歳3カ月）
― 動的治療終了時（12歳5カ月）
― 術後23年1カ月（35歳6カ月）

	初診時	動的治療終了時	術後23年1カ月	術後の変化	Control subjects Mean ±SD
SNA	76.5°	79.0°	79.5°	+0.5°	
SNB	74.5°	74.0°	75.0°	+1.0°	
ANB	2.0°	5.0°	4.5°	−0.5°	2.7° ±1.54°
GoA	132.0°	130.0°	127.0°	−3.0°	
F.Occp-AB	71.0°	88.0°	89.0°	+1.0°	91.3° ±4.42°
U1 to SN	109.5°	91.0°	105.0°	+14.0°	106.4° ±5.08°
L1 to Dc-L1i	102.0°	96.0°	92.0°	−4.0°	88.9° ±3.67°

動的治療終了時が成長発育期で，下顎の前方発育は旺盛で術後咬合平面は1.0°変化し，それに伴って上顎臼歯の歯軸は1.0°近心傾斜し，咬合平面と垂直の関係を保ち，ポステリアサポートが確立された咬合形態が形成された．
また，下顎の前方発育と顎運動に伴って上顎切歯は14.0°唇側傾斜し，アンテリアガイダンスを形成し，良好な顎運動を達成していた．

5-1 初診時から術後23年1カ月の正貌，側貌，側面頭部X線規格写真，矢状断模型写真とEMG，側面頭部X線規格写真のトレースの重ね合わせと分析値

QUESTION 12 長期咬合の安定症例にはどのような共通点がありますか？

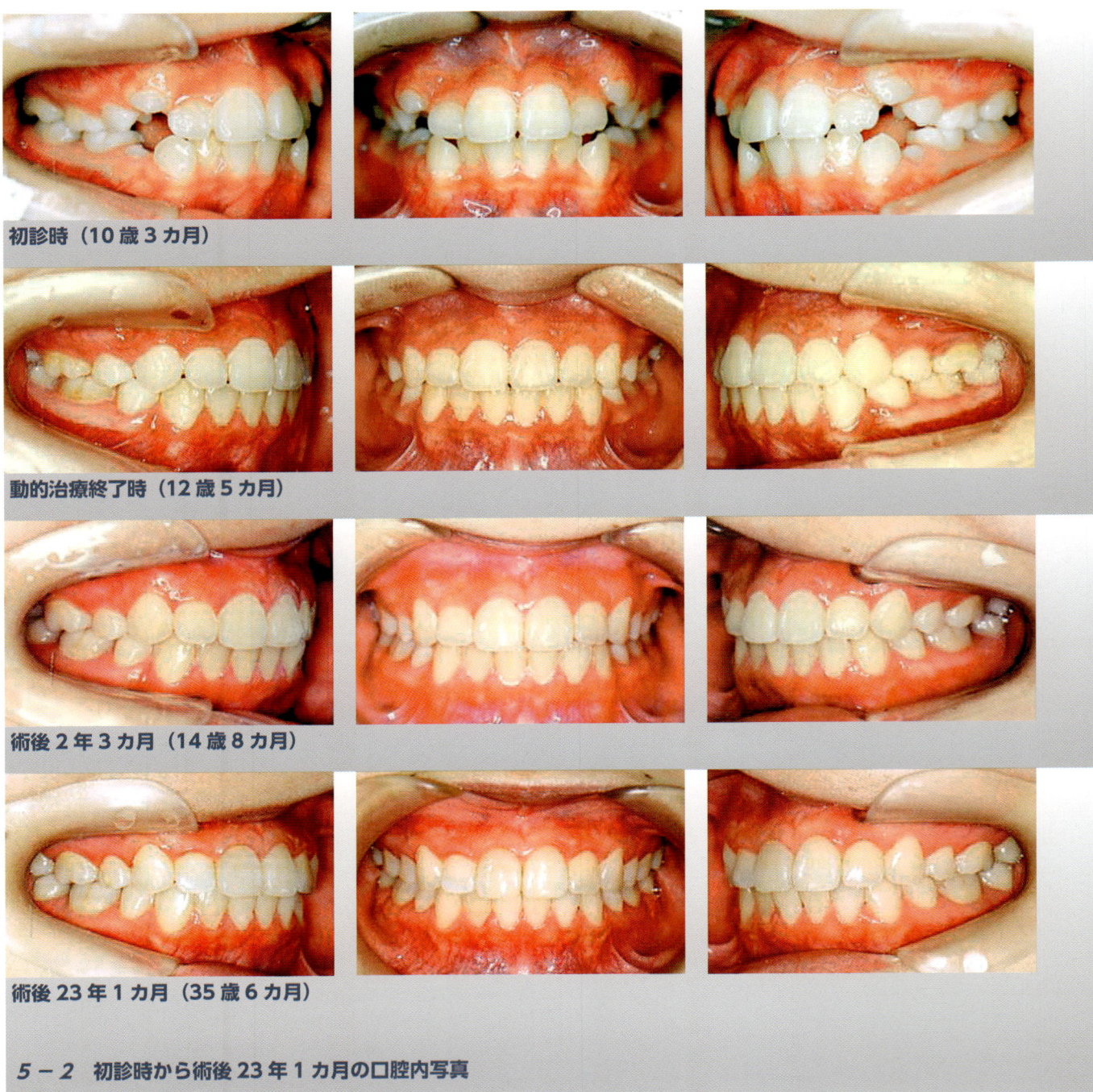

初診時（10歳3カ月）

動的治療終了時（12歳5カ月）

術後2年3カ月（14歳8カ月）

術後23年1カ月（35歳6カ月）

5-2 初診時から術後23年1カ月の口腔内写真

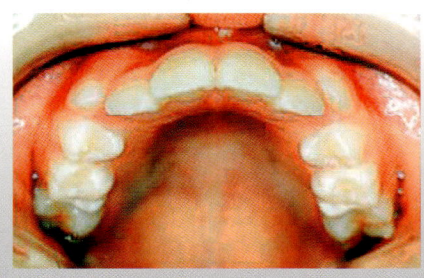 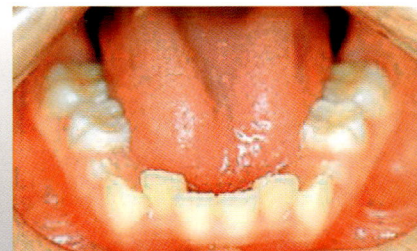

上下顎大臼歯関係はⅠ級で，歯列弓，歯槽堤が狭窄し，上下顎前歯部は叢生であった．
上下顎第二大臼歯の萌出余地が不足していた．
OJ：4.5mm，OB：3.0mm．

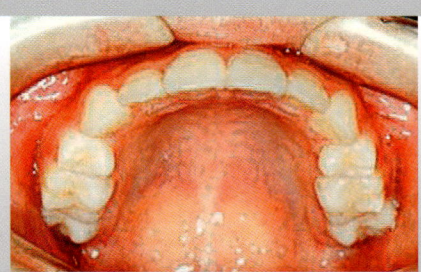 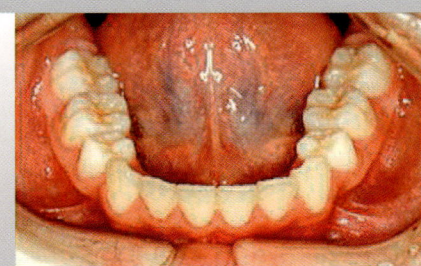

上顎切歯軸は舌側傾斜気味に，被蓋は浅めにオーバーコレクションした．上下顎犬歯，大臼歯関係はⅠ級で，上下顎正中線は一致し，犬歯，臼歯部で緊密な咬頭嵌合の咬合形態に改善された．
抜歯空隙は完全に閉鎖され，OJ：1.5mm，OB：1.5mmに減少した．

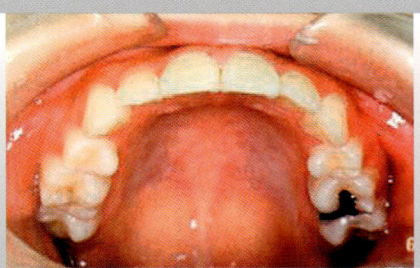 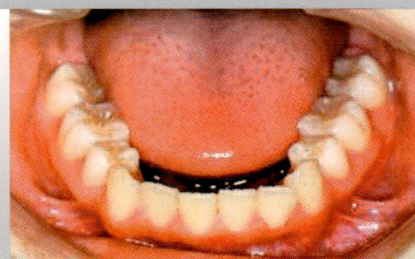

上下顎正中線は一致しており，歯列弓，歯槽堤形態は良好で，犬歯，臼歯部は緊密な咬頭嵌合で咬合はきわめて安定していたため，保定を終了した．
健康な歯周組織が維持されていた．
OJ：1.5mm，OB：2.5mm．

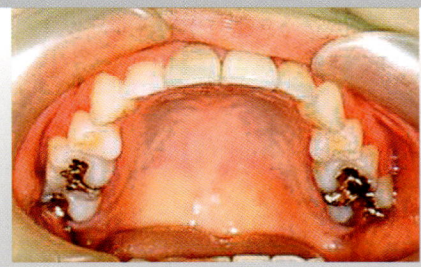 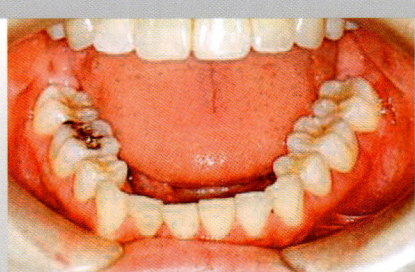

鼻呼吸，正常嚥下が維持されている．
良好な上顎切歯軸と正常被蓋で，上下顎正中線は一致しており，犬歯，大臼歯関係はⅠ級で，犬歯，臼歯部は緊密な咬頭嵌合でポステリアサポートが確立された咬合形態が維持されている．
きわめて健康な歯周組織が維持されている．
OJ：2.5mm，OB：2.5mmに増加していた．

OJ：オーバージェット，OB：オーバーバイト．

QUESTION 12 長期咬合の安定症例にはどのような共通点がありますか？

Case 6

動的治療開始時が成長発育終了後の
下顎後退Ⅱ級開咬症例〔非抜歯〕

患　者……22歳5カ月，女性．　**主　訴**……開咬，しゃべりにくい．　**全身症状**……異常なし．

初診時
1. **顔貌所見**：正貌はほぼ左右対称で，側貌は下顎後退．
2. **口腔内所見**：舌小帯短縮．上下顎犬歯，大臼歯関係はⅡ級で，開咬．上顎歯列弓は狭窄で臼歯部は交叉咬合．
3. **側面頭部X線規格写真所見**：
   1）呼吸，嚥下様式：舌骨の垂直位はやや下方で気道が狭窄し，口呼吸，異常嚥下を誘発．
   2）対顎関係：舌骨の水平位はPM lineのかなり後方で下顎後退（SNB：67.0°，ANB：8.0°）．
   3）咬合形態：上顎第一大臼歯の歯軸は咬合平面に対し近心傾斜し，咬合力が分散しやすい咬合形態．
4. **矢状断模型所見**：上顎切歯は著しく唇側傾斜．オーバージェット10.0mm，オーバーバイト－2.0mm．上顎第一大臼歯は近心傾斜（**6－1**の模型写真内：黒矢印）．
5. **EMG所見**：咬筋は低活動．その結果，咬合力が弱く，高い臼歯部咬合高径を形成．

治療方法
1. **器械的治療**：上顎に可撤式拡大床，上下顎にフルブラケット装置を装着〔アンカレッジベンド付きライトワイヤーと短いⅡ級ゴムとトライアングルゴム（前歯，犬歯，小臼歯部）を使用〕し，上顎歯列弓，歯槽堤を形態修正，上下顎臼歯を整直，圧下し咬合高径の減少と上顎歯列弓の後方移動，下顎歯列弓の前方移動で対顎，対咬関係を改善．
2. **機能回復治療**：舌挙上訓練，リップトレーニング，下顎前方移動訓練，左右均等の噛みしめ運動．
3. **抜歯部位**：なし．／ 4．**その他**：舌小帯切除．／ 5．**動的治療期間**：2年5カ月．／ 6．**保定期間**：2年．

治療結果：動的治療終了時の所見
1. **顔貌所見**：正貌はほぼ左右対称で，側貌は下顔面が黄金比（1.0：1.7）．
2. **口腔内所見**：上顎切歯軸は舌側傾斜気味に，被蓋は深めにオーバーコレクション．上下顎正中線はほぼ一致し，犬歯，大臼歯関係がⅠ級で，良好な上顎歯列弓，歯槽堤形態で，犬歯，臼歯部で緊密な咬頭嵌合が確立された咬合形態．
3. **側面頭部X線規格写真所見**：
   1）呼吸，嚥下様式：舌骨は望ましい垂直位に挙上され，気道が開大し，鼻呼吸，正常嚥下を習得．
   2）対顎関係：ANBは8.0°から5.0°に改善されたが，正常咬合者の1SD外で下顎後退．
   3）咬合形態：上下顎犬歯，大臼歯関係はⅠ級で，上下顎第一大臼歯の歯軸は咬合平面に垂直で，咬合力が垂直に加わるポステリアサポートが確立された咬合形態に改善．
4. **矢状断模型所見**：上下顎臼歯の整直，圧下で臼歯部咬合高径が減少し，オーバーバイトが2.0mmに増加．上顎切歯軸は舌側傾斜気味にオーバーコレクションされ，オーバージェットは1.0mmに減少（**6－1**の模型写真内：白矢印）．
5. **EMG所見**：咬筋活動がわずかに活性化．その結果，臼歯部咬合高径の減少と被蓋の増加に貢献．

術後4年2カ月の所見
1. **顔貌所見**：正貌は左右対称で，側貌は下顔面が黄金比（1.0：1.7）を維持．
2. **口腔内所見**：齲蝕の発生もなく，きわめて安定した咬合形態と健康な歯周組織を維持．
3. **側面頭部X線規格写真所見**：
   1）呼吸，嚥下様式：鼻呼吸，正常嚥下を維持．
   2）対顎関係：ANBは4.5°で，正常咬合者の1SD外である．
   3）咬合形態：上顎切歯軸（U1 to SN：103.0°）と被蓋は正常咬合者の1SD内になり，上下顎正中線は一致し，上下顎犬歯，大臼歯関係はⅠ級，犬歯，臼歯部で緊密な咬頭嵌合で，ポステリアサポートが確立された咬合形態を維持．
4. **矢状断模型所見**：オーバージェットは1.5mmに増加し，オーバーバイトは咬合力の強化で臼歯部咬合高径が減少し2.5mmに増加．下顎切歯切端は上顎切歯舌面のインフレクションポイント（Bp）に接し，アンテリアガイダンスを形成（**6－1**の模型写真内：白矢印）．
5. **EMG所見**：咬筋，側頭筋活動とも活性化し，ほぼ左右対称．その結果，臼歯部咬合高径の減少と左右差の是正，下顎偏位の是正，上下顎正中線の一致に貢献．

	初診時	動的治療終了時	術後4年2カ月	術後の変化	Control subjects Mean ±SD
SNA	75.0°	75.0°	75.0°	0°	
SNB	67.0°	70.0°	70.5°	+0.5°	
ANB	8.0°	5.0°	4.5°	−0.5°	2.7° ±1.54°
GoA	128.0°	127.0°	126.5°	−0.5°	
F.Occp-AB	85.0°	90.0°	90.0°	0°	91.3° ±4.42°
U1 to SN	104.0°	101.0°	103.0°	+2.0°	106.4° ±5.08°
L1 to Dc-L1i	84.0°	90.0°	90.0°	0°	88.9° ±3.67°

術後，咬合平面と上顎第一大臼歯の歯軸は垂直の関係を保ちポステリアサポートが維持されるとともに上顎切歯軸は2.0°唇側傾斜し，アンテリアガイダンスを形成していた．

6-1 初診時から術後4年2カ月の正貌，側貌，側面頭部X線規格写真，矢状断模型写真とEMG，側面頭部X線規格写真のトレースの重ね合わせと分析値

QUESTION 12 長期咬合の安定症例にはどのような共通点がありますか？

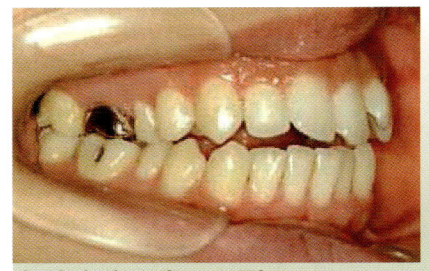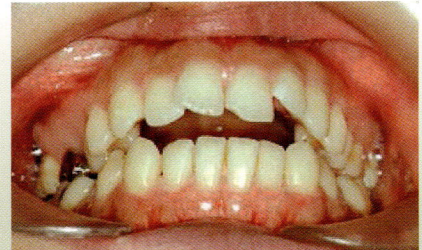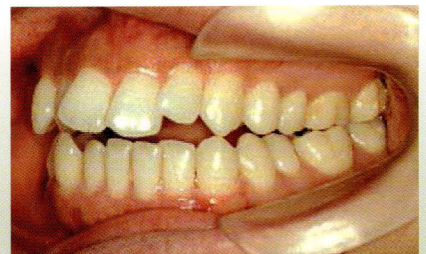

初診時（22歳5カ月）

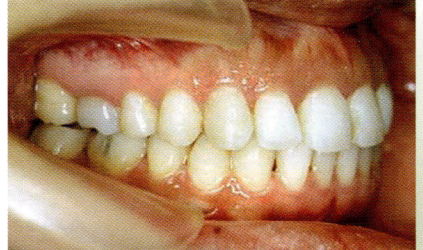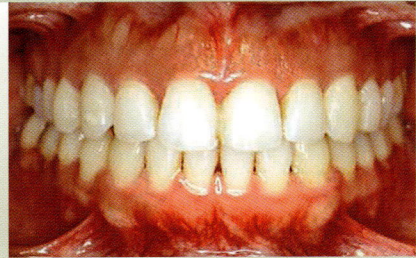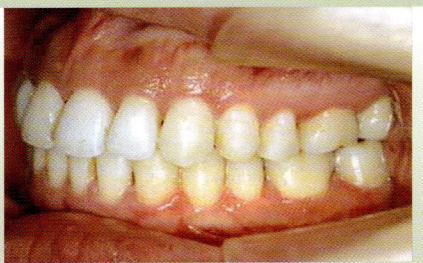

動的治療終了時（24歳10カ月）

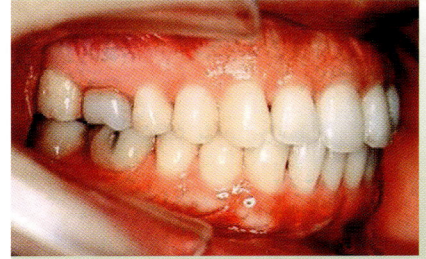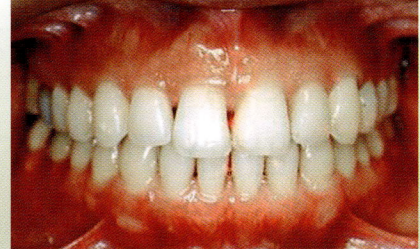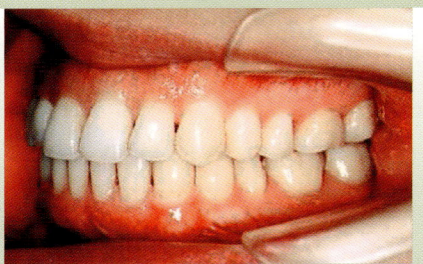

術後2年2カ月（27歳0カ月）

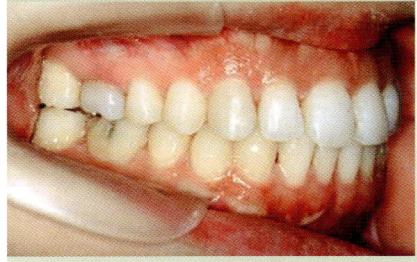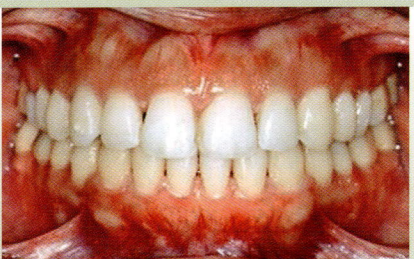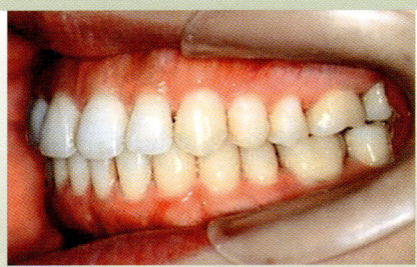

術後4年2カ月（29歳0カ月）

6-2　初診時から術後4年2カ月の口腔内写真

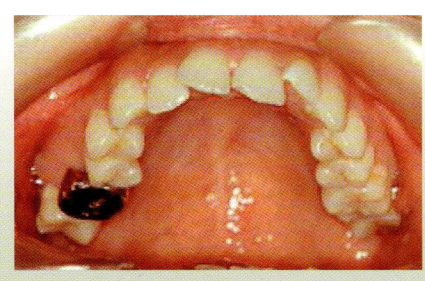 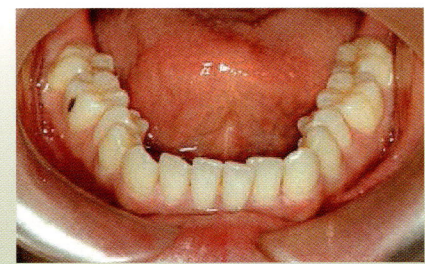

上下顎犬歯，大臼歯関係はⅡ級で，開咬だった．
舌小帯短縮で，舌挙上が困難なため上顎歯列弓，歯槽堤が狭窄し，狭い舌房が形成され，口呼吸，異常嚥下癖が誘発されていた．
臼歯部は交叉咬合で，下顎は右側に偏位していた．
OJ：10.0mm，OB：－2.0mm．

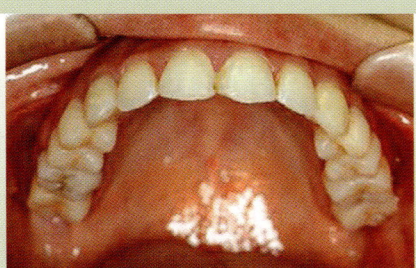 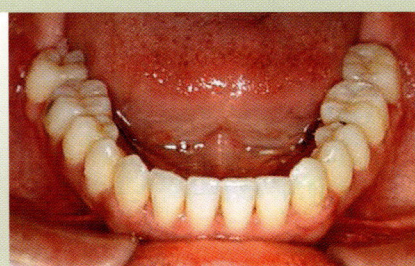

上顎切歯軸は舌側傾斜気味に，被蓋は深めにオーバーコレクションした．
上下顎正中線はほぼ一致し，犬歯，大臼歯関係がⅠ級で，良好な歯列弓，歯槽堤形態で，犬歯，臼歯部で緊密な咬頭嵌合でポステリアサポートが確立された咬合形態に改善された．
舌小帯切除で舌が挙上され，舌がゆったりと収まる舌房が形成され，鼻呼吸，正常嚥下が習得された．
OJ：1.0mm，OB：2.0mm．

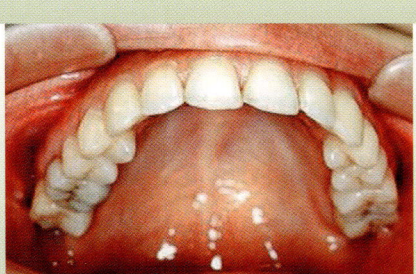 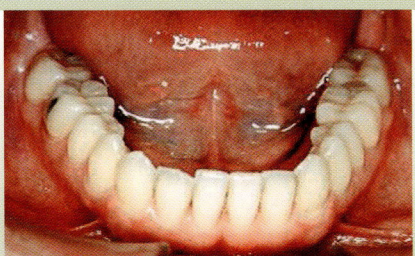

鼻呼吸，正常嚥下が維持されていた．
上下顎正中線は一致しており，上下顎歯列弓，歯槽堤形態は良好で，きわめて安定した咬合形態が維持されていたので保定を終了した．
歯周組織は健康であった．
OJ：1.0mm，OB：2.2mm．

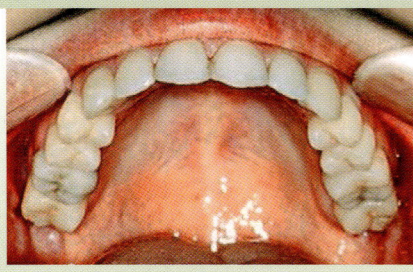 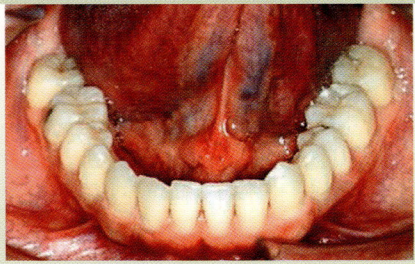

良好な上下顎切歯軸と正常被蓋で，上下顎正中線は一致しており，犬歯，大臼歯関係がⅠ級で，犬歯，臼歯部は緊密な咬頭嵌合でポステリアサポートが確立された咬合形態が維持されていた．
歯周組織は健康が維持されている．
OJ：1.5mm，OB：2.5mmに増加していた．

OJ：オーバージェット，OB：オーバーバイト．

QUESTION 12

長期咬合の安定症例にはどのような共通点がありますか？

Case 7

動的治療開始時が成長発育終了後の下顎過成長Ⅲ級開咬症例〔抜歯部位：$\frac{4|4}{4|4}$〕

患者……25歳3カ月，女性．　**主訴**……発音と審美的障害．　**全身症状**……異常なし．

初診時
1. **顔貌所見**：正貌は左右非対称，側貌は下顔面が長く，二重顎の側貌．
2. **口腔内所見**：上下顎犬歯，大臼歯関係がフルクラスⅢの開咬．右側臼歯部は交叉咬合で下顎は右側に偏位．舌小帯短縮で舌は大きい．
3. **側面頭部X線規格写真所見**：
   1) 呼吸，嚥下様式：舌骨の垂直位は下方で気道は狭窄し，口呼吸，異常嚥下を誘発．
   2) 対顎関係：舌骨の水平位はPM lineの後方で，下顎が開大した下顎過成長（SNB：82.0°，ANB：−2.0°）．
   3) 咬合形態：上下顎第一大臼歯の歯軸は咬合平面に対し近心傾斜し，咬合力が分散しやすい咬合形態．下顎下縁が2本にみえることから臼歯部咬合高径に左右差が存在．
4. **矢状断模型所見**：上下顎第一大臼歯は近心傾斜（**7−1**の模型写真内：黒矢印）．オーバージェット −0.5mm，オーバーバイト 0mm．
5. **EMG所見**：咬筋，側頭筋は低活動．その結果，咬合力が弱く，高い臼歯部咬合高径を形成．

治療方法
1. **器械的治療**：上下顎にフルブラケット装置を装着〔アンカレッジベンド付きライトワイヤー，短いⅢ級ゴムとトライアングルゴム（前歯，犬歯，小臼歯部），平行ゴム（犬歯〜第一大臼歯間，抜歯空隙閉鎖）を使用〕し，上下顎臼歯を整直，圧下し，咬合高径を減少するとともに，上顎歯列弓の前方移動と下顎歯列弓の後方移動で対顎，対咬関係を改善．
2. **機能回復治療**：舌挙上訓練，リップトレーニング（上唇を伸ばすため），左右均等の嚙みしめ運動．
3. **抜歯部位**：上下顎左右第一小臼歯4本． / 　4. **その他**：舌小帯切除．
5. **動的治療期間**：3年7カ月． / 　6. **保定期間**：1年9カ月．

治療結果：動的治療終了時の所見
1. **顔貌所見**：正貌はほぼ左右対称で，側貌は下顔面が黄金比（1.0：1.7）で，美しいメンターリスサルカスを形成．
2. **口腔内所見**：上下顎正中線は一致し，犬歯，大臼歯関係はⅠ級で，歯列弓，歯槽堤は良好な形態で犬歯，臼歯部で緊密な咬頭嵌合が確立された咬合形態に改善．
3. **側面頭部X線規格写真所見**：
   1) 呼吸，嚥下様式：舌骨は望ましい垂直位に挙上され，気道が開大し，鼻呼吸，正常嚥下を習得．
   2) 対顎関係：ANBは−2.0°から1.0°となり，正常咬合者の1SD内の対顎関係に改善．
   3) 咬合形態：上下顎第一大臼歯の歯軸は咬合平面に垂直で，咬合力が垂直に加わるポステリアサポートが確立．
4. **矢状断模型所見**：臼歯部咬合高径が減少し，緊密な咬頭嵌合を確立（**7−1**の模型写真内：黒矢印）．オーバージェット 1.0mm，オーバーバイト 1.5mm．
5. **EMG所見**：咬筋活動は活性化し左右対称．その結果，臼歯部咬合高径の減少と左右差の是正に貢献．

術後5年0カ月の所見
1. **顔貌所見**：正貌は左右対称で，側貌は下顔面が黄金比（1.0：1.7）で，美しいナゾラビアルアングルとメンターリスサルカスを維持．
2. **口腔内所見**：動的治療終了時以上の咬合形態と健康な歯周組織を維持．
3. **側面頭部X線規格写真所見**：
   1) 呼吸，嚥下様式：舌骨は望ましい垂直位で，気道が開大し，鼻呼吸，正常嚥下を維持．
   2) 対顎関係：ANBは2.0°で正常咬合者の1SD内の対顎関係を維持．
   3) 咬合形態：上下顎臼歯歯軸は咬合平面に垂直で，ポステリアサポートが確立された咬合形態．
4. **矢状断模型所見**：オーバージェット 1.5mm，オーバーバイト 2.0mmで，良好な前歯部被蓋を形成，下顎切歯切端は上顎切歯舌面のBpに接し，アンテリアガイダンスを形成（**7−1**の模型写真内：白矢印）．
5. **EMG所見**：咬筋，側頭筋活動とも活性化し，左右対称．その結果，臼歯部咬合高径の左右差の是正に貢献．

初診時（25歳3カ月）	動的治療終了時（29歳0カ月）	術後5年0カ月（34歳0カ月）

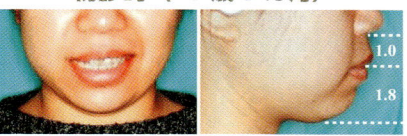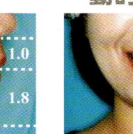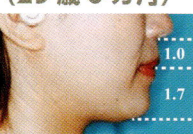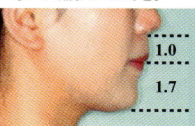

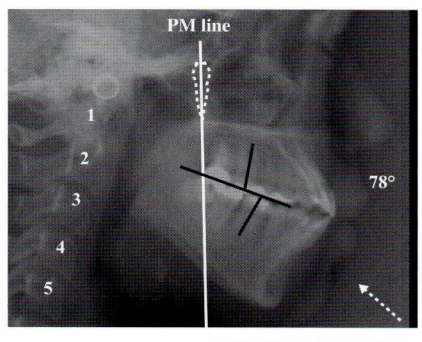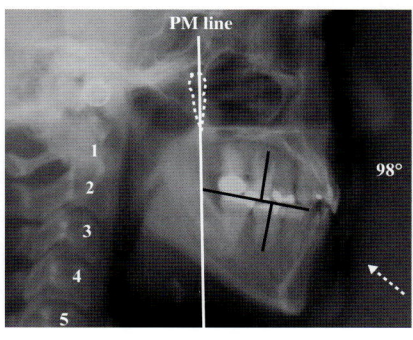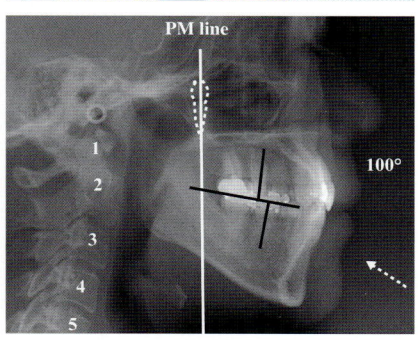

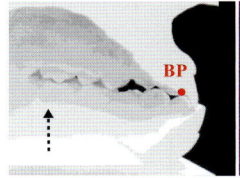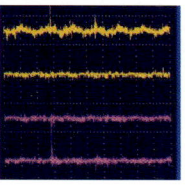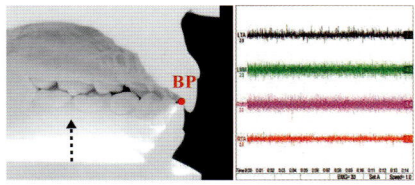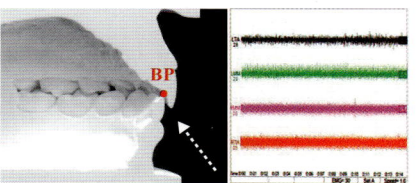

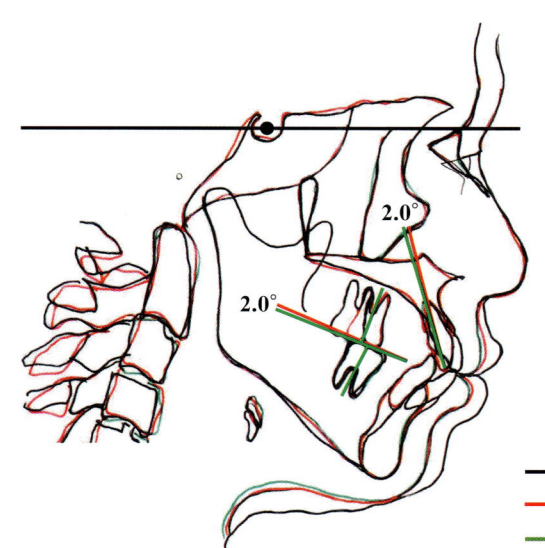

― 初診時（25歳3カ月）
― 動的治療終了時（29歳0カ月）
― 術後5年0カ月（34歳0カ月）

	初診時	動的治療終了時	術後5年0カ月	術後の変化	Control subjects Mean ±SD
SNA	80.0°	81.0°	81.0°	0°	
SNB	82.0°	80.0°	79.0°	−1.0°	
ANB	−2.0°	1.0°	2.0°	+1.0°	2.7° ±1.54°
GoA	135.0°	133.0°	132.0°	−1.0°	
F.Occp-AB	73.0°	87.0°	89.0°	+2.0°	91.3° ±4.42°
U1 to SN	112.0°	101.0°	107.0°	+6.0°	106.4° ±5.08°
L1 to Dc-L1i	80.0°	91.0°	90.0°	−1.0°	88.9° ±3.67°

術後，咬合平面と上下顎第一大臼歯の歯軸は2.0°変化して垂直の関係となり，ポステリアサポートが維持されるとともに上顎切歯軸は2.0°唇側傾斜し，アンテリアガイダンスを形成していた．

7-1 初診時から術後5年0カ月の正貌，側貌，側面頭部X線規格写真，矢状断模型写真とEMG，側面頭部X線規格写真のトレースの重ね合わせと分析値

QUESTION 12 長期咬合の安定症例にはどのような共通点がありますか？

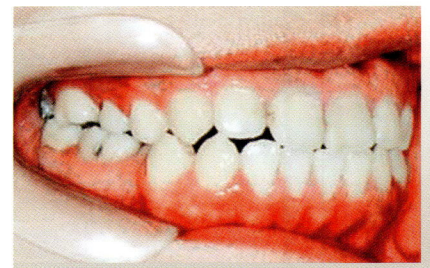
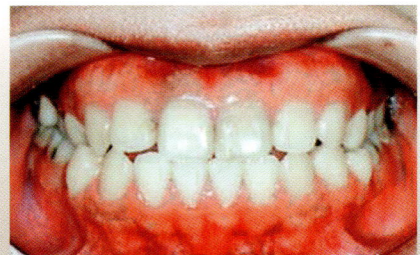
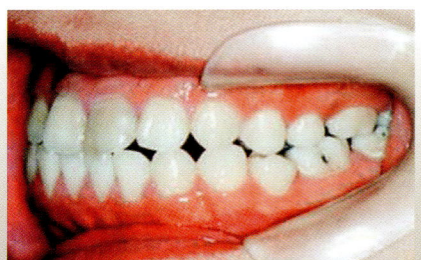

初診時（25歳3カ月）

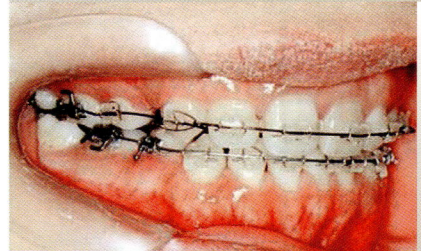
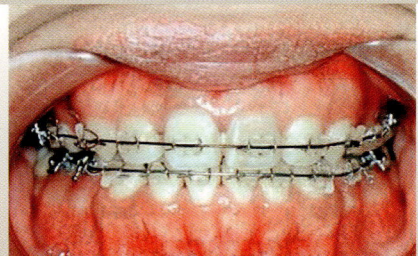
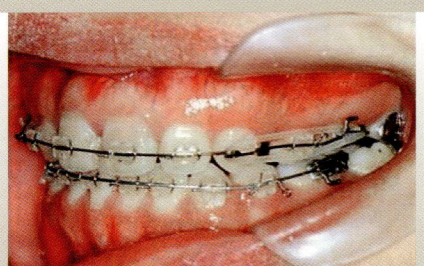

動的治療開始後10カ月（26歳3カ月）

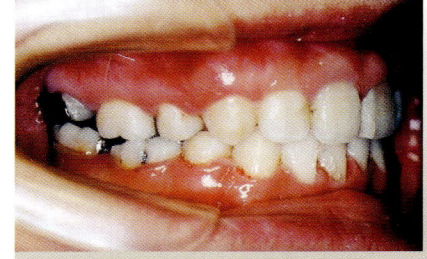
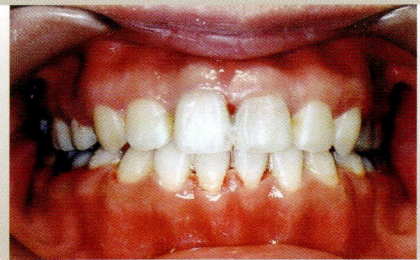
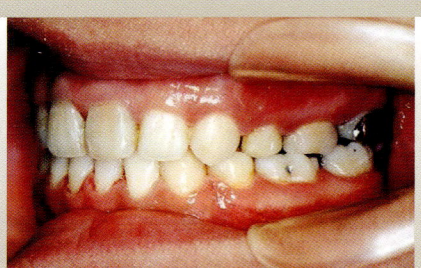

動的治療終了時（29歳0カ月）

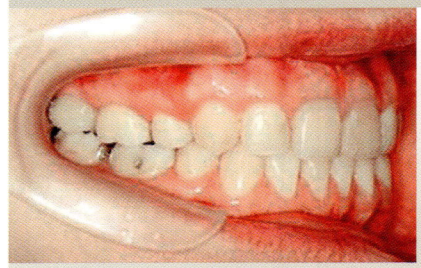
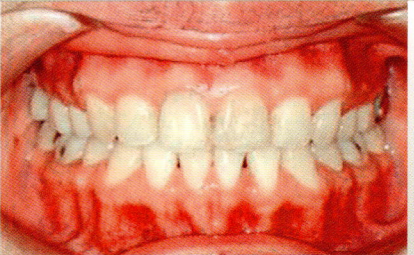
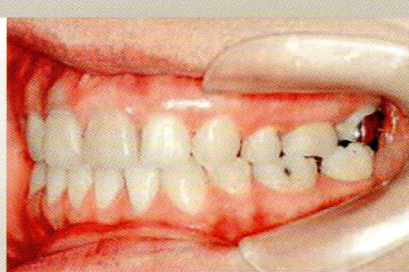

術後5年0カ月（34歳0カ月）

7-2 初診時から術後5年0カ月の口腔内写真

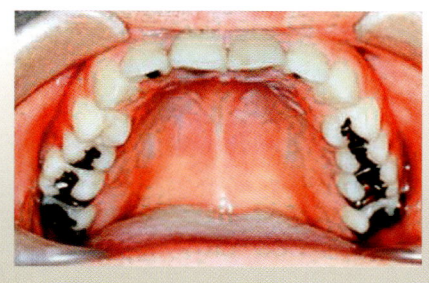 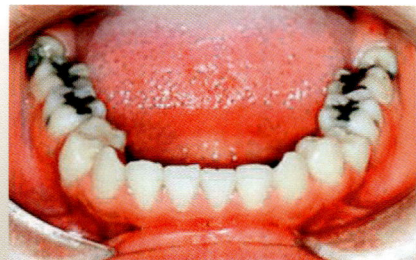

上下顎犬歯，大臼歯関係はフルクラスⅢの開咬．右側臼歯部は交叉咬合で下顎は右側に偏位していた．
舌小帯短縮で舌は大きかった．
OJ：－0.5mm，OB：0mm．

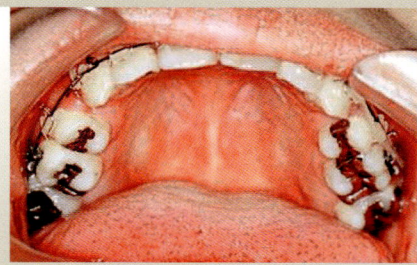 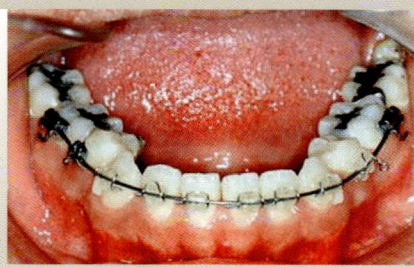

被蓋が改善され，上下顎犬歯関係がⅠ級になったところで，下顎左右第一小臼歯を先に抜歯し，その後，上顎左右第一小臼歯を抜歯した．

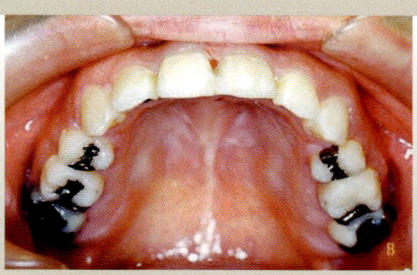 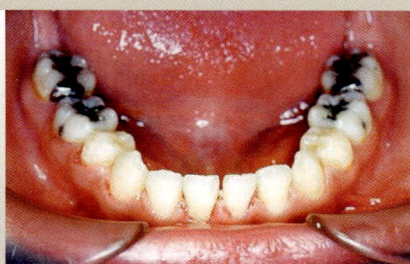

上下顎正中線は一致し，犬歯，大臼歯関係はⅠ級で，歯列弓，歯槽堤形態は良好で，犬歯，臼歯部で緊密な咬頭嵌合が確立された咬合形態に改善された．
OJ：1.0mm，OB：1.5mm．

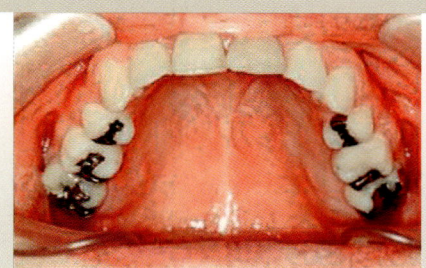 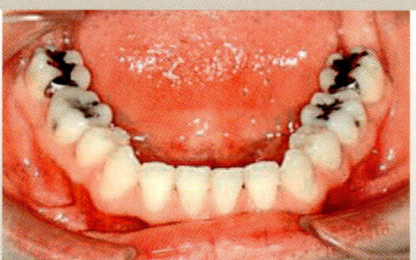

正常被蓋で上下顎正中線は一致しており，犬歯，大臼歯関係はⅠ級で，犬歯，臼歯部は緊密な咬頭嵌合で咬合形態は安定していた．
健康な歯周組織が維持されている．
OJ：1.5mm，OB：2.0mm．

OJ：オーバージェット，OB：オーバーバイト．

Muscle Wins!

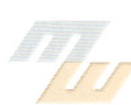
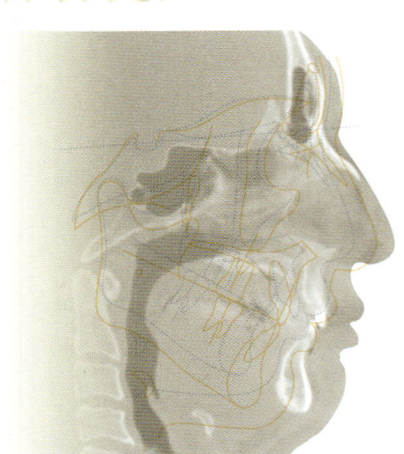

QUESTION 13

睡眠時無呼吸症候群の改善にMWの矯正治療は効果があるのでしょうか?

Keyword
- 咬合力の緩和
- 臼歯の整直
- 臼歯部咬合高径の増加
- 上顎歯列弓の後方移動
- 下顎歯列弓の前方移動

　歯科矯正治療を受ける患者のなかには,いびきや睡眠時の無呼吸などを訴える人がおり,その多くは舌癖や口呼吸が認められる開咬の患者である.

　そのような患者に,器械的矯正治療とともに機能回復治療を行った結果,舌骨位が是正され,気道が開大し,鼻呼吸が習得され,睡眠時無呼吸症状が軽減された(図1).

　筆者が調査を行った患者のうち,2名の症例を通して,矯正治療の効果を紹介する.

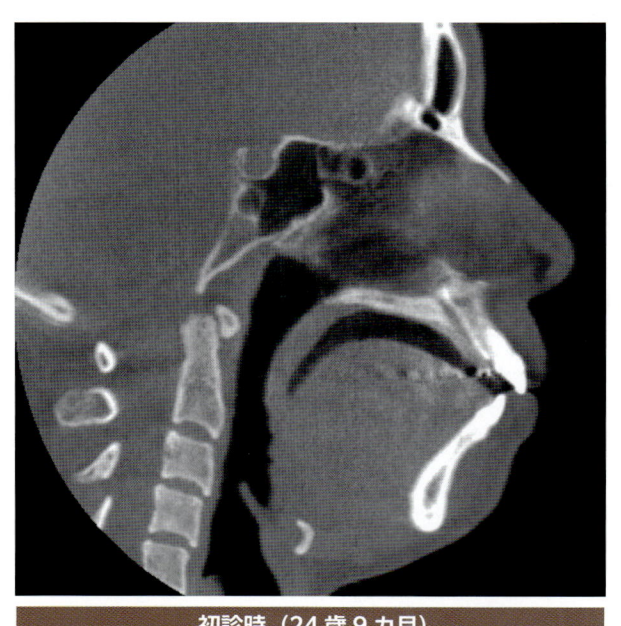
初診時(24歳9カ月)

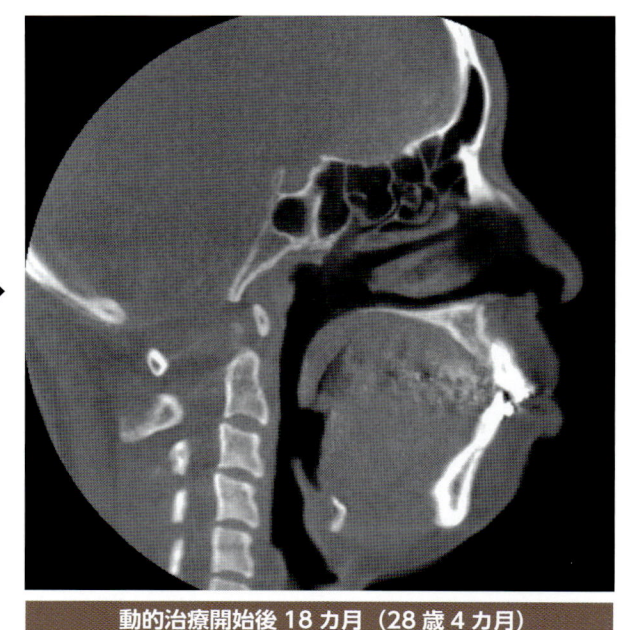
動的治療開始後18カ月(28歳4カ月)

図1　睡眠時無呼吸症候群の患者(下顎後退Ⅱ級開咬)の初診時と動的治療開始後18カ月のCT(sagittal)画像
➡ Case2 参照

QUESTION 13 睡眠時無呼吸症候群の改善にMWの矯正治療は効果があるのでしょうか？

表1 無呼吸低呼吸指数（AHI）によるSASの重症度分類

	AHI < 5	5 ≦ AHI < 15	15 ≦ AHI < 30	30 ≦ AHI
重症度	健常	軽症	中等症	重症

（成人の睡眠時無呼吸症候群 診断と治療のためのガイドライン2005）

1．睡眠時無呼吸症候群とは

　睡眠時無呼吸症候群（sleep apnea syndrome：以下SAS）は，睡眠中に呼吸が止まったり弱まったりする疾患で，脳や身体への酸素供給の不足により，脳血管障害や虚血性心疾患などさまざまな合併症のリスクになりうる．加えて，症状の一つである日中の眠気は，生産性の低下や交通事故・労働災害などにつながる危険があり，社会経済への影響が懸念されている．

　SASは，10秒以上続く無呼吸状態が一晩（7時間の睡眠中）に30回以上，または1時間あたり5回以上みられる状態と定義され，睡眠1時間あたりの無呼吸，低呼吸の回数を合計した無呼吸低呼吸指数（apnea hypopnea index：AHI）により重症度が分類されている（表1）．

　AHIが20以上の症例は経鼻的持続陽圧呼吸療法（continuous positive airway pressure：CPAP）の適応とされ，軽症〜中等症の症例では口腔内装置（oral appliance：OA）による治療も行われる．歯科医院でSASに対応する場合，OA治療が一般的だが，対症療法であり原因を除去するものではないため，治療をやめると症状が再発してしまうことがある．

2．舌骨位の把握

　SASの患者のほとんどは，上気道が物理的に狭くなることにより生じる閉塞性睡眠時無呼吸症候群（OSAS）であり，その原因としては，肥満，小顎，扁桃肥大などがあげられる．肥満患者の場合は，首の周りの脂肪が厚くなることで上気道が狭くなる．一方，肥満でないにもかかわらずOSASを発症している患者の場合は，下顎が小さい（舌房が狭い），下顎が後退しているなどにより，舌根が落ち込んで上気道を狭めてしまうことが考えられる．

　筆者は以前より，矯正歯科治療において鼻呼吸，正常嚥下など機能の健全化をはかって咬合の改善を行っており，機能の健全化の目安として舌骨の位置（舌骨位）を頭部X線規格写真またはCT画像にて確認してきた（Q1参照）．舌骨は，舌骨上筋群および舌骨下筋群によって位置づけられているため，舌骨位をみることで呼吸，嚥下様式を把握することができる．

　舌房が広く舌が挙上されている症例においては，舌骨の位置が垂直的におよそ第三頸椎と第四頸椎の間であり，水平的にはPM lineのやや後方である（Q1－図3参照）．しかしOSASの患者では，舌骨の垂直位は第四頸椎の下部付近であることが多い．

3．矯正歯科治療によるOSASの改善

　上下顎歯列弓が小さく，舌が下方に引き下げられているOSAS患者に対しては，咬合の改善とともに舌の挙上訓練などを行わせ，歯列弓，歯槽堤を形態修正し，舌房を拡大し，鼻呼吸，正常嚥下を習得させる．舌が挙上され，気道が開大されることで，OSASの原因を取り除き，症状が改善されると考えられる．

　このようにしてOSASを改善した2症例を提示する．

1）初診時検査
　OSASの検査は，睡眠評価装置「パルスリープLS-100（フクダ電子）」を用いて無呼吸・低呼吸指数（AHI）を測定し，表1の分類に従って重症度を評価した．

顎口腔の検査は，口腔内写真，頭部X線規格写真，CT（sagittal）画像，EMGなどの資料を採取し，咬合，舌骨位，舌の挙上状態，気道の狭窄状態，咬筋，側頭筋活動状態を調べた．

2症例とも軽症のOSASであり，歯列弓の狭窄，低位舌，口呼吸が認められ，舌骨の垂直位は下方であった．また，臼歯部咬合高径が高く，開咬を呈しており，咬筋の筋活動が低下していた．OSASの患者に特徴的な起床時の頭痛も訴えていた．

2）治療方法
(1) 器械的矯正治療
ローフォース・ローフリクションのブラケット，0.012″，0.014″，0.016″のライトワイヤー，0.016″×0.016″NiTiワイヤー，顎間ゴム，可撤式上顎拡大床などを使用した．

(2) 機能回復治療
①舌挙上訓練

目的は，舌を挙上することにより歯列弓，歯槽堤の形態を整えて維持し，気道を開大させて鼻呼吸と正常嚥下を促すことである．

鼻呼吸，正常嚥下を習得した後は，ガムを用いて舌挙上訓練を行うが，上顎に可撤式拡大床を使用している場合は，ガムが拡大床に付着してしまうので，ガムを用いずに舌を拡大床に押しつけるようにする．

②噛みしめ運動

ガムを用いた舌挙上訓練の後，ガムを左右均等に噛みしめる（1度に30回程度）．噛みしめ運動の目的は，咬合力と臼歯部咬合高径の左右差を是正し，咬合力を高めることである．これにより，咬合や顔貌の改善が進む．

3）治療結果
提示した2つのOSAS症例において，器械的矯正治療と機能回復治療を行った結果，舌がゆったりと収まる広い歯列弓，歯槽堤形態と正常咬合を確立し，鼻呼吸，正常嚥下が可能となった．初診時と動的治療終了後のCT（sagittal）画像を比較すると，舌骨が望ましい位置に是正されるとともに舌が口蓋にピッタリと貼り付き（舌上方のスペースが閉鎖），舌が挙上されていることが確認できた．OSASの検査では，2症例ともAHIが低下し，健常な状態に改善していた．

QUESTION 13 睡眠時無呼吸症候群の改善にMWの矯正治療は効果があるのでしょうか？

Case 1

OSASを発症していた巨大舌を伴う上顎劣成長・下顎過成長Ⅲ級開咬抜歯症例

患　者……28歳6カ月．男性．
主　訴……激しいいびき．起床時に頭痛がする．発音が不明瞭．誤飲しやすい．他院にて外科適応と診断された．

初診時（28歳6カ月）	動的治療開始後14カ月（29歳10カ月）無呼吸症状消失時	動的治療終了時（30歳8カ月）

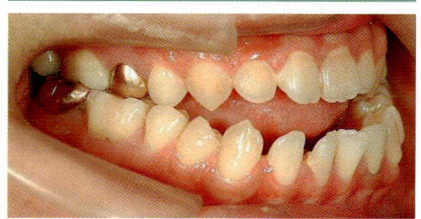 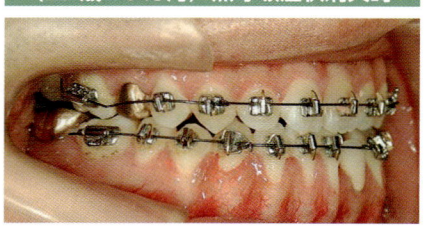 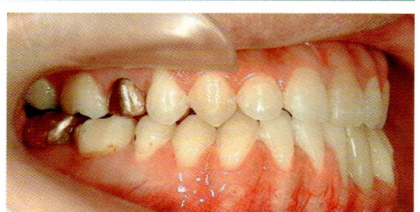

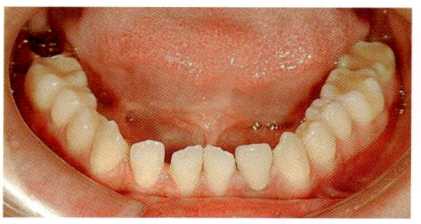 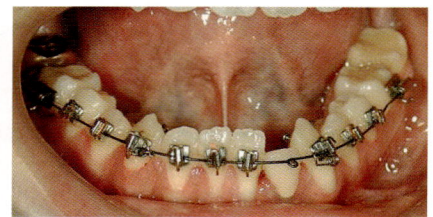 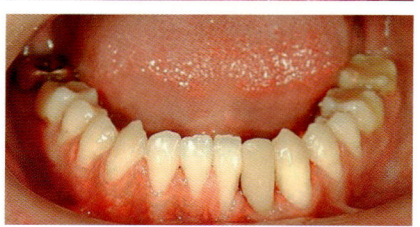

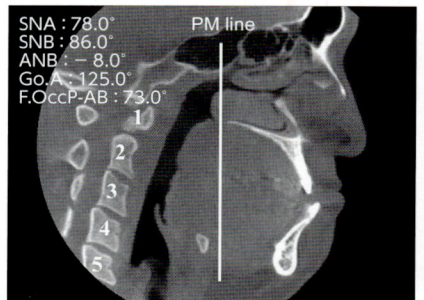 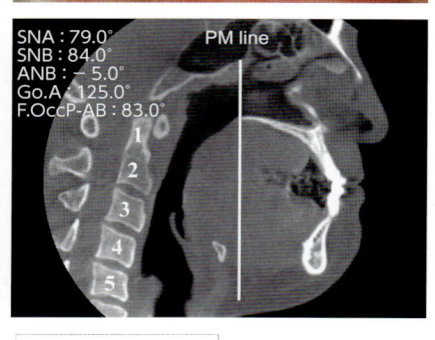 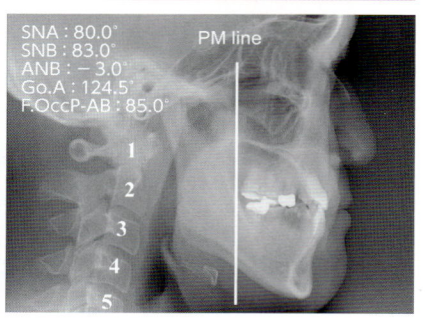

口腔内写真所見
・上下顎犬歯，大臼歯関係はⅢ級．
・舌小帯短縮および巨大舌で舌房内に舌が収まらず，口呼吸，舌癖が誘発されていた．

CT（sagittal）画像所見
・舌骨は望ましい垂直位より下方で，巨大舌により口呼吸，異常嚥下が誘発されていることがわかった．
・舌骨の水平位はPM lineに近接し，下顎過成長であった．

EMG所見
・咬筋，側頭筋は低活動（弱い咬合力）．

OSAS検査結果
・無呼吸低呼吸数：76回．
・無呼吸低呼吸指数（AHI）：13.1回/時．
・無呼吸時間最大：39秒．
・軽度のOSAS．

口腔内写真所見
・上下顎犬歯，大臼歯関係はⅠ級に改善．
・舌挙上訓練で舌がスリム化し，舌房が広がり，鼻呼吸が習得され，舌癖が消失した．

CT（sagittal）画像所見
・舌骨が挙上され，望ましい垂直位になった．
・舌のスリム化で気道が開大し，鼻呼吸，正常嚥下が習得され，開咬が改善された．

EMG所見
・咬筋，側頭筋活動は活性化（咬合力が強化）．

OSAS検査結果
・無呼吸低呼吸数：19回．
・無呼吸低呼吸指数（AHI）：4.0回/時．
・無呼吸時間最大：32秒．

その他の所見
・いびきが改善し，頭痛が軽減した．
・誤飲の回数が軽減し，発音も明瞭になった．

口腔内写真所見
・舌小帯は切除されていないが，舌挙上訓練により舌がゆったりと収まる舌房が形成された．

側面頭部X線規格写真所見
・舌骨は挙上され，望ましい垂直位になった．
・舌挙上訓練で舌がさらにスリム化され，舌房内にゆったりと収まり，気道が開大し，鼻呼吸，正常嚥下が習得されたことがわかる．

EMG所見
・咬筋，側頭筋活動はさらに活性化（咬合力が強化）した．その結果，犬歯，臼歯部で緊密な咬頭嵌合が確立したことがわかる．

Case 2

（術者：荒井志保）

OSASを発症していた下顎後退Ⅱ級開咬抜歯症例

患　者……24歳9カ月．女性．
主　訴……いびきをかく．起床時に頭痛がする．誤飲しやすい．歯並びを治したい．

初診時 （24歳9カ月）	動的治療開始後18カ月 （28歳4カ月）無呼吸症状消失時	動的治療終了時 （28歳8カ月）

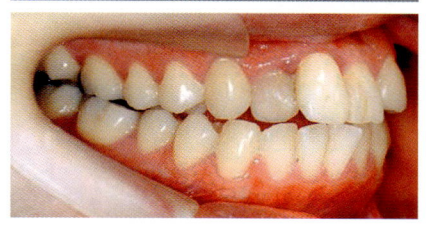
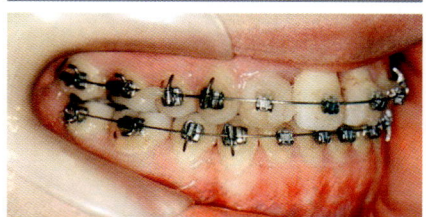
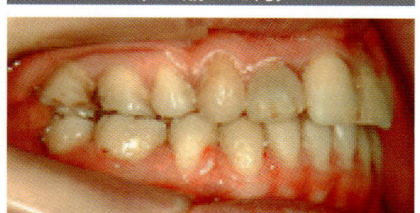

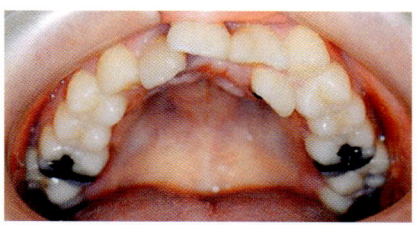
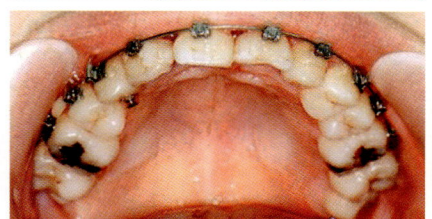
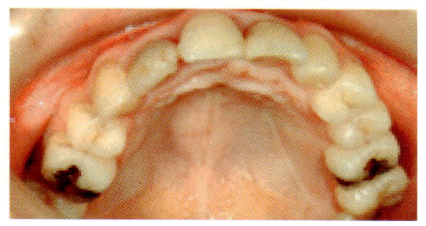

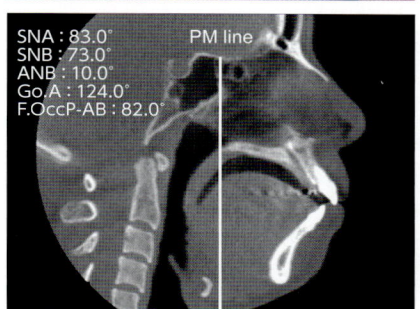
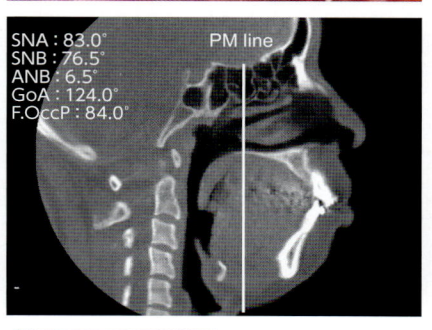
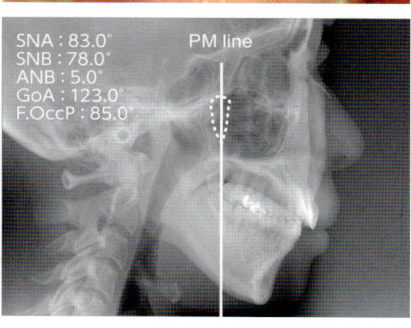

SNA : 83.0°　　PM line
SNB : 73.0°
ANB : 10.0°
GoA : 124.0°
F.OccP-AB : 82.0°

SNA : 83.0°　　PM line
SNB : 76.5°
ANB : 6.5°
GoA : 124.0°
F.OccP : 84.0°

SNA : 83.0°　　PM line
SNB : 78.0°
ANB : 5.0°
GoA : 123.0°
F.OccP : 85.0°

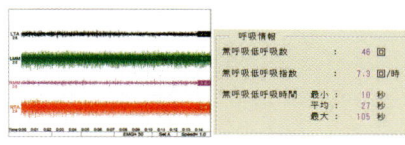

口腔内写真所見
・上下顎犬歯，大臼歯関係はⅡ級で，臼歯部は交叉咬合であった．
・上顎歯列弓の狭窄で舌房内に舌が収まらず，口呼吸，舌癖が誘発されていた．

CT（sagittal）画像所見
・舌骨は望ましい垂直位より下方にあった．
・舌を前方に突出させるため，舌背は口蓋に届かず，口呼吸，異常嚥下が誘発されていた．
・舌骨の水平位はPM lineの後方で，下顎後退であった．

EMG所見
・咬筋，側頭筋活動とも左右非対称であった．

OSAS検査結果
・無呼吸低呼吸数：46回．
・無呼吸低呼吸指数（AHI）：7.3回／時．
・無呼吸時間最大：105秒．
・軽度のOSAS．

口腔内写真所見
・上下顎犬歯，大臼歯関係はⅠ級に改善．
・上顎歯列弓，歯槽堤の形態修正で舌房が広がり，鼻呼吸が習得され，舌癖が消失した．

CT（sagittal）画像所見
・舌骨が挙上され，望ましい垂直位になった．
・舌が挙上され，舌背が口蓋にピッタリと貼りつき，気道が開大し，鼻呼吸，正常嚥下が習得され，開咬が改善した．

EMG所見
・咬筋，側頭筋活動の左右差は少し是正．

OSAS検査結果
・無呼吸低呼吸数：16回．
・無呼吸低呼吸指数（AHI）：3.3回／時．
・無呼吸時間最大：23秒．

その他の所見
・いびきが改善し，頭痛が軽減した．
・誤飲が消失し，健康的になった．

口腔内写真所見
・舌がゆったりと収まる舌房が形成され，より緊密な対顎，対咬関係になった．

側面頭部X線規格写真所見
・舌挙上訓練と下顎前方移動訓練，噛みしめ運動の結果，さらに気道が開大されていることがわかる．

EMG所見
・咬筋，側頭筋活動が活性化（咬合力が強化）され，左右差もなくなった．犬歯，臼歯部で緊密な咬頭嵌合が確立されているためと考えられる．

文献

1) 近藤悦子：矯正治療後25年間の長期観察を行った症例（アングルⅡ級1類）の咬合の安定性についての検討．日臨矯誌 **6**：3-29，1994．
2) Enlow DH（三浦不二夫監訳，黒田敬之・東　光夫訳）：Handbook of Facial Growth　顎顔面の成長発育．医歯薬出版，東京，186-233，1980．
3) McNamara JA：A method of cephalometric evaluation. *Am J Orthod* **51**：177-202，1981．
4) 近藤悦子：日本人成人男子についての頭部X線規格写真法による検討．日矯歯誌 **31**：117-136，1972．
5) Begg PR, Kesling PC：Begg orthodontic theory and technique. WB Saunders, Philadelphia, 74-235, 1977.
6) 榎　恵：Beggのライト・アーチワイヤーテクニックについて．歯界展望 **23**：1-27，1964．
7) Graber TM（中後忠夫ほか訳）：Orthodontic Principles and Practice　グレーバー：歯科矯正学―理論と実際（上）．医歯薬出版，東京，85-86，1976．
8) Frans PGM Van der Linden（三浦不二夫・黒田啓之訳）：Facial Growth and Facial Orthopaedics　顔面の成長と整形．クインテッセンス出版，東京，58-215，1988．
9) 大野粛英ほか：習癖による前歯部開咬症例―筋機能療法を用いた例．歯界展望別冊/臨床医の歯科矯正入門．医歯薬出版，東京，117-126，1987．
10) 近藤悦子，久保庭久美子，小野美代子：顎関節症を伴った骨格性Ⅱ級症例の治験例―ヘッドギアを併用しない矯正治療．ベッグ・矯正歯科 **7**：17-49，1996．
11) Moyers RE et al：Differential diagnosis of class Ⅱ malocclusions. *Am J Orthod* **78**：447-494，1980．
12) McNamara JA：Component of class Ⅱ malocclusion in children 8-10 years of age. *Angle Orthod* **51**：177-202，1981．
13) Schudy FF：The retention of the mandible resulting from growth：its implication in orthodontic treatment. *Angle Orthod* **35**：36-50，1905．
14) Graber TM：Physiologic Principles of Functional Appliance. CV Mosby, St. Louis, 1985.
15) Moss ML：The primary role of functional matrices in facial growth. *Am J Orthod* **55**：556-577，1969．
16) Graber LW：Current concept in removable appliance therapy for Angle class Ⅱ malocclusion．日矯歯誌 **44**：1-9，1985．
17) 上村修三朗ほか：機能を伴う顎関節骨形態の適合性変化―下顎頭後面の陥凹について．歯放 **30**：211-218，1990．
18) Kondo E：Two skeletal class Ⅱ cases with retrognathic mandible and temporomandibular disorders ―Orthodontic treatment without headgear. *Int J MEAW* **3** (1)：5-37，1996．
19) Kondo E：The long-term (25 years) stability of the occlusion of an angle class Ⅱ division 1 malocclusion. *Australian Orthod* **14**：7-17，1995．
20) Kondo E：Case report：Occlusal stability in Class Ⅱ，Division 1, deep bite cases followed up for many years after orthodontic treatment. *Am J Orthod Dentofacial Orthop* **114**：611-630，1998．
21) Rakosi T, Jonas I, Graber TM：Color Atlas of Dental Medicine：Orthodontic-Diagnosis. Thieme Medical Publishers, New York, 179-235, 1993.
22) Graber TM：Orthodontics Principles and Practice. WB Saunders, Philadelphia, 249-325, 1966.
23) Graber TM：Dentofacial Orthopedics with Functional Appliances. CV Mosby, St. Louis, 3-12, 1997.
24) 近藤悦子：審美性の回復を考慮して治療を行った成人の上顎前突症例．デンタルダイヤモンド **24** (2)：54-59，1999．
25) Kondo E, Aoba TJ：Skeletal Class Ⅱ case with retrognathic mandible and temporomandibular dysfunction：Orthodontic treatment without headgear. *World J Orthod* **1**：173-186，2000．
26) McNamara JA, Brudon WL（黒田啓之監訳，宮島邦彰訳）：Orthodontic and Orthopedic Treatment in the Mixed Dentition　混合歯列期の矯正治療．日本臨床出版，東京，13-54，1997．
27) Graber TM：The unique nature of temporomandibular joint metabolism. Bone Formation and Repair (Rabie AM, Urst MR), Elsevier Science, Amsterdam, 1997.
28) Moyers RE：Years Book. Hand book of orthodontics 2nd edition for the student and general practitioner. Medical Publishers, Chicago, 1970.
29) 榎　恵：劣等感と矯正施術―矯正施術の一目的としての劣等感の解消と個性の修正に就いて．日矯歯誌 **4**：13-21，1935．
30) 近藤悦子：骨格性Ⅲ級開咬症例の治療経過と一考察．日臨矯誌 **1**：36-56，1991．
31) 近藤悦子：骨格性Ⅲ級開咬症例の治療経過と一考察．日臨矯誌 **3**：36-56，1991．
32) 久保庭久美子，小野美代子，近藤悦子：開咬を伴った反対咬合の治験例　Class Ⅲ open-bite malocclusion with orthodontic treatment．ベッグ矯正歯科ジャー

ナル **5，6**：13-26，1995．

33) 榎　恵，本橋康助ほか：ベッグ法　その基本術式と臨床（榎　恵監修，本橋康助ほか編）．医歯薬出版，東京，1-494，1980．

34) Lee BW：ベッグテクニックにおける適切な歯牙移動（Optimal tooth movement in orthodontics with special reference to the Begg technique）．ベッグ・矯正歯科 **3**：1-11，1992．

35) 近藤悦子，豊城あずさ：顎関節症を伴った骨格性Ⅲ級開咬症例の1治験例（Skeletal Class Ⅲ open bite case with temporomandibular disorders without surgical orthodontics）．日成人矯歯誌 **3**（1）：109-126，1996．

36) 近藤悦子：再治療を要した骨格性Ⅲ級症例の問題点．東京矯歯誌 **7**：72-83，1997．

37) Kondo E：Nonsurgical and nonextraction treatment of skeletal ClassⅢ open bite：Its long-term stability．*Am J Orthod Dentofacial Orthop* **117**：267-287，2000．

38) Kondo E, Ohno T, Aoba TJ：Nonsurgical and nonextraction treatment of a skeletal ClassⅢ patient with severe prognathic mandible：Long-term stability．*World J Orthod* **2**：115-126，2001．

39) Kondo E：Long-term prognosis of a skeletal Class Ⅲ patient with four replanted young permanent mandibular incisors in a case of trauma．*World J Orthod* **3**：27-40，2002．

40) Kondo E：Features and treatment of skeletal Class Ⅲ malocclusion with severe lateral mandibular shift and asymmetric vertical dimension．*World J Orthod* **5**：9-24，2004．

41) Kondo E：Case report of malocclusion with abnormal head posture and TMJ symptoms．*Am J Orthod Dentofacial Orthop* **116**（5）：481-493，1999．

42) Kondo E, Graber TM et al：Cervical spine problems in patients with temporomandibular disorder symptoms：An investigation of the orthodontic treatment effects for growing and nongrowing patients．*World J Orthod* **3**：295-312，2002．

43) McGregor M：The significance of certain measurements of the skull in the diagnosis of basilar impression．*Br J Radiol* **21**：171-181，1948．

44) Kondo E, Ono M, Aoba TJ：Utilization of third molars in the orthodontic treatment of skeletal Class Ⅲ subjects with severe lateral deviation：Case report．*World J Orthod* **5**：201-212，2004．

45) Kondo E：Utilization of wisdom teeth in orthodontic treatment．*Nippon Dent Rev* **527**：161-185，1986．

46) Kondo E：Utilization of wisdom teeth in adult orthodontic treatment．*Dental Frontier* **22**：14-32，2003．

47) Kondo E, Arai S：Nonsurgical and nonextraction treatment of a skeletal Class Ⅲ adult patient with severe prognathic mandible．*World J Orthod* **6**：233-247，2005．

48) Graber TM, Vanarsdall RL, Vig KL：Orthodontics；Current Principles and Techniques．4th ed, Elsevier Mosby, St. Louis，2005．

49) 与五沢文夫，西巻秀樹，小野悦子：矯正治療に用いられるゴムの劣化について．日矯歯誌 **26**：49-55，1967．

50) 与五沢文夫，西巻秀樹，近藤悦子：矯正治療に用いられるゴムの劣化について（第2報）．日矯歯誌 **27**（1）：88-94，1968．

51) Begg PR：Begg Orthodontic Theory and Technique．WB Saunders, Philadelphia, London，150-151，1965．

52) 石川栄助：実用近代統計学．槇書店，東京，1957．

53) 上條雍彦：口腔解剖学1　骨学．アナトーム社，東京，1965．

54) 本橋康助，亀田　晃，近藤悦子：頭部X線規格正貌写真の研究にあたって考慮すべき2，3の事項について．Unpublished papers，1972．

55) Broadbent BH：The face of normal children．*Angle Orthod* **7**：138-208，1937．

56) Enlow DH：The Human Face．Hoeber and Low, New York，1968．

57) 大野粛英，杉村英雄，近藤悦子，坂本正雄：乳歯期のposterio cross bite—その早期発見と治療法．歯界展望 **50**（4）：609-616，1977．

58) 榎　恵：いつ・なにを・なぜ　矯正治療を始める時期とその目的について．歯界展望 **25**：639-653，767-781，1001-1010，1965．

59) 榎　恵ほか：Posterior cross bite について．第27回日本歯科矯正学会，名古屋，1968．

60) 大野粛英，近藤悦子，坂本正雄：連続抜去法—その臨床的なメリット，デメリット．歯界展望 **53**（5）：719-734，1979．

61) 大野粛英，近藤悦子：矯正治療による智歯の利用について．日本歯科評論 **527**：161-185，1986．

62) 近藤悦子：先天的欠如を持つ患者のMTM症例．歯科ジャーナル **25**（3）：353-363，1987．

63) 近藤悦子，井上光道：外傷により完全脱臼した根未完

文献

成永久下顎4前歯の再植後の矯正治療経過―再植6年後から12年後までの咬合の変化と再植歯の経過について．歯界展望 79（3）：621-640, 79（4）：883-902, 1992.

64）近藤悦子：下顎枝・下顎頭の形態異常と頸椎および頸部筋の形態異常との関連性について―長期観察症例―UP-TO-DATE-ORTHO. ザ・クインテッセンス別冊／臨床家のための矯正 YEAR BOOK 2001. クインテッセンス出版, 東京, 33-48, 2001.

65）Keith L Moore, Anne MR Agur（坂井建雄訳）：ムーア臨床解剖学. メディカル・サイエンス・インターナショナル, 東京, 191-209, 340-443, 2000.

66）中井検裕, 縄田和満, 松原 望ほか：統計学入門. 東京大学出版会, 東京, 41-64, 1994.

67）矢島美寛, 廣津千尋, 藤野和史ほか：自然科学の統計学. 東京大学出版会, 東京, 177-305, 1993.

68）Kondo E, Nakahara R, Ono M, Arai S, Kuboniwa K, Graber TM, Kanematsu E, Toyomura Y, Aoba TJ：Cervical spine problems in patients with temporomandibular disorder symptoms：An investigation of the orthodontic treatment effects for growing and nongrowing patients. *World J Orthod* 3（4）：295-312, 2002.

69）近藤悦子：成人矯正で智歯を効果的に利用していくには. 特集：智歯の利用で咬合の改善が得られた. Dental Frontier QA 22：13-32, 2003.

70）近藤悦子：成長期矯正治療の20歳アウトカム評価と診療ガイドライン―舌と口腔周囲筋を含む咀嚼筋及び頸部筋活動の正常化を図っての矯正治療効果と術後の安定性について. 東北矯歯誌 12（1）：87-95, 2004.

71）Abrahams PH, Mraks Jr SC, Hutchings RT（佐藤達夫訳）：人体解剖カラーアトラス McMinn's Colour Atlas of Human Anatomy. 原著第4版, 南江堂, 東京, 1999.

72）榎 恵, 本橋康助：異常嚥下癖について. 日矯歯誌 14：35-42, 1955.

73）Dox I, Melloni BJ, Eisner GM（高久史麿監訳）：メローニ図解医学辞典. 原著改訂第2版, 南江堂, 東京, 1995.

74）井出吉信, 中沢勝宏：顎関節 機能解剖図譜. クインテッセンス出版, 東京, 1990.

75）井出吉信監修：CD-ROM 人体解剖学1 骨学（頭蓋）. わかば出版, 東京, 2000.

76）上條雍彦：口腔解剖学2 筋学. アナトーム社, 東京, 1991.

77）近藤悦子：Case II 開咬症例. 矯正臨床ジャーナル 4（9）：35-51, 1988.

78）近藤悦子：Muscle Wins！の矯正歯科臨床―呼吸および舌・咀嚼筋の機能を生かした治療―. 医歯薬出版, 東京, 2007.

79）歯科医学大事典編集委員会編：歯科医学大事典. 医歯薬出版, 東京, 1989, 619.

80）前田健康監訳：ネッター頭頸部・口腔顎顔面の臨床解剖学アトラス 原著第2版. 医歯薬出版, 東京, 2014.

81）睡眠呼吸障害研究会編：成人の睡眠時無呼吸症候群 診断と治療のためのガイドライン. メディカルレビュー社, 東京, 2005.

82）近藤悦子：呼吸機能が健全な顎顔面骨格形成の Key Factors. 歯界展望 113（3）：417-431, 2009.

索引

●あ
アーチディスクレパンシー 8
アップライティングスプリング 83, 102
アンカレッジベンド 78, 80
　——とゴムの力の治療効果 82
　——の量 81
　——を付与する位置 80
　——付与時の注意点 81
アンテリアガイダンス 153

●い
異常嚥下癖 88
インフレクションポイント 156

●え
永久歯列完成期 71, 73, 75

●お
黄金比（1.0：1.7） 148, 152
オーバーコレクション 148

●か
開咬症例 88, 89
開閉口運動 89
過蓋咬合症例 88, 89
下顎位 1
下顎過成長 2, 3, 6
　——Ⅲ級開咬 7, 76, 77, 112, 114, 116, 118, 182
　——Ⅲ級過蓋咬合 75, 162
下顎後退 2, 3, 4
　——Ⅱ級開咬 4, 24, 72, 92, 98, 166, 178, 191
　——Ⅱ級過蓋咬合 30, 73, 122, 130, 132, 158
下顎枝，下顎頭の形成不全 73
下顎枝，下顎頭の形態 71
下顎枝，下顎頭の左右差 74, 75, 140
下顎歯列弓の後方移動 82, 103, 139
下顎歯列弓の前方移動 82, 91, 121
下顎切歯軸 11
顎間ゴム 78, 88, 89
顎関節の健全な育成 71
顎顔面骨格 66
　——形態 148, 152
顎舌骨筋 66
顎二腹筋 66
可撤式拡大床 189
ガミースマイル 18, 19, 122, 123, 136
噛みしめ運動 88, 189
顔貌 148, 152

●き
器械的治療 88, 89, 91, 103, 121, 139, 189
起床時の頭痛 189
気道 1
　——の狭窄 88
機能回復治療 88, 89, 91, 103, 121, 139, 189
臼歯の整直 121, 139
臼歯の整直，圧下 82, 91, 103
臼歯部咬合高径 13, 88, 89
　——の減少 91, 103
　——の高低 13
　——の左右差 13
　——の増加 121, 139
臼歯部歯槽突起 88
胸骨舌骨筋 66
胸鎖乳突筋 66
　——の緊張 67, 76, 77
　——の拘縮 67, 72
矯正歯科治療によるOSASの改善 188
巨大舌 112

●け
茎状舌骨筋 66
頸椎の形態 67
頸部筋の異常 66
頸部筋の左右差 116, 118
肩甲舌骨筋 66

●こ
コイルスプリング 142
咬筋，側頭筋活動を緩和させるトレーニング 122
咬筋活動 3, 13, 89
咬合形態 148, 153
咬合高径 3
　——のコントロール 82
咬合の長期安定 71
咬合力の緩和 121, 139
咬合力の強化 91, 103
口呼吸 88, 188
口唇側貌 14, 82, 88
喉頭蓋 1
後頭骨最下点 67
呼吸・嚥下様式 3, 89
ゴムのかけ方 79, 84, 85, 86, 87
ゴムの装着と交換のタイミング 80
混合歯列期 71, 77

●さ
左右の対称性 71
三横指開口運動 89, 122

●し
歯軸のコントロール 82
歯軸の変化 10
歯槽堤の形態修正 11
術後にみられた共通点 152
上下顎歯列弓の後方移動 9
上下顎前歯部歯槽突起 82
上下顎前突Ⅰ級 136
上下顎第一大臼歯の歯軸 9
上顎過成長 3, 4
　——Ⅱ級過蓋咬合 5, 74, 128, 134
上顎過成長・下顎後退 3
　——Ⅱ級開咬 100
　——Ⅱ級過蓋咬合 5, 18
上顎歯列弓の後方移動 82, 91, 121
上顎歯列弓の前方移動 82, 103, 139
上顎劣成長 3, 6
　——Ⅲ級開咬 7, 48, 54, 60, 110
上顎劣成長・下顎過成長 3
　——Ⅲ級過蓋咬合 6, 42, 140, 146
　——Ⅲ級開咬 104, 170, 190
上部僧帽筋の緊張 67
歯列弓の狭窄 188
歯列弓の形態修正 11

●す
睡眠時無呼吸症候群 187, 188

●せ
正常嚥下 88
成長発育期 18, 36, 42, 60, 128, 130, 132, 140, 146, 152, 158, 162, 166, 174
成長発育終期 170
成長発育終了後 152, 178, 182
成長発育早期 71, 72
舌位 89
舌挙上運動 122
舌骨 1, 66
　——の垂直位 2
　——の水平位 2
舌骨位 1, 89
　——でみるⅡ級症例 4
　——でみるⅢ級症例 6
　——と不正咬合との関係 3
舌骨下筋群 1, 66
　——の緊張 88
舌骨上筋群 1, 66
舌小帯切除のタイミング 138
舌小帯短縮 114, 116, 138
舌の挙上訓練 88, 89, 138, 189

195

索引

先天性欠如　30, 35, 54, 104

● そ

叢生　24, 42, 48, 54, 60, 76, 146
僧帽筋　66
側方歯群交換期　71

● た

対顎，対咬関係　82
対顎関係　148, 152

● ち

智歯の抜歯　35
長期咬合安定症例の共通点　148

● て

低位舌　88, 188
ディッシュフェイス　42, 59

● と

トゥースポジショナー　65
動的治療終了時にみられた共通点　148
トーキングオギジリアリーワイヤー　83, 102
トライアングルゴム　79, 80

● な

長いⅡ級ゴム　85
長いⅢ級ゴム　87
長いゴム　79
ナゾラビアルアングル　14, 152

● の

望ましい舌骨位　2

● は

抜歯の基準　8
抜歯の順番　17
抜歯のタイミング　16, 17
抜歯部位　16, 17

● ひ

鼻呼吸　88
鼻呼吸，正常嚥下の習得　91, 103

● ふ

フォースシステム　78, 82
不完全萌出歯　36
不正咬合　1
フック　79
ブラケット　79
　――装置の撤去　65
フルクラスⅢ　104, 110, 112, 141, 146

● へ

平行ゴム　79
閉塞性睡眠時無呼吸症候群　188

● ほ

ポステリアガイダンス　153
ポステリアサポート　17, 148, 153
保定装置　65
補綴医との協力　134
補綴処置　134

● ま

埋伏　118

● み

短いⅡ級ゴム　84
短いⅢ級ゴム　86
短いゴム　79

● む

無呼吸低呼吸指数　188

● め

メンターリスサルカス　3, 14, 15, 82, 88, 89, 152

● ら

ライトワイヤー　78, 79
　――の性質　79
ラウンドワイヤー　78

● り

両側性唇顎口蓋裂　60
リンガルボタン　79, 80

● ろ

ローフォース・ローフリクション　189

● わ

矮小歯　104

● 数字

Ⅰ級開咬　36
Ⅰ級叢生　174
Ⅱ級過蓋咬合症例の治療ポイント　121
Ⅱ級過蓋咬合症例のフォースシステム　85
Ⅱ級開咬症例の治療ポイント　91
Ⅱ級開咬症例のフォースシステム　84
Ⅱ級ゴム　79
Ⅲ級開咬症例の治療ポイント　103
Ⅲ級開咬症例のフォースシステム　86
Ⅲ級過蓋咬合症例の治療ポイント　139
Ⅲ級過蓋咬合症例のフォースシステム　87
Ⅲ級ゴム　79

● 欧文

AHI　188
Bp　156
DC-L1i line　11
FKO　18, 20, 132
L1　11
L1 to DC-L1i　11
McGregor line　67
NiTi ワイヤー　79
OSAS　188, 190, 191
　――の検査　188
PM line　2, 8, 9
　――と上下顎第二大臼歯との位置関係　8
SAS　188
　――の重症度分類　188
symphysis　48, 54, 136

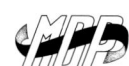

【著者略歴】

近藤 悦子(こんどう えつこ)

1965年　日本歯科大学歯学部卒業
1972年　日本歯科大学にて学位取得
1973年～1980年　日本歯科大学非常勤講師
1975年　東京都世田谷区に歯科矯正 近藤デンタルオフィス開院
1984年　東京都豊島区に近藤矯正歯科医院開院
1998年～　北京首都医科大学正畸科客員教授
2006年～　日本矯正歯科学会専門医資格取得
2012年～　日本歯科大学生命歯学部歯科矯正学客員教授
元 日本歯科大学非常勤講師
元 鶴見大学歯学部非常勤講師

＜所属学会＞
日本矯正歯科学会認定医・指導医・専門医
日本臨床矯正歯科医会会員
元 アメリカ矯正歯科学会（AAO）会員
元 WFO会員

＜おもな講演歴＞
〔国内〕
2004年　東北矯正歯科学会
2008年　審美歯科学会
2010年　日本矯正歯科学会，東北矯正歯科学会
2011年　愛知小児歯科学会
2012年　日本歯科医学会総会
〔海外〕
2003年，2004年，2005年　イリノイ大学
2007年　アメリカ矯正歯科学会（AAO）
2008年　ミシガン大学"Moyers Presimposium"
2010年　北京大学50周年記念大会
2011年　韓国矯正歯科学会，大韓女子歯科医師会

【症例提供】

荒井　志保(あらい しほ)（歯科矯正 近藤デンタルオフィス）

小野美代子(おの みよこ)（小野矯正歯科クリニック）

Q＆Aでわかる Muscle Wins！の矯正歯科臨床	ISBN978-4-263-44505-1

2017年9月10日　第1版第1刷発行

著　者　近　藤　悦　子
発行者　白　石　泰　夫
発行所　医歯薬出版株式会社

〒113-8612　東京都文京区本駒込1-7-10
TEL. (03)5395-7638(編集)・7630(販売)
FAX. (03)5395-7639(編集)・7633(販売)
http://www.ishiyaku.co.jp/
郵便振替番号 00190-5-13816

乱丁，落丁の際はお取り替えいたします　　　印刷・あづま堂印刷／製本・皆川製本所

© Ishiyaku Publishers, Inc., 2017. Printed in Japan

本書の複製権・翻訳権・翻案権・上映権・譲渡権・貸与権・公衆送信権（送信可能化権を含む）・口述権は，医歯薬出版(株)が保有します．

本書を無断で複製する行為（コピー，スキャン，デジタルデータ化など）は，「私的使用のための複製」などの著作権法上の限られた例外を除き禁じられています．また私的使用に該当する場合であっても，請負業者等の第三者に依頼し上記の行為を行うことは違法となります．

JCOPY ＜(社)出版者著作権管理機構 委託出版物＞
本書をコピーやスキャン等により複製される場合は，そのつど事前に(社)出版者著作権管理機構（電話03-3513-6969，FAX 03-3513-6979，e-mail : info@jcopy.or.jp）の許諾を得てください．

Muscle Wins! の矯正歯科臨床
呼吸および舌・咀嚼筋の機能を生かした治療

近藤悦子 著

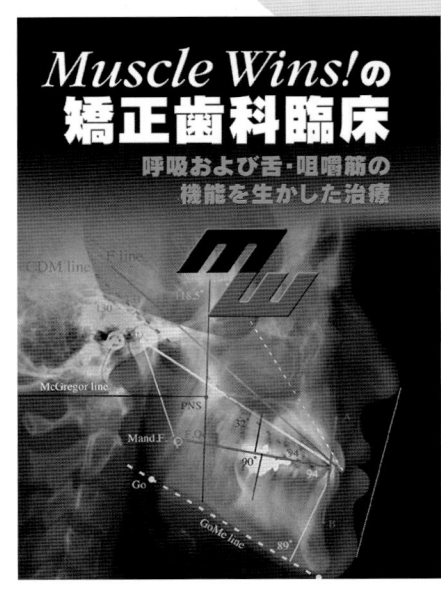

■A4判 / 296頁 / オールカラー　■定価（本体20,000円＋税）　ISBN978-4-263-44226-5

強い矯正力や装置だけに頼る矯正から筋機能を生かした矯正治療へ！

舌と口腔周囲筋，咀嚼筋の機能を治療に生かし，
呼吸のしやすい咬合を再構築した多数の症例から33症例をピックアップし，
その臨床コンセプトとテクニックをわかりやすく提示した画期的な一冊！

Contents

Ⅰ．Muscle Wins のコンセプト
―なぜ筋機能を整え，鼻呼吸を確立することが重要なのか
1. 筋機能と咬合には密接な関係がある
2. 鼻呼吸は，咬合の改善と術後の安定の鍵である

Ⅱ．Muscle Wins の臨床ポイント
―筋機能の回復と矯正装置を組み合わせた治療の実際
1. 診査・検査のポイント―何を診るか
2. 診断と治療のポイント
3. 特徴的な治療
4. 抜歯の基準―いつ，何を診て判断するか

Ⅲ．Muscle Wins の症例
―外科的矯正治療やヘッドギアを選択しない矯正治療

Angle Ⅱ級の症例
1類　過蓋咬合
- Case 1 経過観察40年を通して学んだ咬合の長期安定の鍵―はじめてのⅡ級1類過蓋咬合症例
- Case 2 切歯を圧下せず臼歯部咬合高径の増加により治療した過蓋咬合症例
- Case 3 術後13年以上咬合が安定しているANB9.5°の症例
- Case 4 ポジショナーを使用せず術後26年咬合が安定している症例

1類　開咬
- Case 5 |1の異所萌出を伴うANB8.0°の開咬症例
- Case 6 舌の挙上訓練により術後の安定が得られている開咬症例

2類　過蓋咬合
- Case 7 切歯軸の改善と咬合挙上により顎関節症状が消退した症例

- Case 8 臼歯部咬合高径の増加により咬合が改善した症例

Angle Ⅲ級の症例
過蓋咬合
- Case 9 咀嚼筋活動が臼歯部咬合高径をコントロールすることを示唆された症例
- Case 10 再植下顎4前歯を利用した非抜歯症例
- Case 11 3|の埋伏を伴う混合歯列前期の反対咬合症例
- Case 12 混合歯列前期に治療を開始したANB-6.0°の症例
- Case 13 装置装着後3カ月で被蓋が改善したANB-5.0°の症例
- Case 14 術後22年以上咬合が安定しているANB-10.0°の症例
- Case 15 1|の逆性埋伏を伴うANB-10.0°の症例

開咬
- Case 16 ハビットブレーカーを利用した舌突出癖症例
- Case 17 舌・口腔周囲筋・咀嚼筋・呼吸の機能回復が治療期間の短縮と術後の安定の鍵であることを示唆された症例
- Case 18 歯槽突起には高い順応性があることを示唆された上顎叢生症例
- Case 19 保定装置を使用せずに術後21年以上咬合が安定している full class Ⅲ症例
- Case 20 Full class Ⅲが7カ月で改善された成人開咬症例―WJO 第1回 World Board Case Report 掲載症例
- Case 21 水平埋伏智歯を利用した成人症例

Angle Ⅰ級の症例
過蓋咬合
- Case 22 動的治療7カ月で20年以上咬合が安定している症例
- Case 23 咬唇癖により下顎前歯に叢生が再発した症例

開咬
- Case 24 舌の挙上訓練により著しい治療効果と術後の安定が得られた症例
- Case 25 早期の機能回復訓練により前歯部開咬が改善した症例

叢生
- Case 26 歯列弓拡大により非抜歯で咬合の安定が得られた症例
- Case 27 舌房の拡大による鼻呼吸の確立が治療効果を高めた症例

臼歯部咬合高径に（頸部筋に）左右差のある症例
- Case 28 頸部筋が下顎枝，下顎頭の形態形成に関連していることを示唆された症例

開咬
- Case 29 胸鎖乳突筋の形成術により顎関節の健全な発育が得られた症例

過蓋咬合
- Case 30 ANB-8°のⅢ級側方偏位の過蓋咬合症例
- Case 31 頸部筋の左右差を完治させえなかった顎関節の形態異常を有するⅢ級症例
- Case 32 片咀嚼により咬合高径の左右差が増悪されたⅢ級側方偏位症例
- Case 33 上下顎歯槽骨が順応して非抜歯で治療できた成人の過蓋咬合症例

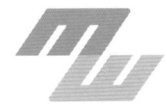